Digitales Nahtstellenmanagement in der Gesundheitsversorgung

Kim Nordmann · Stefanie Sauter · Florian Fischer
(Hrsg.)

Digitales Nahtstellenmanagement in der Gesundheitsversorgung

Interprofessionelle Lösungsvorschläge für herausfordernde Schnittstellen

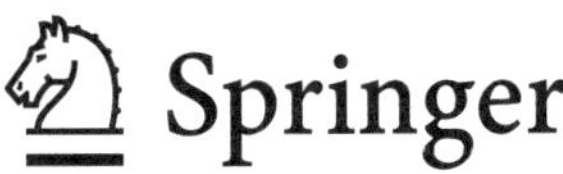

Hrsg.
Kim Nordmann
Bayerisches Zentrum Pflege Digital
Hochschule für angewandte Wissenschaften
Kempten
Kempten, Deutschland

Stefanie Sauter
Bayerisches Zentrum Pflege Digital
Hochschule für angewandte Wissenschaften
Kempten
Kempten, Deutschland

Florian Fischer
Bayerisches Zentrum Pflege Digital
Hochschule für angewandte Wissenschaften
Kempten
Kempten, Deutschland

ISBN 978-3-662-72578-8   ISBN 978-3-662-72579-5   (eBook)
https://doi.org/10.1007/978-3-662-72579-5

Die Deutsche Nationalbibliothek verzeichnet diese Publikation in der Deutschen Nationalbibliografie; detaillierte bibliografische Daten sind im Internet über https://portal.dnb.de abrufbar.

Inhaltsverzeichnis

Einführung

Patient Journey: Herausforderungen eines exemplarischen Weges durch das Versorgungssystem

Stefanie Sauter, Kim Nordmann und Florian Fischer

1 Einleitung

„Wer kümmert sich jetzt – und wer weiß überhaupt Bescheid?" – Diese Frage legt den Finger in eine der empfindlichsten Wunden des Gesundheitswesens. Sie klingt banal, beinahe alltäglich, doch in ihr verdichten sich die zentralen Strukturprobleme, die das Versorgungssystem in Deutschland seit Jahrzehnten prägen: Fragmentierte Strukturen, unzureichende bzw. fehlende (interprofessionelle) Kommunikation und Koordination sowie mangelnde (digitale) Vernetzung. Daraus resultieren vielfältige Schnittstellen – also Übergänge zwischen verschiedenen Systemen bzw. Teilen eines gesamten Systems, an denen die gesundheitliche Versorgung ineinandergreifen sollte. Bislang sind diese Übergänge jedoch zumeist keine nahtlosen Verbindungen, sondern vielmehr Orte, an denen Risse entstehen: Durch Dysfunktionalität wird die Versorgung(skontinuität) nicht gewährleistet.

Daher stellt sich die Eingangsfrage nach Zuständigkeiten, Verantwortlichkeiten und Handlungsfähigkeiten täglich tausendfach im Gesundheitswesen, sowohl für Patient:innen bzw. Klient:innen und ihre An- und Zugehörigen als auch für die beteiligten

S. Sauter (✉) · K. Nordmann · F. Fischer
Bayerisches Zentrum Pflege Digital, Hochschule für angewandte Wissenschaften Kempten,
Kempten, Deutschland
E-Mail: stefanie.sauter@hs-kempten.de

K. Nordmann
E-Mail: kim.nordmann@hs-kempten.de

F. Fischer
E-Mail: florian.fischer@hs-kempten.de

K. Nordmann et al. (Hrsg.), *Digitales Nahtstellenmanagement in der Gesundheitsversorgung*, https://doi.org/10.1007/978-3-662-72579-5_1

Fachpersonen. Insbesondere wenn eine kontinuierliche Versorgung erforderlich ist, etwa bei chronischen Erkrankungen oder Pflegebedürftigkeit, sollte eine nahtlose Betreuung selbstverständlich sein. Doch gerade hier zeigen sich die negativen Auswirkungen schlecht gestalteter Schnittstellen, die zu Über-, Unter- und Fehlversorgung führen können: Informationsverluste, Doppeldiagnostik, Verzögerungen und Widersprüchlichkeiten in Therapieempfehlungen, Therapieabbrüche oder Rehospitalisierungen sind nur einzelne konkrete Auswirkungen. Viele Patient:innen- bzw. Klient:innenbiografien sind von diesen herausfordernden Schnittstellen zwischen Sektoren und Professionen gekennzeichnet: Bei der Einweisung in ein Krankenhaus, bei der Entlassung nach Hause, beim Übergang in eine Rehabilitation oder bei Beginn der Langzeitpflege. Diese akuten Veränderungen oder auch langfristigen Transitionen sind keine Randthemen, sondern prägende Momente der Versorgungserfahrung, -qualität und -sicherheit. Insbesondere in einer alternden Gesellschaft mit steigender Prävalenz chronischer Erkrankungen sowie zunehmender Differenzierung und Spezialisierung des Versorgungssystems nimmt die Bedeutung eben solcher Schnittstellen erheblich zu.

2   Schnittstellen im Versorgungssystem: Bestandsaufnahme und Problemaufriss

2.1   Fragmentierung als Grundmuster

Unter Schnittstellen werden sowohl – positiv konnotiert – Verbindungsstellen als auch – negativ konnotiert – Grenzen zwischen verschiedenen Systemen oder deren Bestandteilen bezeichnet, die durch Kooperation oder Arbeitsteilung entstehen (Greiling und Dudek 2009). Sie treten an den Übergängen zwischen Sektoren, Einrichtungen, Professionen sowie einzelnen Personen auf. Die komplexe Struktur des Versorgungssystems in Deutschland, u. a. mit ihrer sektoralen Trennung, führt zu vielfältigen und zugleich komplexen Schnittstellen. Die größten Schnittstellen finden sich zwischen dem ambulanten und stationären Sektor; darüber hinaus aber auch beispielsweise im ambulanten Bereich zwischen Hausärzt:innen, Fachärzt: innen, therapeutischen und pflegerischen Berufen. Daraus ergibt sich eine erste – und zugleich zentrale – Herausforderung, nämlich die Fragmentierung als Grundmuster. Daraus resultieren Zuständigkeitsgrenzen, die sich im Versorgungsalltag deutlich bemerkbar machen. Jeder Sektor folgt seinen eigenen Regeln, (Dokumentations-)Pflichten und (Vergütungs-)Logiken. An den Übergängen ist die Koordination nicht nur erschwert und somit das Ziel einer Versorgungskontinuität nicht gewährleistet. Vielmehr werden sektorale oder institutionelle ‚Reviergrenzen‘ zementiert, an denen auch Verantwortung diffundiert.

2.2   Brüche statt Kontinuität in Informationsflüssen

An all diesen durch die Fragmentierung des Versorgungssystems entstehenden Schnittstellen ist ein Austausch behandlungsrelevanter Information erforderlich, beispielsweise in Form von Überweisungen, Verordnungen oder Diagnosen (Schlette et al. 2009; Greiling und Dudek 2009). Allerdings bestehen oft große Kommunikations- und Koordinationsdefizite aufgrund von mangelnden Abstimmungen zwischen den Sektoren bzw. Akteur:innen. Ommen et al. (2007) beschreiben in diesem Zusammenhang ein Interaktionsmodell zur Sicherstellung der Versorgungsqualität im Gesundheitswesen. In diesem Modell wird zwischen einer Inhalts- und einer Beziehungsebene der Kommunikation unterschieden. Die *Inhaltsebene* umfasst zwei Qualitätsdimensionen: Den *Informationsaustausch* und die *Kooperationsqualität* zwischen den Akteur:innen (z. B. Einweisenden und Ärzt:innen im Krankenhaus). Diese beiden Dimensionen beeinflussen unmittelbar die (medizinische) Versorgungsqualität. Die *Beziehungsebene* wiederum kann sich ebenfalls positiv oder negativ auswirken, etwa durch Vertrauen oder Misstrauen. Zwischen den beiden Ebenen wir eine enge Wechselwirkung angenommen: Eine gute Beziehung fördert den Informationsfluss, was die Kooperation verbessert und letztlich die Versorgungsqualität steigert. Leider zeigt sich hier eine zweite Herausforderung: Informationsflüsse sind eher durch Brüche als durch Kontinuität gekennzeichnet.

2.3   Kontinuitätsbrüche als systemisches Risiko

Information wiederum ist die Grundlage für Kooperation, sowohl zwischen den Sektoren als auch zwischen den verschiedenen Professionen des Versorgungssystems. Ob Kommunikation, Koordination, Kooperation und Kollaboration an diesen Schnittstellen gelingen, spielt eine entscheidende Rolle für die Qualität und Effizienz der Gesundheitsversorgung. In diesem Zusammenhang ist Interprofessionalität von zentraler Bedeutung, welche das Zusammenwirken aller Fachberufe im Gesundheitswesen meint, um eine hochwertige Patient:innenversorgung sicherzustellen (Behrend und Scheel 2023). Laut Weltgesundheitsorganisation (WHO) findet interprofessionelle Zusammenarbeit statt „wenn mehrere Gesundheitsfachkräfte mit unterschiedlichem beruflichem Hintergrund mit Patient:innen, Familien, Pflegefachkräften und Gemeinschaften zusammenarbeiten, um in verschiedenen Settings die bestmögliche Versorgung zu gewährleisten" (WHO 2010). Trotz der häufigen Forderung nach interprofessioneller Zusammenarbeit besteht kein einheitlicher Konsens darüber, was genau darunter zu verstehen ist bzw. wie diese Zusammenarbeit konkret umgesetzt werden kann. Insbesondere in der Primärversorgung sollte die Kooperation nicht nur verschiedene medizinische Fachrichtungen, sondern auch weitere Gesundheitsberufe einbeziehen. Durch die zunehmende Spezialisierung vieler Gesundheitsberufe und die steigende Zahl von Patient:innen mit chronischen und multiplen Erkrankungen ist eine koordinierte Zusammenarbeit unerlässlich. Gesundheitsversorgung ist idealerweise eine Teamarbeit zwischen den beteiligten

Professionen und Sektoren. Gute Abstimmung zwischen den Berufsgruppen kann die Versorgungsqualität und Patient:innensicherheit erheblich verbessern, da sie eine ganzheitliche und patient:innenzentrierte Versorgung ermöglicht (Reeves et al. 2017). Eine engere Zusammenarbeit führt darüber hinaus zu einer effizienteren Ressourcennutzung und kann gleichzeitig das gegenseitige Verständnis sowie die Wertschätzung zwischen den Berufsgruppen fördern, wodurch potenzielle Konflikte reduziert werden. Neben einer verbesserten Patient:innenversorgung kann interprofessionelle Zusammenarbeit Hierarchien abbauen und die Eigenständigkeit der am Versorgungsgeschehen beteiligten Gesundheitsprofessionen stärken (Gerber et al. 2018). Damit interprofessionelle Zusammenarbeit erfolgreich umgesetzt werden kann, müssen die entsprechenden Rahmenbedingungen geschaffen werden. Insbesondere im ambulanten Bereich erschwert die räumliche Trennung der Berufsgruppen den regelmäßigen Austausch. Und damit lässt sich die dritte Herausforderung aufzeigen, die sich aber zugleich unmittelbar aus den beiden zuvor dargestellten Herausforderungen ergibt: Kontinuitätsbrüche als systemisches Risiko.

Nicht umsonst beschreibt die WHO (2016) entsprechende Schnittstellen bzw. Transitionen innerhalb der Versorgung als Risiko. Dies wird durch zahlreiche Studien belegt, beispielsweise durch adverse Ereignisse nach der Krankenhausentlassung (Eldridge et al. 2022; Kripalani et al. 2007; Coleman et al. 2006). Als wiederkehrendes Problem wird diesbezüglich die unzureichende Kommunikation zwischen stationär tätigen und weiterbehandelnden Ärzt:innen beschrieben. So erreichen Entlassbriefe ihre Adressat:innen häufig verspätet oder gar nicht, was nachweislich mit einer erhöhten Rate an Wiederaufnahmen assoziiert ist (van Walraven et al. 2002). Aber auch innerklinische Übergaben sind anfällig, wie sich an Kommunikationsproblemen im Kontext der chirurgischen Behandlung zeigte, die v. a. durch Unklarheiten hinsichtlich von Zuständigkeiten entstanden sind (Greenberg et al. 2007).

3   Digitalisierung als Lösung?!

Die skizzierten Herausforderungen zeigen: Schnittstellenprobleme sind systemisch – und sie lassen sich nicht mit isolierten Einzelmaßnahmen lösen. Stattdessen erfordern sie ein integriertes Verständnis von Strukturen, Prozessen und Anreizen. Nutzer:innen- und patient:innenorientierte, interoperable, sichere und funktionierende Systeme sind erforderlich, um Versorgungskontinuität zu gewährleisten. Ein vielversprechender Ansatz liegt in der Digitalisierung des Gesundheitssystems. Technologien wie die elektronische Patientenakte (ePA) sowie andere digitale Kommunikationswege werden bereits seit längerem diskutiert und werden schrittweise in Deutschland eingeführt (Brönneke und Debatin 2022). Doch unter Digitalisierung sind nicht ausschließlich technologische Innovationen zu verstehen. Denn im Zentrum der digitalen Transformation des Gesundheitswesens steht nicht die Technologie selbst, sondern der Mensch. Genau hier liegen

Chance und Mehrwert der Digitalisierung: Die digital-unterstützte Förderung von Kommunikation, Koordination, Kooperation und Kollaboration zur Sicherstellung der Versorgungskontinuität (Nordmann et al. 2025).

Digitale Werkzeuge wie die ePA, interprofessionelle Kommunikationsplattformen oder digitale Koordinationssysteme bieten die Möglichkeit, relevante Informationen zeitgerecht, ortsunabhängig und professionsübergreifend zugänglich zu machen. Dadurch werden nicht nur administrative Prozesse erleichtert, sondern auch Behandlungsverläufe transparenter und Entscheidungen nachvollziehbarer (Cresswell und Sheikh 2013). Die Digitalisierung wird zum *Enabler,* zum Ermöglicher einer Versorgungsrealität, die stärker auf Kooperation und Qualität, statt auf Sektorengrenzen und Hierarchien baut.

Es geht dabei nicht um eine technologische Disruption oder Revolution, sondern um eine kulturelle und strukturelle Weiterentwicklung. Digitalisierung darf nicht als Selbstzweck verstanden werden. Vielmehr sollte sie als Werkzeug dienen, um bewährte Prinzipien guter Zusammenarbeit – Transparenz, Vertrauen und geteilte Verantwortung – weiterzuentwickeln (Tabrizi und Masri 2021). Besonders im Zusammenspiel verschiedener Gesundheitsberufe zeigt sich das transformative Potenzial digitaler Lösungen: Plattformen für gemeinsame Fallbesprechungen, digitale Übergaben oder interaktive Medikationspläne schaffen nicht nur Effizienz, sondern verbessern auch Patient:innensicherheit und -zufriedenheit. Dass durch Digitalisierung Informationsverluste vermieden und die Zusammenarbeit zwischen den Gesundheitsberufen verbessert werden können, zeigt sich an internationalen Beispielen, etwa in Estland (Kasekamp et al. 2023) und Dänemark (Klausen und Hvidt 2024). Über den gemeinsamen Zugriff auf Daten können Ärzt:innen, Pflegefachpersonen und Therapeut:innen auf Befunde, Medikationspläne und Behandlungsverläufe zugreifen und auch elektronische Überweisungen tätigen. Patient:innen haben ebenfalls Einblick in ihre Daten und können Termine oder Rezepte verwalten. Aktuell ist das Versorgungssystem in Deutschland trotz vieler Initiativen noch weit von einem nahtlos funktionierenden Schnittstellenmanagement entfernt. Es existieren oft Insellösungen, welche in sich funktionieren, aber keine Kommunikation oder Datenaustausch über die Sektoren oder Professionen hinaus zulassen. Technologie im Gesundheitswesen kann allerdings nur dann wirksam werden, wenn sie eingebettet ist in eine Kultur der Zusammenarbeit – und wenn alle Beteiligten bereit sind, sich auf neue Formen der Kommunikation und Kooperation einzulassen.

Die Einführung digitaler Technologien – und vermeintlicher Lösungen – im Gesundheitswesen wird von mehreren Faktoren beeinflusst. Ein entscheidender Faktor ist der politische Rahmen, der durch klare gesetzliche Vorgaben und Richtlinien den Weg für eine erfolgreiche Digitalisierung ebnen kann. In diesem Zusammenhang sind Standardisierung und Interoperabilität zur Transformation von herausfordernden Schnittstellen von großer Bedeutung. Darüber hinaus nimmt die Akzeptanz von den im Gesundheitswesen tätigen Personen eine hohe Relevanz ein. Ihre Offenheit und Bereitschaft, sich mit digitalen Anwendungen auseinanderzusetzen und diese in den Arbeitsalltag zu integrieren, beeinflusst maßgeblich den Erfolg der Implementierung. Zudem bedarf es eines kulturellen Wandels innerhalb des Gesundheitssystems: Eine stärkere Zusammenarbeit zwischen den Akteur:innen statt isolierter Einzellösungen trägt zur Effizienzsteigerung und besseren, da kontinuierlichen, Patient:innenversorgung bei.

4 Patient Journey: ein exemplarischer Weg durch das Versorgungssystem

Die Ausführungen rund um Schnittstellen, Probleme und Lösungsansätze im Versorgungssystem sind zunächst abstrakt. Um die Abläufe, Berührungspunkte und kritische Schnittstellen im deutschen Gesundheitssystem systematisch darzustellen, soll in diesem Buch anhand einer Patient Journey der Weg eines Patienten durch das deutsche Gesundheitssystem analysiert werden. Es sollen potenzielle Schwachstellen der Versorgung und der Kommunikation aufgezeigt und diskutiert, sowie Verbesserungspotenziale und Bereiche, in denen digitale Lösungen den größten Mehrwert bieten, identifiziert werden.

Herr Müller, ein 75-jähriger Mann, lebt gemeinsam mit seiner 72-jährigen Ehefrau in einem Einfamilienhaus in einer ländlichen Region. Das Ehepaar kennt die Nachbarschaft seit Jahrzehnten, fühlt sich hier verwurzelt, doch die Wege zu Fachärzt:innen und Kliniken sind weit. Die beiden erwachsenen Kinder wohnen in anderen Städten und können nur gelegentlich unterstützen. Herr Müller raucht seit seinem 15. Lebensjahr – eine Gewohnheit, die für ihn fest zum Alltag gehört – und arbeitete viele Jahre in der Lederfärbung eines Industrieunternehmens, wo er wiederholt mit potenziell gesundheitsgefährdenden Chemikalien in Kontakt kam. Vor einigen Jahren erhielt er die Diagnosen Diabetes mellitus Typ 2 und arterielle Hypertonie. Die Medikamente holt er zuverlässig in der Apotheke, nimmt sie überwiegend wie verordnet ein, doch Vorsorgeuntersuchungen und Check-ups lehnt er entschieden ab. Für ihn gilt: „Solange ich mich nicht krank fühle, bin ich gesund."

Eines Tages erwähnt Frau Müller beim gemeinsamen Hausarztbesuch mit besorgtem Blick, dass ihr Mann seit einiger Zeit Blut im Urin bemerkt habe. Der Hausarzt spürt die Anspannung zwischen den Eheleuten. Aufgrund der Symptome und der beruflichen Vorgeschichte überweist er Herrn Müller an einen Urologen.

Nach eingehender Diagnostik erhärtet sich der Verdacht: Urothelkarzinom – ein fortgeschrittenes invasives Karzinom mit Lymphknotenbefall. Die Gespräche mit dem Facharzt sind sachlich, aber emotional aufgeladen. Frau Müller wirkt erschüttert und versucht, ihrem Mann Mut zuzusprechen. Herr Müller hingegen hört aufmerksam zu, stellt wenige Fragen und entscheidet sich schließlich – trotz detaillierter Aufklärung – gegen eine Therapie sowie die operative Entfernung der Blase. Für ihn überwiegt der Wunsch, die verbleibende Zeit ohne belastende Eingriffe zu verbringen.

Einige Wochen später kommt es zu einem akuten Notfall. Gegen 4.00 Uhr morgens geht Herr Müller noch selbstständig zur Toilette. Um 7.00 Uhr findet ihn seine Frau am Boden liegend – er kann die rechte Körperseite nicht mehr bewegen und spricht nur noch abgehackt. Panik und Hilflosigkeit machen sich bei Frau Müller breit, als sie den Notruf wählt. Der Rettungsdienst handelt schnell und bringt ihn in umgehend ein Krankenhaus.

Dort wird die Verdachtsdiagnose eines Schlaganfalls bestätigt. Auf der Stroke Unit kämpft Herr Müller nicht nur mit körperlichen Einschränkungen, sondern entwickelt ein Post-Stroke-Delir. Da die Stroke Unit überlastet ist, wird er auf eine gerontopsychiatrische Station verlegt. Durch die eingeschränkte Mobilität entsteht ein Dekubitus Grad 2 an der rechten Ferse – eine zusätzliche Belastung, die intensiver Pflege bedarf.

Nach Stabilisierung des Delirs durch geeignete therapeutische Maßnahmen wird durch den Sozialdienst ein Pflegegrad sowie eine rehabilitative Maßnahme beantragt. Herr Müller erhält aufgrund seiner eingeschränkten Selbstständigkeit und der motorischen Defizite Pflegegrad 3. In der Rehaklinik arbeitet er intensiv mit Physio- und Ergotherapie sowie Logopädie an seinen Fähigkeiten. Frau Müller besucht ihn so oft wie möglich, spürt aber auch die eigene körperliche und seelische Erschöpfung.

Doch die Fortschritte werden durch einen nächtlichen Sturz jäh unterbrochen. Die Oberschenkelhalsfraktur auf der rechten Seite erfordert eine Operation, wodurch sich die Reha verzögert. Der erneute Eingriff und die Immobilität sind für Herrn Müller sowohl körperlich schmerzhaft als auch emotional frustrierend – er beginnt, an seiner Selbstständigkeit zu zweifeln. Dennoch kann nach einer erfolgreichen Heilungsphase die Rehabilitationsmaßnahme fortgesetzt werden.

Nach Abschluss der Rehabilitation kehrt Herr Müller nach Absprache mit seiner Ehefrau zunächst nach Hause zurück. Der Alltag ist nun stark strukturiert: Ein ambulanter Pflegedienst unterstützt das Ehepaar morgens und abends. Zudem erhält Herr Müller weiterhin ambulante Physio- und Ergotherapie sowie Logopädie. Doch die Versorgungslast für Frau Müller bleibt hoch. Die nur langsam vorangehenden Verbesserungen im Gesundheitszustand ihres Mannes lösen große Sorgen bei ihr aus.

Mit der Zeit verschlechtert sich Herr Müllers Zustand wieder. Aufgrund fortschreitender Stoffwechselprobleme wird seine Diabetesbehandlung auf Insulin umgestellt – eine Umstellung, die zusätzliche Schulung und Koordination zwischen Hausarzt, Pflegedienst und Ehefrau erfordert. Die wachsenden körperlichen Einschränkungen führen dazu, dass Frau Müller die Versorgung ihres Mannes nicht mehr alleine bewältigen kann – die Versorgung ihres Mannes wird für sie zur dauerhaften Kraftprobe.

Schließlich ist eine häusliche Versorgung nicht mehr möglich. Herr Müller zieht in eine stationäre Pflegeeinrichtung, wo er über mehrere Monate versorgt wird. Mit Fortschreiten der Metastasierung seines Urothelkarzinoms verschlechtert sich sein Zustand weiter. In Absprache mit seiner Familie und dem Ärzteteam wird Herr Müller in ein Hospiz verlegt.

Dort erfährt er in seinen letzten Wochen eine umfassende palliative Betreuung – Schmerzlinderung, emotionale Begleitung, Zeit für Gespräche mit seinen Kindern und seiner Frau. Herr Müller verstirbt schließlich friedlich im Kreis seiner Familie.

5 Fazit und Ausblick

In diesem Buch werden auf Basis der Patient Journey zentrale Herausforderungen aus dem Arbeitsalltag verschiedener Gesundheitsprofessionen aufgezeigt. Die Kapitel sind jeweils Momentaufnahmen aus dem Versorgungsgeschehen. Manche Berufsgruppen begleiten Herrn Müller über längere Zeiträume hinweg, während andere Kapitel den Fokus auf spezifische Versorgungssituationen legen. Durch die Beschreibung des Versorgungsalltags am Beispiel der Patient Journey lassen sich sektoren- und professionsbezogene Unterschiede sowie Gemeinsamkeiten aufzeigen. Dabei wird in den folgenden Abschnitten zur Übersichtlichkeit auf die Herausforderungen zunächst in der häuslichen Versorgung, dann der stationären Versorgung und schließlich bei weiteren Gesundheitsfachberufen eingegangen. Dabei sind die dargestellten Schritte aus der Versorgung umfangreich, aber keinesfalls umfassend dargestellt. Zudem ist darauf hinzuweisen, dass die gewählte Reihenfolge der Beiträge nicht durchgängig einer chronologischen Abfolge entspricht, da Herr Müller aufgrund seines Krankheitsverlaufs zu verschiedenen Zeitpunkten mit den entsprechenden Akteur:innen in Kontakt kommt. Die gewählte Struktur soll keinesfalls dazu beitragen, die Abgrenzung zischen Sektoren und Professionen zu verstärken. Durch diese Struktur soll lediglich nachvollziehbar werden, welche Schnittstellen besonders kritisch sind. Dabei steht die Situation von Herrn Müller aus der Patient Journey exemplarisch für Herausforderungen, vor denen sich Patient:innen in mehr oder weniger starker Ausprägung täglich befinden. Insofern ist die beschriebene Patient Journey als ein Beispiel für den Versorgungsalltag zu verstehen – sie steht aber keinesfalls beispielhaft für eine gelungene Versorgung. Vielmehr werden im letzten Abschnitt dieses Buches auf Basis der Herausforderungen mögliche digitale Unterstützungsmöglichkeiten dargestellt, die über eine rein sektoren- und professionsspezifische Betrachtung sowie ein ‚Silo-Denken‘ hinausgehen

Die Orientierung an der Patient Journey soll dazu dienen, die eingangs gestellte Frage („Wer kümmert sich jetzt – und wer weiß überhaupt Bescheid?") und der sich daraus ergebenden Herausforderungen anhand eines Beispiels zu konkretisieren. Denn damit wird auf ein Grundproblem der Gesundheitsversorgung hingewiesen: Schnittstellen sind die Achillesferse des Versorgungssystems. Selbst wenn exzellente Fachkompetenzen sektoren- und professionsspezifisch vorhanden sind, müssen diese miteinander verknüpft werden. Ein nachhaltiger Wandel zu mehr Kontinuität in der Versorgung erfordert daher eine digitale Unterstützung, welche die Sektoren, Institutionen und Professionen zusammenführt.

References

Behrend R, Scheel K (2023) Interprofessionelle Zusammenarbeit für mehr Qualität in der Langzeitpflege. In: Schwinger A, Kuhlmey A, Greß S, Klauber J, Jacobs K (Hrsg) Pflege-Report 2023 – Versorgungsqualität von Langzeitgepflegten. Springer, Berlin/Heidelberg, S 203–213

Brönneke JB, Debatin JF (2022) Digitalisierung im Gesundheitswesen und ihre Effekte auf die Qualität der Gesundheitsversorgung. Bundesgesundheitsblatt – Gesundheitsforschung – Gesundheitsschutz 65(3):342–347

Coleman EA, Parry C, Chalmers S, Min S-J (2006) The Care transition intervention: results of a randomized controlled trial. Arch Intern Med 166(17):1822–1828

Cresswell K, Sheikh A (2013) Organizational issues in the implementation and adoption of health information technology innovations: an interpretative review. Int J Med Inform 82(5):e73–86

Eldridge N, Wang Y, Metersky M, Eckenrode S, Mathew J, Sonnenfeld N et al (2022) Trends in adverse event rates in hospitalized patients, 2010–2019. JAMA 328(2):173–183

Gerber M, Kraft E, Bosshard C (2018) Interprofessionelle Zusammenarbeit aus Qualitätssicht. Schweizerische Ärztezeitung 99(44):1524–1529

Greenberg CC, Regenbogen SE, Studdert DM, Lipsitz SR, Robers SO, Zinner MJ, Gawande AA (2007) Patterns of communication breakdowns resulting in injury to surgical patients. J Am Coll Surg 204(4):533–540

Greiling M, Dudek M (2009) Schnittstellenmanagement in der Integrierten Versorgung – Eine Analyse der Informations- und Dokumentationsabläufe. Kohlhammer, Stuttgart

Kasekamp K, Habicht T, Võrk A, Köhler K, Reinap M, Kahur K, Laarmann H, Litvinova Y (2023) Estonia: health system review. Health Syst Transit 25(5):1–236

Klausen M, Hvidt EA (2024) E-consultation as existential media: Exploring doctor-patient ‚digital throwness‘ in Danish general practice. Sociol Health Illn 46(8):1849–1863

Kripalani S, Jackson AT, Schnipper JL, Coleman EA (2007) Promoting effective transitions of care at hospital discharge: a review of key issues for hospitalists. J Hosp Med 2(5):314–323

Nordmann K, Redlich M-C, Schaller M, Sauter S, Fischer F (2025) Toward a conceptual framework for digitally supported communication, coordination, cooperation, and collaboration in interprofessional health care: scoping review. J Med Internet Res 27:e69276

Ommen O, Ullrich B, Janßen C, Pfaff H (2007) Die ambulant-stationäre Schnittstelle in der medizinischen Versorgung – Probleme, Erklärungsmodelle und Lösungsansätze. Med Klin 102(11):913–917

Reeves S, Pelone F, Harrison R, Goldman J, Zarenstein M (2017) Interprofessional collaboration to improve professional practice and healthcare outcomes. Cochrane Database Syst Rev 2017(6):CD000072

Schlette S, Lisac M, Blum K (2009) Integrated primary care in Germany: the road ahead. Int J Integr Care 9(2):e14

Tabrizi NM, Masri F (2021) Towards safer healthcare: Qualitative insights from a process view of organisational learning from failure. BMJ Open 11:e048036

van Walraven C, Seth R, Maupacis A (2002) Dissemination of discharge summaries. Not reaching follow-up physicians. Can Fam Physician 48:737–742

WHO (2010) Framework for action on interprofessional education and collaborative practice. Weltgesundheitsorganisation, Genf

WHO (2016) Transitions of Care – Technical Series on Safer Primary Care. Weltgesundheitsorganisation, Genf

Herausfordernde Schnittstellen
in der ambulanten Versorgung

Herausfordernde Schnittstellen in der hausärztlichen Versorgung

Thomas Bandorski und Horst Christian Vollmar

1 Einleitung

Laut Angaben des Statistischen Bundesamtes (2024a) wird sich die Anzahl der Bundesbürger:innen über 67 Jahre in den nächsten Jahren deutlich erhöhen. Damit einhergehend wird die Anzahl der pflegebedürftigen Personen ebenfalls zunehmen. Gemäß den Ergebnissen der Pflegevorausberechnung des Statistischen Bundesamtes (2024b) wird ihre Zahl von rund 5,0 Mio. Pflegebedürftigen Ende 2021 auf etwa 6,8 Mio. im Jahr 2055 ansteigen. Parallel dazu wird die Anzahl der Patient:innen mit häufig vorkommenden chronischen Krankheiten (u. a. Diabetes, koronare Herzkrankheit, arterielle Hypertonie) ebenfalls einen deutlichen Zuwachs erfahren. Die Anzahl der Menschen mit Typ-2-Diabetes in Deutschland wird bis zum Jahr 2040 auf ca. 12 Mio. zunehmen. Dies entspräche einem Anstieg von bis zu 77 % im Zeitraum 2015 bis 2040 (Deutsches Diabeteszentrum 2019).

Des Weiteren wird es in den kommenden Jahren zu einer deutlichen Abnahme der Hausärzt:innen kommen, welche die medizinische Versorgung im ambulanten Bereich sichern. Dies betrifft insbesondere den ländlichen Raum. In einigen Teilen sowohl West- als auch Ostdeutschlands liegt der Versorgungsgrad im Hausärzt:innenbereich schon

T. Bandorski (✉) · H. C. Vollmar
Abteilung für Allgemeinmedizin, Medizinische Fakultät, Ruhr-Universität Bochum,
Bochum, Deutschland
E-Mail: thomas.bandorski@ruhr-uni-bochum.de

H. C. Vollmar
E-Mail: horst.vollmar@ruhr-uni-bochum.de

K. Nordmann et al. (Hrsg.), *Digitales Nahtstellenmanagement in der Gesundheitsversorgung,* https://doi.org/10.1007/978-3-662-72579-5_2

15

jetzt unter 100 % und wird perspektivisch weiter sinken (Kassenärztliche Bundesvereinigung 2024a). Zudem sind im Bereich der Kassenärztlichen Vereinigung Westfalen-Lippe (KVWL) 40 % der Hausärzt:innen über 60 Jahre alt. Der Bedarf bei den Hausärzt:innen kann daher nicht allein durch Fachärzt:innenanerkennungen des Nachwuchses gedeckt werden, sondern es bedarf ausländischer Ärzt:innen und Quereinsteiger:innen aus anderen Disziplinen.

Auch im Bereich der Pflege kommen große personelle und finanzielle Probleme auf die Bevölkerung zu. Gleichzeitig wird von politischer Seite eine zunehmende Ambulantisierung gefordert (Bundesministerium für Gesundheit 2024a). Dies soll u. a. durch eine zunehmende Digitalisierung im Gesundheitswesen unterstützt werden („digital vor ambulant vor stationär").

Ziel dieses Kapitels ist es, anhand des Fallbeispiels von Herrn Müller aktuelle digitale Schnittstellen im Kontext der Primärversorgung sowohl im interprofessionellen Setting als auch sektorenübergreifend zu beschreiben. Die Zitate aus der Patient Journey sind dem jeweiligen Abschnitt vorangestellt.

2   Herausforderungen

2.1   Ländliche Versorgung/Videosprechstunde

> Herr Müller, ein 75-jähriger Mann, lebt gemeinsam mit seiner 72-jährigen Ehefrau in einem Haus in einer ländlichen Region.

Insbesondere in ländlichen Regionen mit schlechter Anbindung an den öffentlichen Personennahverkehr ist das Aufsuchen einer Ärzt:innenpraxis häufig mit großem Aufwand verbunden. Während der COVID-19-Pandemie kam es zu einer deutlichen Steigerung der Anzahl von Videosprechstunden in Deutschland zur Patient:innenversorgung. In den letzten Jahren ist diese Form der Kommunikation zwischen Patient:innen und Ärzt:innen jedoch wieder deutlich rückläufig (Techniker Krankenkasse 2024). Dennoch ist die Videosprechstunde insbesondere in ländlichen Gegenden mittlerweile ein unverzichtbarer Bestandteil der Patient:innenversorgung geworden. Für die Durchführung von Videosprechstunden gibt es gesetzliche Vorgaben und eine mengenmäßige Begrenzung (Kassenärztliche Bundesvereinigung 2024b). Aufgrund zunehmender Verschlechterungen im Bereich des öffentlichen Nahverkehrs und einer zunehmenden Überalterung der Patient:innen mit daraus resultierender Einschränkung der Mobilität ist dieses Kommunikationsmedium sicherlich ein unverzichtbarer Bestandteil der hausärztlichen Versorgung.

2.2 Schnittstelle Apotheke

> Die verordneten Medikamente holt Herr Müller sich regelmäßig in der Apotheke und nimmt sie weitestgehend gewissenhaft ein.

Die Verordnung von Medikamenten bei gesetzlich versicherten Patient:innen erfolgt seit 2024 im Rahmen des sogenannten elektronischen Rezeptes (E-Rezept; gematik 2024a). Dabei wird aus dem Praxisverwaltungssystem (PVS) des behandelnden Arztes bzw. der behandelnden Ärztin heraus ein Rezept erzeugt, das der Patient bzw. die Patientin mittels der elektronischen Gesundheitskarte (eGK) in der Apotheke einlösen kann. Bei den meisten Systemen erfolgt vorher bei Verordnung mehrerer Medikamente eine Interaktionsprüfung. Behandelnde Ärzt:innen sind angehalten, bei Patient:innen, die mehr als drei Medikamente einnehmen, einen sogenannten bundeseinheitlichen Medikationsplan (BMP) zu erstellen (Kassenärztliche Bundesvereinigung 2024c). Dieser Medikationsplan kann mittels eines QR-Codes bei Weiterbehandler:innen ausgelesen werden. Bisher erfolgt die Erstellung des BMPs hauptsächlich in Papierform.

Patient:innen können sich ihren Medikationsplan, Diagnosen, Allergien oder Informationen zu einer bestehenden Schwangerschaft als Notfalldatensatz auf ihre eGK speichern lassen (Kassenärztliche Bundesvereinigung 2021). Die Inanspruchnahme dieser Möglichkeit ist bisher jedoch gering. In ländlichen Gegenden erfolgte bisher häufig auf Wunsch der Patient:innen die Übermittlung der ausgestellten Rezepte per Fax an die von den jeweiligen Patient:innen benannte Apotheke. Dort wurden dann die Medikamente für die Patient:innen zur Abholung bereitgestellt bzw. an die Patient:innen geliefert. Dies wurde häufig insbesondere bei Patient:innen in Altenheimen praktiziert. Mit Einführung des E-Rezeptes benötigt die Apotheke zunächst die Versichertenkarte der jeweiligen Patient:innen, um die Medikamentenverordnung einsehen zu können. Alternativ müssen die hausärztlichen Praxen die Rezepte weiterhin analog ausstellen und den datenschutzrechtlich bedenklichen Weg des Faxes wählen. Rückfragen seitens der Apotheke bzgl. Dosierung bzw. dem Austausch von Medikamenten erfolgen in den meisten Fällen telefonisch.

Eine Anbindung von Sanitätsfachhäusern (z. B. zur Verordnung von Inkontinenzartikeln oder Rollstühlen) sowie Orthopädieschuhmacher:innen (Einlagenversorgung/ Prothesen etc.) an das E-Rezept ist erst zu einem späteren Zeitpunkt geplant. Inwieweit ein Medikament in der von den jeweiligen Patient:innen angegebenen Apotheke verfügbar ist, ist für die verordnenden Ärzt:innen nicht einsehbar. Dies führt für Patient:innen teilweise zu einer Odyssee durch mehrere Apotheken oder zu einer Verzögerung des Behandlungsbeginns.

2.3 Recall Früherkennungs- und Vorsorgeuntersuchungen

> Dennoch zeigt Herr Müller wenig Interesse an Früherkennungs- und Vorsorgeuntersuchungen und lehnt Gesundheits-Check-ups konsequent ab.

Seit den 1960er und 1970er Jahren wurde in Europa als eine der ersten Krebsfrüherkennungsuntersuchungen die Früherkennung auf Gebärmutterhalskrebs eingeführt. In den folgenden Jahren wurde die Möglichkeit der Gesundheitsvorsorge in Deutschland weiter ausgebaut. Die Inanspruchnahme von Früherkennungs- und Vorsorgeuntersuchungen ist jedoch vergleichsweise gering. Tab. 1 zeigt die Inanspruchnahme auf Basis von Daten der AOK-Versicherten für 2019.

Einige Praxen nutzen die Möglichkeit eines Recallings für ihre Patient:innen. Die Möglichkeiten der Nutzung für dieses Recalling sind jedoch durch Datenschutzvorgaben stark eingeschränkt, sodass häufig nur die postalische Erinnerung an mögliche Früherkennungs- und Vorsorgetermine bleibt. Diese führt teilweise zu einer geringen Inanspruchnahme der Präventionsmaßnahmen. Ein weiteres Problem bei den Untersuchungen ist die Regressgefahr durch Übernahme von Patient:innen aus nicht mehr existierenden Praxen. Da hier häufig keine Daten zu durchgeführten Früherkennungs- und Vorsorgeuntersuchungen vorliegen, steigt das Regressrisiko für die übernehmenden Praxen.

Tab. 1 Inanspruchnahme von Früherkennungs- und Vorsorgeuntersuchungen (modifiziert nach Tillmanns et al. 2022)

	Inanspruchnahme in %
Früherkennung von Krebserkrankungen bei der Frau	46
Früherkennung von Krebserkrankungen beim Mann	23
Check-up 35	24
Darmkrebs Stuhltest	8
Darmkrebs Beratung zur Früherkennung des Kolonkarzinoms	10
Früherkennungskoloskopie	2
Früherkennungsuntersuchung auf Hautkrebs	16
Beratung zum Screening auf Bauchaortenaneurysmen	13
Screening auf Bauchaortenaneurysmen	11
Mammographie-Screening	25

2.4   Schnittstelle Organisation (Berufsgenossenschaft und Gesundheitsamt)

Herr Müller raucht seit seinem 15. Lebensjahr und arbeitete viele Jahre in der Lederfärbung eines Industrieunternehmens, wodurch er wiederholt mit potenziell gesundheitsschädlichen Stoffen in Kontakt kam. Mit Fortschreiten der Metastasierung seines Urothelkarzinoms verschlechtert sich sein Zustand weiter.

Bei einem Urothelkarzinom, verursacht durch aromatische Amine, handelt es sich um eine anerkannte Berufskrankheit. Hier hat eine Meldung an die zuständige Berufsgenossenschaft (BG) durch den behandelnden Arzt bzw. die behandelnde Ärztin zu erfolgen. Dies geschieht mittels eines standardisierten Formulars der BG. Dieses Formular ist postalisch oder per Fax an die zuständige Berufsgenossenschaft zu übermitteln. Eine digitale Vermittlung ist zum jetzigen Zeitpunkt nicht vorgesehen.

Gemäß § 6 bzw. § 7 des Infektionsschutzgesetzes sind meldepflichtige Krankheiten definiert, die dem zuständigen Gesundheitsamt gemeldet werden müssen (Robert Koch-Institut 2024). Dies geschieht in der Regel durch ein standardisiertes Formular, welches per Fax dem zuständigen Gesundheitsamt zugeführt wird. Die Kontaktaufnahme des Gesundheitsamtes mit den Patient:innen erfolgt in der Regel telefonisch oder durch Aufsuchen. Bestehende Fragen des Gesundheitsamtes bezüglich der infizierten Person erfolgen häufig telefonisch beziehungsweise per Fax in der meldenden Praxis. Eine direkte Zugriffsmöglichkeit des Gesundheitsamtes auf Patient:innendaten besteht zurzeit nicht.

2.5   Befundübermittlung Laborbefunde

Ein wichtiger Bestandteil in der Diagnostik von Erkrankungen ist die Labordiagnostik. Diese erfolgt normalerweise durch Probenentnahme in der Praxis beziehungsweise in der Örtlichkeit der Patient:innen. Der Transport der Proben erfolgt im Normalfall mittels Transportbot:innen. Die Befundermittlung erfolgt entweder per Telekommunikation oder in Papierform. Damit kommt es teilweise zu einer Zeitverzögerung bis zum Befunderhalt in der Praxis von bis zu einem Tag. Gerade bei schwer erkrankten Patient:innen ist diese Zeitverzögerung kritisch zu sehen. Einige Labore bieten mittlerweile Apps an, mit denen die Befundübermittlung ortsunabhängig stattfinden kann. In diesen Apps ist es teilweise sogar möglich, kumulative Befunddarstellungen zu erzeugen.

2.6 Devices

> Aufgrund der fortschreitenden Stoffwechselprobleme muss die antidiabetische Therapie von Herrn Müller von oralen Antidiabetika auf Insulin umgestellt werden.

Es existieren auf dem Markt diverse Devices zur Blutdruck- und Blutzuckermessung bzw. zur EKG- und Gewichtskontrolle. Mit diesen lassen sich telemedizinische Überwachungen der Patient:innen z. B. bei Diabetes mellitus oder Herzinsuffizienz durchführen. Dies kann als Selbstmessung über Sensor und (digitales) Tagebuch erfolgen und sowohl durch Kliniken als auch durch ambulante Zentren begleitet werden (Marx und Becker 2015). Damit lässt sich eine langfristige poststationäre Behandlung kritisch erkrankter Patienten sicherstellen. Insbesondere bei immobilen Patient:innen und in ländlichen Gegenden mit langen Fahrstrecken bzw. schlecht ausgebautem öffentlichen Personennahverkehr lässt sich so eine effektive Patient:innensteuerung bzw. -überwachung sicherstellen (Koehler et al. 2018).

2.7 Schnittstelle Rettungsdienst/Krankentransport

> An einem frühen Morgen ruft Frau Müller aufgrund eines akuten Notfalls den Rettungsdienst.

Die Alarmierung des Rettungsdienstes bzw. Anforderung des Krankentransports erfolgt in der Regel telefonisch bei der Leitstelle des jeweiligen Leistungserbringenden. Diese:r fragt im Normalfall den Namen, die Adresse des Patienten bzw. der Patientin und den Transportgrund ab. Beim Eintreffen am Einsatzort liegen dem Rettungsdienstpersonal zumeist nur wenige Informationen vor. Im Idealfall gibt es einen schriftlichen Einweisungsschein und einen Transportschein mit Angabe der Verdachtsdiagnose und des Transportziels. In einigen Regionen in Deutschland gibt es das Medium ‚Grüne Dose', in der ein Notfalldatensatz der jeweiligen Patient:innen analog hinterlegt ist (Notfalldose 2024). Alternativ ist in einigen Fällen ein Notfalldatensatz auf der Versichertenkarte der Patient:innen gespeichert. Dies setzt jedoch voraus, dass der Rettungsdienst ein Kartenlesegerät mit sich führt, mit dem dieser Notfalldatensatz ausgelesen werden kann. Einige Patient:innen führen für diesen Fall eine eigene analoge Akte, die im Notfall dem Rettungsdienst vorgelegt werden kann. Ein wünschenswerter Zugriff des Rettungsdienstes, insbesondere der Notärzt:innen, auf Vorbefunde (z. B. EKG, Laborbefund,

Arztbriefe) in einer digitalen Akte ist zum jetzigen Zeitpunkt nur in wenigen Modellregionen in Deutschland möglich.

2.8 Befundübermittlung

Der Hausarzt veranlasst daraufhin verschiedene Untersuchungen und überweist Herrn Müller aufgrund der auffälligen Symptome und seiner beruflichen Exposition an einen Urologen. Nach eingehender Diagnostik erhärtet sich der Verdacht auf ein Urothelkarzinom.

Die Übermittlung von Arztbriefen erfolgt in Deutschland überwiegend analog (postalisch). Kurzarztbriefe werden trotz Bedenken beim Datenschutz häufig per Fax verschickt. Die durchschnittliche Dauer, bis ein definitiver Arztbrief die Empfänger:innen erreicht, beträgt zwei bis drei Wochen. In den Arztpraxen erfolgt die Archivierung der externen Befunde häufig durch Einscannen und Übernahme in das PVS. Alternative Übermittlungswege sind die Übernahme der Befunde durch den Einsatz eines elektronischen Faxes. Dies ist jedoch datenschutzrechtlich bedenklich (Landesbeauftragte für Datenschutz NRW 2024). Seit 2021 steht mit KIM (Kommunikation im Medizinwesen) eine durch die Telematikinfrastruktur bereitgestellte elektronische Möglichkeit der Befundvermittlung zur Verfügung (gematik 2024b). Die dazu notwendigen technischen Voraussetzungen sind aber bisher hauptsächlich in Arztpraxen gegeben, eine Ausweitung auf Apotheken und Pflegediensteinrichtungen ist geplant. Auf umgekehrtem Wege werden nur von wenigen Hausärzt·innenpraxen die Befunde der Patient:innen mit ins Krankenhaus gegeben. Dies passiert im Normalfall in Papierform. Eine digitale Übermittlung in das Krankenhaus ist in den meisten Fällen nicht möglich. Seitens der Krankenhäuser kommt es häufig telefonisch oder per Fax zu Nachfragen bzgl. möglicher Vorbefunde (z. B. Herzkatheterbefunde oder Operationsberichte). Dies führt sowohl im ambulanten als auch stationären Bereich zu einem hohen Ressourcenverbrauch.

2.9 Entlassmanagement

Direkt im Anschluss an den Krankenhausaufenthalt wird Herr Müller in eine Rehabilitationsklinik verlegt.

Kliniken (auch Rehakliniken) sind verpflichtet, bei der Entlassung von Patient:innen folgende Versorgungen sicherzustellen (Bundesministerium für Gesundheit 2024b):

1. Verbandmittel
2. Heilmittel (beispielsweise Physiotherapie, Ergotherapie oder Logopädie) und Hilfsmittel
3. häusliche Krankenpflege
4. spezialisierte ambulante Palliativversorgung
5. Krankenbeförderung (Entlassfahrt)
6. Soziotherapie (psychosoziale Begleitung)
7. digitale Gesundheitsanwendungen

Auch hier ergeben sich vielfältige Schnittstellen zum hausärztlichen Bereich, da im Regelfall eine Weiterverordnung der genannten Maßnahmen in der Hausärzt:innenpraxis erfolgt. Notwendig ist daher eine zeitnahe Übermittlung der erforderlichen Daten.

## 2.10	Antragswesen (Krankenkasse, Pflegekasse, Sozialdienst und Grad der Behinderung)

Herr Müller erhält aufgrund seiner eingeschränkten Selbstständigkeit und motorischen Defizite Pflegegrad 3.

Neben der rein medizinischen Versorgung von chronisch kranken Patient:innen besteht die Notwendigkeit von weiteren Versorgungsmaßnahmen. Hier seien exemplarisch die Einstufung in einen Pflegegrad beziehungsweise Anträge bei der Pflegekasse bzgl. Leistungen genannt. Ein weiteres Beispiel ist die Beantragung eines Grades der Behinderung (GdB) bei der Kommune oder Anfragen seitens der Krankenkasse bezüglich Verordnungen für den Pflegedienst. Diese erfolgen überwiegend über standardisierte Formulare der einzelnen Institutionen. Zum Beispiel gibt es seitens der Krankenkasse Formulare zur Verordnung der häuslichen Krankenpflege. Das Ausfüllen dieser Formulare erfolgt analog auf einem standardisierten Formular. Die Überleitung an die jeweiligen Leistungsbewilligenden erfolgt in den allermeisten Fällen postalisch. Auf diesem Weg erfolgt meist auch die Befundübermittlung an z. B. die Kommune zur Erlangung eines GdB. Rückfragen der Leistungserbringenden erfolgen ebenfalls postalisch, sodass es zu einer langen Dauer der Antragsbearbeitung kommt. Als ein weiteres Beispiel sei die Kommunikation mit Gerichten (z. B. bei Verlängerung einer Betreuung) genannt. Auch hier erfolgt die Kommunikation ausschließlich postalisch.

2.11 Interprofessionelle Schnittstellen (Logopädie, Ergotherapie und Physiotherapie)

Herr Müller nimmt an intensiver Physio-, Ergo- und Logopädie teil, um seine alltagsrelevanten Fähigkeiten bestmöglich wiederzuerlangen.

Die Verordnung von Logopädie, Ergotherapie und Physiotherapie erfolgt gemäß des Heilmittelkataloges (Gemeinsamer Bundesausschuss 2024). Die behandelnden Hausärzt:innen haben hier die Möglichkeit, die Erstellung von schriftlichen Befundberichten zu beauftragen. Insbesondere im Bereich der Patient:innen z. B. mit Apoplex oder Demenz ist es häufig wichtig, mit den behandelnden Therapeut:innen die Therapiefortschritte oder Therapiestagnation zu besprechen (z. B. Schluck- oder Artikulationsstörungen). Hier ist eine enge Kommunikation zwischen Ärzt:innen, Therapeut:innen und Patient:innen notwendig. Eine rein schriftliche Befundmitteilung spiegelt häufig nicht die wirkliche Leistungsfähigkeit der Patient:innen wider. Hier wäre ein interdisziplinärer Austausch zwischen den Beteiligten (z. B. per Videokonferenz) zur Therapieoptimierung notwendig.

2.12 Schnittstelle Terminvermittlung

Wartezeiten auf einen Termin bei Facharzt:innen sind in Deutschland mittlerweile die Regel (GKV-Spitzenverband 2025). In einigen Fachrichtungen besteht inzwischen eine Wartezeit von bis zu einem Jahr. Seitens der Kassenärztlichen Bundesvereinigung wurden Terminservicestellen zur schnellen Terminvergabe bei Notfällen eingerichtet und finanzielle Anreize zum Anbieten von Sonderterminen in Facharzt:innenpraxen gesetzt (Kassenärztliche Bundesvereinigung 2023). Auch Hausärzt:innen erhalten bei erfolgreicher Terminvermittlung eine gesonderte Vermittlungsgebühr. Nachteilig in diesem System ist jedoch, dass die Terminvermittlung telefonisch erfolgt. Dies führt zu einem hohen Zeit- und Personalaufwand. In einigen Modellregionen gibt es neben den Terminservicestellen der Kassenärztlichen Vereinigungen digital-gestützte Tools zur schnellen Terminvermittlung (Praxisnetz Paderborn 2024). Wünschenswert wäre es, dass Patient:innen z. B. bei der Entlassung aus einer stationären Einrichtung bereits die Folgetermine bei den Weiterbehandelnden elektronisch buchen können.

2.13 EVA/VERAH/Physician Assistant

> Nach Abschluss der Rehabilitation kehrt Herr Müller in Absprache mit seiner Ehefrau zunächst nach Hause zurück. Aufgrund der gesundheitlichen Belastung seiner Frau ist eine vollumfängliche Versorgung jedoch nicht mehr gewährleistet.

Im ambulanten Bereich kommt es in zunehmendem Maße zu einem Rückgang der klassischen Einzelpraxen. Diese werden durch größere Organisationsformen (Berufsausübungsgemeinschaften [BAG] bzw. Medizinische Versorgungszentren [MVZ]) ersetzt. Neben der Veränderung der Organisationsformen kommt es auch zu einer Veränderung der Arbeitsstrukturen in den Praxen. Eine Weiterentwicklung in den letzten Jahren ist hier die Entwicklung hin zu sogenannten Teampraxen. Beispielhaft sei auf das Model „Hausärztliches Primärversorgungszentrum – Patientenversorgung Interprofessionell", kurz HÄPPI, hingewiesen (Deutsches Ärzteblatt 2024; Schwill et al. 2024). In diesem Konzept übernehmen Hausärzt:innen eine koordinierende Führungsrolle. Sie koordinieren die Einbindung von sowohl speziell weitergebildeten Medizinischen Fachangestellten (z. B. Versorgungsassistent:innen in der Hausarztpraxis [VERAH] bzw. Entlastende Versorgungsassistenz [EVA]) als auch durch ein Studium qualifizierten Mitarbeiter:innen wie Physician Assistants (PA). Diese Mitarbeiter:innen führen eigenständig Hausbesuche durch bzw. sind häufig im Wundmanagement tätig. Zur Dokumentation ihrer Tätigkeit bzw. Kontaktaufnahme während ihrer außerhalb der Praxis erbrachten Leistungen ist ein digitaler, dem Datenschutz entsprechender Kommunikationsweg unabdingbar. Hier sei exemplarisch die Kontaktaufnahme zur hausärztlichen Praxis während eines Hausbesuches bei Versorgung eines diabetischen Fußes genannt.

2.14 Schnittstelle Altenheim/Hospiz/Pflegeeinrichtung

> Schließlich wird Herr Müller in eine langzeitstationäre Pflegeeinrichtung aufgenommen, wo er über mehrere Monate betreut wird.

In der letzten Lebensphase von Palliativpatient:innen steht häufig die Symptomkontrolle im Vordergrund (Masel und Watzke 2017). Hier ist es neben einer guten Kommunikation der Ärzt:innen mit dem Pflegepersonal häufig wichtig, sich ein aktuelles Bild über den Zustand der Palliativpatient:innen zu machen. Insbesondere in Gegenden mit langen Fahrtstrecken der Hausärzt:innen bzw. Palliativmediziner:innen zu den Patient:innen kann dies häufig über telemedizinische Angebote erfolgen. Gleiches gilt für die

Versorgung von Patient:innen in langzeitstationärer Versorgung. Während der COVID-19-Pandemie war es aufgrund gesetzlicher Vorgaben nur sehr eingeschränkt möglich, Patient:innen in Altenheimen aufzusuchen. Hierbei waren häufig telemedizinische Angebote die einzige Möglichkeit zur Kontaktaufnahme mit Patient:innen beziehungsweise dem Pflegepersonal vor Ort in den Altenheimen.

3 Fazit und Ausblick

Es existieren vielfältige Schnittstellen im hausärztlichen Bereich – sowohl im interprofessionellen Setting als auch sektorenübergreifend. Für einige existieren bereits Lösungsansätze, für andere fehlt eine Spezifizierung. In einem sich dynamisch entwickelnden Gesundheitswesen sind dringend weitere Anstrengungen zur Digitalisierung sowohl im interprofessionellen als auch sektorenübergreifenden Bereich notwendig.

References

Bundesministerium für Gesundheit (2024a) Maßnahmenpaket zur Stärkung der ambulanten ärztlichen Versorgung. https://www.bundesgesundheitsministerium.de/fileadmin/Dateien/3_Downloads/M/Massnahmenpaket/Massnahmenpaket_ambulante_aerztliche_Versorgung.pdf. Zugegriffen: 26. Aug 2025

Bundesministerium für Gesundheit (2024b) Entlassmanagement. https://www.bundesgesundheitsministerium.de/service/begriffe-von-a-z/e/entlassmanagement.html. Zugegriffen: 26. Aug 2025

Deutsches Ärzteblatt (2024) HÄPPI-Konzept geht in Baden-Württemberg in die Pilotphase. https://www.aerzteblatt.de/nachrichten/150011/HAePPI-Konzept-geht-in-Baden-Wuerttemberg-in-die-Pilotphase. Zugegriffen: 26. Aug 2025

Deutsches Diabeteszentrum (2019) Anzahl der Menschen mit Typ-2-Diabetes steigt bis 2040 auf bis zu zwölf Millionen in Deutschland. https://ddz.de/anzahl-der-menschen-mit-typ-2-diabetes-steigt-bis-2040-auf-bis-zu-zwoelf-millionen-in-deutschland-2/. Zugegriffen: 26. Aug 2025

gematik (2024a) Der schnelle Weg zum richtigen Medikament. https://www.gematik.de/anwendungen/e-rezept. Zugegriffen: 26. Aug 2025

gematik (2024b) Sicherer E-Mail- und Datenaustausch. https://www.gematik.de/anwendungen/kim. Zugegriffen: 26. Aug 2025

Gemeinsamer Bundesausschuss (2024) Heilmittelkatalog. https://www.g-ba.de/downloads/17-98-3064/HeilM-RL_2024-05-16_Heilmittelkatalog.pdf. Zugegriffen: 26. Aug 2025

GKV-Spitzenverband (2025) Ohne Not in die Notaufnahme – Mehr als jeder Zweite könnte ambulant in einer Praxis behandelt werden. https://www.gkv-spitzenverband.de/gkv_spitzenverband/presse/pressemitteilungen_und_statements/pressemitteilung_1975066.jsp. Zugegriffen: 26. Aug 2025

Tillmanns H, Schillinger G, Dräther H (2022) Inanspruchnahme von Früherkennungsleistungen der gesetzlichen Krankenversicherung durch AOK-Versicherte im Erwachsenenalter 2009 bis 2020. Wissenschaftliches Institut der AOK (WIdO), Berlin

Kassenärztliche Bundesvereinigung (2021) Notfalldatenmanagement. https://www.kbv.de/html/nfdm.php. Zugegriffen: 26. Aug 2025

Kassenärztliche Bundesvereinigung (2023). Terminvermittlung. https://www.kbv.de/html/termin-vermittlung.php. Zugegriffen: 26. Aug 2025

Kassenärztliche Bundesvereinigung (2024a) Gesundheitsdaten – Versorgungsgrade in den Planungsbereichen. https://gesundheitsdaten.kbv.de/cms/html/17016.php. Zugegriffen: 26. Aug 2025

Kassenärztliche Bundesvereinigung (2024b) Videosprechstunde: telemedizinisch gestützte Betreuung von Patienten. https://www.kbv.de/html/videosprechstunde.php. Zugegriffen: 26. Aug 2025

Kassenärztliche Bundesvereinigung (2024c) Medikationsplan. https://www.kbv.de/html/medikationsplan.php. Zugegriffen: 26. Aug 2025

Koehler F, Koehler K, Deckwart O, Prescher S, Wegschneider K, Kirwan B-A et al. (2018) Efficacy of telemedical interventional management in patients with heart failure (TIM-HF2): a randomised, controlled, parallel-group, unmasked trial. Lancet 392(10152):1047–1057

Landesbeauftragte für Datenschutz und Informationsfreiheit NRW (2024) Übermittlung personenbezogener Daten per Fax-Nachrichten. https://www.ldi.nrw.de/uebermittlung-personenbezogener-daten-fax-nachrichten. Zugegriffen: 26. Aug 2025

Marx G, Beckers R (2015) Telemedizin in Deutschland. Bundesgesundheitsblatt – Gesundheitsforschung – Gesundheitsschutz 58(10):1053–1055

Masel EK, Watzke HH (2017) Palliativmedizin: Grundlagen und Symptommanagement. Wien Klin Wochenschr Educ 12:49–62

Notfalldose (2024) Notfalldose. https://notfalldose.de/de/Notfalldose/. Zugegriffen: 26. Aug 2025

Praxisnetz Paderborn (2024) Terminpool. https://praxisnetz-pb.de/fuer-aerzte-mfas/terminpool/. Zugegriffen: 26. Aug 2025

Robert Koch-Institut (2024) Meldepflichtige Erkrankungen und Krankheitserreger. https://www.rki.de/DE/Content/Infekt/IfSG/Meldepflichtige_Krankheiten/Meldepflichtige_Krankheiten_node.html. Zugegriffen: 26. Aug 2025

Schwill S, Meißner A, Mink J, Bublitz S, Altiner A, Buhlinger-Göpfarth N (2024) HÄPPI – Konzeption eines Modells für die ambulante Versorgung in Deutschland. Z Allgemeinmed 100(3):142–149

Statistisches Bundesamt (2024a) Bevölkerungsvorausberechnung – 15. koordinierte Bevölkerungsvorausberechnung. https://www.destatis.de/DE/Themen/Gesellschaft-Umwelt/Bevoelkerung/Bevoelkerungsvorausberechnung/begleitheft.html?nn=208696#veränderung. Zugegriffen: 26. Aug 2025

Statistisches Bundesamt (2024b) Pflegevorausberechnung: 1,8 Millionen mehr Pflegebedürftige bis zum Jahr 2055 zu erwarten. https://www.destatis.de/DE/Presse/Pressemitteilungen/2023/03/PD23_124_12.html. Zugegriffen: 26. Aug 2025

Techniker Krankenkasse (2024) TK: Zahl der Videosprechstunden seit 2021 um 40 Prozent gesunken. https://www.tk.de/presse/themen/digitale-gesundheit/telemedizin/videosprechstunde-um-40-prozent-gesunken-2178314. Zugegriffen: 26. Aug 2025

Herausfordernde Schnittstellen in der fachärztlichen Versorgung am Beispiel der Urologie

Arne Klünsch

1   Einleitung

Die Patient Journey zeigt auf, dass Herr Müller eine fachärztliche Versorgung benötigt.

> Herr Müller wird aufgrund von Symptomen wie Blut im Urin (Hämaturie) und häufigem Harndrang von seinem Hausarzt an einen Urologen überwiesen. Die Symptome wurden zuerst von seiner Ehefrau während eines Arztbesuchs angesprochen. Herr Müller erhielt Unterstützung bei der Terminvereinbarung mit dem Urologen. Der Hausarzt stellte sicher, dass die Überweisung als dringlich markiert wurde, um eine zeitnahe Untersuchung zu gewährleisten.

Vor diesem Hintergrund wird im Folgenden chronologisch dargestellt, wie ein:e niedergelassene:r Urolog:in agieren würde.

A. Klünsch (✉)
Urologische Praxis Dr. med. Arne Klünsch, Waldkirch, Deutschland
E-Mail: dr.kluensch@urologie-waldkirch.de

© Der/die Autor(en), exklusiv lizenziert an Springer-Verlag GmbH, DE, ein Teil von Springer Nature 2026
K. Nordmann et al. (Hrsg.), *Digitales Nahtstellenmanagement in der Gesundheitsversorgung,* https://doi.org/10.1007/978-3-662-72579-5_3

2 Ablauf einer Überweisung zur fachärztlichen urologischen Untersuchung

2.1 Erste Kontaktaufnahme und Problemerfassung durch den Hausarzt

> Herr Müller stellt sich mit spezifischen Beschwerden beim Hausarzt vor, z. B. Veränderungen beim Wasserlassen (häufiges, schmerzhaftes oder erschwertes Wasserlassen u. a.), Blut im Urin (Hämaturie), Schmerzen im Bereich der oberen und/oder unteren Harnwege, z. B. der Flanken oder Blasenregion; darüber hinaus gibt es möglicherweise schon bekannte urologische Auffälligkeiten in der medizinischen Vorgeschichte, z. B. Prostata- oder Blasenerkrankungen.

Der Hausarzt sammelt systematisch alle relevanten Informationen durch eine detaillierte Anamnese (Symptome, Dauer und Verlauf) sowie eine körperliche Untersuchung (Abdomen, Nierenregion und Blase). Erste diagnostische Maßnahmen sind ein Urin-Streifentest auf Blut, Entzündungszellen oder Eiweiß u. a. Zusätzlich bewertet er Risikofaktoren. Diese können Rauchen, bekannte chronische Erkrankungen wie Diabetes oder Bluthochdruck sowie ein hohes Alter umfassen.

2.2 Entscheidung zur Überweisung

Auf Basis der Anamnese und der Ergebnisse der Erstuntersuchung entscheiden Hausärzt:innen, ob eine Überweisung notwendig ist. Eine Überweisung an Fachärzt:innen aus der Urologie erfolgt typischerweise, wenn die Symptome auf eine ernsthafte Erkrankung wie Blasenkrebs, Nierensteine oder Prostataerkrankungen hinweisen könnten, die Behandlung der Beschwerden (z. B. einer Harnwegsinfektion) nicht zum Erfolg geführt hat und/oder eine weiterführende Diagnostik notwendig ist, die nur von Fachärzt:innen aus der Urologie durchgeführt werden kann (z. B. Urethrozystoskopie oder Ultraschalluntersuchung der Prostata).

Hausärzt:innen stellen Überweisungen aus, die in der Regel auf einem standardisierten Formular dokumentiert werden. Darin enthalten sind die Patient:innendaten (vollständiger Name, Geburtsdatum und Krankenversicherungsdaten), das Datum der Ausfertigung, die Fachrichtung des Zielarztes bzw. der Fachärztin (in diesem Fall Urologie), die Ergebnisse bisheriger Untersuchungen, die Verdachtsdiagnose mit klar formuliertem Grund der Überweisung (hier z. B. „Hämaturie unklarer Ursache") und der Fragestellung bzw. dem Zielauftrag und gegebenenfalls noch einem Dringlichkeitsvermerk. Die Überweisung dient als Leitfaden für die Urolog:innen, um sich schnell ein Bild vom Gesundheitszustand der Patient:innen zu machen.

Häufig werden Überweisungen noch auf Papier ausgestellt und an die Patient:innen übergeben. Ein Verlust dieses Dokuments ist nicht selten. Auch der Informationsfluss nach Diagnosestellung erfolgt zwischen Kliniken und Haus- bzw. Fachärzt:innen häufig per Fax oder Briefpost, was zu Verzögerungen und Informationsverlust führen kann.

2.3 Terminvereinbarung und erste Interaktionen

Herr Müller entscheidet sich also auf Anraten seines Hausarztes, einen Termin bei einem Urologen zu vereinbaren. Die Terminvereinbarung erfolgt entweder durch die Patient:innen selbst; dann händigt der Hausarzt bzw. die Hausärztin dem Patienten bzw. der Patientin die Überweisung aus und weist diese:n an, einen Urologen bzw. eine Urologin zu kontaktieren. Alternativ kann die hausärztliche Praxis ältere Patient:innen aktiv bei der Terminvereinbarung unterstützen. Ähnliches gilt für dringliche Fälle. Hierbei könnten dann auch direkt wichtige Informationen zwischen der hausärztlichen und der urologischen Praxis ausgetauscht werden, z. B. durch ein Telefonat zwischen den Ärzt:innen. Dies könnte bereits bivalente Anamnesen oder eine doppelte Erhebung der Anamnese verhindern.

Es stehen verschiedene Kommunikationswege für eine entsprechende Terminvereinbarung zur Verfügung: Persönlich in der Praxis, telefonisch oder über Online-Dienste. In der Regel wird der Termin telefonisch vereinbart, was jedoch häufig mit Schwierigkeiten verbunden ist. Viele Praxen haben nur eine begrenzte Anzahl an Telefonleitungen, was zu langen Wartezeiten in einer Warteschleife führen kann. Zudem kann es aufgrund von Personalmangel zu einer eingeschränkten Erreichbarkeit kommen. Herr Müller erlebt dies, als er mehrmals versucht, die Praxis zu erreichen, aber immer wieder in der Warteschleife landet. Alternativ könnte Herr Müller die Terminservicestellen der Kassenärztlichen Vereinigungen (KV) nutzen. Diese bieten eine zentrale Anlaufstelle für Patient:innen, um schnell einen Termin zu finden. Eine weitere Möglichkeit zur Terminvereinbarung ist die Nutzung von Online-Terminbuchungsservices. Eine Variante ist hierbei ein in das Praxisverwaltungssysteme (PVS) der ärztlichen Praxis integriertes Online-Tool, wodurch man über einen Link auf der Homepage des Arztes bzw. der Ärztin einen Termin in der Praxis vereinbaren kann. Hierzu muss der Arzt bzw. die Ärztin Termin-Zeitfenster in dem Sprechstunden-Kalender freigeschaltet haben. Eine weitere Möglichkeit zur Online-Terminvereinbarung gibt es über externe Terminbuchungsservices, die ein eigenständiges Programm mit der PVS der Ärzt:innenpraxis verbinden. Bei beiden Möglichkeiten gibt es limitierende Faktoren, z. B. haben viele ältere Menschen nur einen eingeschränkten Zugang zu digitalen Medien oder es mangelt am Wissen im Umgang mit diesen Medien, z. B. bei der Registrierung auf einer Online-Plattform, sodass Termine weiterhin häufig persönlich oder telefonisch vereinbart werden. Erfahrungsgemäß nutzen überwiegend jüngere Menschen das Angebot von Terminservicestellen.

Die Einführung von Online-Terminbuchungsdiensten hat das Potenzial, den Prozess der Terminvereinbarung zu vereinfachen. Allerdings gibt es hier erhebliche

Unterschiede in der Benutzer:innenfreundlichkeit und der Integration in bestehende PVS. Einige Praxen nutzen leicht bedienbare Systeme, während andere auf komplexe (externe) Softwarelösungen zurückgreifen, die informationstechnologisch zwar professionell entwickelt worden sind, jedoch kein ausreichendes Wissen über die jeweiligen praxisinternen Abläufe haben, sodass es ohne manuelles Eingreifen des Praxispersonals zu strukturellen Problemen innerhalb der Praxis-Organisation kommen kann. So gibt es beispielsweise in der Urologie praxisinterne Absprachen zwischen verschiedenen Funktionsbereichen hinsichtlich der vorliegenden Zeitfenster für Untersuchungen, die ineinandergreifen und nicht in einem Praxis-Sprechstunden-Kalender darstellbar sind. Dieser Aspekt und die Tatsache, dass externe Programme zusätzliche Schulungen für das Personal erfordern, können zu einer Überforderung der personellen Ressourcen führen, insbesondere, da der Arbeitsalltag an sich schon außerordentlich arbeitsintensiv ist und sehr gut organisiert werden muss.

Ein weiterer allgemeiner Punkt einer limitierten Terminvereinbarung ist die Diskrepanz zwischen dem Angebot an Terminen und dem immer größer werdenden Bedarf, z. B. durch Alterung der Bevölkerung. Sowohl bei Ärzt:innen als auch bei medizinischen Fachangestellten steigen zwar die absoluten Personalzahlen in Deutschland mit den Jahren leicht an, die Ausbildungszahlen der medizinischen Fachangestellten in Deutschland stagnieren jedoch seit Jahrzehnten (Verband medizinischer Fachberufe e. V. 2025), während die Anzahl der Medizinstudierenden erst in den letzten Jahren wieder zugenommen hat (Kassenärztliche Bundesvereinigung 2025).

2.4 Informationsfluss zwischen hausärztlicher und urologischer Praxis

Herr Müller hat nun einen Termin in der gewünschten fachärztlichen Praxis vereinbart. Wichtig ist, dass er die Überweisung zum Termin mit in die Arztpraxis mitbringt, da sie u. a. auch als Grundlage für die Abrechnung mit der Krankenkasse dient. Die Überweisung ist nicht nur ein administrativer Akt, sondern dient auch der Sicherstellung eines guten Informationsaustauschs. Nach Abschluss der Diagnostik oder Therapie durch den Urologen erhält der Hausarzt einen schriftlichen Bericht mit den Untersuchungsergebnissen und der vorgeschlagenen Behandlung. Sobald eine Überweisung vorliegt, ist der Facharzt zur Erstellung eines Befundberichts verpflichtet.

Zusammengefasst ist die Überweisung vom Hausarzt an den Urologen ein strukturierter Prozess, der sicherstellt, dass der Patient die notwendige spezialisierte Behandlung und Diagnostik erhält. Ein reibungsloser Informationsfluss und die klare Kommunikation zwischen den beteiligten Ärzt:innen tragen wesentlich zur optimalen Patient:innenversorgung bei.

2.5 Krankentransport und regionale Versorgungslücken

Herr Müller lebt in einer ländlichen Region, was zusätzliche Herausforderungen mit sich bringt, insbesondere bei der Organisation von Krankentransporten oder der Anbindung an spezialisierte Kliniken. Ein digitales System zur Koordination von Transporten könnte hier unterstützen, um sicherzustellen, dass er pünktlich und ohne Komplikationen bei den Untersuchungen oder Behandlungen erscheint.

3 In der urologischen Praxis

3.1 Vorstellung

Herr Müller kommt nun zu seinem Termin in die urologische Praxis. Nach Betreten der Praxis meldet er sich am Empfang an. Wenn er Neupatient ist, müssen alle Basisdaten erhoben werden. Dazu zählen u. a. sein vollständiger Name, seine Kontaktdaten (Adresse, Telefonnummer, evtl. Fax und/oder E-Mail-Adresse, Angehörige) und seine Versicherungsdaten. Diese werden bei Privatversicherten häufig manuell erhoben, bei gesetzlich versicherten Patient:innen können die Daten, die auf der elektronischen Gesundheitskarte (eGK) gespeichert sind, über ein von der gematik GmbH freigegebenes Kartenlesegerät in das PVS eingelesen werden. Sollten Patient:innen ihre eGK vergessen oder als Privatversicherte keine Versicherungskarte bei sich haben, können hier bereits erste Fehler in der Datenerhebung auftreten, z. B. die Speicherung falscher Kontaktdaten. Das Einlesen der eGK dient nicht nur zur Datenübertragung der auf der Karte gespeicherten Patient:innendaten in die ärztliche Praxis, sondern auch als Nachweis der erfolgten Behandlung gegenuber der jeweiligen Krankenkasse. Bei einem Hausbesuch können die Patient:innendaten mithilfe eines ebenfalls von der gematik GmbH freigegebenen *mobilen* Kartenlesegerätes eingelesen und später in das PVS übertragen werden.

2004 trat das GKV-Modernisierungs-Gesetz in Kraft (GMG, § 291 SGB V). Die gematik GmbH ist die nationale Agentur für digitale Medizin und wurde im Januar 2005 von den Spitzenorganisationen des deutschen Gesundheitswesens gegründet, um „gemäß gesetzlichem Auftrag die Einführung, Pflege und Weiterentwicklung der elektronischen Gesundheitskarte (eGK) und ihrer Infrastruktur in Deutschland voranzutreiben, zu koordinieren und die Interoperabilität der beteiligten Komponenten sicherzustellen". Sie trägt die Gesamtverantwortung für die Telematikinfrastruktur (TI), die zentrale Plattform für digitale Anwendungen im deutschen Gesundheitswesen (§ 306 SGB V).

Die TI bietet eine vielversprechende Lösung für die Digitalisierung im Gesundheitswesen. In ihr werden wichtige Dokumente wie elektronische Arztbriefe und Rezepte digital gespeichert und an die beteiligten Akteur:innen weitergeleitet. Dies würde in Zukunft das Fax entbehrlich machen und könnte durch die direkte Übertragung von

Befunden und Therapieempfehlungen zwischen Haus- und Fachärzt:innen sowie den Kliniken die Versorgung optimieren.

Durch die Integration von elektronischen Arztbriefen in die TI können Hausärzt:innen nach der Rücküberweisung durch Fachärzt:innen schnell und sicher auf alle relevanten Informationen zugreifen. Urolog:innen wiederum erhalten extern erhobene Befunde, z. B. aus radiologischen Praxen, zeitnah elektronisch. Verzögerungen und Informationsverluste, wie sie bei herkömmlichen Papierprozessen auftreten, könnten so vermieden werden.

Der Datenübertragungsprozess der TI ist gelegentlich anfällig für Verbindungsprobleme, weswegen dann kein sofortiger Datenabgleich stattfinden kann. Eine Ursache liegt sicherlich in der unspezifischen Elektronikausstattung der ärztlichen Praxen. Die Kartenlesegeräte enthalten jedoch auch einen für die jeweilige Praxis angefertigten elektronischen Praxisausweis (*Secure Modul Card* – Betriebsstätte, SMC-B). Der elektronische Praxisausweis ist der zentrale Baustein der TI. Nur mit ihm kann sich eine Praxis als berechtigte Teilnehmerin authentifizieren und mittels eines Konnektors eine Online-Verbindung zur TI herstellen. Mit dem Ausweis können zudem die Patient:innendaten auf der eGK ausgelesen und auf die medizinischen Fachanwendungen der TI zugegriffen werden. Die Beantragung eines SMC-B bei den zertifizierten Kartenherstellern ist erfahrungsgemäß relativ aufwendig (Antragstellung, sichere Identifizierung mittels PostIdent-Verfahren, Prüfung und Freigabe durch die KV, Produktion des Praxisausweises, Lieferung per Einschreiben, PIN-Brief per Post, Freischaltung). Nach Eingang des SMC-B in der Praxis muss dieser von den Praxismitarbeitenden im Gerät erst freigeschaltet und dann aktiviert werden. Bei diesem Vorgang wird häufig der IT-Support der jeweiligen ärztlichen Praxis hinzugezogen, da der Freischaltungs- und Aktivierungs-Prozess oft zu komplex für das medizinische Fachpersonal ist. Größere Medizinische Versorgungszentren (MVZs) und Krankenhäuser haben hierfür meist eigene IT-Abteilungen.

3.2 Befunderhebung

Mit den erhobenen Daten wird dann eine Patient:innenakte angelegt. Ist der Patient oder die Patientin in der Vergangenheit schon einmal in der Praxis gewesen, besteht diese Akte bereits und kann aktualisiert und fortgeschrieben werden.

Am Beispiel von Herrn Müller werden weitere Details zu seiner medizinischen Vorgeschichte und beruflichen Belastungen erhoben:

> Er arbeitete viele Jahre in der Lederfärbung eines Industrieunternehmens und hatte regelmäßigen Kontakt zu chemischen Substanzen, insbesondere Farbstoffen und Lösungsmitteln, die potenziell krebserregend sind. Diese berufliche Exposition

ist ein bekannter Risikofaktor für Urothelkarzinome. Nikotinkonsum, ein weiterer Risikofaktor, wurde ebenfalls besprochen, da Herr Müller seit seinem 15. Lebensjahr raucht.

Herr Müller hatte in der Vergangenheit keine größeren urologischen Beschwerden, aber eine familiäre Vorbelastung für Krebs, da sein Bruder an Lungenkrebs starb. Er nahm regelmäßig Medikamente für Bluthochdruck und Diabetes mellitus Typ 2 ein. Es waren bisher keine größeren Operationen durchgeführt worden. Allergien sind keine bekannt. Es gibt keine Patientenverfügung.

Ein zentrales Problem im aktuellen System ist die doppelte oder mehrfache Erhebung von Daten. Herr Müller muss möglicherweise seine Krankengeschichte, Allergien und aktuelle Medikation sowohl beim Hausarzt als auch beim Urologen angeben. Dies führt nicht nur zu einem zeitlich ineffizienten Ablauf, sondern kann auch zu Verwirrung und Fehlern führen, wenn Informationen nicht korrekt übermittelt werden.

Ein Beispiel für eine bereits gut funktionierende Lösung ist die elektronische Patientenakte (ePA), die es Patient:innen ermöglicht, ihre Gesundheitsdaten zentral zu speichern und bei Bedarf mit verschiedenen Ärzt:innen zu teilen. Diese Lösung könnte Herrn Müller helfen, seine Informationen einmalig zu erfassen und sie dann bei jedem Kontakt mit professionellen im Gesundheitswesen zur Verfügung zu stellen.

Hilfreich hierbei ist zum Beispiel die Möglichkeit, einen bundeseinheitlichen Medikamentenplan zu erstellen, der ausgedruckt mit einem QR-Code versehen wird und somit in jeder medizinischen Institution wieder eingescannt werden kann. Problematisch ist hier jedoch die Aktualität eines Papierausdrucks, weswegen auf jedem Medikamentenplan das Datum des Aufdrucks vorhanden ist.

3.3 Gesamtablauf: Interaktion zwischen Ärzt:innen, Praxispersonal und Patient:innen

Die Untersuchung und Behandlung eines Patienten oder einer Patientin in der urologischen Praxis umfasst verschiedene Stationen: Anamnese, körperliche Untersuchung, Urinabgabe und -analyse, Ultraschalluntersuchung des Abdomens und gegebenenfalls eine Blasenspiegelung; darüber hinaus möglicherweise auch eine externe Bildgebung, z. B. Computertomographie im Rahmen der erweiterten Ausbreitungs-Diagnostik. Jede dieser Phasen erfordert eine reibungslose Zusammenarbeit zwischen Ärzt:innen, Praxispersonal und Patient:innen. Kommunikation, Einfühlungsvermögen und Professionalität sind entscheidend, um den Prozess für alle Beteiligten angenehm und effektiv zu gestalten.

Sämtliche Ergebnisse der apparativen Untersuchungen werden elektronisch aufgezeichnet und über Schnittstellen in die Praxisverwaltungssoftware eingepflegt. Interne Schnittstellen in einer urologischen Praxis umfassen die Verbindung zwischen PVS und automatischen Urin-Analyse-Systemen, Verarbeitung in der Mikrobiologie, Harnstrahl-Messung, Bildübertragung eines Ultraschall-Gerätes mittels DICOM *(Digital Imaging and Communications in Medicine)* in ein elektronisches Befundarchiv auf dem Praxis-Server, Verarbeitung und Versendung von Blut-, Urin- und Gewebeproben an externe Dienstleistende, z. B. Laboratorien oder pathologische Institute, darüber hinaus noch die Bildübertragung einer Endoskopie-Einheit in das oben genannte Befundarchiv. Extern erhobene Ergebnisse werden mittels elektronischer Datenübertragung in die PVS eingespielt. Für den Materialtransport gibt es Hol- und Bringdienste oder es erfolgt eine Versendung über die Deutsche Post.

Intern sind alle Aufgaben auf die Praxismitarbeitenden verteilt. Es gibt schriftlich festgehaltene Arbeitsanweisungen *(Standard operating procedure [SOP]),* die auch zur internen Qualitätskontrolle dienen.

Nach den durchgeführten Untersuchungen wurde Herr Müller zusammen mit seiner Ehefrau über die Ergebnisse umfassend aufgeklärt. Der Urologe erklärte die Diagnose eines fortgeschrittenen Urothelkarzinoms in der Harnblase mit regionärem Lymphknotenbefall und stellte die unterschiedlichen Behandlungsmöglichkeiten vor.

3.4   Schwachstellen der Befunderhebung

Bei der hohen Anzahl an verbundenen Geräten kann es immer wieder zu Gerätestörungen oder Verbindungsproblemen kommen, die entweder vom Praxispersonal behoben werden können oder für die ein externer IT-Support hinzugezogen werden muss. Dieser kann sich dann über eine proprietäre Software mittels Fernzugriff auf die Praxis-Rechner und den Praxis-Server zuschalten. Dies kostet mitunter viel Zeit und stört den Praxisablauf erheblich. Weitere limitierende Faktoren sind die gelegentlich eingeschränkte Erreichbarkeit der professionellen Dienstleistenden und die hohen Kosten des Technik-Supports.

Auch menschliches Versagen führt gelegentlich zu falscher Befunderhebung, z. B. durch falsches Etikettieren oder Namensverwechslungen von Patient:innenproben, was häufig auf Zeitdruck aufgrund von Personalmangel zurückzuführen ist. Hier wäre es wünschenswert, dass die Rahmenbedingungen für eine Ausbildung im Gesundheitswesen verbessert und der Beruf von medizinischem Fachpersonal somit wieder interessanter gestaltet wird. Hierzu bedarf es auch der Mitwirkung des Gesetzgebers.

4 Weiterleitung an akutstationäre Versorgung

4.1 Befundzusammenstellung und Übermittlung an ein Krankenhaus

Die Übermittlung von Befunden an ein Krankenhaus erfolgt häufig bei komplexeren Erkrankungen oder Verdachtsdiagnosen, die eine stationäre Abklärung oder Behandlung erfordern. Der Prozess umfasst mehrere Schritte, bei denen der Urologe bzw. die Urologin, das Praxispersonal und der Patient bzw. die Patientin eng zusammenarbeiten, um eine vollständige und klare Kommunikation zwischen der Praxis und dem Krankenhaus sicherzustellen. Bisher erfolgt die Datenübermittlung mittels Arztbrief auf Papier und Fax, in der nahen Zukunft soll es Schnittstellen zur elektronischen Datenübertragung geben, wie sie in der ambulanten Patient:innenversorgung bereits eingeführt worden sind (elektronischer Arztbrief [eAB]).

Urolog:innen bewerten die erhobenen Befunde (Anamnese, Ergebnisse der körperlichen Untersuchung, Urinanalysen, Ultraschallbilder, Zystoskopie) und fassen alle wesentlichen Informationen zusammen, darunter Diagnose oder Verdachtsdiagnose (Verdacht auf Blasentumor), auffällige Laborwerte, Ultraschall- oder Zystoskopie-Ergebnisse. Es wird eine Therapieempfehlung abgegeben und erklärt, warum eine stationäre Abklärung notwendig ist (Gewebeentnahme, operative Versorgung). Der behandelnde Urologe von Herrn Müller dokumentiert alle relevanten Daten in einem strukturierten Arztbrief mit Patientenidentifikation, Zusammenfassung der Anamnese, diagnostischen Ergebnissen, Überweisungsgrund und dringlichen Hinweisen sowie Empfehlungen zur Weiterbehandlung. Je nach Dringlichkeit kann dies digital oder handschriftlich erfolgen. Im Allgemeinen erfolgt die Erstellung eines Arztbriefes in der Arztpraxis über das PVS mithilfe von Textbausteinen oder Programmen zur elektronischen Spracherkennung, die auf künstlicher Intelligenz (KI) basieren und vorher jedoch intensiv geschult werden können bzw. müssen.

Das Praxispersonal bereitet dann die Unterlagen für den stationären Aufenthalt vor. Dazu gehören der Arztbrief, eine Überweisung an das Krankenhaus für die vorstationäre Behandlung, eine Einweisung für die stationäre Behandlung, Ausdrucke von Laborwerten und externen Ergebnissen (u. a. radiologische Befunde). Es ist sicherzustellen, dass alle Unterlagen zu den richtigen Patient:innen zugeordnet werden und vollständig und lesbar sind; darüber hinaus, dass die Patient:innen alle notwendigen Informationen zur Klinik haben (u. a. Adresse, Termin, Ansprechpartner:innen).

Das Praxispersonal kontaktiert die zuständige Klinik telefonisch, per Fax oder E-Mail, um den Fall anzumelden. Neuerdings gibt es (teilweise) auch schon die Möglichkeit die Daten über ein Formular einer Krankenhaus-Homepage einzugeben und abzuschicken. Hier wäre eine Erweiterung dieser Möglichkeit auf alle Krankenhäuser wünschenswert. Zielführender wäre jedoch die Entwicklung eines TI-Moduls, sodass sämtliche Daten mittels TI geschützt aus der jeweiligen Praxis-PVS heraus an die behandelnden Kliniken geschickt werden könnten, da die Formulare auf den Klinik-Homepages aktuell noch händisch ausgefüllt werden müssen. Das Praxispersonal dokumentiert die Übermittlung der Unterlagen und stellt sicher, dass das Krankenhaus den Empfang bestätigt hat.

4.2 Herausforderungen und Anforderungen bei der Befundzusammenstellung und Übermittlung

Bei der Befundzusammenstellung und Übermittlung können verschiedene Probleme auftreten. So fehlen häufig wichtige Informationen (z. B. genaue Diagnose, Therapievorschläge) oder sind unpräzise formuliert. Fachbegriffe ohne Erläuterung könnten für Klinikärzt:innen missverständlich sein. Unter Zeitmangel erstellte Arztbriefe sind oft weniger ausführlich oder fehleranfällig. Wichtige Unterlagen wie Laborberichte oder Bildmaterial werden vergessen oder unvollständig übermittelt. Faxgeräte oder digitale Systeme funktionieren nicht einwandfrei. Es können Datenschutzprobleme bei der digitalen Übermittlung auftreten. Die Klinik wird nicht rechtzeitig informiert oder erhält keine korrekten Kontaktinformationen. Wenn der Patient bzw. die Patientin eigenständig Unterlagen mitbringen soll, könnten diese verloren gehen oder vergessen werden.

Dementsprechend sollten die Überweisung und die medizinischen Befunde präzise formuliert und die Patient:innen genau über den Ablauf informiert werden. Der Einsatz sicherer digitaler Übermittlungssysteme (ePA, verschlüsselte E-Mails) reduziert technische und organisatorische Fehler. Praxispersonal sollte den Empfang der Unterlagen im Krankenhaus bestätigen lassen, um Übermittlungsfehler zu vermeiden. Der gesamte Ablauf, von der Dokumentation bis zur Übermittlung, sollte durch klare Checklisten standardisiert werden.

Die Befundzusammenstellung und Übermittlung an ein Krankenhaus erfordert eine strukturierte Zusammenarbeit zwischen Ärzt:innen, Praxispersonal und Patient:innen. Präzise Kommunikation, sorgfältige Dokumentation und der Einsatz moderner Technologien können potenzielle Probleme minimieren und die Versorgung des Patienten reibungslos gestalten. Ein gut organisierter Prozess erhöht die Patient:innensicherheit und verbessert die Zusammenarbeit zwischen Praxis und Krankenhaus.

5 Rücküberweisung in die urologische Praxis

Nach Abschluss der stationären Maßnahmen wird Herr Müller von der Klinik an die urologische Praxis zur Weiterbehandlung rücküberwiesen. Hierbei sollte ein Entlassbrief des stationären Aufenthaltes mit sämtlichen erhobenen Befunden vorliegen, damit die weiterbehandelnden Ärzt:innen vollumfänglich informiert wird. Darin sollte unbedingt eine Diagnose, die Therapie (Operation) und das Ergebnis der histologischen Untersuchung der Gewebeprobe enthalten sein, damit festgelegt werden kann, wie mit der

Erkrankung weiter zu verfahren ist. Im besten Fall enthält der Entlassbrief auch eine Behandlungsempfehlung seitens der Klinik.

Bei diesem Prozess kommt es jedoch erfahrungsgemäß häufig zu Frustration beim Praxispersonal, da die Arztbriefe von der Klinik nicht mitgegeben oder von den Patient:innen (in der Klinik oder daheim) vergessen werden oder die Patient:innen den von der Klinik mitgegebenen Arztbrief bei ihrem Hausarzt bzw. ihrer Hausärztin abgegeben haben, sodass den weiterbehandelnden Facharzt:innen essenzielle Informationen fehlen. Des Weiteren enthält ein *vorläufiger* Entlassbrief (verständlicherweise) häufig noch nicht das endgültige Ergebnis von Gewebeuntersuchungen, wodurch die Weiterbehandlung der Patient:innen nur verzögert beginnen kann. Hier findet sicherlich der schlechteste Informationsfluss in der Kommunikation statt, weswegen die ePA mit Spannung erwartet wird. Diese würde dann sowohl die erhobenen Befunde als auch einen aktualisierten Medikamentenplan und evtl. neu aufgetretene Allergien o. ä. enthalten. Allerdings muss auch immer damit gerechnet werden, dass die ePA unvollständig ist, weil Patient:innen das Recht haben, der Speicherung seiner:ihrer Daten zu widersprechen.

Letztendlich konnte der Urologe von Herrn Müller alle notwendigen Informationen erhalten. Er empfahl eine neoadjuvante zytostatische Chemotherapie und im Anschluss daran eine operative Entfernung der Blase (Zystektomie) als potenziell kurative Maßnahme. Er erklärte, dass die Prognose ohne diese radikale Therapie sehr schlecht sei. Alternativ könnten Chemotherapie und Strahlentherapie eingesetzt werden, die jedoch nicht zu einer vollständigen Entfernung des Tumors führen können.

Trotz der detaillierten Aufklärung durch den Urologen entschied sich Herr Müller gegen die operative Entfernung der Blase. Seine Entscheidung basierte auf der Sorge vor einem radikalen Eingriff und einer reduzierten Lebensqualität nach der Operation, insbesondere in Bezug auf die Notwendigkeit eines künstlichen Blasenausgangs. Er äußerte den Wunsch, seine verbleibende Lebenszeit ohne invasive Eingriffe zu verbringen.

Herr Müller wurde an seinen Hausarzt zurücküberwiesen, um eine palliative Therapie zu besprechen und die weitere Betreuung in die Wege zu leiten. Der Fokus der weiteren Behandlung liegt auf der Kontrolle der Symptome und der Erhaltung der Lebensqualität. Mögliche Maßnahmen umfassen eine *palliative* Chemotherapie und die Linderung von Schmerzen und anderen Beschwerden, die durch den Tumor verursacht werden könnten.

Zusätzlich wurde ein engerer Terminplan für Nachsorgeuntersuchungen mit seinem Hausarzt und seinem Urologen vereinbart, um den Verlauf der Krankheit zu beobachten und symptomatische Linderung sicherzustellen.

6   Digitale Herausforderungen der Schnittstellen in der Patient:innenversorgung

Die Kommunikation zwischen Haus:ärztinnen, Fachärzt:innen, Krankenhaus und weiteren Akteur:innen wie Apotheke, Pflegedienst oder Palliativversorgung erfordert eine reibungslose Übertragung von Daten und Informationen. Digitale Systeme spielen eine Schlüsselrolle, können jedoch an mehreren Stellen Herausforderungen und Probleme verursachen. Diese betreffen die technische Infrastruktur, den Datenschutz, die Interoperabilität und die organisatorische Umsetzung.

Viele Akteur:innen nutzen unterschiedliche Softwarelösungen für die Verwaltung und Dokumentation, die mit anderen Programmen oft nicht kompatibel sind. So können beispielsweise Fachärzt:innen ein System verwenden, das Daten nicht im Format der ePA bereitstellen kann. Die Folge wäre eine Mehrarbeit bei der manuellen Übertragung von Daten sowie Verzögerungen bei der Weiterleitung von Diagnosen, Befunden oder Therapieempfehlungen.

Bei der Übermittlung von Daten (z. B. Befunde oder Arztbriefe) können Informationen fehlen, unvollständig oder fehlerhaft sein. So kann ein Arztbrief per Fax verschickt, jedoch nicht vollständig übertragen werden, wodurch es zu Verzögerungen oder gar Fehlentscheidungen in der Patient:innenversorgung kommen kann.

Die Einhaltung der Datenschutz-Grundverordnung (DSGVO) erfordert sichere Übertragungswege, die nicht immer genutzt werden. So können E-Mails z. B. unverschlüsselt übertragen werden, wodurch es zu Datenlecks oder gar zu Missbrauch sensibler Informationen kommen kann. Darüber hinaus fehlen einheitliche nationale Standards für digitale Schnittstellen und Formate. So gibt es zum Beispiel unterschiedliche Kodierungssysteme (ICD-10, OPS), was die automatische Verarbeitung von Daten erschwert. Diese Probleme bei der Interoperabilität sind bekannt, digitale Lösungen werden jedoch zu langsam implementiert.

Bezüglich der Kommunikation zwischen ärztlichen Praxen und Apotheken ist festzuhalten, dass das eRezept inzwischen flächendeckend genutzt wird, aber auch hier die Implementierung insgesamt viele Jahre gedauert hat. Es gibt nur noch wenige Kolleg:innen, welche die TI noch nicht nutzen – sei es aus Angst vor Veränderungen, Zeitmangel oder da sie möglicherweise kurz vor dem Ruhestand stehen und die aufwendige Umsetzung scheuen. Darüber hinaus sind nicht alle Beteiligten ausreichend in der effektiven Nutzung digitaler Tools geschult. Dadurch gibt es Unsicherheiten im Umgang mit den eRezepten und der Befüllung der ePA, sodass die Folge eine ineffiziente Nutzung der Systeme ist und es zu einem weiteren Vertrauensverlust bei Akteur:innen kommen kann. Die Einführung neuer Systeme wird als zusätzlicher Aufwand empfunden. Hier dominieren weiter die Rezepte auf Papier. Verlorene oder unleserliche Rezepte können dann die Medikamentenausgabe verzögern oder zu einer fehlerhaften Medikation führen.

Bei der Zusammenarbeit zwischen Ärztinnen und Pflegediensten sind digitale Kommunikationskanäle selten standardisiert. Medikamentenpläne oder

Pflegeanweisungen werden per Fax oder telefonisch übermittelt, was zu Missverständnissen und Unsicherheiten bei der Umsetzung ärztlicher Anweisungen führen kann.

Die Kommunikation zwischen Palliativärzt:innen, Hausärzt:innen, Pflegefachpersonen und Apotheken ist oft unzureichend digital vernetzt. Notwendige Änderungen in der Medikation werden nicht rechtzeitig weitergeleitet, wodurch es zu Verzögerungen bei der Schmerztherapie und somit zu einer inadäquaten Versorgung kommen kann.

Lösungsansätze dieser Probleme sind eine Förderung der Interoperabilität durch Einführung einheitlicher, nationaler Standards für digitale Systeme (z. B. HL7-FHIR-Protokolle). *Fast Healthcare Interoperability Resources* ist ein von HL7 erarbeiteter Standard. Er unterstützt den Datenaustausch zwischen Softwaresystemen im Gesundheitswesen. Des Weiteren sind eine Förderung kompatibler Softwarelösungen für alle Akteure und die Verbesserung der digitalen Infrastruktur durch flächendeckenden Ausbau von sicheren Kommunikationswegen wie KIM (Kommunikation im Medizinwesen) notwendig sowie die Einführung zentraler Plattformen, die den Datenaustausch erleichtern.

Darüber hinaus müssen datenschutzgerechte Lösungen zur Nutzung verschlüsselter Datenübertragungswege und Aufklärung der Beteiligten über Datenschutzrichtlinien entwickelt werden. Es sollte regelmäßige Schulungen für alle Beteiligten geben, um Kompetenzen im Umgang mit digitalen Tools zu verbessern. Veränderungsprozesse sollten aktiv begleitet werden, um Akzeptanz und Vertrauen zu fördern. Die Integration digitaler Systeme in den Praxis- und Klinikalltag sollte möglich sein, ohne zusätzlichen Aufwand zu verursachen. Hierbei könnten digitale Assistenten oder Dokumentationshilfen auf Basis von KI helfen.

7 Fazit und Ausblick

Ein entscheidender Faktor bei der Versorgung von chronisch Kranken oder schwer erkrankten Patienten wie Herrn Müller ist die interprofessionelle Abstimmung. Digitale Kommunikationstools wie sichere Chat- oder Videokonferenzsysteme würden hier die Zusammenarbeit zwischen den verschiedenen Berufsgruppen erleichtern, wodurch Fachärzt:innen, Hausärzt:innen, professionelle Pflege und andere Beteiligte schnell und effizient Rückfragen klären und Behandlungspläne abstimmen könnten.

Digitale Systeme bieten großes Potenzial, die Schnittstellen in der Patient:innenversorgung zu verbessern. Die Hauptprobleme liegen jedoch in der fehlenden Interoperabilität, Datenschutzbedenken, organisatorischen Barrieren und einer mangelnden digitalen Kompetenz. Die Lösung dieser Herausforderungen erfordert Investitionen in Infrastruktur, Standards und Bildung sowie eine enge Zusammenarbeit aller Akteur:innen. Nur so kann eine patient:innenzentrierte, effiziente und sichere digitale Gesundheitsversorgung gewährleistet werden.

Der Fall von Herrn Müller verdeutlicht, wie wichtig ein gut funktionierendes Nahtstellenmanagement in der Gesundheitsversorgung ist. Digitale Lösungen wie die TI und sichere Kommunikationsmechanismen bieten vielversprechende Ansätze, um die

Kommunikation zwischen Hausärzt:innen, Fachärzt:innen, Krankenhäusern und weiteren Beteiligten zu verbessern. Durch die Digitalisierung dieser Nahtstellen können Informationsverluste vermieden, Behandlungsentscheidungen besser abgestimmt und die Versorgungsqualität für die Patient:innen nachhaltig gesteigert werden.

References

Kassenärztliche Bundesvereinigung (2025) Gesundheitsdaten – Medizinstudium weiterhin attraktiv. https://gesundheitsdaten.kbv.de/cms/html/17074.php. Zugegriffen: 26. Aug 2025
Verband medizinischer Fachberufe e. V. (2025) Zahlen und Fakten. https://www.vmf-online.de/downloaddateien/downloads-pressebereich/zahlen-und-fakten.pdf. Zugegriffen: 26. Aug 2025

Herausfordernde Schnittstellen in der Apotheke

Marc Kriesten

1 Einleitung

Eine flächendeckende Arzneimittelversorgung ist ein Teil der Daseinsvorsorge für die Patient:innen. Laut der Weltgesundheitsorganisation WHO kommt ihr sogar eine Schlüsselrolle in der Gesundheitsversorgung zu (Azzopardi Muscat et al. 2024; WHO 1988). Dennoch wird das Potenzial der Apotheken in der Versorgung bisher bei weitem nicht ausgeschöpft.

Der gesetzliche Auftrag der Apotheken ist die ordnungsgemäße Versorgung der Bevölkerung mit Arzneimitteln und Medizinprodukten. Neben der Herstellung, Prüfung und Lagerung von Arzneimitteln umfasst dies auch die Beratung und Information der Patient:innen bei der Abgabe (Matusiewicz 2024). Die gesetzliche Grundlage allein beschreibt die heutige Rolle im Gesundheitswesen jedoch nur unzureichend. Spätestens mit der Einführung der pharmazeutischen Dienstleistungen (pDL) durch das Gesetz zur Stärkung der Vor-Ort-Apotheken (VOASG) im Jahr 2020 entwickeln sich Apotheken zunehmend vom Arzneimittellogistiker zum umfassenden Gesundheitsdienstleister.

In der beschriebenen Patient Journey von Herrn Müller sind Apotheken im gesamten Versorgungsprozess immer wieder Anlaufstelle für die Patient:innen, sobald die Therapien ein Arzneimittel beinhalten. An diesem Punkt werden Apotheken zur Schnittstelle zwischen den Patient:innen, ihren verschiedenen Ärzt:innen und anderen Gesundheitsdienstleistenden wie beispielsweise der Pflege oder Palliativteams.

Denn wie oben beschrieben geht das Leistungsspektrum der Apotheken weit über die reine Abgabe von Arzneimitteln hinaus. Die Arzneimittellogistik stellt derzeit noch

M. Kriesten (✉)
Glückauf Apotheke, Dinslaken, Deutschland
E-Mail: kriesten@glueckauf-dinslaken.de

K. Nordmann et al. (Hrsg.), *Digitales Nahtstellenmanagement in der Gesundheitsversorgung,* https://doi.org/10.1007/978-3-662-72579-5_4

die Basis des Tätigkeitsfeldes der Apotheke dar. Diese umfasst aber bereits heute mehr als die reine Bereitstellung der richtigen Arzneimittel. Bei der Versorgung steht neben dem Arzneimittel selbst die korrekte Anwendung und das Verständnis der Patient:innen über die Notwendigkeit der Einnahme und damit verbunden die Adhärenz im Vordergrund. Gleichzeitig übernimmt die Apotheke in Zeiten von Lieferengpässen als Schnittstelle zwischen den verschiedenen Gesundheitsakteur:innen eine vermittelnde Rolle, um die verschiedenen Informationen über die Patient:innen und ihre Versorgung zu bündeln und an die richtigen Stellen weiterzuleiten. Damit ist die Kommunikation mit anderen Leistungserbringenden ein weiterer wichtiger Aspekt im Tätigkeitsfeld der Apotheken, um alternative Therapievorschläge, arzneimittelbezogene Probleme, Pharmakovigilanz und andere Themen an die richtigen Stellen zu transportieren.

Diese Concierge- oder Koordinationsfunktion ist im heutigen Gesundheitssystem einzigartig. Sie kann aber insbesondere im Bereich der Prävention ausgebaut werden, um die Gesunderhaltung der Bevölkerung noch besser zugänglich zu machen. Denn keine Institution im Gesundheitswesen bietet einen niederschwelligen und ohne vorherige Terminabsprache möglichen Zugang zu einem akademischen Heilberuf in Form der Apotheker:innen.

Zusammenfassend sind Apotheken in der heutigen Gesundheitsversorgung für Patient:innen die zentralen Anlaufstellen in der Arzneimittelversorgung, bei Gesundheitsfragen und dienen als Schnittstelle zu anderen Gesundheitsakteur*innen. Dabei zeigt die Patient Journey von Herrn Müller verschiedene Herausforderungen auf, welche im Folgenden näher beschrieben werden.

2 Herausforderungen der Arzneimittelversorgung mit Blick auf die Patient Journey

2.1 Prävention und Gesundheitsförderung

In der frühen Phase der Patient Journey wäre es hilfreich gewesen, Herrn Müller stärker in die Prävention einzubeziehen, um später auftretende Erkrankungen zu vermeiden. Im Fall von Herrn Müller wären beispielsweise Screenings oder Check-ups zur Erkennung von Prädiabetes oder Diabetes sinnvoll. Gleiches gilt für den sich entwickelnden Bluthochdruck oder die Förderung des Rauchstopps. Bei der Umsetzung von Präventionsprogrammen gibt es eine Reihe von Herausforderungen (Schunkert und Erbel 2020):

- Motivation und Adhärenz: Vielen Menschen fällt es schwer, langfristige Lebensstiländerungen umzusetzen. Gleiches gilt für die dauerhafte und regelmäßige Einnahme von Medikamenten. Oft ist der Nutzen der medikamentösen Therapie bzw. die einzelne Indikation für ein bestimmtes Arzneimittel nicht bekannt. An dieser Stelle gilt es, die Gesundheitskompetenz und die Motivation zur Umsetzung der Therapie zu steigern.

- Unzureichende Aufklärung: Die Notwendigkeit präventiver Maßnahmen ist in der Gesellschaft noch nicht angekommen. Es fehlt an Bewusstsein und Wissen über die Risiken ungesunder Lebensweisen und deren langfristigen Folgen.
- Soziale und umweltbedingte Faktoren: Prävention wird erschwert durch ungleichen Zugang zu gesunder Ernährung und Bewegungsmöglichkeiten sowie durch soziale Ungleichheiten.
- Psychosozialer Stress: Neben mangelndem Zugang sind v. a. der Umgang mit chronischem Stress und teilweise ungesunde Bewältigungsstrategien Risikofaktoren für den Erfolg von Präventionsmaßnahmen, insbesondere bei Herz-Kreislauf-Erkrankungen.
- Erkennung und Management von Risikofaktoren: Risikofaktoren wie Bluthochdruck, Diabetes und Fettstoffwechselstörungen werden häufig nicht früh genug erkannt oder nicht adäquat behandelt.

Die Herausforderung besteht v. a. in einer besseren Einbindung der Patient:innen in Präventionsprogramme und Gesundheitsförderung. Niederschwellig zugängliche und in den Alltag integrierbare Maßnahmen sind Voraussetzung für einen nachhaltigen Erfolg. Gleichzeitig zeigen die Ergebnisse einer Studie/Umfrage, dass die Einbindung persönlicher Beziehungen durch Trainer oder Coaches für den Erfolg nicht zwingend notwendig ist. Dies liegt unter anderem an der Qualität und Ausrichtung der angebotenen Programme (Walter 2022).

Zudem fehlen Mechanismen zur Früherkennung und Risikovorhersage. Hier können KI-Modelle auf Basis allgemeiner Gesundheitsdaten unterstützen. Insbesondere bei berufsbedingten Tumorerkrankungen könnten Wahrscheinlichkeiten für bestimmte Erkrankungen vorhergesagt werden. Dies wiederum ist die Voraussetzung für eine möglichst frühzeitige Diagnose und präventive Maßnahmen.

2.2 Arzneimittelversorgung bei chronischen Erkrankungen

Im beschriebenen Patientenfall sind sowohl Herr als auch Frau Müller deutlich über 70 Jahre alt, leben noch selbstständig im ländlichen Raum, jedoch ohne weitere jüngere Personen im Haushalt. Die verordneten Medikamente werden ,überwiegend' eingenommen, was auf eine verminderte Adhärenz schließen lässt. Daraus lassen sich mehrere konkrete Herausforderungen ableiten.

Zugänglichkeit der Medikamente für den chronischen und akuten Bedarf

Lange Wege zwischen den Leistungserbringenden (insbesondere im ländlichen Raum; vgl. Abschn. 2.5) sind hier die Regel und wirken sich besonders stark bei älteren, immobilen Patient:innen aus. Hinzu kommt die Herausforderung der Kommunikation, wenn Leistungserbringende nicht ständig erreichbar sind.

Die Versorgung beginnt mit dem regelmäßig notwendigen Besuch bei einer Ärztin bzw. einem Arzt, einschließlich Einlesen der elektronischen Gesundheitskarte (eGK), um ein neues Rezept für die Medikamente zu generieren. Hier entsteht der regelmäßige Bedarf, die Praxis aufzusuchen – auch wenn kein unmittelbarer Kontakt mit einem Arzt oder einer Ärztin erforderlich ist.

Spätestens mit der Einführung des eRezepts Anfang 2023 wurde eine gewisse Ortsunabhängigkeit in Bezug auf die Einlösung von Rezepten erreicht. Allerdings führt die hohe Zugangshürde zur eRezept-App dazu, dass das Stecken der eGK zum Einlösen des Rezepts in der Apotheke weiterhin notwendig ist und mit über 90 % Nutzung den am häufigsten genutzten Einlöseweg darstellt (ABDA 2024a). Eine Verbesserung ist mit dem Mitte 2024 eingeführten CardLink-Verfahren zu erwarten.

Therapietreue und Einnahmeunterstützung

Herr Müller scheint seine Medikamente nicht ganz regelmäßig einzunehmen. Insbesondere bei Bluthochdruck und Diabetes kann eine mangelnde Adhärenz zu einer Verschlechterung des Gesundheitszustandes führen.

Die allgemeine Kompetenz im Umgang mit Gesundheitsinformationen ist in Deutschland eher gering (Schaeffer et al. 2021). Entsprechend groß ist die Skepsis gegenüber der Einnahme von Medikamenten. Zudem ist oft nicht klar, wie wichtig eine kontinuierliche Einnahme für den Therapieerfolg ist. Die Folge sind Einnahmedefizite bis hin zur gänzlichen Einnahmeverweigerung (Persell et al. 2007). Beschäftigte in Apotheken sind hier Ansprechpartner:innen für alle Fragen rund um Arzneimittel. Die Förderung der Einnahme im persönlichen Gespräch führt nachweislich zu einer Verbesserung der Therapietreue.

Darüber hinaus gibt es weitere mögliche Herausforderungen in der Patientensituation von Herrn Müller:

1. Eine Überwachung der Reichweite der Medikamente und eine regelmäßige Erinnerung an die Nachbestellung der notwendigen Rezepte kann für den Patienten hilfreich sein.
2. Das Stellen und Richten der Medikation wird im häuslichen Umfeld und im Alter ebenfalls schwierig. Es kann zu Doppel- oder Falscheinnahmen kommen.

Unterstützung bei neuer Medikation und Bereitstellung von Informationen

Die Änderungen in der Therapie von Herrn Müller, insbesondere die Umstellung von Tabletten auf Insulin, führen zu einem Informations- und Schulungsbedarf. Die Informationen können derzeit in vielen Fällen nur im persönlichen Gespräch vermittelt werden. In ländlichen Gebieten muss daher wiederholt die Distanz zwischen Praxis, Apotheke und Patient:innen überwunden werden.

Neben den bereits beschriebenen Funktionen zur Steigerung der Adhärenz und der Aufklärung der Patient:innen über Wechsel- und Nebenwirkungen ist die Beratung zur Anwendung der Arzneimittel, insbesondere wenn Hilfsmittel zum Einsatz kommen, sinnvoll oder sogar notwendig. In der Distanz des beschriebenen Patient:innenfalls sind auch diese Bedarfe nur mit hohem Aufwand und nicht kontinuierlich in Präsenz zu decken.

2.3 Arzneimitteltherapiesicherheit und Medikationsmanagement

Im Jahr 2024 haben 25 % der Menschen in Deutschland drei oder mehr Medikamente eingenommen. In der Altersgruppe der über 70-Jährigen nehmen sogar 55 % drei oder mehr (ABDA 2024a). Von den über 65-Jährigen erhalten 20–25 % mindestens ein potenziell inadäquates Arzneimittel (PIM) in der Gesamtmedikation (ABDA 2024b).

Unerwünschte Arzneimittelwirkungen und Wechselwirkungen verursachen jährlich 5 % der Krankenhauseinweisungen, bei älteren Menschen sogar 10 %. Etwa die Hälfte davon ist vermeidbar (Strausberg und Hasford 2011; Winterstein et al. 2002).

Der in der Patient Journey beschriebene Herr Müller leidet an verschiedenen Erkrankungen, in diesem Fall an Diabetes mellitus Typ 2 und arterieller Hypertonie. Im weiteren Verlauf kommt die Versorgung der onkologischen Erkrankung hinzu. Aufgrund der verschiedenen Erkrankungen (Multimorbidität) ist der Einsatz verschiedener Medikamente in Kombination (Multimedikation) erforderlich. Zudem werden neben dem Hausarzt auch Fachärzt:innen in die Gesamttherapie einbezogen, sodass mehrere Akteur:innen an der Arzneimittelversorgung beteiligt sind. Selbst gekaufte Arzneimittel *(Over-the-counter [OTC])* und Nahrungsergänzungsmittel (NEM) aus der Apotheke oder Drogerie kommen hinzu und runden die Arzneimitteleinnahme ab.

Ein Monitoring der gesamten Arzneimittelversorgung ist aus verschiedenen Gründen sinnvoll und angezeigt:

- Erkennung und Vermeidung von arzneimittelbezogenen Problemen (ABPs)
- Analyse und Beurteilung von Wechsel- und Nebenwirkungen
- Vermeidung von Wechselwirkungen mit Nahrung und NEM
- Förderung der Adhärenz durch Aufklärung und Informationsvermittlung
- Zusammenführung der Informationen über die Arzneimitteltherapie aller Beteiligten (Gesamtbild)

Die aktuelle Herausforderung besteht darin, die notwendigen Daten für die Beurteilungen der gesamten Arzneimitteltherapie von Patient:innen strukturiert zusammenzuführen.

Für eine aussagekräftige Beurteilung sind mehrere Dimensionen von Daten Voraussetzung (ABDA 2014):

- *Medikationsdaten* (verschreibungspflichtige Medikamente [Rx], OTC, NEM etc.): Die Vorlage der Medikationsdaten der Patient:innen ist zwingende Voraussetzung,

um Medikationsanalysen durchführen zu können. Akut-, Dauer- und Bedarfs-
medikation sollten gemeinsam und möglichst vollständig berücksichtigt werden.
Auch Informationen über früher abgesetzte Medikamente können wichtige Hin-
weise auf mögliche ABPs geben, ebenso wie Diskrepanzen zwischen verschiedenen
Informationsquellen. Hierzu gehören die in der auswertenden Apotheke gesammelten
Informationen über die Arzneimittel der Patient:innen sowie Patient:innenakten aus
Krankenhaus, Praxen oder Pflegeheimen. Weitere wichtige Hinweise ergeben sich
aus dem persönlichen Gespräch.

- *Klinische Daten* (Labor, Berichte etc.): Klinische Daten umfassen Diagnosen und alle
  verfügbaren und zugänglichen Labordaten.

- *Patient:innengespräch:* Das Gespräch mit den Patient:innen selbst, den pflegenden
  Angehörigen oder dem Pflegepersonal ist ebenfalls eine wesentliche Informations-
  quelle im Prozess. Die bereits gesammelten Informationen können hier mit direkten
  Informationen durch die Patient:innen ergänzt werden. Der Abgleich bereits vorhandener Informationen zu verordneten (Rx) und selbst gekauften Medikamenten
  (OTC) inklusive Dosierungsangaben gibt im Prozess Hinweise auf mögliche An-
  wendungsfehler und Informationslücken. Im direkten Gespräch mit den Patient:innen
  sollten zusätzlich Beobachtungen zu Aussehen, Verhalten und erkennbaren kognitiven, sensorischen und feinmotorischen Auffälligkeiten gemacht werden und in die
  Bewertung einfließen.

Die größte Herausforderung bei der Erhebung der dargestellten Daten besteht darin, dass
diese nicht gesammelt und strukturiert an einer Stelle vorliegen. Allein die Medikationsdaten sind bei Nutzung verschiedener Apotheken nicht vollständig verfügbar. Daten zu
separat erworbenen NEM aus der Drogerie oder dem Versandhandel sind erst recht nicht
vorhanden.

Die Daten müssen daher aufwendig erhoben werden. Im Brown Bag Review ist das
persönliche Treffen dafür angedacht, die gesamten im Haushalt verwendeten Arzneimittel der Patient:innen zusammenzuführen und strukturiert aufzunehmen (Nathan
et al. 1999). Bei immobilen Patient:innen ist dies ein aufwendiger Prozess. Gleiches gilt
für das persönliche Gespräch, bei dem die einzelnen Informationen im Gespräch abgerufen werden müssen.

Klinische Daten werden den Patient:innen aus den Praxen und Kliniken oft nur unvollständig oder gar nicht zur Verfügung gestellt. An dieser Stelle die richtigen Informationen zu erhalten, ist für Patient:innen und beurteilende Apotheken aufwendig.

Entsprechend den vorhandenen Daten wird nach drei Typen der Medikationsanalyse
unterschieden, wie in Abb. 1 dargestellt:

1. Einfache Medikationsanalyse
2. Erweiterte Medikationsanalyse
3. Umfassende Medikationsanalyse

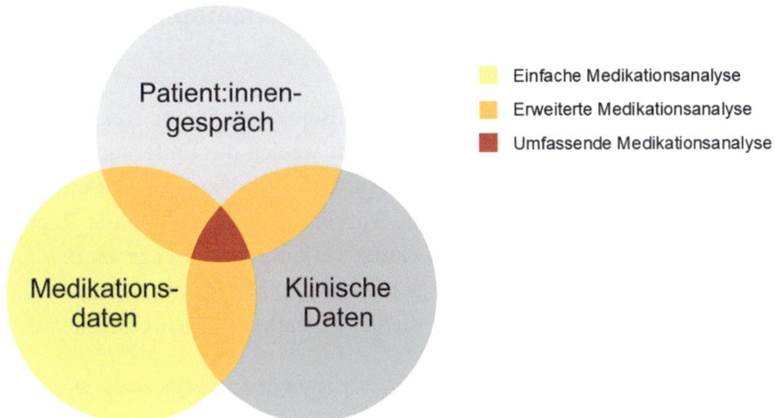

Abb. 1 Typen der Medikationsanalyse (eigene Darstellung in Anlehnung an ABDA 2014)

2.4 Medikationsanpassung bei Krankheitsverlauf

Die in der Patient Journey beschriebenen gesundheitlichen Veränderungen und zunehmenden Einschränkungen verändern auch die Medikation von Herrn Müller. Die Grunderkrankungen Diabetes und arterielle Hypertonie sind weiterhin relevant. Die zusätzlichen Diagnosen Urothelkarzinom und ischämischer Schlaganfall mit Delirium machen eine Erweiterung und Anpassung der Pharmakotherapie notwendig. Entsprechende Medikamente ergänzen die Pharmakotherapie und machen sie komplexer. Die Überwachung der Medikation gewinnt dadurch an Bedeutung. Gleichzeitig wird die Mobilität des Patienten weiter eingeschränkt, was den persönlichen Kontakt erschwert. Auch die Situation der pflegenden Angehörigen verschlechtert sich zunehmend.

Aufgrund der Komplexität der Arzneimittelversorgung ist es sinnvoll, die Medikation insbesondere im Hinblick auf Veränderungen im Auftreten von Neben- und Wechselwirkungen zu überprüfen. Notwendige Anpassungen aufgrund einer veränderten gesundheitlichen Situation sind so leichter möglich. Die Herausforderung liegt wiederum in der räumlichen Erreichbarkeit des Patienten aufgrund eingeschränkter Mobilität des Patienten selbst und seiner pflegenden Angehörigen.

Im Verlauf der Erkrankung und der Patient Journey kommen weitere Stationen hinzu, bei denen Anpassungen der Medikation im Krankheitsverlauf notwendig werden. Die stationäre Aufnahme in ein Pflegeheim und die abschließende palliative Behandlung stellen zwei zum Teil gravierende Veränderungen im Leben von Herrn Müller dar. Insbesondere in der Palliativmedizin muss überlegt werden, welche Medikamente weiterhin in der Therapie eingesetzt werden sollen. Dazu gehören auch entsprechende palliativmedizinische Arzneimittel wie starke Schmerzmittel.

2.5   Versorgung in ländlichen Gebieten bei immobilen Patient:innen

Die Versorgung von Patient:innen im ländlichen Bereich stellt eine zunehmende Herausforderung dar. Insbesondere im ländlichen Raum spielen die Entfernung zu den einzelnen Leistungserbringern und die Flächendeckung eine größere Rolle als im städtischen Raum, wo die Wege per se kürzer und die Verkehrsanbindungen in der Regel deutlich besser sind. Die abnehmende Flächendeckung verlängert die Wege zu den Leistungserbringenden und damit auch zur Apotheke nochmals. Dies wird noch deutlicher, wenn die Patient:innen aufgrund der gesundheitlichen Situation eine eingeschränkte Mobilität besitzen.

Im vorliegenden Fallbeispiel sind Herr und Frau Müller beide über 70 Jahre alt und es kann bereits zu Beginn der Patient Journey davon ausgegangen werden, dass Mobilität und Erreichbarkeit zumindest erschwert sind. Im weiteren Verlauf des Fallbeispiels kommen bei Herrn Müller Erkrankungen hinzu, die ihn vollständig immobil machen. Lediglich Frau Müller, die in dieser Situation weitgehend auf sich allein gestellt ist, verfügt noch über eine ausreichende Mobilität. Aufgrund der gesundheitlichen Situation des Ehemannes ist jedoch davon auszugehen, dass das Verlassen des Hauses deutlich erschwert ist.

Aus dem Fallbeispiel ergeben sich folgende Herausforderungen für die Versorgung und die Schnittstelle zur Apotheke:

- Kontinuierliche Medikamentenversorgung sicherstellen
- Vermeidung von Wegen und Aufwand
- Erreichbarkeit der Apotheke (Kommunikation)
- Ortsunabhängige Logistik

Arzneimittellogistik und Lager- und Lieferanforderungen
Apotheken müssen grundsätzlich einen ausreichenden Warenbestand vorhalten. Dennoch ist es eine Herausforderung, unter den aktuellen Lieferengpässen, Rabattverträgen und Konditionen die richtigen Arzneimittel vorrätig zu haben (vfa 2025).

Im Fall von chronischen Patient:innen ist die Lagerhaltung in der Regel einfacher. Dennoch müssen die richtigen Medikamente zur richtigen Zeit am richtigen Ort verfügbar sein. Und trotz Reichweitenberechnungen kann es vorkommen, dass Arzneimittel nicht sofort verfügbar sind.

Auch dies ist ein Schmerzpunkt für die Versorgung von Patient:innen im ländlichen Raum. Ist ein Medikament nicht sofort verfügbar, müssen doppelte Wege für die Abholung in Kauf genommen werden.

Standortunabhängige Logistik (Botendienst)
In vielen Fällen nutzen Apotheken bereits heute einen Botendienst, um fehlende oder nicht vorrätige Medikamente noch am selben oder nächsten Tag auszuliefern. Auch dies

ist mit zusätzlichem Aufwand verbunden. Darüber hinaus gelten für den Transport von kühlkettenpflichtigen Arzneimitteln Temperatur- und Kontrollvorschriften. So dürfen beispielsweise Betäubungsmittel nur persönlich übergeben werden.

Bei einem potenziellen Sortiment von über 100.000 Arzneimitteln ist es unter den gegebenen Umständen unmöglich, alle Arzneimittel vorrätig zu halten (ABDA 2024a). Hinzu kommt das nicht unerhebliche Ausfallrisiko, insbesondere für hochpreisige Medikamente oder seltene Therapien. Aus diesem Grund kommt der digitalen Lagerpflege eine essentielle Aufgabe zu. Lieferfähigkeiten von über 90 % gehören zu den Top-Parametern in Apotheken (vfa 2022).

Um doppelte Wege oder Botendienst zu vermeiden, muss es neben der Lagerpflege allerdings weitere Mechanismen geben, wie Patient:innen vor Besuch der Apotheke das Vorhandensein ihrer Arzneimittel prüfen oder diese zumindest vorbestellen und abholen können.

Der Mehraufwand für nicht vorrätige Arzneimittel ist für die Apotheke derzeit hoch. Die derzeit vergütete Botendienstpauschale ist insbesondere in ländlichen Regionen nicht kostendeckend. Die Vermeidung von Nachlieferungen und Transporten wäre daher ein Ziel.

Erreichbarkeit der Apotheke

Um die Versorgung effizienter zu gestalten, ist eine gute und regelmäßige Kommunikation zwischen Patient:innen und Apotheke notwendig. Derzeit sind verschiedene Kommunikationskanäle in Apotheken etabliert:

- Telefon
- E-Mail
- Fax
- WhatsApp
- Kommunikation über Apps und Homepages (sonstige Messenger)

Damit stehen nun eine Reihe von Kommunikationskanälen zur Verfügung. Je nach Zielgruppe werden einzelne Kanäle bevorzugt. Bei Herrn und Frau Müller ist davon auszugehen, dass sie – wie ein Großteil dieser Generation – noch das Telefon zur Kommunikation nutzen. Dies wird sich aber in Zukunft ändern und auf andere Kanäle verlagern.

Eine weitere Herausforderung besteht darin, dass für ortsunabhängige Rezeptbestellungen parallel die Kommunikation mit dem Arzt und der Apotheke gesucht werden muss. Hier wären Systeme sinnvoll, die beide Seiten parallel abdecken.

2.6 Interprofessionelle Kommunikation

Im gesamten Versorgungspfad von Herrn Müller spielt die Kommunikation zwischen den Leistungserbringenden eine zentrale Rolle. Sobald Arzneimittel in die Versorgung einbezogen werden, ist die Apotheke Teil des Pfades. Im Rahmen der Arzneimittel-therapie ist sie Ansprechpartnerin für alle Aspekte der Versorgung.

Herr Müller durchläuft in seiner Patient Journey verschiedene Stationen, vom Hausarzt über Fachärzt:innen bis hin zum Krankenhaus und der ambulanten Versorgung. Die Apotheke ist zentraler Dreh- und Angelpunkt in der Versorgung, steht mit der Arzneimittelversorgung als Schnittstelle zwischen den verschiedenen Akteur:innen und den Patient:innen. Verbesserte Kommunikation ist notwendig, um Versorgungslücken zu schließen.

Die zentrale Herausforderung liegt in der Kommunikation und Reaktion auf Therapieänderungen. Während Arztpraxen und Apotheken bereits Teil der Telematik-infrastruktur sind, ist die Pflege bisher noch nicht flächendeckend Teil der digitalen Kommunikation im Gesundheitswesen.

Kommunikation mit Haus- und Fachärzt:innen

Nach der Ausstellung eines Rezepts durch Haus- oder Fachärzte wird dieses in der Regel in der Apotheke eingelöst. Neben den Herausforderungen der Lieferfähigkeit und der daraus resultierenden Notwendigkeit der Rücksprache mit der Praxis gibt es weiteren Kommunikationsbedarf.

Immer wieder treten Wechselwirkungen mit der bestehenden Medikation der Patient:innen auf. Die Apotheke ist verpflichtet, diese zu bewerten und bei Bedarf eine Klärung mit den Ärzt:innen herbeizuführen. Gleiches gilt für Doppelverordnungen von Medikamenten.

Darüber hinaus besteht auch beim eRezept die Möglichkeit, dass formal fehlerhafte eRezepte die Praxis verlassen und in der Apotheke eingelöst werden. Aufgrund möglicher Retaxationen (vollständiger Abzug des Arzneimittelpreises) durch die Krankenkassen müssen diese formal fehlerhaften Rezepte korrigiert werden. Dies erfordert entweder ein erneutes Aufsuchen der Praxis oder eine kurzfristige telefonische Kontaktaufnahme mit der verordnenden Person.

Die Erreichbarkeit der Praxen ist angesichts des zunehmenden Personalmangels und der damit verbundenen Überlastung der Praxen schlecht.

Um doppelte Wege und Zusatzaufwand zu vermeiden, ist eine schnelle Klärung wünschenswert, während die Patient:innen in der Apotheke warten. Eine synchrone Kommunikation ist jedoch aufgrund mangelnder Erreichbarkeit schwierig.

Es gibt zwar die Möglichkeit über KIM (Kommunikation im Medizinwesen), E-Mail oder Fax eine asynchrone Lösung herbeizuführen, jedoch bedeutet dies einen Mehraufwand für die Apotheke.

Kommunikation mit dem Sekundärsektor

Neben den Ärzt:innen im Primärsektor sind insbesondere die Leistungserbringenden des Sekundärsektors für das Auslösen einer Verschreibung zuständig. Bei einem stationären Aufenthalt im Krankenhaus wird die Medikation von Patient:innen wie Herrn Müller zu Beginn erfasst und entsprechend den Leitlinien und notwendigen Therapien angepasst.

Der Medikationsplan, den viele Patient:innen bereits aus der hausärztlichen Versorgung besitzen, ist oft unvollständig oder gar nicht vorhanden. In den meisten Fällen liegt nur ein Papierausdruck vor.

Herausforderungen ergeben sich daher sowohl bei der Aufnahme als auch bei der Entlassung.

In beiden Fällen ist die Information über die bestehende und angepasste Arzneimitteltherapie essenziell.

Kommunikation mit der ambulanten Pflege
Sobald die Pflege als Teil des Behandlungspfades hinzukommt, nimmt die Komplexität weiter zu. Da derzeit nur ein Teil der Pflege an die Telematikinfrastruktur angeschlossen ist, haben technologische Barrieren an dieser Stelle eine hohe Bedeutung. Aufgrund fehlender Schnittstellen können Daten nicht reibungslos übermittelt werden. Dies kann zu Informationsverlusten führen. Gleichzeitig kommen unterschiedliche Dokumentationspraktiken hinzu, welche die Kommunikation ebenfalls erschweren.

Neben den unterschiedlichen Systemen und Standards spielt der mögliche Informationsverlust eine wichtige Rolle. Informationen werden teils analog, teils digital übertragen. Übertragungsfehler, insbesondere bei der analogen Übertragung, sind daher nicht auszuschließen. Unvollständige Datensätze sind keine Seltenheit. Relevante Informationen über Medikation und Therapien werden nicht vollständig und an eine Stelle übermittelt. Insbesondere wenn mehrere Ärzt:innen und Fachärzt:innen an der Versorgung beteiligt sind, ist das Wissen stark fragmentiert und häufig auf verschiedene Medikationspläne verteilt. Hinzu kommt die zeitliche Verzögerung bei der manuellen Übertragung der Daten.

Insbesondere in der Pflege kommt Zeitmangel als Herausforderung hinzu. Eine detaillierte Kommunikation und Dokumentation sind oft schwer umsetzbar. Die Zeit für jede:n Patient:in ist begrenzt.

Kommunikation mit der stationären Pflege und Hospiz (Palliativdienst)
Ähnliche Herausforderungen wie in der ambulanten Pflege sind auch in der stationären Pflege und Palliativversorgung zu erwarten. Allerdings nimmt die Komplexität vieler Arzneimitteltherapien in der Palliativversorgung ab, da häufig nur noch die notwendigen Medikamente in der Therapie verbleiben.

Die Kommunikation in der Pflege ist jedoch fragmentiert. In der stationären Pflege und im Hospiz arbeiten Pflege(fach)personen, Ärzt:innen, Therapeut:innen, Sozialarbeiter:innen und auch Angehörige eng zusammen. Die Koordination ist komplex. Häufig fehlen klare Strukturen zur Dokumentation und Weitergabe wichtiger Informationen an eine zentrale Stelle.

Der Informationsaustausch ist somit komplex und bedarf oft zusätzlicher Formate, wie z. B. eines Konsils zwischen Ärzt:innen, Apotheker:innen und Pflege, um arzneimittelbezogene Probleme und deren Auswirkungen auf die Patient:innen zu besprechen.

Dies wiederum beansprucht zeitliche Ressourcen, die in allen Versorgungsbereichen knapp sind.

Digitale Systeme können hier hilfreich sein. Oft sind die Möglichkeiten in den Einrichtungen jedoch begrenzt. Organisatorische Hürden wie das Verbot der Installation von Fremdsoftware oder fehlende Internetanschlüsse erschweren die Implementierung digitaler Lösungen. Gleichzeitig verfügen viele Einrichtungen über veraltete oder gar keine IT-Systeme.

Nicht zuletzt spielt der Digitalisierungsgrad der Pflegekräfte und Mitarbeiter:innen eine Rolle. Die Kompetenzen im digitalen Bereich variieren stark.

2.7 Patient:innenaufklärung und Beratung

Herr Müller benötigt im Verlauf seiner Erkrankung zunehmend Informationen und Beratung zu seinen Medikamenten und Therapien. Gleichzeitig nehmen seine Mobilität und Selbstständigkeit stetig ab. Diese Aspekte muss Frau Müller kompensieren. Altersbedingt fällt es auch ihr immer schwerer, diese Aufgaben zu übernehmen. Kommen sprachliche Probleme hinzu, wird die Aufgabe noch schwieriger.

Damit kommt den Leistungserbringenden die Aufgabe zu, Therapien, Medikamente und deren Anwendung an die Patient:innen zu vermitteln.

Die Herausforderung besteht darin, auf Basis der fachlichen Expertise eine umfassende Beratung und Schulung der Patient:innen zu gewährleisten – insbesondere bei komplexen Therapien. Die Apotheken können als niederschwellige Ansprechpartnerinnen diese Aufgabe übernehmen. Dazu gehören beispielsweise:

- Schulungen zur Medikamentenanwendung
- Aufklärung über Therapien und Notwendigkeit von Arzneimitteln
- Beratung zu Wechsel- und Nebenwirkungen

Einerseits müssen diese Informationen in geeigneten und verständlichen Formaten an Patient:innen oder pflegende Angehörige wie Herrn und Frau Müller transportiert werden, andererseits müssen räumliche und zeitliche Distanzen überwunden werden. Auch die Nachhaltigkeit der Maßnahmen darf an dieser Stelle nicht außer Acht gelassen werden. Nur eine dauerhafte Verhaltensänderung und Nutzung von Informationen führt zu einer langfristigen Verbesserung der Therapie.

2.8 Palliativversorgung und Schmerztherapie – Schnittstellen zur stationären Pflege

Gegen Ende der Patient Journey, bei der Aufnahme in die stationäre Pflege, erhält die Arzneimittelversorgung eine weitere Dimension. Im Rahmen der Heimversorgung greift

§ 12 ApoG unter Beachtung der freien Apothekenwahl. Die Einrichtung ist jedoch (verpflichtet), einen Versorgungsvertrag mit einer Apotheke abzuschließen.

Im Fall von Herrn Müller muss die gesamte Arzneimittelversorgung in die Tertiärversorgung der Pflege überführt werden. Der Übergabeprozess erfolgt zwischen Patient:innen, pflegenden Angehörigen und Heim. Gleichzeitig sind die behandelnden Ärzt:innen und die entsprechende Apotheke mit beteiligt.

In der Versorgung der Patient:innen in der stationären Pflege gibt es verschiedene Varianten der Zusammenarbeit zwischen Heimen und Apotheken:

- Reine Logistik der Arzneimittel und Therapieüberwachung (der getrackten Arzneimittel)
- Übernahme des Rezept- und Reichweitenmanagements (ohne Verblisterung)
- Übernahme des Rezept- und Reichweitenmanagements (mit Verblisterung)

Die Zusammenarbeit von mehreren Leistungserbringenden im Versorgungspfad der jeweiligen Patient:innen setzt eine enge Absprache voraus. Im Fall von Herrn Müller sind anfänglich stationäre Pflege, Angehörige, Ärzt:innen und Apotheke in diesen Pfad eingebunden. Später kommt die palliativmedizinische Versorgung hinzu. In der stationären Palliativversorgung werden häufig nicht lebensnotwendige Medikamente abgesetzt. Dadurch wird die Therapie der Patient:innen vereinfacht. Hinzu kommt jedoch die schnelle Akutversorgung, insbesondere mit starken Schmerzmitteln. Hier rückt die schnelle Logistik von der Diagnosestellung über die Rezeptanforderung bis zur Auslieferung in den Vordergrund.

Rezeptmanagement

Das Rezeptmanagement ist eine Grundvoraussetzung für die lückenlose Versorgung von Herrn Müller. Insbesondere bei der Versorgung mit Insulin dürfen keine Dosierungen ausgelassen werden. In erster Linie ist es Aufgabe der stationären Pflege, die notwendigen Medikamente zu kontrollieren und die Reichweiten zu ermitteln. Im Alltagsstress kann es hier jedoch vorkommen, dass Reichweiten nicht korrekt berechnet werden oder das Anfordern der Verordnung vergessen wird. Um die Reichweiten exakt zu kontrollieren und zu dokumentieren, bedarf es neben der notwendigen Sorgfalt auch niedrigschwelliger Systeme und Software, die dies ermöglichen.

Im Falle der Übernahme des Rezeptmanagements bzw. der Rezeptanforderungen durch die versorgende Apotheke ist die theoretische Reichweitenermittlung in den meisten Primärsystemen der Apotheken zwar einfacher, setzt aber eine exakte Führung der Tagesdosierungen voraus. Der Kommunikation zwischen Pflege und Apotheke kommt damit eine noch größere Bedeutung zu. Die Bedarfsmedikation ist per se ausgeschlossen und muss weiterhin von der Pflege überwacht werden. Etwas einfacher ist die Überwachung durch die Apotheke bei der Dauermedikation, wenn durch Verblisterung auch der aktuelle Bestand von der Apotheke geführt wird.

Medikationspläne

Die Abstimmung der Medikationspläne ist eine weitere zwingende Voraussetzung für eine erfolgreiche Zusammenarbeit. Trotz der Einführung des bundeseinheitlichen Medikationsplans existieren für die Patient:innen häufig mehrere Pläne parallel. Insbesondere Fachärzt:innen sind bestrebt, nur die Medikation auf Medikationsplänen zu berücksichtigen, die sie selbst betreffen. Aus diesem Grund kommt es immer wieder vor, dass in der Versorgung mehrere Medikationspläne nebeneinander existieren. In der Versorgung der Patient:innen kommt es daher immer wieder zu Doppel- oder Mehrfachverordnungen, abweichenden Darreichungsformen, unterschiedlicher Zusammensetzung von Wirkstoffen (Galenik) und Freisetzung einzelner Arzneimittel und auch zum gänzlichen Fehlen von Arzneimitteln. Liegen mehrere Medikationspläne parallel vor, sind insbesondere Pflege und Apotheke gefordert, die Klärung zu übernehmen. Angesichts der Herausforderungen der Erreichbarkeit und Kommunikation mit den Arztpraxen ist dies ein aufwendiges Unterfangen.

Kommunikation zwischen den Leistungserbringenden

Die Kommunikation zwischen den Leistungserbringern ist im Hinblick auf die bereits beschriebenen Herausforderungen eine zwingende Voraussetzung für eine gute Versorgung der Patient:innen. Neben organisatorischen Absprachen im Versorgungsprozess, dem Rezeptmanagement, der Abstimmung von Medikationsplänen und der Klärung von Verordnungen sind auch fachliche Absprachen notwendig. Arzneimittelbezogene Probleme, Wechselwirkungen und Kontraindikationen, insbesondere wenn mehrere unterschiedliche Ärzt:innen am Prozess beteiligt sind, müssen geklärt werden. Hierzu werden in der Versorgung häufig Konsile in stationären Einrichtungen durchgeführt. Derzeit ist es erforderlich, dass sich die beteiligten Akteur:innen an einen Tisch setzen. Es fehlt bislang an Möglichkeiten, die Zusammenarbeit raum- und zeitunabhängig zu gestalten.

Unterschiedliche Informationsstände

Eine weitere Herausforderung stellt der unterschiedliche Informationsstand der Leistungserbringenden dar. Konsile finden meist zwischen Hausärzt:innen, Pflege und bestenfalls der Apotheke statt. Fachärzt:innen sind meist schon aus Zeitgründen nicht eingebunden. Der Austausch beschränkt sich daher meist auf die mündliche und persönliche Form. Die fehlenden Kommunikationsmöglichkeiten aus dem vorherigen Punkt führen dazu, dass bei den einzelnen Prozessbeteiligten zumindest zeitweise unterschiedliche Informationen über die Patient:innen vorliegen, bis ein Austausch stattfindet.

2.9 Versorgung in der ambulanten Pflege

In der ambulanten Pflege zeigt sich ein ähnliches Bild wie in der stationären Pflege. Hinzu kommt, dass in der ambulanten Pflege keine einzelne versorgende Apotheke vorgesehen ist. Darüber hinaus arbeiten die beteiligten Leistungserbringenden im

Versorgungspfad räumlich und zeitlich noch unabhängiger als in der stationären Pflege. Dies erschwert den zeitnahen Informationsaustausch zusätzlich. Die grundsätzlichen Herausforderungen entsprechen damit denen der stationären Pflege. Hinzu kommen die erschwerten Bedingungen in der Arzneimittellogistik.

Das Einlösen von Rezepten in der ambulanten Pflege ist im Gegensatz zur stationären Pflege eine Zusatzleistung des Pflegedienstes. In der derzeitigen Telematikinfrastruktur ist kein vollständig digitaler Weg für die professionelle Übermittlung von Rezepten durch Dritte vorgesehen. Lediglich Angehörige können z. B. in der E-Rezept-Applikation der gematik GmbH hinzugefügt und verwaltet werden. Wie bereits beschrieben, erfolgen über 90 % der Einlösungen derzeit durch Stecken der eGK vor Ort in der Apotheke. Die Nutzung dieses Weges durch die Pflege ist aus logistischen und rechtlichen Gründen eigentlich nicht möglich, wird aber aus der Not heraus praktiziert. Auch das CardLink-Verfahren bietet diesen Einlöseweg derzeit nur sehr umständlich an. Es bleibt bislang nur der physische Ausdruck des E-Rezept-Tokens und der Transport in die Apotheke zur Einlösung.

Es fehlt daher ein stringenter und nutzbarer digitaler Weg zur Übermittlung der Verordnung durch Dritte, da eine direkte Übermittlung von Ärzt:innen an die Apotheke rechtlich nicht möglich ist. Dies würde Zeit und Wege in der Versorgung deutlich effizienter gestalten.

3 Fazit und Ausblick

Die Patient Journey von Herrn Müller verdeutlicht exemplarisch die zentrale Rolle der Apotheke im Gesundheitssystem. Sie begleitet Patient:innen von der Prävention über die Behandlung chronischer Erkrankungen bis hin zur Palliativversorgung. Dabei reicht das Spektrum über die Arzneimittelabgabe hinaus: Beratung, Schulung, Adhärenzförderung, Medikationsmanagement und die Kommunikation mit anderen Leistungserbringenden sind essenziell.

Gleichzeitig zeigen sich deutliche Hürden: Fragmentierte Daten, Lieferengpässe, Personalmangel und lückenhafte digitale Infrastrukturen erschweren eine durchgehende Versorgung. Insbesondere im ländlichen Raum werden die Herausforderungen von Zugänglichkeit und Mobilität besonders sichtbar. Das macht deutlich: Apotheken sind unverzichtbar, doch ihr Potenzial wird noch nicht ausgeschöpft.

Die Chancen sind jedoch groß. Als niedrigschwellige Anlaufstelle bieten Apotheke eine einzigartige Möglichkeit, Patient:innen kontinuierlich zu begleiten. Pharmazeutische Dienstleistungen und die Einbindung in die Telematikinfrastruktur ermöglichen die Transformation von Arzneimittellogistiker:innen hin zu Gesundheitscoachs. Voraussetzung sind klare Rahmenbedingungen, adäquate Vergütung und die Bereitschaft, Apotheken stärker in interprofessionelle Netzwerke einzubinden.

Ein Schlüssel für die Zukunft liegt in der Digitalisierung. Systeme wie eRezept, CardLink oder die elektronische Patientenakte müssen so gestaltet sein, dass sie echten

Mehrwert für die Versorgung schaffen. Standardisierte Schnittstellen und ein strukturierter Datenaustausch sind notwendig, um Medikationspläne zu harmonisieren und Wechselwirkungen frühzeitig zu erkennen. Künstliche Intelligenz eröffnet zusätzliche Perspektiven, beispielsweise durch Risikovorhersagen, Adhärenz-Monitoring oder intelligente Lagerhaltungs- und Logistiksysteme. Entscheidend ist, diese Technologien praxisnah einzuführen und das Personal entsprechend zu schulen.

Auch Prävention wird weiter an Bedeutung gewinnen. Apotheken können hier als vertrauensvolle, wohnortnahe Partner:innen wirken, Gesundheitskompetenz stärken und niederschwellige Angebote zugänglich machen. Die Kombination aus Präsenz, digitaler Reichweite und fachlicher Expertise ist ein Alleinstellungsmerkmal, das stärker genutzt werden sollte.

Der Ausblick zeigt: Die Apotheke der Zukunft wird sich zum zentralen Hub für Arzneimitteltherapiesicherheit, Prävention und sektorenübergreifende Kommunikation entwickeln. Um dieses Potenzial zu entfalten, braucht es Investitionen in Infrastruktur, nachhaltige Finanzierung und die Bereitschaft aller Beteiligten, Silos zu überwinden.

So entsteht die Vision einer integrierten Versorgung, in der die Apotheke als ‚Gesundheitslots:in' unverzichtbar bleibt – nah an den Menschen, kompetent in der Beratung und vernetzt mit allen Akteur:innen des Gesundheitssystems.

References

ABDA (2014) Grundsatzpapier zur Mediationsanalyse und zum Medikamentenmanagement. Bundesvereinigung Deutscher Apothekerverbände, Berlin

ABDA (2024a) Die Apotheke: Zahlen – Daten – Fakten 2024. Bundesvereinigung Deutscher Apothekerverbände, Berlin

ABDA (2024b) Polymedikation – Faktenblatt. https://www.abda.de/fileadmin/user_upload/assets/Faktenblaetter/Faktenblatt_Polymedikation.pdf. Zugegriffen: 26. Aug 2025

Azzopardi Muscat N, Sinclair P, Zapata T, Connolly D, Pinto GS, Kniazkov S (2024) Embracing pharmacists' roles in health-care delivery. Lancet Reg Health Eur 46:101088

Matusiewicz D (2024) Einleitung: Die Apotheke als Tankstelle der Gesundheit. In: Matusiewicz D (Hrsg) Apotheke der Zukunft: Innovation – Digitalisierung – Hybride Versorgung. Springer Gabler, Wiesbaden, S 1–8

Nathan A, Goodyer L, Lovejoy A, Rashid A (1999) ‚Brown bag' medication reviews as a means of optimizing patients' use of medication and of identifying potential clinical problems. Fam Pract 16(3):278–282

Persell SD, Osborn CY, Richard R, Skripkauskas S, Wolf MS (2007) Limited health literacy is a barrier to medication reconciliation in ambulatory care. J Gen Intern Med 22(11):1523–1526

Schaeffer D, Berens E-M, Vogt D, Gille S, Griese L, Klinger J, Hurrelmann K (2021) Gesundheitskompetenz in Deutschland – Ergebnisse einer repräsentativen Folgebefragung. Dtsch Arztebl Int 118(43):723–728

Schunkert H, Erbel R (2020) Evidenzbasierte Primärprävention – Wo stehen wir im Jahr 2020? Herz 45(1):1–2

Strausberg J, Hasford J (2011) Drug-related admissions and hospital-acquired adverse drug events in Germany: a longitudinal analysis from 2003 to 2007 of ICD-10-coded routine data. BMC Health Serv Res 11:134

vfa (2022) Resilienz pharmazeutischer Lieferketten. Verband Forschender Arzneimittelhersteller e. V., Berlin

vfa (2025) Fünf-Punkte-Plan: Engpässe bei Arzneimitteln beseitigen. https://www.vfa.de/download/arzneimittelengpaesse-5-punkte-plan.pdf. Zugegriffen: 26. Aug 2025

Walter U (2022) Qualitätsmanagement und -entwicklung in der Primärprävention und Gesundheitsförderung: Stand, Herausforderungen und Perspektiven. Bundesgesundheitsblatt – Gesundheitsforschung – Gesundheitsschutz 65(3):310–318

WHO (1988) The role of the pharmacist in the health care system. World Health Organization, New Delhi

Winterstein AG, Sauer BC, Hepler CD, Poole C (2002) Preventable drug-related hospital admissions. Ann Pharmacother 36(7–8):1238–1248

Herausfordernde Schnittstellen im Rettungsdienst

Tobias Immenroth

1   Versorgung eines Notfallpatienten mit akutem Schlaganfall: Status quo

Rettungsleitstelle des Landkreises, Sonntag, 07.12 Uhr. Über den Notruf 112 geht ein Anruf ein: „Notruf Feuerwehr und Rettungsdienst, wo ist der Notfallort?" – „Guten Morgen, mein Name ist Müller. Ich habe schon beim Ärztenotdienst angerufen, aber der hat mich an Sie verwiesen!" – „Wo ist denn der Notfallort?" – „Mein Mann liegt im Badezimmer!" – „Bitte nennen Sie mir den Ortsnamen und die Anschrift!" – „Wir wohnen in X-Stadt, Y-Straße, Hausnummer 1. Können Sie bitte kommen, ich bekomme meinen Mann alleine nicht wieder hoch! Er hat keine Kraft. Seine rechte Seite ist taub." – „Wann ist das denn passiert?" – „Na grade eben, vor 10 min." – „Sie sagten, dass die rechte Körperseite Ihres Ehemanns gelähmt sei. Ist das neu aufgetreten oder war die Seite auch schon vor dem Sturz gelähmt?" – „Nein, nein, das muss durch den Sturz gekommen sein." – „Können Sie sich denn normal mit Ihrem Ehemann unterhalten?" – „Nein, das ist ja auch so komisch. Er bekommt die Worte gar nicht richtig zusammen." – „Frau Müller, ich habe parallel schon einen Rettungswagen losgeschickt. Ist Ihr Ehemann verletzt?" – „Nein, ich glaube, er hat sich nicht verletzt. Er ist irgendwie weggerutscht." – „Hat er Schmerzen?" – „Nein, es tut ihm nichts weh." – „Dann sage ich Ihnen jetzt, was Sie tun können, bis der Rettungswagen eintrifft." – „Ja, in Ordnung." – „Können Sie Ihren Ehemann bitte auf die Seite drehen, dann kann er besser atmen." – „Er liegt ja schon auf der Seite!" – „Dann ist es gut. Sollte sich sein Zustand

T. Immenroth (✉)
Fakultät Gesundheitswesen, Ostfalia Hochschule für angewandte Wissenschaften,
Wolfsburg, Deutschland
E-Mail: to.immenroth@ostfalia.de

K. Nordmann et al. (Hrsg.), *Digitales Nahtstellenmanagement in der Gesundheitsversorgung*, https://doi.org/10.1007/978-3-662-72579-5_5

verschlechtern, rufen Sie bitte wieder die 112 an. Der Rettungswagen müsste auch bald bei Ihnen eintreffen." – „In Ordnung, vielen Dank!" Das Telefonat wird beendet.

Der Leitstellendisponent erfasst parallel zum Telefonat die Einsatzdaten manuell, sieht in seinem Dispositionsprogramm, dass sich der primär zuständige Rettungswagen der Rettungswache in X-Stadt bereits im Einsatz befindet und alarmiert einen Rettungswagen aus der Nachbarwache in Y-Stadt mittels digitalem Funkmeldeempfänger. Als Alarmierungstext wird übermittelt: „Notfall – internistisch; X-Stadt, Y-Straße Nr. 1, Müller."

Die Rettungswagenbesatzung besteht aus einer Notfallsanitäterin und einem Rettungssanitäter. Beide begeben sich unverzüglich zum Rettungswagen, geben über Funk den Status 3 („Einsatz übernommen") und starten auf dem Diensthandy Google Maps®. Die Rettungswagenbesatzung gibt die Zieladresse manuell ein und startet die Navigation. Der Rettungswagen rückt um 7.16 Uhr mit Sonder- und Wegerechten aus. Laut Google Maps® soll der Rettungswagen um 7.29 Uhr am Zielort eintreffen. Aufgrund einer baustellenbedingten Straßensperrung und der notwendigen Umleitung verzögert sich das Eintreffen. Um 7.33 Uhr wird das Eintreffen per Funk mit Status 4 („Am Einsatzort") an die Leitstelle übermittelt. Die Rettungswagenbesatzung rüstet sich mit Notfallrucksack, Sauerstoffinhalation und EKG/Defibrillator aus. Der Hauseingang liegt etwas versteckt in einem Hinterhof, sodass die Rettungswagenbesatzung diesen erst suchen muss. Zwei Minuten später klingelt die Besatzung an der Haustür und Frau Müller öffnet.

„Guten Tag, Rettungsdienst. Sie haben uns gerufen?" – „Ach gut, dass Sie da sind. Mein Mann ist gestürzt und liegt im Badezimmer." Frau Müller begleitet die Rettungswagenbesatzung zu dem Patienten. „Können Sie uns bitte schildern, was passiert ist?" – „Ja, natürlich. Mein Mann war auf dem WC und dann hörte ich es plötzlich rumsen und da lag er dann." – „War Ihr Mann bewusstlos?" – „Nein, aber er kann nicht richtig sprechen!" – „Herr Müller, guten Tag. Können Sie bitte folgenden Satz nachsprechen: Heute ist Sonntag!" – „Eute isssssst Sonnnntaaach." Während die Notfallsanitäterin über die Ehefrau weiter die Fremdanamnese (Allergien, Vorerkrankungen, Medikation) erhebt, misst der Rettungssanitäter die Vitalwerte (Blutdruck, Puls, Sauerstoffsättigung, Atemfrequenz, Körpertemperatur sowie Blutzucker) und schließt ein 4-Kanal-EKG an. Die Vitalwerte und das EKG sind unauffällig. Danach führt die Notfallsanitäterin eine körperliche Untersuchung durch (Bodycheck – Head-to-toe; FAST-Untersuchung *[Face, Arms, Speech, Time]* als Schnelltest für die Erkennung eines Schlaganfalls). Das Rettungsteam tauscht sich im Rahmen eines Team-Time-Outs kurz aus und legt die weiteren Schritte fest. Bei Herrn Müller handelt es sich um einen kritischen Patienten, als Arbeitsdiagnose wird ‚Akuter Schlaganfall' festgelegt. Die weitere Versorgung ist zeitkritisch (‚*Time is Brain*'). Daher sollen alle weiteren invasiven Maßnahmen erst während der Fahrt durchgeführt werden.

„Frau Müller, wir brauchen noch die Krankenversicherungskarte, einen Medikationsplan, den Arztbrief nach dem letzten Krankenhausaufenthalt und Ihre Handynummer, damit das Krankenhaus Sie erreichen kann, wenn weitere Fragen sein sollten!" – „Dann suche ich das mal schnell zusammen." – „Ich telefoniere dann schon mal, wo wir ein Bett für Ihren Mann bekommen." Es ist 7.50 Uhr. Gesucht wird eine aufnahmebereite Klinik mit sofort verfügbarer CT-Diagnostik und einer Stroke Unit. Die Notfallsanitäterin ruft mit dem Diensthandy nacheinander drei Kliniken an, um zu prüfen, welche Klinik über freie Behandlungskapazitäten verfügt. Die Klinik in Z-Stadt verfügt über CT-Diagnostik und Stroke Unit und sagt eine Übernahme des Patienten zu. Die Fahrzeit dorthin beträgt ca. 45 min. Herr Müller wird mit einer Trage in den Rettungswagen verbracht. Um 8.01 Uhr beginnt der Patiententransport in die Zielklinik unter Inanspruchnahme von Sonder- und Wegerechten. Die Leitstelle wird über Funk mit dem Status 7 („Patient übernommen") informiert. Der Rettungssanitäter gibt die Zielklinik manuell in Google Maps® ein und startet die Navigation. Während des Transports überwacht die Notfallsanitäterin den Zustand des Patienten und betreut ihn, legt einen periphervenösen Zugang und verabreicht eine kristalloide Vollelektrolytlösung. Sie füllt das DIVI-Einsatzprotokoll in Form eines Durchschreibesatzes aus. Mehrfach muss Sie hierzu beim Rettungssanitäter die Werte aus der Ersterhebung nachfragen. Auch die Verlaufswerte und der Zustand des Patienten während des Transports werden dokumentiert.

Um 8.44 Uhr trifft der Rettungswagen in der Zielklinik ein. Die Leitstelle wird über Funk mit dem Status 8 („Transportziel erreicht") informiert. In der Zentralen Notaufnahme findet eine mündliche Patientenübergabe nach dem SBAR-Schema *(Situation, Background, Assessment und Recommendation)* statt. Die diensthabende Ärztin untersucht Herrn Müller noch auf der Trage des Rettungsdienstes und bittet die Rettungswagenbesatzung, den Patienten direkt in das CT zu bringen. Dort wird Herr Müller umgelagert und an das Krankenhauspersonal übergeben. Einsatzprotokoll, Krankenversicherungskarte, Medikationsplan und Arztbriefe werden an das Krankenhauspersonal übergeben. Im Anschluss wird die Patiententrage hygienisch aufbereitet. Die Leitstelle wird über Funk mit dem Status 1 („Einsatzbereit über Funk") informiert. Die Rettungswagenbesatzung rückt in die Rettungswache in Y-Stadt ein. Dort eingetroffen, wird die Leitstelle um 9.50 Uhr über Funk mit dem Status 2 („Einsatzbereit eingerückt") informiert. Der Rettungssanitäter rüstet die verbrauchten Materialien auf. Die Notfallsanitäterin erfasst die Patientendaten in einem Verwaltungs- und Abrechnungsprogramm und archiviert das Einsatzprotokoll. Damit ist dieser Einsatz um 10.03 Uhr beendet.

2 Versorgung eines Notfallpatienten mit akutem Schlaganfall: Status futurus

Sonntag, 7.02 Uhr. Frau Müller hört ein rumsen aus dem Badezimmer. Ihr Mann ist gestürzt und liegt am Boden. Da ihr Mann bisher mobil war und trotz seiner Vorerkrankungen kein erhöhtes Notfallrisiko hatte, trägt er kein Wearable Device, mit dessen Hilfe der Notfall automatisch registriert worden wäre. Sie greift daher zu ihrem Smartphone und startet die Notfall-App. Sofort springt die Kamera des Smartphones an und filmt die Szene. Die Videobilder, Standortdaten und Nutzerdaten werden an die

Notrufzentrale übertragen und gestützt von Künstlicher Intelligenz (KI) ausgewertet. Die KI erkennt den am Boden liegenden Herrn Müller. Ein Voicebot startet die Konversation: „Guten Tag, hier ist die Notrufzentrale! Was ist passiert?" – „Mein Mann ist gestürzt und braucht Hilfe!" – „Okay, ich schicke Ihnen einen Rettungswagen. Bitte beantworten Sie mir noch einige Fragen! Herr Müller, sind Sie verletzt?" – „Isssss kannnn misssss nissss bewegn!" – „Haben Sie Schmerzen?" – „Nein!" – „Bitte halten Sie das Kamerabild genau auf das Gesicht Ihres Mannes." – „In Ordnung." – „Herr Müller, wir machen jetzt einige Tests, damit ich Ihren Gesundheitszustand besser einschätzen und den Rettungsdienst darüber informieren kann. Bitte sprechen Sie folgenden Satz nach: Heute ist Sonntag!" – „Eute isssssst Sonnnntaaach." – „Bitte schauen Sie in die Kamera und runzeln Sie die Stirn. – Danke. Bitte schauen Sie in die Kamera und pusten Sie die Wangen auf. – Danke. Bitte schauen Sie in die Kamera und lächeln Sie. – Danke. Bitte strecken Sie beide Arme aus und halten Sie beide Arme in der Luft. – Danke. Die Tests sind nun abgeschlossen." – „Frau Müller, bitte holen Sie die elektronische Gesundheitskarte Ihres Ehemanns und halten Sie diese zum Auslesen der Daten an das Smartphone!" – „Ich hole die Karte!" – Frau Müller hält die elektronische Gesundheitskarte ihres Ehemanns an das Smartphone. Die Karte wird ausgelesen und die Daten an die Notfallzentrale übertragen. „Ich konnte die Daten auslesen. – Danke. Frau Müller, der Rettungsdienst wird in fünf Minuten bei Ihnen eintreffen. Bitte öffnen Sie schon einmal die Haus- und die Wohnungstür. Bitte melden Sie sich, wenn Sie wieder bei Ihrem Mann sind!" – „Ja, das mache ich."

Die KI-gestützte Notfallzentrale erkennt, dass es sich um einen Notfall handelt, der vom Rettungsdienst versorgt werden muss. Da sich der primär zuständige Rettungswagen der Rettungswache in X-Stadt bereits im Einsatz befindet, wird mittels GPS-Standortdaten ein Rettungsmittel nach der „Nächste-Fahrzeug-Strategie" gesucht. Die Wahl der KI-gestützten Notfallzentrale fällt auf einen Rettungswagen aus Z-Stadt, der sich grade einsatzbereit auf dem Rückweg in die Rettungswache befindet und den Einsatzort innerhalb von 8 min erreichen kann. Die KI-gestützte Notfallzentrale weist diesem Rettungswagen den Einsatz über Funk zu, überträgt die Einsatzdaten an das Navigationsgerät im Fahrzeug und sendet ausgewählte Videosequenzen der Auffindesituation und der Notfalldiagnostik an das Dienst-Tablet im Rettungswagen. Das Einsatzstichwort lautet: „Notfall/Sturz/Apoplex".

Schon während der Anfahrt zum Patienten werden die Daten des ausgelesenen Notfalldatensatzes der elektronischen Gesundheitskarte des Patienten an den Rettungswagen übertragen und automatisch in das digitale Einsatzprotokoll eingepflegt. Das digitale Einsatzprotokoll wird mit den Videosequenzen der Auffindesituation und der Notfalldiagnostik verknüpft. Nach Validation der Videosequenzen der Auffindesituation und der Notfalldiagnostik durch den Notfallsanitäter des Rettungswagens startet dieser noch während der Anfahrt zum Patienten eine digitale Kapazitätsabfrage der umliegenden Kliniken. Als Zielklinik wird die Klinik in Z-Stadt ausgewählt. Sie verfügt über CT-Diagnostik und eine Stroke Unit und ist aufnahmebereit. Das integrierte Notfallzentrum der Klinik erhält einen Voralarm für diesen Fall. Die KI-gestützte Notfallzentrale schlägt vor, parallel bereits einen Rettungshubschrauber zu alarmieren, um die Transportzeit des Patienten von 45 min (Fahrzeit) auf 12 min (Flugzeit) zu verkürzen. Der Notfallsanitäter bestätigt dies. Die KI-gestützte Notfallzentrale alarmiert um 7.09 Uhr den nächstgelegenen einsatzbereiten Rettungshubschrauber. Auch dessen Besatzung erhält alle vorliegenden Informationen in Echtzeit.

Um 7.12 Uhr trifft der Rettungswagen an der Einsatzstelle ein. Die KI-gestützte Notfallzentrale hat während der Anfahrt das Rettungsteam bereits darüber informiert, dass sich der Hauseingang in einem Hinterhof befindet und eine Lagekarte auf dem Dienst-Tablet eingespielt. Um 7.13 Uhr trifft das Rettungsteam bei Herrn Müller ein. Während der Rettungssanitäter die Vitalwerte (Blutdruck, Puls, Sauerstoffsättigung, Atemfrequenz, Körpertemperatur sowie Blutzucker) misst und ein 4-Kanal-EKG anschließt, führt der Notfallsanitäter eine körperliche Untersuchung durch (Bodycheck – Head-to-toe; FAST-Untersuchung). Die Vitalwerte und das EKG sind unauffällig. Das Rettungsteam tauscht sich im Rahmen eines Team-Time-Outs kurz aus und die Arbeitsdiagnose ‚Akuter Schlaganfall' wird verifiziert. Alle erhobenen Daten werden per Telemetrie an das digitale Einsatzprotokoll übertragen. Eine Spracherkennung überträgt alle relevanten Informationen des Rettungsteams in das digitale Einsatzprotokoll. Die Zielklinik wird automatisch über die validierte Arbeitsdiagnose informiert und erhält im weiteren Verlauf alle patientenbezogenen Daten in Echtzeit. Alle Einsatzdaten werden nach Validierung durch den Rettungsdienst später auch in das Krankenhausinformationssystem der Zielklinik übertragen.

Bei Herrn Müller handelt es sich um einen kritischen Patienten. Die weitere Versorgung ist zeitkritisch (‚Time is Brain'). Daher soll der Transport mit dem Rettungshubschrauber erfolgen. Dies setzt voraus, dass alle weiteren invasiven Maßnahmen vor dem Abflug durchgeführt werden. Während der Rettungssanitäter die Trage vorbereitet, um den Patienten später zum Rettungshubschrauber zu bringen, legt der Notfallsanitäter einen periphervenösen Zugang und verabreicht eine kristalloide Vollelektrolytlösung. Um 7.21 Uhr landet der Hubschrauber auf einer Wiese in direkter Nachbarschaft zum Einsatzort. Um 7.22 Uhr treffen die HEMS-Notfallsanitäterin und der Notarzt vom Rettungshubschrauber beim Patienten ein. Es erfolgt ein kurzes Team-Time-Out zur mündlichen Übergabe des Patienten nach dem SBAR-Schema. Die Notfallsanitäter verknüpfen die digitalen Einsatzdatensätze miteinander. Der Notarzt bittet Herrn Müller um Zugriff auf seine elektronische Patientenakte (ePA) sowohl für ihn als auch für das Krankenhaus. Herr Müller willigt ein. Nun stehen die Daten der ePA auch im Krankenhaus zur Verfügung. Während das Team des Rettungswagens und die HEMS-Notfallsanitäterin des Rettungshubschraubers Herrn Müller zum Rettungshubschrauber transportieren, verschafft sich der Notarzt einen kurzen Überblick über die für das Notfallgeschehen relevanten Daten in der ePA. Um 7.35 Uhr startet der Rettungshubschrauber mit dem Patienten und landet um 7.49 Uhr an der Zielklinik. Um 7.53 Uhr findet eine mündliche Übergabe an das Klinikpersonal statt. Die diensthabende Ärztin untersucht Herrn Müller noch auf der Trage des Rettungshubschraubers und bittet das Rettungsteam, den Patienten direkt in das CT zu bringen. Dort wird Herr Müller umgelagert und an das Krankenhauspersonal übergeben.

Alle patienten- und einsatzbezogenen Daten wurden ohne Medienbrüche zwischen den verschiedenen Leistungserbringern ausgetauscht.

3 Herausforderungen

3.1 Rettungsleitstellen, Notruf und KI

Soll die Notfallversorgung der Bevölkerung nachhaltig verbessert werden, dann haben die Rettungsleitstellen hierbei eine Schlüsselfunktion. Sie nehmen Hilfeersuchen entgegen, geben telefonisch Anleitung zur ersten Hilfe und disponieren die Einsatzmittel. Die heutigen Strukturen sind dafür jedoch weitestgehend ungeeignet. Als Richtwert für den Betrieb einer Rettungsleitstelle soll diese für ca. eine Million Einwohner zuständig sein (Regierungskommission für eine moderne und bedarfsgerechte Krankenhausversorgung 2023).

Eine Abkehr von den heutigen, vielfach kleinteiligen Zuständigkeitsgebieten ist auch möglich, weil größere Leitstellenbereiche und technische Möglichkeiten wie die satellitengestützte Positionsbestimmung (GNSS) von Rettungsmitteln heute vielfach das Erkennen und Einsetzen des nächstgelegenen Rettungsmittels auch in großen Zuständigkeitsbereichen ermöglichen (Niedersächsisches Ministerium für Inneres und Sport 2016).

Ortungssysteme per Handy, das europaweit etablierte automatische Notrufsystem für Kraftfahrzeuge (eCall), Hausnotrufsysteme und weitere digitale Tools stehen heute bereits für eine vereinfachte und schnellere Einsatzdisposition zur Verfügung (Europäische Union 2015). Inzwischen sind erste Angebote zur Übertragung eines Video-Livestreams von der Einsatzstelle verfügbar (vgl. RapidSOS 2025). Der nächste Entwicklungsschritt wird sein, diese Technologie mit KI zu verbinden, um automatisierte Videoanalysen durchzuführen (vgl. AI Universe 2025). Sobald dies in Echtzeit möglich ist, kann es wiederum mit intelligenter Leitstellensoftware und strukturierten Notrufabfragesystemen verknüpft und mit einer automatisierten Einsatzmitteldisposition verbunden werden. Dies wird die Struktur und Arbeitsweise von Leitstellen revolutionieren. Integrierte (Rettungs-)Leitstellen in ihrer heutigen Organisationsstruktur und Arbeitsweise werden dadurch perspektivisch obsolet.

Digitale Notrufzentralen mit großflächigen Zuständigkeiten für mehrere Millionen Einwohner:innen werden den künftigen Standard darstellen. Die Prozessabläufe werden unter humaner Supervision weitestgehend vollautomatisiert und KI-basiert erfolgen. Menschen werden nur noch als Rückfallebene für außergewöhnliche Ereignisse oder zur Kompensation von Systemstörungen im Prozessablauf der Notrufbearbeitung und Disposition der Rettungsmittel zum Einsatz kommen.

3.2 Digitale Fahrzeugdisposition und -navigation

Heute stehen zahlreiche Produkte zur digitalen Fahrzeugdisposition für Leitstellen und zur Fahrzeugnavigation unter Inanspruchnahme von Sonder- und Wegerechten (sogenannte ‚Alarmfahrt' oder ‚Blaulichtfahrt') zur Verfügung. Der Einsatz dieser Technologien verfolgt insbesondere das Ziel, das therapiefreie Intervall durch eine Optimierung der Eintreffzeit professioneller Hilfe zu minimieren. Dies setzt voraus, dass beim ‚BOS-Routing' (BOS = Behörden und Organisationen mit Sicherheitsaufgaben) in den Leitstellen und der Navigation des Fahrzeugs redundante Datenbestände genutzt werden. Dies bezieht sich auf die Geodateninfrastruktur (GDI) ebenso wie auf die Daten zur satellitengestützten Positionsbestimmung (GNSS).

Empfohlen und bevorzugt werden aktuell hybride Lösungen, die eine zentrale Navigation durch die Leitstelle, welche an das jeweilige Rettungsmittel mittels Behördenfunk TERTA übertragen und dort angezeigt wird, mit einer lokalen Navigation im Fahrzeug, vergleichbar mit einer handelsüblichen herstellerseitig verbauten zivilen Navigation im Fahrzeug, kombiniert. Hierbei kommt überwiegend eine Wegpunkte-Navigation zum Einsatz, die aktuell die höchste Ausfallsicherheit, z. B. in funktechnisch nur schwach erschlossenen Regionen, bietet, da sie die von dem zentralen Routing erstellten Wegpunkte datenarm per TETRA-Funk an das Einsatzfahrzeug übermittelt, welches zwischen den Wegpunkten eine ‚offline-onboard-Navigation' durchführt.

Künftig sind jedoch weitere Parameter in das BOS-Routing und in die BOS-Navigation zu integrieren. Dies sind beispielsweise Daten der Decentralized environmental notification message (DENM), der Car-to-Car-Communication (C2C), der Car-to-Infrastructure-Communication (C2I) sowie des Car Area Network (CAN). Auch über eine Vernetzung mit Stellen außerhalb der BOS, z. B. der Verkehrsleitzentralen, oder externe WLAN-Systeme zum Inhouse-Routing in größeren Gebäudekomplexen wird diskutiert (vfdb 2024).

3.3 Digitaler Zugriff auf Notfalldaten und Krankengeschichte

Während in der Vergangenheit im Rahmen einer Notfallversorgung Krankenversichertendaten, Arztbriefe, Befunde, Medikationsplan etc. unter Zeitdruck mühsam – zumeist in der häuslichen Umgebung der Patient:innen – zusammengesucht und ausgedruckt mit ins Krankenhaus genommen werden mussten, steht seit Anfang 2025 durch Einführung der ePA innerhalb der Telematikinfrastruktur (TI) die technische Voraussetzung für einen digitalen Zugriff auf die von den unterschiedlichen Leistungserbringenden eingestellten Daten zur Verfügung – vorausgesetzt, der Patient bzw. die Patientin hat die Nutzung der ePA nicht abgelehnt und erlaubt es den behandelnden Ärzt:innen – auch im Notfallgeschehen – auf die verfügbaren Daten zuzugreifen. Hier verhalten sich die Interessen des Datenschutzes und des medizinisch notwendigen Informationsbedarfs kritisch zueinander.

Notfallsanitäter:innen erhalten zwar einen Zugriff auf den Notfalldatensatz auf der elektronischen Gesundheitskarte (eGK) der Versicherten, nicht jedoch auf die ePA (gematik GmbH 2025a, b). Vor dem Hintergrund der sich dynamisch verändernden Zuständigkeiten und Verantwortlichkeiten bei der rettungsdienstlichen und kassenärztlichen Notfallversorgung bedarf es hier weiterer Zugriffsermächtigungen auch für die nichtärztlichen Berufsgruppen im Gesundheitswesen innerhalb der TI. Hier sollte sich Deutschland ein Beispiel an seinem europäischen Nachbarn Estland nehmen. Das estnische Gesundheitsinformationsaustauschnetzwerk (ENHIS) registriert landesweit die gesamte Krankengeschichte der Bevölkerung von der Geburt bis zum Tod. Ausnahmslos alle Leistungserbringer im estnischen Gesundheitswesen sind an ENHIS angeschlossen (BertelsmannStiftung 2018).

3.4 Ambient Assisted Living

4,89 Mio. Pflegebedürftige wurden 2023 in Deutschland zu Hause versorgt. Prognosen sagen für das Jahr 2050 einen Anstieg der Anzahl der Pflegebedürftigen auf über 7 Mio. voraus (Statistisches Bundesamt 2023). Um unter diesen Randbedingungen weiterhin eine angemessene Versorgung zu gewährleisten, ist der Einsatz technischer Hilfsmittel im Wohnumfeld unverzichtbar. Dies wird über das tradierte Angebot eines festnetzbasierten Hausnotrufs deutlich hinausgehen. Sowohl der Neunte Altersbericht des Bundesministeriums für Bildung, Familie, Senioren, Frauen und Jugend (BMFSFJ 2025) als auch die Hightech-Strategie 2025 des Bundes (BMBF 2022) thematisieren explizit die Zukunftsvision der Unterstützung älterer Menschen – insbesondere im häuslichen Umfeld – durch hochtechnisierte Systeme. Dazu gehören beispielsweise automatisierte und personalisierte Systeme zur Stärkung der Autonomie älterer und pflegebedürftiger Menschen, wie beispielsweise intelligente Armbänder mit Sensoren zur Ermittlung wichtiger Vitaldaten, die diese in einer durch das System erkannten Notfallsituation direkt an die Notrufzentrale und zum Beispiel auch an einen KI-gesteuerten, assistiven Roboter oder ein anderes Gerät übermitteln. Durch die Erschließung neuer, auf KI basierender Anwendungen, wird es hier zukünftig sehr viel umfangreichere Lösungen geben, als sie heute denkbar sind. Neben der technologischen Einbindung dieser Systeme in das notfallbezogene Datenmanagement sind aber v. a. die fachlichen und personalen Kompetenzen zur Einbeziehung und Nutzung dieser Technologien im Rahmen rettungsdienstlicher Versorgungsabläufe ein zentraler Erfolgsfaktor. Ein dringend erforderlicher fachöffentlicher Diskurs zu diesen technologischen und kompetenzbezogenen Fragestellungen findet gegenwärtig jedoch noch gar nicht statt.

3.5 Vernetzung der Medizinprodukte

Im Rahmen des Projekts *eMergent – Digitalisierung im Rettungsdienst* untersucht das Bundesamt für Sicherheit in der Informationstechnik (BSI), welche Möglichkeiten zur Vernetzung der im Rettungsdienst eingesetzten Medizinprodukte bestehen und welche Aspekte der Datensicherheit dabei zu beachten sind. Im Rahmen einer vorgelagerten Orientierungsstudie wurde festgestellt, dass aufgrund der ausgesprochen heterogenen und dezentralen Organisationsstrukturen des Rettungsdienstes in Deutschland Beschaffungs- und Ausstattungsstandards in der Regel landes-, regions-, landkreis-, träger- oder betreiberspezifisch definiert werden oder aus vergaberechtlichen Gründen keine einheitliche Ausstattung gewährleistet ist (BSI 2023). Dies erschwert die digitale Vernetzung der eingesetzten Medizinprodukte unnötig. Notwendig wären bundeseinheitliche Standards, z. B. in Bezug auf Standarddatensätze und digitale Schnittstellen.

3.6 Klinikkapazitätsnachweise in Echtzeit und digitale Patientenanmeldung

Sechs Bundesländer (Berlin, Brandenburg, Bremen, Hessen, Niedersachsen und Sachsen-Anhalt) nutzen den Interdisziplinären Versorgungsnachweis *IVENA* flächendeckend oder nahezu flächendeckend. Zwei Länder (Bayern und Sachsen) nutzen das System *IVENA* in einigen Regionen. Drei Länder (Mecklenburg-Vorpommern, Nordrhein-Westfalen und Schleswig–Holstein) nutzen es noch nicht, befinden sich aber in intensiven Planungen zur Einführung des Systems. Fünf Länder (Baden-Württemberg, Hamburg, Rheinland-Pfalz, Saarland und Thüringen) nutzen das System *IVENA* nicht. Es werden dort teilweise alternative Systeme genutzt – in Hamburg z. B. das Zentrale Datenmanagement – ZDM, in Rheinland-Pfalz seit 2012 der Zentrale Landesweite Behandlungskapazitätsnachweis – ZLB (Deutscher Bundestag 2020).

Notfälle sind zeitkritische Ereignisse. Daher wird im Rettungsdienst die ‚Nächste-Fahrzeug-Strategie' angewendet. Dabei ist u. a. zu berücksichtigen, ob ein benachbarter Träger des Rettungsdienstes den Notfall schneller versorgen kann (Niedersächsisches Ministerium für Inneres und Sport 2016). Dies kann auch die Grenzen der Bundesländer oder die Grenzen zu Nachbarstaaten überschreiten. Folglich braucht es für eine medienbruchfreie Kommunikation zwischen Leitstellen, Rettungsmitteln und Krankenhäusern zumindest bundeseinheitliche Standards, entweder indem bundesweit das gleiche System genutzt wird oder weil die am Markt verfügbaren bzw. für den Einsatz im Rettungsdienst zugelassenen System über definierte Schnittstellen verfügen und reibungslos interagieren.

3.7 Patient:innenübergabe und Datentransfer

Zur Sicherstellung einer komplikationslosen, qualitätsgesicherten Versorgung der Patient:innen im Gesundheitswesen ist die Weitergabe klinischer Informationen zwischen den verschiedenen Berufsgruppen einer der zentralen Prozesse in der Patient:innenbehandlung (Manser und Foster 2011).

Für die inhaltliche Strukturierung der notfallrelevanten medizinischen Informationen hat sich in Deutschland das ABCDE-Schema etabliert (‚A' für ‚Airway', ‚B' für ‚Breathing', ‚C' für ‚Circulation', ‚D' für ‚Disability' und ‚E' für ‚Exposure/Environment'; Buschmann 2021). Zur organisatorischen Rahmung der Patient:innenübergabe hat sich hingegen das SBAR-Schema vielerorts durchgesetzt. SBAR steht für ‚S' – ‚Situation', ‚B' – ‚Background', ‚A' – ‚Assessment', ‚R' – ‚Recommendation' und wurde ursprünglich von der US-Navy entwickelt, um Kommunikationsstörungen zu reduzieren. Da rund 80 % aller Behandlungsfehler auf Kommunikationsstörungen zurückzuführen sind, hat dieses Tool seinen Weg in die Patient:innenversorgung gefunden und wird heute weltweit insbesondere in der Notfallmedizin eingesetzt (Shah et al. 2016). So wurde SBAR 2017 beispielsweise in einigen Rettungsdienstbereichen in den Niederlanden eingeführt. Dort soll es in Zukunft landesweit verpflichtend im Rettungsdienst verwendet werden, ergänzt um einen einheitlichen Katalog standardisierter Fachtermini (Keur 2017). Die digitale Erfassung, Verarbeitung, Übertragung und Dokumentation der patient:innenbezogenen Daten sollte daher auf Basis des SBAR-Schemas sowie des ABCDE-Schemas erfolgen. Alle hierbei im Gesundheitswesen zum Einsatz kommenden digitalen Anwendungen sollten die notfallrelevanten Daten nach diesen beiden Schemata in Echtzeit verarbeiten, darstellen und medienbruchfrei übertragen.

3.8 Asynchrone Entwicklung der Digitalisierung

Der allgemeine Stand der Digitalisierung sowie die Verwendung von digitalen Funktionen und Schnittstellen von Medizinprodukten im Rettungsdienst ergeben überregional betrachtet kein einheitliches Bild. „Während es in einigen Landkreisen beispielsweise schon zum Tagesgeschäft gehört, Patientendaten, die von einem Monitor aufgenommen werden, automatisch an ein digitales Dokumentationssystem zu übermitteln, welches wiederum automatisiert eine Voranmeldung beim Krankenhaus durchführt, dokumentieren andere Landkreise noch mit Stift und Papier." (BSI 2023, S. 24).

Hier ist es dringend erforderlich, einheitliche und bundesweite Standards zu definieren sowie deren Einführung in der Praxis mit einer verbindlichen, gesetzlich geregelten Timeline zu verbinden. Um deren Einhaltung zu gewährleisten, ist eine Sanktionierung der Nichteinhaltung der Timeline geboten.

References

AI Universe (2025) Casablanca AI. https://www.ai-universe.com/ki-tools/casablanca-ai. Zugegriffen: 26. Aug 2025

BertelsmannStiftung (2018) #SmartHealthSystems – Digitalisierungsstrategien im internationalen Vergleich. BertelsmannStiftung, Gütersloh

BMBF (2022) Forschung und Innovation für die Menschen – Die Hightech-Strategie 2025. Bundesministerium für Bildung und Forschung, Berlin

BMFSJ (2025) Neunter Bericht zur Lage der älteren Generation in der Bundesrepublik Deutschland: Alt werden in Deutschland – Vielfalt der Potenziale und Ungleichheit der Teilhabechancen. Bundesministerium für Familie, Senioren, Frauen und Jugend, Berlin

BSI (2023) Ergebnisse der Orientierungsstudie – BSI-Projekt 453: eMergent – Digitalisierung im Rettungsdienst. Bundesamt für Sicherheit in der Informationstechnik, Bonn

Buschmann C (Hrsg) (2021) Das ABCDE-Schema zur Patientensicherheit in der Notfallmedizin – Pearls and Pittfalls aus interdisziplinärer Sicht. Kohlhammer, Stuttgart

Deutscher Bundestag (2020) Vorbereitung von Krankenhäusern auf terroristische Anschläge. Drucksache 19/17682

Europäische Union (2015) Verordnung (EU) 2015/758 des Europäischen Parlaments und des Rates vom 29. April 2015 über Anforderungen für die Typgenehmigung zur Einführung des auf dem 112-Notruf basierenden bordeigenen eCall-Systems in Fahrzeugen und zur Änderung der Richtlinie 2007/46/EG. ABl. L 123, S 77–89. Zugegriffen: 19. Mai 2025

gematik GmbH (2025a) Notfalldaten. https://www.gematik.de/anwendungen/notfalldaten. Zugegriffen: 26. Aug 2025

gematik GmbH (2025b) ePA für alle. https://www.gematik.de/anwendungen/epa-fuer-alle. Zugegriffen: 26. Aug 2025

Keur M (2017) Verbeterde elektronische overdracht van ambulance naar SEH. ICT&health 5:32–33

Manser T, Foster S (2011) Effective handover communication: an overview of research and improvement methods. Best Pract Res Clin Anaesthesiol 25(2):181–191

Niedersächsisches Ministerium für Inneres und Sport (2016) Strukturpapier zur Bedarfsplanung, deren Umsetzung und Analyse im Rettungsdienst. Bek. d. MI. Zugegriffen: 6. Juli 2016

RapidSOS (2025) Access Apple Emergency SOS Live Video with RapidSOS UNITE. https://rapidsos.com/rapidsos-will-be-integrated-with-apple-emergency-sos-live-video/. Zugegriffen: 26. Aug 2025

Regierungskommission für eine moderne und bedarfsgerechte Krankenhausversorgung (2023) Neunte Stellungnahme und Empfehlung: Reform der Notfall- und Akutversorgung: Rettungsdienst und Finanzierung. Bundesministerium für Gesundheit, Berlin

Shah Y, Alinier G, Pillay Y (2016) Clinical handover between paramedics and emergency department staff: SBAR and IMISTAMBO acronyms. International Paramedic Practice 6(2):3744

Statistisches Bundesamt (2023) Pflegevorausberechnung: 1,8 Millionen mehr Pflegebedürftige bis zum Jahr 2055 zu erwarten. https://www.destatis.de/DE/Presse/Pressemitteilungen/2023/03/PD23_124_12.html. Zugegriffen: 26. Aug 2025

vfdb (2024) BOS Routing und Navigation. Münster: Technisch-Wissenschaftlicher Beirat (TWB) der Vereinigung zur Förderung des Deutschen Brandschutzes e. V. (vfdb). https://www.vfdb.de/media/doc/merkblaetter/MB_07_02_BOS_Routing.pdf. Zugegriffen: 26. Aug 2025

**Herausfordernde Schnittstellen
in der stationären Akutversorgung**

Herausfordernde Schnittstellen in der Notaufnahme

Dagmar Strauß

1 Medizinische Anamnese und Sozialanamnese

Herr Müller, ein 75 Jahre alter Mann, lebt mit seiner 72-jährigen Ehefrau in einem Haus in einer ländlichen Region. Er hat zwei erwachsene Kinder, die nicht mehr zu Hause leben. Seit seinem 15. Lebensjahr raucht er und arbeitete viele Jahre in der Lederfärbung eines Industrieunternehmens. Vor einigen Jahren wurden bei ihm Diabetes mellitus Typ 2 und arterielle Hypertonie diagnostiziert. Die vom Hausarzt verschriebenen Medikamente erhält er in der Apotheke und nimmt sie größtenteils regelmäßig ein. Eine Teilnahme an Gesundheits-Check-ups und Früherkennungsuntersuchungen lehnt er ab. Beim letzten Hausarzttermin berichtete seine Frau, dass Herr Müller seit einiger Zeit Blut im Urin habe. Herr Müller klagt zudem über häufigen Harndrang. Nach einigen Untersuchungen veranlasst der Hausarzt eine Überweisung zum Facharzt (Urologe). Der Facharzt äußert aufgrund der beruflichen Anamnese und Symptomatik den Verdacht auf ein Urothelkarzinom, führt urinzytologische und apparative Untersuchungen durch. Dabei bestätigt sich der Verdacht und es wird ein fortgeschrittenes invasives Urothelkarzinom mit Lymphknotenbefall diagnostiziert. Trotz intensiver Aufklärung entscheidet sich Herr Müller gegen eine Behandlung und die operative Entfernung der Blase. Einige Wochen später ruft Frau Müller morgens den Rettungsdienst. Beim Toilettengang um 4.00 Uhr war noch alles in Ordnung, aber beim Aufstehen um 7.00 Uhr stürzt Herr Müller. Er gibt an, seine rechte Körperseite nicht mehr richtig zu spüren. Zudem fällt es ihm schwer, sich verbal zu äußern. Der Rettungsdienst bringt Herrn Müller mit Verdacht auf einen Schlaganfall in ein Krankenhaus mit Stroke Unit.

D. Strauß (✉)
Klinikverbund Allgäu gGmbH, Kempten, Deutschland
E-Mail: dagmar.strauss@klinikverbund-allgaeu.de

© Der/die Autor(en), exklusiv lizenziert an Springer-Verlag GmbH, DE, ein Teil von Springer Nature 2026
K. Nordmann et al. (Hrsg.), *Digitales Nahtstellenmanagement in der Gesundheitsversorgung,* https://doi.org/10.1007/978-3-662-72579-5_6

2   Schnittstelle zur Notaufnahme

Die Schichtbesetzung in der interdisziplinären Notaufnahme besteht aus Medizinischen Fachangestellten, Pflege(fach)personen (mit und ohne Zusatzweiterbildung Notfallpflege) sowie notfallmedizinisch erfahrenen Ärzt:innen aus verschiedenen Fachrichtungen. Die Besetzung besteht 24 h rund um die Uhr das gesamte Jahr über.

Patient:innenanmeldungen aus Hausärzt:innen- oder Fachärzt:innenpraxen erfolgen telefonisch über Notfallkoordinator:innen oder Patient:innen stehen direkt mit einem Einweisungsschein von dem vorbehandelnden Arzt bzw. der vorbehandelnden Ärztin in der Notaufnahme. Hier gibt es aktuell kein Tool der digitalen Vernetzung.

Der Rettungsdienst ist mit mehr und mehr Kliniken über ein telemedizinisches System vernetzt. In Bayern hauptsächlich über den Notfall-Informations- und Dokumentations-Assistenten (NIDA) des Zentrums für Telemedizin e. V. (ZTM 2025). In anderen Bundesländern sind auch telemedizinische Systeme anderer Hersteller in Betrieb.

Bei jedem Einsatz mit dem Rettungsdienst wird ein Einsatzprotokoll angefertigt, sollte ein Notarzt bzw. eine Notärztin im Einsatz dabei sein, auch ein Notarztprotokoll. Die Dokumentation im Rettungsdienst erfolgt teils papierbasiert und teils über ein Tablet. Bei vorhandener elektronischer Gesundheitskarte (eGK) kann diese am Tablet eingelesen werden. Dadurch sind die persönlichen Daten wie Name, Geburtsdatum, Adresse und Krankenkasse auf dem Protokoll hinterlegt. Sollte keine eGK vorhanden sein, müssen diese Daten – soweit bekannt – händisch eingetragen werden. Auf dem Protokoll erfolgt durch den Rettungsdienst die Dokumentation der Anamnese, der Vitalparameter sowie die körperliche Untersuchung, Befunde von EKG, und ggf. Maßnahmen wie eine Reposition von Gelenken, die Anlage eines Verbandes, die Anlage einer Venenverweilkanüle, die Blutabnahme sowie die verabreichten Medikamente. Dieses Protokoll kann dann vorab zur Anmeldung an die vernetzten Kliniken gesendet werden. Hierzu ist allerdings eine Internetverbindung nötig. Leider besteht insbesondere im ländlichen Bereich keine vollständige Netzabdeckung, sodass das Versenden des Protokolls nicht zu jeder Zeit möglich ist. Des Weiteren kommt es gelegentlich zu Schnittstellenproblemen, was ein Senden des Protokolls verhindern kann. Der Erwerb dieser Schnittstellen ist mit einem hohen finanziellen Aufwand für die Kliniken verbunden. Dies ist für Kliniken, die nicht regelmäßig Notfallpatient:innen durch den Rettungsdienst bekommen, vielfach nicht umsetzbar.

3   Anmeldung in der Klinik

In der Notaufnahme klingelt jetzt das NIDA-Arrival-Board. Auf einem großen Monitor ist die Patient:innenanmeldung sichtbar; in diesem Fall die Anmeldung des 75-jährigen Herrn Müller mit der Diagnose Schlaganfall. Am Monitor werden die Patient:innendaten anonymisiert übertragen, an den Arbeitsplätzen der Notfallkoordinator:innen und der

Ärzt:innen mit Namen. Zusätzlich erfolgt die Information der Eintreffzeit, Information über den Infektionsstatus und über den stabilen oder instabilen Zustand der jeweiligen Patient:innen. Bei Bedarf kann auch bereits vom Rettungsdienst ein EKG versendet werden. Dies ist insbesondere bei Patient:innen mit Herzinfarkt wichtig, um entsprechende Vorbereitungen zu treffen.

Im Fall von Herrn Müller klingelt zusätzlich bei der bzw. dem jeweiligen Notfallkoordinator:in das Telefon: Der Rettungsdienst meldet Herrn Müller telefonisch an, da es sich um einen Schlaganfall im Lysefenster handelt.

Bei den sogenannten Tracerdiagnosen (plötzlicher Kreislaufstillstand, Schwerverletzte/Polytrauma, schweres Schädel-Hirn-Trauma, Schlaganfall, ST-Hebungsinfarkt, akute GI-Blutung, Sepsis) erfolgt zusätzlich eine persönliche Anmeldung mit weiteren Informationen. Da es sich bei den Tracerdiagnosen um sehr zeitkritische Erkrankungen handelt, die in der aufnehmenden Klinik umfangreiche Vorbereitungen erforderlich machen (z. B. Alarmierung des Schockraumteams, Herstellen einer sofortigen CT- Bereitschaft) muss sichergestellt sein, dass die Anmeldung bei der aufnehmenden Klinik sicher ankommt. Es wäre fatal, wenn der Patient bzw. die Patientin in der Klinik ankommt und die telemedizinische Übertragung nicht funktionierte oder auch aufgrund eines anderen Notfalls in der Klinik niemand das Klingeln am NIDA-Arrival-Board mitbekommen hätte.

Telefonisch wird darüber hinaus nach folgendem Standard abgefragt:

Abfrage-Schema nach MANDAT RD: Mindest-Anmelde-Datensatz-Rettungsdienst

A) Ansprechbarkeit: wach ansprechbar, bewusstlos, in Narkose.
B) Beatmung: stabil, instabil, unter Sauerstoff, intubiert und beatmet.
C) Circulation: Kreislauf stabil, oder Kreislauf instabil, Schock, Reanimation.
D) Details: bei Trauma Verletzungsmuster; bei Herzinfarkt oder Schlaganfall Symptombeginn.
E) Extras: Infektionen, Schwangerschaft, etc.

4   Vorbereitungen in der Notaufnahme

Das Team wird entsprechend der Patient:innenanmeldung zusammengestellt. Dies erfolgt über einen Schockraumalarm. Um nicht alle Teammitglieder einzeln anzurufen wird ein Schleifenalarm ausgelöst. Hier klingeln viele Telefone verschiedener Berufsgruppen gleichzeitig. Es erfolgt eine Ansage mit welcher Erkrankung bzw. welchem Verletzungsmuster wann eine Patientin oder ein Patient in der Notaufnahme eintrifft.

Anhand der bekanntgegebenen Erkrankung oder Verletzung werden die Teams zusammengerufen. Bei einem Patienten mit Schlaganfall wie Herrn Müller werden sich der Dienstarzt bzw. die Dienstärztin der Notaufnahme, die Pflege des Schockraums, die Pflege der Inneren Medizin, der Dienstarzt bzw. die Dienstärztin der Neurologie, der Dienstarzt bzw. die Dienstärztin der Radiologie sowie der bzw. die medizinisch-technische Radiologie-Assistent:in (MTRA) im Schockraum der Notaufnahme einfinden. Der bzw. die labortechnische Assistent:in und der bzw. die medizinische Fachangestellte (MFA) der Notaufnahme-Anmeldung sind ebenfalls informiert, kommen aber nicht in den Schockraum.

In der Klinik wird in Krankenhausinformationssystemen (KIS) gearbeitet. Hier gibt es einige verschiedene Systeme, die jedoch nicht miteinander kompatibel sind. Die meisten Kliniken haben mittlerweile eines dieser Systeme, in denen – abhängig vom Fortschritt der Digitalisierung in der jeweiligen Klinik – mehr oder weniger dokumentiert wird.

Der bzw. die MFA der Notaufnahme-Anmeldung legt den Patientenfall von Herrn Müller im KIS an. Falls bei Anmeldung der Name und das Geburtsdatum bereits bekannt sind, werden diese als Fall angelegt. Eventuell war der Patient bzw. die Patientin bereits in der Vergangenheit in der Klinik, sodass er bzw. sie im System bereits bekannt ist. Sollte der Name und das Geburtsdatum nicht bekannt sein, wird ein ‚Dummy' angelegt, z. B. ‚Apoplex, männlich 75 Jahre'; als Geburtsdatum wird der Tag der Aufnahme und das Geburtsjahr entsprechend errechnet. Sollte Herr Müller in der Vergangenheit schon in der aufnehmenden Klinik gewesen sein und die Datenübertragung vom Rettungsdienst funktioniert haben, können im KIS die Daten abgeglichen und Herr Müller als geplanter Fall in der angemeldeten Klinik angelegt werden.

Bei Patient:innen die im System bereits bekannt sind, liegen schon vor Eintreffen in der Klinik wertvolle Informationen über Voraufenthalte, Vorerkrankungen, ggf. Interventionen wie Operationen, Herzkatheteruntersuchungen, Vormedikation, Allergien, ggf. auch Patient:innenverfügungen, Patient:innenwünsche oder Therapiezielimitationen bei Tumorpatient:innen vor. Zusätzlich sind Angehörige und der Hausarzt bzw. die Hausärztin hinterlegt, bei denen eventuell weitere wertvolle Informationen, ggf. auch über erst vor Kurzem begonnene Therapien oder Diagnosen, zu bekommen sind. Insbesondere in Notfallsituationen fehlen sehr oft diese wichtigen Informationen, die erst zu einem späteren Zeitpunkt erhoben werden können. Eine vollständige Verfügbarkeit dieser Informationen würde die Arbeit in der Notaufnahme deutlich erleichtern. Es könnten dadurch Vordiagnosen übernommen, Voraufenthalte eingesehen und ggf. vorbestehende EKG-Veränderungen gesichtet werden. Zudem stünde die Krankengeschichte der jeweiligen Patient:innen allen an der Versorgung Beteiligten zur Verfügung. Die einmal im KIS hinterlegten Diagnosen und Informationen könnten leicht übernommen werden und müssten nicht nochmals neu dokumentiert werden.

Leider ist Herr Müller noch nicht im KIS hinterlegt, sodass keine Vorinformationen abgerufen werden können. Insbesondere bei der Aufnahme von Notfallpatienten stellt der Mangel an Vorinformationen ein sehr großes Problem dar. Es werden möglicherweise bei den ersten Untersuchungen Befunde gesehen, die – wenn sie neu sind – weiter abgeklärt werden müssen oder aber wenn sie vorbestehend sind, ggf. gar keine dringliche Relevanz haben.

Wichtig wären im Fall von Herrn Müller die Informationen über die vorbekannte Tumorerkrankung, den Diabetes mellitus, die arterielle Hypertonie und auch das eher ablehnende Verhalten gegenüber einer Therapie gewesen. Gerade im Falle einer Tumorerkrankung ist bei Schlaganfallpatient:innen die Indikation einer Lysetherapie aufgrund einer erhöhten Blutungsgefahr deutlich enger zu stellen als ohne diese Vorerkrankung. Zusätzlich ist es wichtig zu wissen, ob Patient:innen beispielsweise eine Art der Blutverdünnung (z. B. Marcumar) oder eines der neuen oralen Antikoagulantien einnehmen, da in diesem Fall eine Kontraindikation für eine systemische Lysetherapie besteht.

Wünschenswert ist die zeitnahe Einführung der elektronischen Patientenakte (ePA), auf der alle Gesundheitsdaten, Diagnosen, frühere Arztbriefe, Medikationen etc. gespeichert sind. Sinnvoll wäre auch die Speicherung der Medikation auf der eGK, um sofort Zugriff auf die aktuelle Medikamenteneinnahme zu haben. Beim Einlesen der eGK hätten dann alle an der Versorgung der jeweiligen Patient:innen beteiligten Personen diese wichtigen Informationen zur Verfügung.

Doch zurück zu Herrn Müller. Um Zeit zu sparen, werden im Vorfeld einige administrative Dinge erledigt. Die zuständige Pflegefachperson meldet das Standardlabor für den Schlaganfallpatienten an. Hierzu gehört ein kleines Blutbild, die Gerinnung, die Nierenwerte, die Leberwerte, Glukose, die Elektrolyte und ein C-reaktives Protein als Entzündungsmarker. Es werden Patient:innenaufkleber für die Blutröhrchen ausgedruckt. Diese sind mit einem Strichcode versehen und werden im Labor abgescannt. Somit kann der fertige Laborbefund in der ePA eingesehen werden. Die Laborwerte werden im System ständig fortgeschrieben, sodass ein Verlauf sichtbar ist.

Der Dienstarzt bzw. die Dienstärztin meldet bereits die Bildgebung, eine Computertomographie des Kopfes mit Angiographie (d. h. einer Darstellung der Gefäße) an.

5 Ankunft in der Notaufnahme

Das gesamte, durch den Schleifenruf alarmierte Team wartet auf das Eintreffen von Herrn Müller im Schockraum. Bei Eintreffen des Rettungsdienstes in der Klinik wird die eGK an der Anmeldung abgegeben und ins System eingelesen, jetzt wird der angelegte ‚Dummy' mit den Echtdaten von Herrn Müller verknüpft. Im Verlauf müssen die Daten nochmals abgefragt werden, z. B. beim Eintreffen der Ehefrau. Hier wird der Hausarzt erfragt, die Kontaktdaten der Angehörigen aufgenommen, nach Allergien, einer Patientenverfügung und Vorsorgevollmachten gefragt. Sollten keine Angehörigen vor Ort sein und die Patient:innen selbst nicht in der Lage sein, gewisse Fragen zu beantworten, stellt dies das behandelnde Team vor große Herausforderungen, ggf. entsteht hier durch fehlende Informationen beispielsweise zu Allergien eine ernsthafte Patient:innengefährdung. Auch hier wäre eine Speicherung der Daten und Informationen auf der ePA sehr hilfreich und würde die Patient:innensicherheit deutlich verbessern.

6 Übergabe vom Rettungsdienst an das Personal der Notaufnahme

Im Schockraum erfolgt eine strukturierte Übergabe nach dem folgenden Schema:

SINNHAFT

S) Start: Ruhe, alle Teammitglieder bei der Übergabe, Face-to-Face-Kommunikation

I) Identifikation: Herr Müller, 75 Jahre

N) Notfallereignis: Was? Leitsymptom: Seit 7.00 Uhr spürt der Patient die rechte Körperseite nicht mehr, zusätzlich Sprachstörungen, zuletzt um 04.00 Uhr beschwerdefrei

N) Notfallpriorität: A/B/C/D/E

- A) Ansprechbar/Atemweg: frei
- B) Beatmung: Lunge seitengleich belüftet, Atemfrequenz, Sauerstoffsättigung
- C) Circulation: Blutdruckwerte, Herzfrequenz
- D) Disability: – Glasgow Coma Scale: Reagiert auf Ansprache, motorische und verbale Reaktionen in unserem Fall rechtsseitige Einschränkungen mit Hemiparese rechts, sowie Sprachstörungen im Sinne einer Aphasie, Pupillenreaktion, Blutzucker, BE-FAST (zur Erkennung eines Schlaganfalls: Balance [Gleichgewicht], Eyes [Augen], Face [Gesicht], Arms [Arme], Speech [Sprache] und Time [Zeit])
- E) Exposure: Körpertemperatur, ggf. komplettes Verletzungsmuster

H) Handlung: Durchgeführte Handlungen und Maßnahmen

A) Anamnese: Allergien, Vormedikation, Vorerkrankungen, Infektionen, Besonderheiten

F) Fazit: Wiederholung durch das aufnehmende Personal

T) Teamfragen: Möglichkeit für zusätzliche Fragen des aufnehmenden Personals

Während der Übergabe dokumentiert die professionelle Pflege bereits die letzten vom Rettungsdienst erhobenen Vitalparameter in der digitalen Patientenakte im KIS. Durch die Schnittstelle zwischen Rettungsdienst und Klinik durch NIDA kann das Protokoll des Rettungsdienstes sehr einfach übernommen werden und steht somit in der Patientenakte zur Verfügung. Sollte die Schnittstelle nicht funktionieren bzw. die Klinik nicht vernetzt sein, muss das Protokoll vom Rettungsdienst ausgedruckt und als Papierversion in der Klinik abgegeben werden.

Nach der Übergabe wird der Patient im Schockraum von der Rettungsdiensttrage auf die Trage der Notaufnahme umgelagert.

7 Untersuchungen

7.1 Erstuntersuchung im Schockraum

Es erfolgt eine kurze strukturierte Untersuchung, primär mit Fokus auf die neurologischen Defizite. Die Pflegepersonen der Notaufnahme etablieren das Monitoring mit EKG-Elektroden, Blutdruckmanschette und Sauerstoffsättigung. Die ersten Vitalparameter werden erhoben und in der digitalen Akte dokumentiert, parallel dazu werden die vorhandenen peripher-venösen Zugänge kontrolliert bzw. neu angelegt, sofern dies präklinisch noch nicht erfolgt ist. Auch die Anlage mit Beschreibung des Ortes der Zugänge wird digital dokumentiert. Es wird Blut abgenommen, die Röhrchen mit den vorbereiteten Aufklebern versehen und sofort mit der Rohrpost ins Labor geschickt.

Sollte jetzt z. B. ein akutes Problem mit einer Atemstörung, einem niedrigen Blutdruck oder einer schnellen oder langsamen Herzrhythmusstörung bestehen, wird diese im Schockraum behandelt. Sollte dies nicht der Fall sein, erfolgt eine zügige Verbringung von Herrn Müller zur Computertomographie in die Notfallradiologie; diese befindet sich direkt in der Notaufnahme. Das Team der Notaufnahme bringt Herrn Müller gemeinsam mit dem Dienstarzt bzw. der Dienstärztin der Neurologie zur Untersuchung. Dabei ist das Monitoring der Herzfrequenz, des Blutdrucks und der Sauerstoffsättigung auch während der Untersuchung sicherzustellen. Alle Vitalparameter werden händisch ins System eingegeben – eine direkte Übernahme aller Werte ist aktuell noch nicht möglich, auch wenn es entsprechende Systeme dafür gibt.

Sollte sich Herr Müller präklinisch verschlechtert haben und die Notwendigkeit einer künstlichen Beatmung erforderlich geworden sein, befindet sich zusätzlich noch ein Arzt bzw. eine Ärztin und eine Pflege(fach)person aus der Anästhesie mit im Schockraum und begleitet den Patienten mit einem transportablen Beatmungsgerät zur Untersuchung.

7.2 Weiterführende Untersuchungen

Während der Untersuchung beobachten die Kollegen Herrn Müller aus dem Schaltraum der Radiologie durch ein Fenster. Dadurch ist sichergestellt, dass Veränderungen des Zustandes bzw. der Vitalparameter rasch gesehen werden und bei Bedarf auch sofort interveniert werden kann.

Der Arzt bzw. die Ärztin der Notaufnahme dokumentiert in der Zwischenzeit die bisherigen Ergebnisse, Anamnese, Vorerkrankungen, Vormedikation, Untersuchungsbefund in der ePA im KIS. Die Einträge werden im KIS von allen an der Versorgung des Patienten Beteiligten ständig aktualisiert und können von anderen Personen, auch verschiedener Abteilungen, die ebenfalls an der Versorgung teilhaben, eingesehen und fortgeschrieben werden. Diese Einträge können zum Ende der Behandlung auch – wenn relevant – in den späteren Entlassungsbrief übernommen werden.

Im Schaltraum steht zusätzlich der Radiologe bzw. die Radiologin bereit, um die angefertigten CT-Bilder zu beurteilen und den Befund an die Kolleg:innen der Neurologie weiterzugeben. Ein schriftlicher Befund wird etwas später erstellt und ist dann gemeinsam mit den angefertigten Bildern in der ePA sichtbar. Bei Herrn Müller wurde ein frischer Gefäßverschluss einer hirnversorgenden Arterie in der CT-Angiographie gesehen, welcher Ursache der beschriebenen Beschwerden ist. Bei der Diagnose eines ischämischen Schlaganfalls besteht die Indikation zu einer sofortigen intravenösen Lysetherapie und einer nachfolgenden Thrombektomie.

8 Therapie

Vor Verabreichung einer intravenösen Lysetherapie müssen die Kontraindikationen dieser Therapie abgeklärt werden. Hier ist es von essenzieller Bedeutung, über die Vorerkrankungen und die Vormedikation Bescheid zu wissen. Das bei Herrn Müller vorbekannte Urothelkarzinom stellt keine klare Kontraindikation für die Lysetherapie dar.

Die Lysetherapie setzt sich aus einem Bolus und einer Dauerinfusion zusammen, das Ganze abhängig vom Körpergewicht (0,9 mg Alteplase pro Kilogramm Körpergewicht) des Patienten. Hier werden 10 % als Bolus gespritzt und der Rest über eine Dauer von 60 min verabreicht. Die Pflegefachperson im Schockraum zieht sofort den Bolus für die Lysetherapie auf, sodass der Bolus gleich auf dem CT-Tisch verabreicht werden kann. Im CT werden dann ggf. noch weitere Untersuchungen gemacht. In der Zwischenzeit wird der Lyse-Perfusor für die Dauertherapie hergerichtet.

Nach erfolgter Diagnostik mit Gefäßverschluss wird festgelegt, dass Herr Müller zur Lysetherapie eine zusätzliche Katheter-Intervention zur Thrombektomie bekommen wird. Dazu wird er erneut in den Schockraum verbracht. In der Zwischenzeit wurden die Kolleg:innen der Anästhesie telefonisch informiert, welche unverzüglich in den Schockraum kommen. Für die Narkose und Intubation des Patienten wird alles vorbereitet. Nach erfolgter Intubation wird Herr Müller direkt in die Radiologie zur Angiographie gefahren, hier steht bereits das Team aus der interventionellen Radiologie bereit.

Je nach Verlauf der Angiographie erfolgt bereits in der Radiologie die Extubation des Patienten und im weiteren Verlauf die Verbringung auf die Stroke Unit. Sollte der Zustand noch zu instabil sein, bleibt Herr Müller intubiert und wird auf die Intensivstation verbracht.

9 Fazit und Ausblick

In der Notaufnahme gibt es sowohl zur Präklinik als auch zu den verschiedenen Abteilungen der Klinik unzählige Schnittstellen. Ein erster Schritt der digitalen Dokumentation im Rettungsdienst ist mit Einführung von NIDA bereits gemacht, welches die Papierdokumentation ablöste. In der Präklinik werden jedoch verschiedene

Dokumentationssysteme benutzt. Hier existieren allein drei große Systeme, die nicht miteinander kompatibel sind. Beispielsweise kann es sein, dass bei Übernahme vom Landrettungsdienst versorgter Patient:innen auf ein Luftrettungsmittel andere Systeme benutzt werden. Dies führt dazu, dass die Dokumentation nicht fortgeführt werden kann, sondern neu begonnen werden muss.

Zusätzlich müssen die Kliniken für jedes dieser präklinisch benutzten Systeme eine kostspielige Schnittstelle erwerben, um die erhobenen Daten ins KIS zu bekommen. Bei bestehenden Schnittstellen sind die Übertragungen nur bei intakter Internetverbindung des Rettungsdienstes möglich – auch hier besteht eine gewisse Anfälligkeit.

Innerklinisch kann die ePA von Anfang bis Ende der Behandlung fortgeschrieben werden, allerdings müssen die Vitalparameter in den meisten Abteilungen noch händisch eingegeben werden. Die häusliche Medikation kann über den bundeseinheitlichen Medikationsplan eingescannt werden, allerdings haben diesen Plan noch nicht alle Patient:innen. Es existieren meist Kopien der Pläne, die nicht scannbar sind bzw. bei schon länger bestehender Medikation ohne Änderung liegen Pläne älterer Versionen vor, die nicht mehr lesbar sind.

Die eGK mit aktuellen Diagnosen, aktueller Medikation, Hinweisen zu Allergien und weiteren wichtigen Informationen, die bereits im Rettungsdienst einlesbar ist, wäre sehr sinnvoll, um auch bei der präklinischen Versorgung wichtige Patient:inneninformationen zu haben.

Bei Entlassung oder auch Verlegungen in andere Kliniken, die nicht einem Verbund angeschlossen sind, wird in der Notaufnahme oder auf Station ein Arztbrief erstellt, ausgedruckt und den jeweiligen Patient:innen mitgegeben. Eine digitale Übertragung des Arztbriefes an andere Kliniken, Haus- oder Fachärzt:innen erfolgt aktuell nicht flächendeckend. Hier wäre eine Speicherung des Arztbriefes auf der ePA oder eGK ebenfalls sinnvoll.

Benötigt werden einfache und kompatible Systeme, um alle wichtigen Informationen und Befunde in die ePA zu bekommen. Die an der Versorgung der Patient:innen Beteiligten hätten somit Zugriff zu diesen wichtigen Informationen, die Patient:innensicherheit könnte gesteigert werden, eine effektive Behandlung wäre sichergestellt und auch aus ökonomischer Sicht hätte es einen Vorteil, Doppeluntersuchungen könnten vermieden werden.

Literatur

ZTM (2025) NIDAklinik – Das Unplanbare planbar machen. https://www.ztm.de/innovation/produkte/nidaklinik/. Zugegriffen: 26. Aug 2025

Herausfordernde Schnittstellen in der stationären Versorgung: Ärzt:innen im Krankenhaus am Beispiel eines Post-Stroke-Delirs

Stephan Bujak

1 Einleitung

In dem vorliegenden Fallbeispiel entwickelt der 75 Jahre alte Herr Müller nach einem Schlaganfall einen akuten, rasch einsetzenden Verwirrtheitszustand, ein sogenanntes Post-Stroke-Delir. Aufgrund von Kapazitätsengpässen und der Ausprägung der Symptomatik wird im Verlauf die Behandlung auf einer gerontopsychiatrischen Station notwendig.

Akute Verwirrtheitszustände wie sie Herr Müller erlebt, sind ein seit Jahrhunderten bekanntes Phänomen in der Medizin. Bereits Hippokrates von Kos (460 v. Chr. bis 370 v. Chr.) beschrieb Krankheitsbilder, die wir heutzutage als hyper- und hypoaktives Delir bezeichnen würden (Hewer et al. 2016). Die Symptomatik eines Delirs kann vielfältig sein, was das Erkennen dieses Krankheitszustandes besonders anspruchsvoll für alle klinischen tätigen Berufsgruppen macht. Nach geltender ICD-10-Definition sind neben der Störung des Bewusstseins und der Aufmerksamkeit auch Veränderungen des Schlaf-Wach-Rhythmus sowie kognitive Dysfunktionen mit dem Erleben von akustischen bzw. optischen Halluzinationen und Wahnerleben anzutreffen (Spies et al. 2019). Störungen der Psychomotorik im Sinne eines erhöhten oder verarmten Bewegungsdranges, insbesondere in Kombination mit herausfordernden Verhaltensweisen der an einem Delir erkrankten Patient:innen, werden durch die verschiedenen Berufsgruppen häufig als Belastung empfunden.

S. Bujak (✉)
Facharzt für Innere Medizin, Schwerpunkt Geriatrie, Alexianer St. Hedwig Kliniken Berlin GmbH, Standort Hedwigshöhe, Berlin, Deutschland
E-Mail: s.bujak@alexianer.de

K. Nordmann et al. (Hrsg.), *Digitales Nahtstellenmanagement in der Gesundheitsversorgung,* https://doi.org/10.1007/978-3-662-72579-5_7

Typisch und spezifisch für ein Delir sind ein rasches Auftreten der Symptomatik und eine Fluktuation dieser im Verlauf. Die Fluktuation sowie der plötzliche Beginn der Symptomatik sind wichtig für die Abgrenzung zu einer Demenz, die eher schleichend beginnt und eine konstantere Ausprägung der Symptome zeigt. Des Weiteren ist das Delir gekennzeichnet durch ein rasches Nachlassen der Symptomatik. Letzteres lässt sich insbesondere beobachten, wenn die Ursache des Delirs ausreichend therapiert werden konnte. Zu den Auslösern und Risikofaktoren für ein Delir gehören neben dem Alter auch Infektionen, Volumenmangelzustände und Stoffwechselstörungen. Operative Eingriffe können schon bei jüngeren Patient:innen zu einer deliranten Symptomatik führen. So entwickeln 32 % aller Patient:innen unabhängig vom Alter nach kardiochirurgischen Eingriffen eine delirante Symptomatik (Wang und Wang 2024). Neurologische Erkrankungen, wie der in unserem Fallbeispiel stattgehabte Hirninfarkt, stellen eine weitere wichtige Ursache für die Entwicklung eines Delirs dar. Das sogenannte Post-Stroke-Delir tritt bei 10–48 % aller Schlaganfallpatient:innen auf und stellt somit eine wichtige Komplikation im Behandlungsverlauf dar (Shi et al. 2012).

Das Auftreten eines Delirs kann einschneidende Konsequenzen für die Gesundheit und die weitere Versorgung der Patient:innen haben. So erhöht sich die Wahrscheinlichkeit innerhalb der nächsten 30 Tage zu versterben um fast das Fünffache. Zudem verlängert sich die Liegezeit im Krankenhaus deutlich und Patient:innen müssen im Anschluss an die stationäre Versorgung nach einem stattgehabten Delir deutlich häufiger in Pflegeeinrichtungen versorgt werden als Patient:innen ohne durchgemachte Delir-Episode (Shi et al. 2012). Auch in unserem Fallbeispiel verlängert sich der stationäre Aufenthalt von Herrn Müller durch die Aufnahme auf die gerontopsychiatrische Station deutlich.

## 2	Früherkennung und Diagnostik

Das vorliegende Fallbeispiel verdeutlicht, wie wichtig die frühe und rechtzeitige Diagnosestellung eines Delirs ist, um negative Auswirkungen abmildern zu können. Des Weiteren kommt der Früherkennung von Delir-fördernden Risikofaktoren ein wichtiger Stellenwert zu, um entsprechenden Risikofaktoren therapeutisch und pflegerisch entgegenzuwirken und das Auftreten eines Delirs zu verhindern.

Die Früherkennung, Diagnostik und Therapie eines Delirs stellen trotz aller modernen Möglichkeiten weiterhin eine Herausforderung für alle klinischen arbeitenden Berufsgruppen dar. Als besonders herausfordernde Problemfelder lassen sich folgende Bereiche abgrenzen:

- *Fehlende Wahrnehmung eines Delirs in der Notaufnahme und Akutmedizin:* In der Notfallbehandlung wird ein Delir in 57–83 % der Fälle übersehen. Häufig wird die entsprechende Symptomatik im Rahmen anderer psychiatrischer Erkrankungen wie

Demenz oder Depression gewertet. Insbesondere ältere und hochbetagte Patient:innen werden häufig unterdiagnostiziert und sind besonders gefährdet, trotz eines behandlungsbedürftigen Delirs ambulant entlassen zu werden. Dies führt zu fehlender Therapieadhärenz, unnötigen Wiedervorstellungen und einer Verschlechterung des Gesundheitszustandes (Ritter et al. 2018; Lee et al. 2023). Das Ausbleiben einer zeitnahen Diagnosestellung in der Notfallsituation geht zudem mit einer erhöhten Mortalität bis zu sechs Monate nach Entlassung einher (Kakuma et al. 2003). Die Gründe für das Übersehen und die Unterdiagnose eines Delirs in der Notaufnahme sind vielfältig. Neben dem fehlenden Einsatz standardisierter Tests spielt die Überlastung von Notaufnahmen eine große Rolle. Zudem fehlen häufig wichtige Informationen über die medizinische Vorgeschichte der Patient:innen und unvollständige (fremd-)anamnestischen Angaben müssen zeit- und arbeitsintensiv beschafft werden.

- ***Unvollständige Erfassung des Delir-Risikos im Rahmen der stationären Aufnahme:*** Patient:innen weisen ein sehr heterogenes Delir-Risiko in Abhängigkeit von ihrem Alter, ihrem körperlichen und geistigen Zustand und ihrer Ernährungssituation etc. auf. Die rechtzeitige Adressierung der entsprechenden Delir-fördernden Risikofaktoren geht mit einer Verringerung des Auftretens von deliranter Symptomatik im stationären Umfeld einher (Inouye et al. 1999, 2003). Bereits entwickelte Vorhersagemodelle basierend auf diesen Delir-fördernden Risikofaktoren haben bislang noch nicht den Eingang in die klinische Routine gefunden. Hinderliche Gründe für den Einsatz dieser Modelle sind der zeitliche Aufwand, die umfangreiche Datenakquise bei Patient:innenaufnahme und ihre Komplexität (Newman et al. 2015). Somit beruht die Erkennung von Risikofaktoren für Delir häufig auf der subjektiven Einschätzung der Behandelnden und Pflegenden, was zu fehlenden oder verspäteten therapeutischen Interventionen führen kann.

- ***Mangelhafte Delir-Diagnostik im stationären Bereich:*** Zur Diagnostik eines Delirs im klinischen Alltag kommen Screening-Tests zum Einsatz. In der Literatur sind mindestens 75 Screening-Instrumente zur Delir-Erkennung beschrieben, die auf unterschiedliche Settings und Patient:innengruppen (z. B. Intensivstation, Notaufnahme) angepasst sind (Brefka et al. 2022). Die Screening-Instrumente unterscheiden sich in ihrem Aufwand, durch ihren Umfang, die teilweise Einholung einer Fremdanamnese sowie dem Schulungsbedarf der Durchführenden. Pflegende werden als besonders geeignet für die Durchführung entsprechender Screening-Tests beschrieben (Soboh et al. 2024). Jedoch zeigen sich auch Defizite bei der Verwendung der Screening-Tests, was zu einer verminderten Sensitivität bei der Erkennung eines Delirs im Vergleich zu Spezialist:innen führt (Solberg et al. 2013). Ein Grund hierfür ist neben dem Zeitaufwand auch die unterschiedliche Komplexität der Testung je nach verwendetem Screening-Instrument. Neben Screening-Tests ist auch die subjektive Einschätzung durch Behandelnde und Pflegende ein wichtiger Bestandteil in der Delir-Diagnostik. Neben der mündlichen Weitergabe ist die Dokumentation (z. B. in Pflegeberichten) von großer Bedeutung.

3   Digitale Unterstützungssysteme

Neben begleitender Aus- und Weiterbildung aller Berufsgruppen zum Thema Delir stellen digitale Instrumente eine wichtige Säule dar, um den beschriebenen Herausforderungen und Problemfeldern in der Delir-Diagnostik in Zukunft zu begegnen. Digitale Unterstützungssyteme spielen bereits in der Akutversorgung deliranter Patient:innen (z. B. in der Notaufnahme) eine wichtige Rolle. Im Rahmen der Ersteinschätzung deliranter Patient:innen wird initial geprüft, inwieweit eine somatische oder psychiatrische Notfallsituation vorliegt, die sofortiger medizinischer und pflegerischer Intervention bedarf. Hierzu müssen Vitalparameter (z. B. Vigilanz, Atmung, Puls, Blutdruck, Blutzuckerspiegel und Temperatur) bestimmt, digital im Krankenhausinformationssystem (KIS) dokumentiert und ggf. weitere Maßnahmen zur Stabilisierung der Vitalfunktionen, Optimierung der Behandlungspriorität sowie laborchemische oder mikrobiologische Laboruntersuchungen vorgenommen werden. Die Bewertung der Notfallsituation bedarf der Berücksichtigung atypischer klinischer Präsentationen von betagten und hochbetagten Patient:innen. So können beispielsweise bei einer Pneumonie ein Delir und Sturzneigung ausgeprägt sein, typische Symptome wie Fieber und Atemnot geringfügig ausfallen oder gänzlich fehlen (Singler und Heppner 2021).

Bei ihrer Arbeit werden Notfallmediziner:innen und Notfallpflegende von speziellen Softwarelösungen oder zusätzlichen Modulen des bestehenden KIS unterstützt, die neben einer strukturierten Erfassung von Notfalldaten und Vitalparametern auch die automatische Berechnung von Risiko-Scores (z. B. qSOFA zur Sepsisfrüherkennung oder CRB-65 zur Behandlungspriorisierung einer Pneumonie) ermöglichen. Diese Softwarelösungen können helfen, eine Delir-auslösende Erkrankung zu erkennen, ihren Schweregrad zu evaluieren und lebensrettende Therapieschritte zu priorisieren.

Zur Ersteinschätzung eines Delirs und des Delirisikos sind umfangreiche Informationen über die medizinische Vorgeschichte, Medikamente und individuellen Risikofaktoren erforderlich. Neben den offensichtlichen Risikofaktoren (z. B. dem Alter) sind Notfallbehandelnde hierbei häufig auf den Zugriff auf externe Quellen (z. B. Auskünfte von Angehörigen, medizinischen Befunden oder Medikationsplänen) angewiesen. Dies ist v. a. bei Erstkonsultationen der Fall, bei denen noch nicht auf bestehende Datensätze aus dem hauseigenen KIS zurückgegriffen werden kann. Insbesondere in Notaufnahmen kann hier ein Informationsdefizit entstehen, falls entsprechende Daten nicht oder nur unvollständig vorliegen. Hoffnungen, diesen Missstand zu überbrücken, weckt die elektronische Patientenakte (ePA), die neben einem Notfalldatensatz auch Arztberichte und eine elektronische Medikationsliste (eML) enthalten soll. Jedoch ist die Qualität und Quantität der ePA abhängig von ihrer Pflege durch externe Ansprechpartner:innen (z. B. Hausärzt:innen). Hohe Datenschutzhürden und die Möglichkeit des Widerspruchs seitens der Patient:innen können den Informationsumfang und -zugang der ePA weiter einschränken. Ein zusätzlicher Baustein zur Überwindung des Informationsdefizites ist die zunehmende Digitalisierung der Rettungsdienste in Deutschland. Bereits am Einsatzort können behandlungsrelevante, häufig papiergebundene Dokumente per Tablet digital erfasst und entsprechend für die Nachbehandelnden aufbereitet werden. Ein Problem stellt aktuell noch die Integration der Rettungsdienst-Dokumentation in die jeweiligen KIS dar. Auch wenn technisch möglich, ist ein kostenintensives Schnittstellenmanagement nötig, um Daten vollumfänglich in das KIS des behandelnden Krankenhauses übernehmen zu können.

3.1 Delir-Risikoabschätzung

Die in der Notaufnahme oder an anderen aufnehmenden Stellen des Krankenhauses erfassten Daten und Informationen zu den jeweiligen Patient:innen stellen die Grundlage für die Möglichkeit einer Delir-Risikoabschätzung dar. Um die zeitintensiven und komplexen Modelle der Delir-Risikostratifizierung in den klinischen Alltag zu übertragen, kommen vermehrt *Machine-Learning*-Ansätze zum Einsatz. Diese Systeme bewerten fortwährend und individuell vorliegende klinische Daten, Informationen und Risikofaktoren aus den angeschlossenen Systemen und sind bereits für die Vorhersagefähigkeit eines Delirs validiert (Gong et al. 2023). Ziel ist es, rechtzeitig entsprechende Risikofaktoren an die Behandelnden zu adressieren, um die Delir-Entwicklung zu verhindern oder das Delir in seinem Schweregrad abzumildern. In dem vorliegenden Fallbeispiel hätte der Einsatz von Machine-Learning-Ansätzen unter Berücksichtigung z. B. einer Verschlechterung der Nierenfunktion, einem progredienten Gewichtsverlust oder Veränderungen der Vitalparameter frühzeitig ein Delir voraussagen können und dem Team der Behandelnden die Möglichkeit gegeben, entsprechende Gegenmaßnahmen zu ergreifen. Von besonderem Interesse ist die Kombination von Machine Learning, Deep Learning und Large-Language-Modellen. Diese unter dem großen Übergriff der künstlichen Intelligenz (KI) zusammengefassten Einzelbestandteile können eine symbiotische Beziehung eingehen, um große klinische Datensätze *(Big Data)* vollumfänglich zu analysieren (Young et al. 2025). Entsprechende Systeme von KIS-Anbietenden befinden sich im fortgeschrittenen Entwicklungsprozess oder werden bereits am Markt angeboten. Neben der Möglichkeit der Identifikation eines Delirs und seiner entsprechenden Risikofaktoren werden entsprechende Systeme auch in der Früherkennung einer Sepsis oder eines akuten Nierenversagens eingesetzt.

3.2 Delir-Erkennung

Neben der frühzeitigen Identifizierung von Delir-Risikofaktoren ist auch die zeitnahe Erkennung eines eingetretenen Delirs von entscheidender Bedeutung. Um den Einsatz etablierter Screening-Instrumente wie z. B. den CAM-ICU oder 4AT anwender:innenfreundlicher zu gestellten, steht bereits mobile Unterstützung in Form verschiedener Applikationen *(Apps)* für Apple iOS und Google Android Endgeräte zur Verfügung.

Ziel der Applikationen ist es, durch eine möglich einfache Benutzer:innenoberfläche die Zugänglichkeit zu Screening-Instrumenten am Krankenbett zu erhöhen (Yang Fangyu et al. 2016; Armstrong et al. 2021). Eine groß angelegte prospektive Studie soll die Diagnosegenauigkeit dieser Apps weiter beleuchten (Rutter et al. 2018). Mit der zunehmenden Etablierung der entsprechenden Endgeräte, insbesondere in den Bereichen der Pflege- und Behandlungsdokumentation, ist eine flächendeckende Verwendung entsprechender Applikationen bereits heutzutage möglich.

Moderne KIS ermöglichen die umfassende Erfassung von Behandlungsdaten. Insbesondere im Bereich der digitalen Patient:innenkurve, von Labor- und Mikrobiologiedaten sowie bei digitalen Medikationsprogrammen können Daten systematisch und strukturiert erfasst werden. Jedoch spielen weiterhin auch narrative Daten eine große Rolle im klinischen Alltag. Diese können z. B. in Form von Pflegeberichten, Behandlungsverläufen, Konsilen oder radiologischen Befunden vorliegen. Neben der persönlichen Weitergabe von Informationen in Form von z. B. Frühbesprechungen oder Dienstübergaben stellt die schriftliche Dokumentation einen wichtigen Bestandteil in der Delir- Einschätzung und Delir-Diagnostik dar. Insbesondere das Erkennen des wichtigen Diagnosekriteriums der Fluktuation ist häufig erst durch intensive Sichtung der berufsgruppenübergreifenden Dokumentation möglich. Der Pflege kommt hierbei eine besondere Rolle zu. Aufgrund ihres höheren zeitlichen Kontaktes mit Patient:innen kann sie kognitive Veränderungen, Wachheit und die Fluktuation der Symptome besonders gut beobachten (Lacko et al. 1999). Auch in dem vorliegenden Fallbeispiel kann der pflegerische Frühdienst Herrn Müller noch als orientiert und bewusstseinsklar erlebt haben, der Nachtdienst hingegen als fahrig und zu keiner Qualität mehr orientiert. Um dies im Nachhinein bewerten zu können, ist eine möglichst umfassende Dokumentation der Situation und Erlebens der jeweiligen Patient:innen notwendig. Nach aktueller Studienlage zeigen sich jedoch häufig in der Dokumentation von deliranten Patient:innen Lücken, die eine Diagnosestellung verzögern oder gar verhindert können. So finden sich Mängel insbesondere bei der Dokumentation der Delir-definierenden Symptome der Aufmerksamkeit und der Wachheit bei ausgewerteten Pflegeberichten von Patient:innen nach herzchirurgischen Eingriffen (Poikajärvi et al. 2024). Zudem zeigen sich auch Defizite in der subjektiven Delir-Einschätzung von einzelnen Pflegepersonen im Vergleich zu etablierten Screening-Instrumenten (Inouye 2001; Steis und Fick 2008; El Hussein et al. 2015). Dies unterstreicht die Notwendigkeit eines möglichst standardisierten Vorgehens in der Auswertung der berufsspezifischen narrativen Dokumentation, um ein möglichst allumfassendes Bild des Erlebens der jeweiligen Patient:innen zu erhalten. Dies ist im klinischen Alltag aktuell nur unvollständig und unter großem zeitlichem Aufwand möglich.

Ein Ansatz zur Lösung dieses Dilemmas stellt in Zukunft die systematische Analyse schriftlicher Datensätze mit Hilfe von *Natural Language Processing (NLP)* dar. Diese Systeme können in hoher Geschwindigkeit narrative Daten und Informationen untersuchen und nach entsprechenden Schlüsselwörtern für delirtypische Verhaltensauffälligkeiten fahnden. Da diese Systeme auch für eine dauerhafte Überwachung der narrativen Datensätze zur Verfügung stehen, können diese eine Delirentwicklung auch im Tagesverlauf und bei wechselnden Schichten erkennen. Der aktuelle Goldstandard der *Confusion Assessment Method (CAM)* wird hingegen je nach Einsatzbereich ein- bis zweimal täglich durchgeführt und kann somit kurzzeitige Entwicklungen unter Umständen nicht vollumfänglich abbilden. Zudem beschränkt sich die Auswertung nicht nur auf die Untersuchung einer berufsgruppenspezifischen Dokumentation (z. B. Pflegeberichte oder ärztlicher Diskurs). Stattdessen kann mit dem Einsatz von NLP die schriftliche Dokumentation aller Berufsgruppen zur Delir-Diagnostik herangezogen werden.

In dem vorliegenden Fallbeispiel wäre NLP auf die Beschreibung eines Delir-typischen Verhaltensmusters, z. B. im Nachtdienst, aufmerksam geworden und hätte eine entsprechende Warnung an die Behandelnden kommunizieren können. In ersten retrospektiven Arbeiten konnte NLP häufiger die Diagnose eins Delirs bei hospitalisierten COVID-19-Patient:innen stellen als der Goldstandard CAM-ICU (Pagali et al. 2023). Da NLP bereits flächenhaft für den Einsatz in Chatbots kommerziell verwendet wird, scheint eine Translation dieser Technik auch für den klinischen Einsatz möglich und kann in Zukunft auch eine Bereicherung nicht nur für die Delir-Diagnostik darstellen.

4 Fazit und Ausblick

KI hat das Potenzial, die Diagnostik eines Delirs und die Identifikation entsprechender Risikofaktoren zu beschleunigen und somit das Outcome der Patient:innen bei diesem aktuell noch unterdiagnostizierten Krankheitsbild zu verbessern. Weitere Studien – auch unter Berücksichtigungen ökonomischer Endpunkte – sind notwendig, um das Potenzial der Technik weiter zu erkunden und Argumente für die teils kostenintensiven Investitionen in die Krankenhaus-IT-Umgebung zu liefern. Da diese Systeme auch auf die Qualität von externen Daten angewiesen sind, sollten Verantwortliche auf allen politischen und medizinischen Ebenen einen möglichst barrierefreien Informationsfluss zwischen den einzelnen Leistungserbringenden im Gesundheitssystem sicherstellen.

Neben technischen Lösungen ist weiterhin die Aus- und Weiterbildung aller am Behandlungsverlauf beteiligten Berufsgruppen zum Thema Delir essenziell, um sowohl einen nachhaltigen Behandlungserfolg als auch gleichzeitig verständnisvollen Umgang bei diesem teils herausfordernden Patient:innenklientel zu ermöglichen.

References

Armstrong B, Habtemariam D, Husser E, Leslie DL, Boltz M, Jung Y, Fick DM, Inouye SK, Marcantonio ER, Ngo LH (2021) A mobile app for delirium screening. JAMIA Open 4:ooab027

Brefka S, Eschweiler GW, Dallmeier D, Denkinger M, Leinert C (2022) Comparison of delirium detection tools in acute care: a rapid review. Z Gerontol Geriatr 55(2):105–115

El Hussein M, Hirst S, Salyers V (2015) Factors that contribute to underrecognition of delirium by registered nurses in acute care settings: a scoping review of the literature to explain this phenomenon. J Clin Nurs 24(7–8):906–915

Gong KD, Lu R, Bergamaschi TS, Sanyal A, Guo J, Kim H, Nguyen HT, Greenstein JL, Winslow RL, Stevens R (2023) Predicting intensive care delirium with machine learning: Model development and external validation. Anesthesiology 138(3):299–311

Hewer W, Thomas C, Drach LM (2016) Delir beim alten Menschen: Grundlagen – Diagnostik – Therapie – Prävention. Kohlhammer, Stuttgart

Inouye SK (2001) Nurses' recognition of delirium and its symptoms: comparison of nurse and researcher ratings. Arch Intern Med 161(20):2467–2473

Inouye SK, Bogardus ST, Charpentier PA, Leo-Summers L, Acampora D, Holford TR, Cooney LM (1999) A multicomponent intervention to prevent delirium in hospitalized older patients. N Engl J Med 340(9):669–676

Inouye SK, Bogardus ST, Williams CS, Leo-Summers L, Agostini JV (2003) The role of adherence on the effectiveness of nonpharmacologic interventions: evidence from the delirium prevention trial. Arch Intern Med 163(8):958–964

Kakuma R, Galbaud du Fort G, Arsenault L, Perrault A, Platt RW, Monette J, Moride Y, Wolfson C (2003) Delirium in older emergency department patients discharged home: effect on survival. J Am Geriatr Soc 51(4):443–450

Lacko L, Bryan Y, Dellasega C, Salerno F (1999) Changing clinical practice through research: the case of delirium. Clin Nurs Res 8(3):235–250

Lee S, Howard MA, Han JH (2023) Delirium and delirium prevention in the emergency department. Clin Geriatr Med 39(4):535–551

Newman MW, O'Dwyer LC, Rosenthal L (2015) Predicting delirium: a review of risk-stratification models. Gen Hosp Psychiatry 37(5):408–413

Pagali SR, Kumar R, Fu S, Sohn S, Yousufuddin M (2023) Natural Language Processing CAM algorithm improves delirium detection compared with conventional methods. Am J Med Qual 38(1):17–22

Poikajärvi S, Peltonen L-M, Siirala E, Heimonen J, Moen H, Salanterä S, Junttila K (2024) Exploring the documentation of delirium in patients after cardiac surgery: a retrospective patient record study. Comput Inform Nurs 42(1):27–34

Ritter SRF, Cardoso AF, Lins MMP, Zoccoli TLV, Freitas MPD, Camargos EF (2018) Underdiagnosis of delirium in the elderly in acute care hospital settings: lessons not learned. Psychogeriatrics 18(4):268–275

Rutter L-M, Nouzova E, Stott DJ, Weir CJ, Assi V, Barnett JH et al. (2018) Diagnostic test accuracy of a novel smartphone application for the assessment of attention deficits in delirium in older hospitalised patients: a prospective cohort study protocol. BMC Geriatr 18:217

Shi Q, Presutti R, Selchen D, Saposnik G (2012) Delirium in acute stroke: a systematic review and meta-analysis. Stroke 43(3):645–649

Singler K, Heppner (2021) Basiskurs Geriatrie: Notfallmedizin im Alter. MMW – Fortschritte Med 163(20):67–69

Soboh R, Gino-Moor S, Jiris N, Ginsberg S, Oliven R (2024) Validation of a viable delirium detection test performed by nurses and physicians during routine patient care. BMC Geriatr 24:297

Solberg LM, Plummer CE, May KN, Mion LC (2013) A quality improvement program to increase nurses' detection of delirium on an acute medical unit. Geriatr Nurs 34(1):75–79

Spies M, Frey R, Friedrich M-E, Kasper S, Baldinger-Melich P (2019) Delir – ein evidenzbasierter Überblick. Wien Klin Wochenschr Educ 14:1–17

Steis MR, Fick DM (2008) Are nurses recognizing delirium? A systematic review. J Gerontol Nurs 34(9):40–48

Wang Y, Wang B (2024) Risk factors of delirium after cardiac surgery: a systematic review and meta-analysis. J Cardiothorac Surg 19:675

Fangyu Y, Meihua Ji, Ding Shu WuY, Chang P, Lin C, Yang X (2016) The development and evaluation of delirium assessment and nursing care decision-making assistant mobile application for intensive care unit. Stud Health Technol Inform 225:668–672

Young M, Kotfis K, Bellomo R (2025) Using AI to detect and treat delirium. Intensive Care Med 51:389–392

Herausforderungen in der stationären Akutpflege

Simon Ochel, Helene Maucher und Jasmin Shmalia

1 Einleitung

Herr Müller wurde mit dem Verdacht auf einen Schlaganfall in die Notaufnahme der Klinik durch den Rettungsdienst gebracht. Die Verdachtsdiagnose wurde im Rahmen der Akutbehandlung bestätigt und durch eine Katheterintervention sowie Lysetherapie erfolgreich behandelt.

Durch das Verhalten von Herrn Müller sowie die bestehende Symptomatik liegt der Verdacht nahe, dass Herr Müller ein Post-Stroke-Delir entwickelt hat. In einer Metaanalyse aus 49 Studien wird die Prävalenz des Post-Stroke-Delirs mit 24,4 % beschrieben (Zhang et al. 2024). Es lässt sich jedoch sagen, dass die Prävalenz signifikant variiert, da neben Faktoren wie dem Geschlecht oder Alter auch soziale Faktoren wie das Bildungsniveau sowie Tabak- oder Alkoholkonsum eine wesentliche Rolle spielen.

Das Post-Stroke-Delir wurde durch das Behandlungsteam diagnostiziert. Zur Diagnostik haben sich folgende Verfahren als geeignet erwiesen:

S. Ochel (✉) · J. Shmalia
Sana-Klinikum Remscheid GmbH, Remscheid, Deutschland
E-Mail: simon.ochel@sana.de

J. Shmalia
E-Mail: jasmin.shmalia@sana.de

H. Maucher
Unternehmensstrategie Pflege, Sana Kliniken AG, Ismaning, Deutschland
E-Mail: helene.maucher@rku.de

K. Nordmann et al. (Hrsg.), *Digitales Nahtstellenmanagement in der Gesundheitsversorgung*, https://doi.org/10.1007/978-3-662-72579-5_8

- Confusion Assessment Method (CAM)
- 4AT-Test
- Delirium Rating Scale (DRS-98-R)

Die Verfahren werden im weiteren Verlauf detaillierter beschrieben.

Da auf der Stroke Unit kein Bett verfügbar ist, wird Herr Müller auf die geronto-psychiatrische Station aufgenommen und das Post-Stroke-Delir behandelt. Hier entwickelt Herr Müller einen Dekubitus Grad 2, welcher ebenfalls behandelt werden muss, bevor Herr Müller verlegt wird.

2 Diagnostische Verfahren der Akutpflege im Detail

Im Voraus war Herr Müller in der Zentralen Notaufnahme (ZNA), wo er ganzheitlich aufgenommen wird. Hierzu gehört auch der Anstoß des Pflegeprozesses, mit dem Start der Pflegeprozessdokumentation (Hunstein et al. 2016), Leistungserfassung in der Pflege (LEP; Baumberger et al. 2016) und ggf. der Pflegediagnostik (z. B. NANDA; Kamitsuru et al. 2024). Idealerweise kommen bereits Vorinformationen von den vorversorgenden Bereichen wie beispielsweise dem Seniorenheimbereich, einem ambulanten Pflegedienst, den Hausärzt:innen oder auch Angehörigen an die Akteur:innen der ZNA. Neben den Stammdaten sind diese künftig durch die Einführung der ePA 3.0 auf der elektronischen Gesundheitskarte (eGK) gespeichert.

In der ZNA ist es wichtig, verschiedene Assessments durchzuführen, um den Zustand der Patient:innen schnell beurteilen zu können und Interventionen einzuleiten. Hier gibt es einige gängige Assessments, die in Expertenstandards empfohlen (DNQP 2025) und in der Notaufnahme verwendet werden. Assessments sind wichtige Grundlagen für evidenzbasierte Pflege (Spirig et al. 2007). Beispiele sind:

- *Braden-Skala:* Diese wird verwendet, um das Risiko für Druckgeschwüre zu bewerten. Sie berücksichtigt Faktoren wie Mobilität, Aktivität, Ernährung und Hautzustand.
- Delir-Assessment: Hierbei kommen Instrumente wie die *Confusion Assessment Method (CAM)* zum Einsatz, um Anzeichen von Delir zu erkennen. Dies ist besonders wichtig, da Delir häufig in akuten Situationen auftritt.
- Schmerzassessment: Die Bewertung der Schmerzintensität ist entscheidend, um die richtige Schmerztherapie einzuleiten. Hierfür können numerische Skalen oder visuelle Analogskalen verwendet werden.
- *Glasgow Coma Scale (GCS):* Diese Skala wird verwendet, um das Bewusstsein und die neurologische Situation des Patienten zu bewerten. Bei entsprechenden Symptomen sind vor allem auch die Frühwarnzeichen für Sepsis zu beachten.

Außerdem muss eine Vitalzeichenüberwachung folgen: Die regelmäßige Überprüfung von Blutdruck, Puls, Atemfrequenz und Temperatur ist unerlässlich, um den allgemeinen Gesundheitszustand der Patient:innen zu überwachen. Ferner wird hieraus auch die Diagnostik abgeleitet.

Die Dokumentation und die Assessments sollten digital mit Unterstützung von Künstlicher Intelligenz (KI) möglich sein, sodass die Parameter der Patient:innen und das Risikoscreening auch digital erfolgen kann und der Fokus des Behandlungsteams auf den Patient:innen liegt. Eine effiziente Unterstützung wäre v. a. eine Sprachsteuerungsapp. Auch andere Möglichkeiten existieren bereits am Markt, sodass einige Produktentwicklungen in der Praxis in Erprobung sind. Dazu gehört beispielsweise ein Dekubitus-Scanner, der mittels Sensortechnik das Dekubitus-Risiko einschätzen kann. Außerdem gibt es fortschrittliche digitale und umfassende Systeme zum Mobilitätsmonitoring zur Förderung der Patient:innensicherheit. Das Ziel in einer Akutklinik sollte immer sein, schlanke Prozesse zu installieren und den kompletten Prozess zu digitalisieren. Ferner sollten agile smarte Innovationen implementiert werden, welche das gesamte therapeutische Team unterstützen, um das maximale Outcome für die Patient:innen zu erreichen.

Eine vertiefte Analyse des Fallbeispiels von Herrn Müller zeigt auf, dass die initiale Behandlung während der Notfallsituation gemäß dem aktuellen wissenschaftlichen Stand und den etablierten Standards erfolgte, was eine adäquate Versorgung des Patienten sicherstellt. Das primäre Ziel der Therapie war daraufhin die Behandlung des Post-Stroke-Delirs. Viele Patient:innen entwickeln nach einem Schlaganfall ein Delir. Dies kann auch eine bestehende Demenz verschlechtern oder zu einer Demenz führen. Ein Delir kann durch das Sensibilisieren und die Schulung des gesamten therapeutischen Teams verhindert und insbesondere durch Vorinformation gemildert werden. Dazu gehört es, bei der präklinischen Versorgung auf Präventionsmaßnahmen hinzuweisen und entsprechend auch die Angehörigen als Co-Therapeut:innen zu nutzen, indem sie persönliche Gegenstände mitbringen und Vorlieben der jeweiligen Patient:innen als Ressourcen angeben oder selbst in einer herausfordernden Krankheitssituation für die Patient:innen zur Verfügung stehen. Das alles könnte bereits digital vorbereitet sein und möglichst als Information in die Akte einfließen, um bei einem elektiven Patient:innenklientel einen Informationsverlust zu verhindern. Das alles ersetzt allerdings das persönliche Gespräch, nebst Anamnesen, nicht.

Zum Delir tritt bei Herrn Müller ein zusätzliches Problem auf: Ein Dekubitus zweiten Grades. Häufig sind in Akutsituationen schon wenige Stunden Druckbelastungen – beispielsweise durch ‚falsche' Lagerung – entscheidend für die Entstehung eines Dekubitus. Die Behandlung wird auf die akuten Probleme und die Begleiterkrankungen des Patienten zugeschnitten, wobei eine umfassende Anamnese und ein gezieltes Assessment des Patienten im Rahmen der Notfallbehandlung häufig verspätet erfolgt. Der Dekubitusexpert:innen standard (DNQP 2017) fordert eine Hauteinschätzung innerhalb der ersten acht Stunden nach der Aufnahme. Dies ist insbesondere in der akuten Phase der Behandlung häufig nicht möglich, da die Versorgung zunächst auf das akute Ereignis fokussiert ist. Jedoch wäre es sinnvoll gewesen, eine weiterführende Anamnese durch das

96   S. Ochel et al.

aufnehmende Stationsteam durchzuführen. Insbesondere im Bereich der Geriatrie sind es häufig vulnerable Patient:innen mit hoher Multimorbidität. Dies unterstreicht die Notwendigkeit einer ganzheitlichen Betrachtung und lenkt den Blick auf die pflegesensitiven Outcomes. Hier ist die Erfassung der Risikofaktoren mit den evidenzbasierten Assessments entscheidend, um Interventionen einzuleiten.

3 Unterstützung der Versorgung durch digitale Tools

Die Einführung eines standardisierten Assessments, wie es etwa durch Systeme der elektronischen Patientenakte (ePA) unterstützt wird, könnte hier von großem Nutzen sein. Digitale Systeme können bei der Auswahl der Assessments unterstützen. So ist es in Notaufnahmeinformationssystemen wie *e.care ED* oder *ERPath* möglich, anhand der Leitsymptome Behandlungspfade zu definieren. Hier können dann die weiteren Assessments wie auch Maßnahmen direkt geplant und begründet auf die individuellen Patient:innen angepasst werden. Im Fall von Herrn Müller wäre dies nach Schlaganfalldiagnosestellung der CAM. Es gibt für verschiedene Patient:innengruppen entsprechende Prozessdokumentationen, die bei der Dokumentation, Risikoerfassung sowie bei der Maßnahmenplanung unterstützen können.

Ferner integrieren die Krankenhausinformationssysteme (KIS) mittlerweile Kataloge und Assessments wie *ePA-AC* und *LEP*. Diese Systeme ermöglichen eine detaillierte und umfassende Erhebung von Patient:inneninformationen und die Erstellung eines individuellen Pflegeplans, der alle relevanten gesundheitlichen Aspekte abdeckt (Abb. 1).

Maßnahme	Intervall	Von	Bis	Freigegeben dur…	Evaluierung	Angeordnet durch	Bemerkung
Keine Behandlungsplanvorlage vorhanden							
Sturzberatung durchführen	täglich um 07:00 [1], 12:00 [1], 17:00 [1]	21.01.2025 15:55					
Schmerzberatung durchführen	täglich um 07:00 [1], 12:00 [1], 17:00 [1]	21.01.2025 15:55					
Visite mit Ärztin/Behandlungsteam durchführen	täglich um 07:00 [1]	21.01.2025 15:55					
Infusion verabreichen	täglich um 07:00 [1]	21.01.2025 15:54					
Infusion mit Zusatz verabreichen	täglich um 07:00 [1], 12:00 [1], 17:00 [1]	21.01.2025 15:54					
Kanüle/Katheter spülen	täglich um 07:00 [1], 12:00 [1], 17:00 [1]	21.01.2025 15:53					
Injektion s.c. verabreichen	täglich um 07:00 [1]	21.01.2025 15:53					
Körpertemperatur messen	täglich um 07:00 [1]	21.01.2025 15:53					
Bettschüssel reichen/entfernen	täglich um 08:00 [1], 19:00 [1]	21.01.2025 15:52					
Bettschüssel leeren/wechseln	täglich um 08:00 [1], 19:00 [1]	21.01.2025 15:52					
Ausscheidung mit Toilettenstuhl unterstützen	täglich um 07:00 [1], 12:00 [1], 17:00 [1]	21.01.2025 15:52					
Teilkörper an-/auskleiden	täglich um 08:00 [1], 19:00 [1]	21.01.2025 15:51					
Kleidung vor-/nachbereiten	täglich um 08:00 [1], 19:00 [1]	21.01.2025 15:51					
Zahnprothese/-spange reinigen	täglich um 08:00 [1]	21.01.2025 15:51					
Teilkörperwäsche durchführen	täglich um 08:00 [1]	21.01.2025 15:51					
Körperpflegemittel vor-/nachbereiten	täglich um 08:00 [1]	21.01.2025 15:48					
Stehtraining durchführen	täglich um 07:00 [1], 12:00 [1], 17:00 [1]	21.01.2025 15:48					
In das Bett mobilisieren	täglich um 07:00 [1], 12:00 [1], 17:00 [1]	21.01.2025 15:48					

Abb. 1 Patient:innenindividueller Pflegeplan (LEP Integration, M-KIS Sana Klinikum Remscheid)

Grundsätzlich lässt sich sagen, dass die Akutbehandlung bei Herrn Müller in Bezug auf die Hauptdiagnose adäquat erfolgt ist. Durch ein digital-gestütztes Risikoassessment und einen zeitnahen Beginn der Interventionsmaßnahmen hätte der Dekubitus sich ggf. vermeiden lassen. Wenn Herr Müller durch die digitale Unterstützung eingeleitete Interventionen erhalten und somit keinen Dekubitus erlitten hätte, aber auch bzgl. Delir eine frühzeitige Intervention eingeleitet worden wäre, könnten Folgeschäden vermieden werden, die häufig bis zur Pflegebedürftigkeit führen und sogar einen langfristigen Pflegegrad nach sich ziehen. Transparente Kennzahlen und nachweislich wirksame Pflegeinterventionen wirken sich positiv auf die professionelle Pflegeidentität aus und tragen zur Motivation der Beschäftigten bei. Volkswirtschaftlich betrachtet könnte ein Business-Case (Drenkard 2010) erstellt werden, wenn die Kosten für eine Dekubitus-Behandlung und Delir-Prävention mit den Kosten eines ganzheitlichen professionellen Versorgungsmodells verglichen werden, bei dem Digitalisierung eine Selbstverständlichkeit ist. Durch transparente Kennzahlen und wirksame Intervention kann dann auch die Pflege Selbstwirksamkeit erfahren.

Darüber hinaus könnten moderne Technologien wie Augmented Reality (AR) eine visuelle Unterstützung bieten, um Patient:innen standortübergreifend zu behandeln, basierend auf den verfügbaren Akten und Informationen. In Herrn Müllers Fall hätte eine frühzeitige und umfassende Anamnese möglicherweise dazu beigetragen, den Dekubitus zu vermeiden. Die digitale Risikoeinschätzung durch entsprechende evidenzbasierte Assessmentinstrumente (z. B. durch Einschätzung des Dekubitusrisikos) hätte zu einer Prävention des Dekubitus durch entsprechende Lagerung, Mobilisation etc. beitragen können. Nicht zuletzt wäre eine Innovation in Form eines Dekubitus-Scanners eine Innovation, welche die Intrarater-Reliabilität subepidermaler Feuchtigkeitsmessung mittels eines mobilen Scanners misst und somit unterstützt, Interventionen zu planen, das Risiko zu minimieren und gleichzeitig durch gezielte Lagerungen auch Personalkosten einzusparen und personalisierte bedarfsgerechte Interventionen zu planen (Lahmann et al. 2023).

4   Wie hätte der Behandlungsverlauf verlaufen können/ müssen?

Hinsichtlich der ganzheitlichen Betrachtung und weiteren Patient Journey von Herrn Müller lenken wir den Blick auf das unbehandelte Urothelkarzinom. Das Fehlen von vollständigen Informationen über Herrn Müllers Zustand und seine Vorgeschichte, insbesondere bezüglich einer bestehenden Tumorerkrankung, stellt ein zentrales Problem dar. Weder der Patient selbst noch seine Ehefrau waren in der Lage, diese Information in der Situation weiterzugeben. Der reduzierte Ernährungszustand führt zu weiteren Risiken. Der Hausarzt selbst hätte zunächst von der akuten Aufnahme in die Klinik informiert und von der Schweigepflicht entbunden werden müssen. Hier könnte eine sektorenübergreifende ePA Abhilfe schaffen, indem sie es dem Klinikum ermöglicht, in

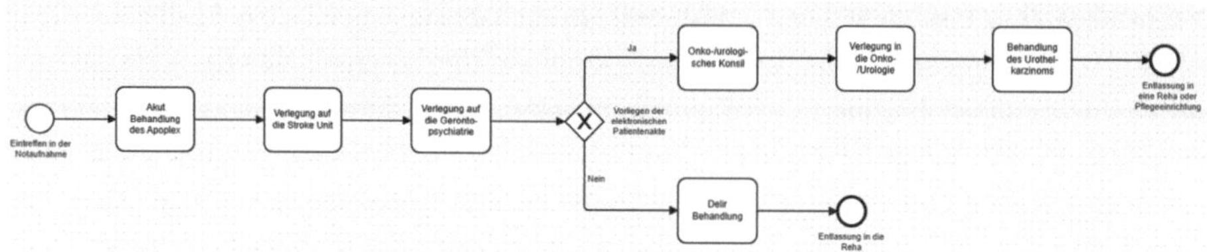

Abb. 2 Einfluss auf den Patient:innenpfad durch Vorliegen ganzheitlicher Informationen

Notfällen auch ohne direkten Kontakt mit dem Patienten sofort auf alle relevanten Daten zuzugreifen, unabhängig davon, ob der Patient ansprechbar ist oder nicht. Dies sollte selbstverständlich unter der zuvor unterschrieben Einwilligung des Patienten und unter der Beachtung des Datenschutzes geschehen.[1]

Durch den Einsatz der ePA könnten alle Beteiligten auf wichtige Informationen zugreifen, etwa auf den Urothel-Befund, der möglicherweise eine direkte Verlegung von Herrn Müller in eine Reha verhindert hätte. Stattdessen hätte er auf eine spezialisierte urologische oder onkologische Station verlegt werden können, was seine Behandlung verbessert hätte (Abb. 2).

In beiden Fällen wird antizipiert, dass der Dekubitus behandelt wird. Der Outcome des ‚digitalen' Pfades ist nur schwer abschätzbar, könnte jedoch zum Überleben von Herrn Müller führen.

Die Digitalisierung und der Einsatz digitaler Patientenakten bieten die Möglichkeit, medizinische Daten strukturiert in die Behandlung zu integrieren. So lässt sich sicherstellen, dass Medikamente korrekt verordnet werden, aber auch Risiken durch Wechselwirkungen, allergische Reaktionen, Überempfindlichkeiten oder auch Kontraindikationen können durch strukturierte Daten patient:innenzentriert minimiert werden (Abb. 3).

In Bezug auf Herrn Müller hätte das System bei der Lysebehandlung eine Warnung ausgegeben, die aufgrund des erhöhten Blutungsrisikos wegen der bestehenden Tumorerkrankung ausgelöst worden wäre.

Ergänzend zu der ePA kann der Patient und die Angehörige auch ein Patient:innenportal nutzen, welches den Patient:innen ermöglicht, ihre medizinischen Daten selbst zu erfassen und jederzeit zu aktualisieren. Diese Informationen stehen dann dem medizinischen Personal jederzeit zur Verfügung und ermöglichen eine noch präzisere und aktuellere Behandlung.

Ein solches Portal könnte auch standortübergreifend genutzt werden, sodass behandelnde Ärzt:innen und Pflegefachpersonen auf die relevanten Daten zugreifen können. Ein Beispiel hierfür ist die Behandlung von Wunden, wie einem Dekubitus. Wenn

---

[1] Hier ist auch im Rahmen des Patient:innenportals der Sana Kliniken AG so vorgesehen, dass die Datenhoheit die Patient:innen haben.

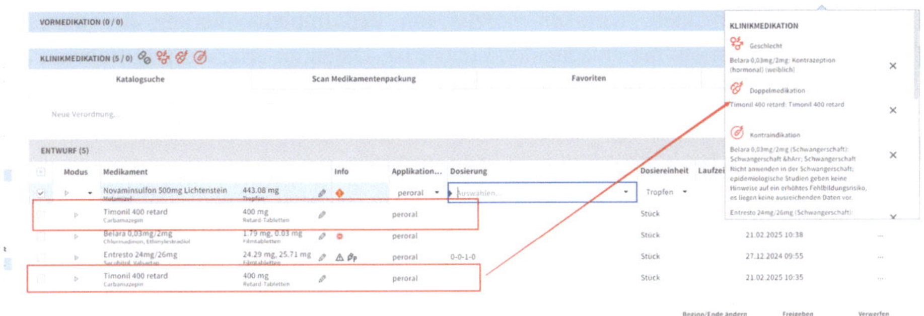

Abb. 3 Arzneimitteltherapiesicherheit-Interaktionscheck (M-Medikation Sana Klinikum Remscheid)

das Klinikum keine ausreichende Expertise in der Wundbehandlung hat, könnten Expert:innen einer anderen Klinik über ein zentrales Archiv auf die Patient:innenakte zugreifen und die Behandlung entsprechend anpassen, sofern die Patient:innen zustimmen. Wie in vielen anderen Ländern kann man auch virtuell mit den Patient:innen in Kontakt aber auch in Behandlung treten. Dieses ist nicht nur im medizinischen Bereich möglich, sondern auch im pflegerischen Setting. Das Tele-Nursing sei hier genannt. Pflegeexpert:innen und/oder Advanced Practice Nurses können sich mit den Patient:innen digital austauschen. Die Therapie zur Herzinsuffizienz ist hier zu erwähnen. Poststationär kann man sich digital mit den Patient:innen austauschen und diese pflegerisch beraten und betreuen.

Zusammenfassend lässt sich festhalten, dass eine umfassende digitale und strukturierte Erhebung von Patient:innendaten die Versorgung von Patient:innen mit Multimorbidität erheblich verbessern kann. Die Verfügbarkeit von Informationen durch die ePA und Patient:innenportale würde nicht nur die Behandlung optimieren, sondern auch das Risiko von Folgeschäden und Fehlern verringern.

Insgesamt kann die Digitalisierung aus vielerlei Hinsicht die Versorgung der Patient:innen unterstützen und mehr Patient:innensicherheit und Qualität in der Versorgung bieten – bei gleichzeitig besseren Arbeitsbedingungen für die Mitarbeitenden. Entscheidend ist auch die Standardisierung und das Evidence-based Nursing.

Nicht zuletzt unterstützt die digitale Akte die therapeutischen Teams, weil Herr Müller in einer geriatrischen Komplexbehandlung eingeschlossen wird, das konkrete Therapieminuten für die professionellen Teams vorsieht. Weiter könnte bei Herrn Müller auch Unterstützung durch reaktive Robotik zum Tragen kommen. Reaktive Robotik wird derzeit v. a. bei Patient:innen in der Phase B nach Schlaganfall angewendet, um zum einen den Patient:innen noch mehr Therapieminuten zukommen zu lassen und zum anderen Pflegende und Therapeut:innen zu entlasten.

Insgesamt haben viele Kliniken bereits mit der Implementierung der digitalen Patientenakte begonnen, die entscheidend dabei ist, Daten zu erfassen und Benchmarks aufzubauen und hier auch auf der Metaebene sektorenübergreifende Netzwerke aufzubauen, die über den Klinikrand hinaus digital und menschlich funktionieren und virtuelle Expert:innenvisiten zur Selbstverständlichkeit machen.

So wird in unserem Fall Herr Müller, der durch die Angehörigen aktuell nicht versorgt werden kann, in eine Kurzzeitpflegeeinheit übergeleitet. Auch hier ist es oft schwierig, einen geeigneten Platz zu finden. Dabei kann in enger Abstimmung mit den Angehörigen eine digitale Plattform bei der Suche unterstützen.

5   Fazit und Ausblick

Viele Länder sind im Vergleich zu Deutschland in der digitalen Gesundheitsversorgung viel weiter. Optimalerweise kommen Patient:innen in die Notaufnahme eines Krankenhauses und haben bereits alle wesentlichen Gesundheitsdaten ‚digital' verfügbar. Diese wichtigen Informationen können aber auch niedergelassene Ärzt:innen, stationäre Altenpflegeeinrichtungen oder ambulante Pflegedienste einsehen. Wenn beispielsweise ein:e Patient:in mit Bewusstlosigkeit in die ZNA kommt, dann wissen alle im therapeutischen Team, was für Diagnosen vorliegen, welche Medikamente eingenommen werden und welche Allergien vorhanden sind. Anhänge wie eine Patient:innenvollmacht sind ebenso inkludiert. Wenn das gelingt, dann werden die Patient:innen ganzheitlich versorgt und behandelt und ein besserer Outcome entsteht. Hier kann beispielsweise durch Information und Transparenz eine integrierte Patient Journey in einem Patient:innenportal helfen, in dem das medizinischem Fachpersonal seine Patient:innen noch zielgerichteter unterstützen kann. Auch hier gilt wieder das Motto, dass die benötigten Informationen zum richtigen Zeitpunkt den richtigen Personen zur Verfügung stehen.

Für das interprofessionelle Team heißt dies Entlastung! Aber auch weniger Einbrüche und Redundanzen in der Kommunikation, sodass sich alle auf die eigentliche Patient:innenversorgung fokussieren können. Nicht zuletzt ist bei dem hohen Nutzen der Digitalisierung der Faktor Mensch entscheidend, um die digital erfassten Informationen nochmals zu eruieren und die Patient:innen in der individuellen Situation ganzheitlich in den Blick zu nehmen. Hier sind Aspekte der Ethik und der Professionalität entscheidend, wobei Evidence-based Nursing zum Selbstverständnis gehören muss. Das bedeutet, die Patient:innen in der jeweils individuellen Situation mit dem bestverfügbaren Wissen zu betrachten (Behrens und Langer 2022).

Nicht zuletzt sollte in der ganzen Patient Journey nach ‚Patient First' auch das Behandlungsteam im Fokus stehen. Hier könnten die Mitarbeitenden an verschiedenen Stellen durch die Digitalisierung gewinnen. Verschiedenes ist bereits angesprochen worden. Allerdings eröffnet ein Blick über den Tellerrand auch Impulse für das das Thema ‚Virtual Nursing'. Hier entwickeln sich aktuell in den USA verschiedene Konzepte, wobei erfahrene Kolleg:innen aus der Pflege in Medikamentenanamnese aber auch im Coaching von Mitarbeitenden unterstützen. Virtuelle Pflege kann eine Vielzahl von Pflegefachpersonen anziehen, die einen Berufsaustritt in Erwägung ziehen.

References

Behrens J, Langer G (2022) Evidence based Nursing and Caring: Methoden und Ethik der Pflegepraxis und Versorgungsforschung – Vertrauensbildende Entzauberung der „Wissenschaft". Hogrefe, Bern

Baumberger D, Hieber S, Raeburn S, Studer M, Bürgin R, Ranegger R, Caluori Y, Weber P, Bürcher RJ (2016) LEP – Aufbau und Anwendung. LEP AG, St. Gallen

DNQP (2017) Expertenstandard Dekubitusprophylaxe in der Pflege. Deutsches Netzwerk für Qualitätsentwicklung in der Pflege, Osnabrück

DNQP (2025) Deutsches Netzwerk für Qualitätsentwicklung in der Pflege – Expertenstandards und Auditinstrumente. https://www.dnqp.de/expertenstandards-und-auditinstrumente. Zugegriffen: 26. Aug 2025

Drenkard K (2010) The business case for Magnet®. JONA: J Nurs Adm 40(6):263–271

Hunstein D, Fiebig M, Hubler O (2016) EpaKIDS 2-Integrative Pflegeprozessdokumentation als neuer Standard. Kinderkrankenschwester 35(9):328–334

Kamitsuru S, Herdman TH, Lopes C (2024) NANDA-I-Pflegediagnosen: Definitionen und Klassifikation 2024–2026. Thieme, Stuttgart

Lahmann N, Heimann-Steinert A, Strom T, Kuntz S, Strutz N, Strube-Lahmann S (2023) Intrarater-Reliabilität subepidermaler Feuchtigkeitsmessung mittels eines mobilen Scanners – Eine Pilotstudie zur Dekubitus-Prophylaxe im PPZ Berlin. In: Krick T, Zerth J, Rothgang H, Klawunn R, Walzer S, Kley T (Hrsg) Pflegeinnovationen in der Praxis – Erfahrungen aus dem „Cluster Zukunft der Pflege". Springer Gabler, Wiesbaden, S 149–165

Spirig R, Fierz K, Hasemann W, Vincenzi C (2007) Assessments als Grundlage für eine evidenzbasierte Praxis. Pflege 20(4):182–184

Zhang G-B, Li H-Y, Yu W-J, Ying Y-Z, Zheng D, Zhang X-K, Wang Y-G, Shi G-Z, Huang H-W (2024) Occurence and risk factors for post-stroke delirium: A systematic review and meta-analysis. Asian J Psychiatr 99:104132

Herausfordernde Schnittstellen im Sozialdienst

Sibylle Kraus und Cindy Stoklossa

1 Einleitung

Ein Krankenhausaufenthalt stellt für die meisten Menschen eine Krise dar. Plötzlich werden sie durch einen Unfall oder eine schwere Erkrankung aus dem Leben gerissen und können in soziale, existenzielle und persönliche Notlagen geraten (Müller-Baron und Kurlemann 2019). Dieser Einschnitt hat nicht selten Auswirkungen auf das soziale Netzwerk der Patient:innen. Hinzu kommt, dass in den letzten zwei Jahrzehnten der Anteil an Menschen mit multiplen komplexen Problemlagen zugenommen hat. Oftmals werden diese erst im Krankenhaus bekannt, da sie bisher ggf. nicht ausreichend versorgt waren oder aber durch das Netz des Gesundheits- und Sozialsystems gefallen sind. Zudem haben diese Menschen ein hohes Vertrauensproblem gegenüber Institutionen und den Menschen, die in diesen arbeiten (Pauls et al. 2024).

Die Kernaufgabe der Sozialen Arbeit ist die psychosoziale und sozialrechtliche Beratung, Begleitung und Organisation auf der theoretischen Grundlage des biopsychosozialen Modells (Müller-Baron und Woiton 2018; Pauls et al. 2024). Bereits im 19. Jahrhundert wurde erkannt, dass sich soziale Fragestellungen und Belastungen negativ auf den Genesungsprozess auswirken können (Müller-Baron und Kurlemann 2019). Soziale Arbeit ist mit Patient:innen mit unterschiedlichsten Problemlagen konfrontiert und muss im klinischen Kontext in immer kürzerer Zeit Lösungswege erarbeiten

S. Kraus (✉) · C. Stoklossa
Deutsche Vereinigung für Soziale Arbeit im Gesundheitswesen e. V., Berlin, Deutschland
E-Mail: sibylle.kraus@dvsg.org

C. Stoklossa
E-Mail: cindy.stoklossa@dvsg.org

K. Nordmann et al. (Hrsg.), *Digitales Nahtstellenmanagement in der Gesundheitsversorgung,* https://doi.org/10.1007/978-3-662-72579-5_9

103

und Versorgungen sicherstellen. Die Soziale Arbeit trägt dazu bei, dass Patient:innen und deren An-/Zugehörigen die Krankheit und deren Folgen annehmen, verarbeiten und lernen damit zu leben. Um dieses Ziel zu erreichen, hat die Soziale Arbeit unterschiedliche Interventionsformen (vergleiche Produkt- und Leistungskatalog der Deutschen Vereinigung für Soziale Arbeit im Gesundheitswesen e. V. [DVSG 2019]) welche in multiprofessioneller Zusammenarbeit intern und extern Anwendung finden müssen. Das bedeutet im Rahmen der klinischen Sozialen Arbeit die Sozialanamnese und Bedarfsermittlung, darauf aufbauend die Beratung, Unterstützung und Beantragung von Leistungen und nicht zuletzt die Koordination der weiterführenden Hilfen.

Die gesetzliche Verankerung dieser Unterstützungsleistungen im Krankenhaus findet sich in mehreren Paragrafen der Sozialgesetzbücher (SGB) wieder:

- § 11 Abs. 4 SGB V Anspruch auf ein Versorgungsmanagement
- § 112 Abs. 1 Nr. 4 SGB V Anspruch auf soziale Betreuung und Behandlung im Krankenhaus
- § 112 Abs. 1 Nr. 5 SGB V Nahtloser Übergang von der Krankenhausbehandlung zur Rehabilitation oder zur Pflege
- § 39 Abs. 1a SGB V Entlassmanagement

2　Patient Journey aus der Perspektive der Sozialen Arbeit

Als am Dienstagmorgen die Diplom Sozialarbeiterin Frau Gräf ihren Anrufbeantworter abhörte, hatte sie einen Anruf von der Ehefrau eines Patienten von der Gerontopsychiatrischen Station. Die Ehefrau war sehr aufgeregt und bat um Unterstützung, da ihr Mann wahrscheinlich einen Schlaganfall hatte. Einen klinischen Auftrag von der Station hatte sie zu ihm bisher nicht erhalten.

Auf Nachfrage bei der Station konnte die Pflegefachperson am Telefon keine Aussage zu Herrn Müller treffen, da sie für die andere Stationsseite verantwortlich sei und die zuständige Kollegin gerade nicht in der Nähe sei. Auch die Stationsärztin konnte Frau Gräf nicht erreichen, da diese gerade in der Visite war. Somit musste sie auf die multiprofessionelle Stationsbesprechung warten, welche am selben Tag um 13.00 Uhr stattfinden sollte.

Kurz vor der Besprechung besuchte sie Herrn Müller auf Station, um sich einen ersten Eindruck zu verschaffen. Er lag im Bett, wirkte sehr geschwächt, seine Sprache war verwaschen und er machte den Eindruck verwirrt zu sein. Er erteilte ihr jedoch die Erlaubnis mit seiner Ehefrau Kontakt aufzunehmen.

In der multiprofessionellen Fallbesprechung berichtete sie kurz von dem Anruf von Frau Müller. Die zuständige Pflegefachperson teilte mit, dass Herr Müller ein Delir habe und in der Nacht sehr unruhig war. Er sei jedoch erst seit gestern auf der Station und sie habe sich noch kein umfassendes Bild machen können. Die Physiotherapie wurde auch erst heute beauftragt. Die Stationsärztin berichtete, dass laut Ehefrau Herr

Müller im Vorfeld völlig klar und orientiert war, kein Alkohol trinke und auch sonst keine starken Medikamente nehme, die eine Ursache für ein Delir darstellen könnten, weshalb sie davon ausgehe, dass es sich um ein Post-Stroke-Delir handle, welches bei entsprechender Behandlung innerhalb von wenigen Tagen rückläufig sei. Einen möglichen Entlassungstermin könne sie noch nicht benennen. Fraglich sei auch, wie eine Entlassung möglich sei. Frau Gräf schlägt eine Rehabilitationsmaßnahme vor, da ein Schlaganfall in die Indikationsgruppe 10 des Anschlussheilbehandlungs-Indikationskataloges der deutschen Rentenversicherung fällt und dies gemäß S3-Leitlinie bei einem Schlaganfall indiziert sei (DRV-Bund 2025; AWMF 2020). Frau Gräf erfährt weiterhin in der Stationsbesprechung, dass Herr Müller an einer weit fortgeschrittenen Krebserkrankung der Blase leide und eine medizinische Behandlung ablehne. Frau Gräf bittet die Stationsärztin und die zuständige Pflegefachperson den digitalen Befundbericht inklusive SINGER-Patientenprofil für die Rehabilitationsmaßnahme auszufüllen.

Zurück in ihrem Büro kontaktiert Frau Gräf die Ehefrau von Herrn Müller und sie vereinbaren einen gemeinsamen Termin bei ihrem Mann für den Folgetag. Bereits am Telefon erfährt sie, dass das Ehepaar allein in einer gemeinsamen Wohnung lebt und sie bisher ohne Hilfe zurechtgekommen sind. Sie haben zwei Kinder, welche weiter weg wohnen, berufstätig sind und nicht täglich helfen könnten. Herr Müller hat weitere Erkrankungen, wie z. B. Diabetes und arteriellen Bluthochdruck, welche medikamentös eingestellt sind. Bisher konnte er die Medikamente selbständig richten und einnehmen. Da sie bisher ohne externe Hilfe zurechtgekommen sind, blickt Frau Müller voller Sorge auf die Entlassung. Sie weiß nicht, wie sie ihren Mann zu Hause versorgen kann. Eine Rückkehr ihres Mannes ohne die Möglichkeit selbständig aufstehen, laufen und sich duschen zu können, ist für sie unvorstellbar. Im Telefonat zeigte sich Frau Müller überfordert, sehr unruhig und angespannt. Sie äußert, die letzten zwei Nächte nur wenige Stunden geschlafen zu haben und bricht mehrmals in Tränen aus. Bekannte hatten ihr geraten, einen Pflegegrad zu beantragen und ihren Mann in einem Pflegeheim anzumelden, doch wisse sie nicht, wie das gehe. Ihre Kinder möchte sie damit nicht belasten. Frau Gräf versucht Frau Müller zu beruhigen, bittet sie, sich alle Fragen für das gemeinsame Gespräch mit ihrem Mann am nächsten Tag zu notieren und verspricht, dass sie gemeinsam einen Plan für die weitere Versorgung ihres Ehemannes nach dem Krankenhausaufenthalt entwerfen. Sie dokumentiert die Ergebnisse der Fallbesprechung und ihres Telefonates mit Frau Müller im Krankenhausinformationssystem (KIS).

Einen Tag später möchte sich Frau Gräf mit Familie Müller bei Herrn Müller im Patientenzimmer auf Station treffen. Sie trifft jedoch Frau Müller allein an, da ihr Mann gerade zu einer Untersuchung abgeholt wurde und Frau Müller leider auch nur eine Stunde Zeit hat. Da sie nicht wissen, wie lange die Untersuchung dauert, verabreden sie sich für den Folgetag zur gleichen Uhrzeit. Sicherheitshalber sagt Frau Gräf auf Station Bescheid und gibt den Termin bekannt.

Am nächsten Tag ist ein Gespräch mit dem Ehepaar möglich. Das Delir ist, wie von der Ärztin angenommen, bereits rückläufig, jedoch kann sich Herr Müller nicht durchgehend am Gespräch beteiligen und ist teilweise unkonzentriert. Frau Gräf erfasst im Beisein von Herrn Müller die Situation vor dem Schlaganfall, eruiert die Ressourcen, die Bedarfe, Wünsche und Sorgen – soweit dies in der aktuellen Situation möglich ist. Herr Müller wünscht sich wieder nach Hause gehen zu können, betrachtet seine Aktivitätseinschränkung als nicht so herausfordernd und versucht seine Ehefrau zu motivieren: „Das bekommen wir doch hin, Astrid!" Frau Müller wirkt daraufhin eher zurückhaltend und einsilbig. Frau Gräf fasst die Aussagen von der Fallbesprechung zusammen und versucht Herrn Müller aufzuzeigen, wo er aktuell Beeinträchtigungen hat, welche eine Rückkehr in die Häuslichkeit zum jetzigen Zeitpunkt herausfordernd darstellen lassen. Sie schlägt eine Rehabilitation vor, welche ihn in der Erlangung seiner Mobilität und somit der Verhinderung von Pflege unterstützen soll. Die Grundlage hierfür bildet § 2 Abs. 1 Rehabilitations-Richtlinie in Verbindung mit der Indikation Schlaganfall, der Rehabilitationsfähigkeit und einer positiven Rehabilitationsprognose (G-BA 2024; AWMF 2020). Aufgrund der Beeinträchtigung wird eine Anschlussrehabilitation im Sinne des § 16 Rehabilitations-Richtlinie nicht in Frage kommen, sondern eher eine geriatrische oder eine neurologische Frührehabilitation. Frau Gräf favorisiert aufgrund der vorherigen Selbständigkeit eine neurologische Frührehabilitation und erklärt dem Ehepaar Müller die Unterschiede in der Phase B und C (Abb. 1). Frau Müller beschreibt den aktuellen Aktivitätsstatus ihres Mannes aus ihrer Perspektive: „Er kann sich zwar im Bett allein aufrichten, braucht jedoch Hilfe, um in den Stand zukommen. Mit einem Rollator kann er sich langsam über die Station bewegen und auch eine ‚Katzenwäsche' führt er selbständig durch. Beim An- und Ausziehen erhält er – soweit sie gesehen hat – Hilfe und Treppen ist er bisher nicht gestiegen. Die Physiotherapie hatte ihr gestern auf Nachfrage gesagt, dass ihr Mann zum jetzigen Zeitpunkt noch nicht so weit sei, dass sie Treppensteigen mit ihm üben könnten."

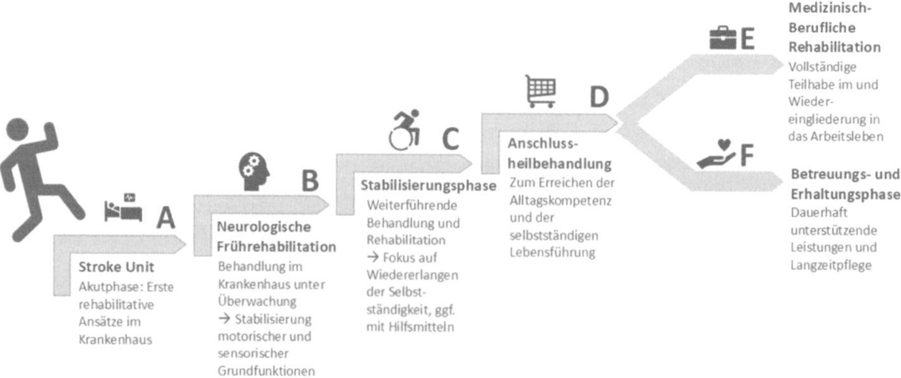

Abb. 1 Rehabilitationsphasen (Deutsche Schlaganfallbegleitung 2025)

Aufgrund dieser Darstellung kommt Frau Gräf zu der ersten Einschätzung, dass es sich eher um eine Frührehabilitation Phase C handeln muss, da die Charakteristika der Bundesarbeitsgemeinschaft für Rehabilitation (1995) für die Zuteilung in die Phase C erfüllt sind: Der Patient ist bewusstseinsklar, kann kommunizieren, ist teilmobilisiert und benötigt bei der Verrichtung alltäglicher Dinge pflegerische Unterstützung.

Klarheit zu ihrer Annahme wird der angeforderte Befundbericht geben. Gemeinsam mit Herrn und Frau Müller nimmt Frau Gräf den Antrag für die Rehabilitationsmaßnahme auf. Da Herr Müller zum Zeitpunkt des Gespräches sich noch in den letzten Ausläufern des Post-Stroke-Delirs befindet, kann er den Antrag nicht unterzeichnen. Eine Vorsorgevollmacht oder Betreuung liegt nicht vor, dies hatte Frau Gräf im KIS bereits geprüft. Sie informiert Frau Müller zum Ehegattennotvertretungsrecht gemäß § 1358 BGB. Dies hatte ihr die Ärztin bei der Aufnahme auch berichtet, sagt sie, und bestätigt, dass sie Formulare unterschreiben musste. Da Frau Gräf hierzu keine Informationen im KIS gefunden hatte, versucht sie, die Ärztin telefonisch zu erreichen. Diese ist jedoch gerade bei einem Konsil auf einer anderen Station.

Frau Gräf und Frau Müller vereinbaren, dass der Antrag bei Herrn Müller am Bett liegen bleibt, bis das Formular zur Ehegattennotvertretung eingesehen wurde und Frau Müller den Antrag dann für ihren Mann unterzeichnet.

Frau Müller kommt nochmal auf ihre Sorgen einer Entlassung nach Hause zu sprechen und alle drei vereinbaren, dass eine Direktverlegung in die Rehaklinik favorisiert wird. Da die dortigen Kapazitäten begrenzt sind, empfiehlt Frau Gräf eine umfangreiche Anmeldung in mehreren Rehabilitationskliniken, um die größtmögliche Wahrscheinlichkeit einer Direktverlegung zu haben. Da Frau Müller große Bedenken hat, wenn ihr Mann direkt nach dem Krankenhaus nach Hause kommt und noch nicht in der Lage ist, allein auf die Toilette zu gehen, stimmen beide einer Anmeldung in mehreren Kliniken zu und sprechen sich dafür aus, alle in Frage kommenden Kliniken im Umkreis von 100 km anzufragen.

Bezüglich einer Beantragung eines Pflegegrades berät Frau Gräf entsprechend § 4 Abs. 1 Satz 2 SGB IX, wo aufgeführt ist, dass Leistungen zur Rehabilitation vorrangig vor anderen Sozialleistungen zu gewähren sind, wenn damit eine Pflegebedürftigkeit vermieden werden kann. Sie empfiehlt Frau Müller sich bereits bei der Aufnahme einen Termin beim Sozialdienst der Rehabilitationsklinik nach einer Woche Aufenthalt geben zu lassen. In der Regel dauert die Rehabilitation mindestens drei Wochen mit Option auf Verlängerung. Da Herr Müller wahrscheinlich in die Phase C gehen wird sogar eher länger. Sollte sich in der Reha herausstellen, dass eine notwendige Mobilität für die Rückkehr in die Häuslichkeit nicht wiederherstellbar ist, wird mit dem Sozialdienst in der Rehabilitationsklinik die weitere Versorgung besprochen und organisiert. Damit ist Frau Müller einverstanden und vorerst beruhigt. Auch Herr Müller kann sich mit einer Rehabilitation anfreunden, da es nicht bedeutet, dass er nicht mehr nach Hause gehen kann. Da Herr Müller berentet ist und es sich um eine neurologische Frührehabilitation handelt, wird seine Krankenkasse der Kostenträger sein.

Nach dem Gespräch trifft Frau Gräf die zuständige Ärztin vor dem Patientenzimmer und fragt sie nach dem Befundbericht sowie dem Ehegattennotvertretungsrecht. Erstere ist noch nicht erstellt, zweitere ist in der Papierakte abgelegt. Nach Prüfung der Unterlagen geht Frau Gräf nochmal zur Familie Müller und lässt diese den Antrag unterzeichnen. Zurück im Büro nimmt sie Kontakt zur Krankenkasse auf. Diese bestätigt ihr, dass eine Anmeldung in der neurologischen Frührehabilitation Phase C vom Krankenhaus erfolgen kann, die Kosten jedoch vorab bei der Kasse beantragt werden müssten. Zum Abschluss dokumentiert sie die Ergebnisse des Gespräches mit den Eheleuten und der Krankenkasse ins KIS.

Am Freitag erhält Frau Gräf den Befundbericht zurück. Im Frühreha-Index ist die schwere Verständigungsstörung angegeben und das SINGER-Patientenprofil gibt an, dass Herr Müller alles allein machen könne. Dies deckt sich weder mit der Aussage der Pflege von Dienstag noch mit der gestrigen Darstellung von Frau Müller. Ebenso stellt sich die Frage, ob das Delir weiterhin vorhanden ist und ggf. eine überwachungspflichtige Desorientierung angegeben werden müsse. Nach einer kurzen Rücksprache mit der Stationsärztin stellt sich heraus, dass das Delir heute vollständig behoben ist und Herr Müller nicht mehr überwachungspflichtig sei. Das SINGER-Patientenprofil hatte sie ausgefüllt, ggf. muss dieses mit der Pflege nochmal abgeglichen werden. Frau Gräf hält nach mehreren Versuchen Rücksprache mit der zuständigen Pflegefachperson, welche das SINGER-Patientenprofil entsprechend der tatsächlichen Gegebenheiten korrigiert (Abb. 2). Nun decken sich die Aussagen von Frau Müller zu ihrem Mann und es handelt sich, wie bereits von Frau Gräf angenommen, um eine Frührehabilitation Phase C.

Nachdem Frau Gräf den Antrag und den Befundbericht zur Beantragung der neurologischen Frührehabilitation Phase C vorliegen hat, senden sie den Antrag digital an die zuständige Krankenkasse und faxt jeweils an sieben Rehabilitationskliniken im Umkreis von 100 km. In den kommenden Tagen erhält Frau Gräf von diesen mehrere Rückfragen, welche sie an die Station weitergeben muss und ebenso anteilig Absagen via Fax. Nach weiteren drei Tagen im Krankenhaus erhält Frau Gräf für Herrn Müller einen Rehabilitationsplatz wohnortnah angeboten, wenn die Kostenübernahme der Krankenkasse bis dahin vorliegt. Nach kurzer Rücksprache mit der Stationsärztin, welche schon mehrfach auf eine Entlassung gedrängt hat, sagt sie der Verlegung zum Donnerstag zu. Sofort versucht sie, die Krankenkasse mehrmals vergeblich telefonisch zu erreichen. Erst am frühen Nachmittag erreicht sie eine Sachbearbeiterin, welche ihr mitteilt, dass die Unterlagen noch beim Medizinischen Dienst zur Prüfung liegen und sie ihr ggf. am Folgetag eine Rückmeldung zur Kostenübernahme geben könne. Unter Vorbehalt informiert Frau Gräf telefonisch die Pflegefachperson auf Station für die Beantragung des Krankentransportes, die Stationsärztin für die Erstellung des Entlassbriefes sowie Frau und Herrn Müller. Frau Müller schreibt sie eine Art Entlassbericht und hinterlegt diesen bei ihrem Mann, wo die Daten der Rehabilitationsklinik und das Verlegungsdatum aufgeführt sind.

Gleich am nächsten Morgen ruft Frau Gräf wieder bei der Krankenkasse an. Das Ergebnis des Medizinischen Dienstes liegt noch nicht vor. Erst gegen Mittag erhält

II.4. Drohen oder bestehen ohne die Durchführung der beantragten Anschlussrehabilitation längerfristige (>6 Monate) alltagsrelevante Beeinträchtigungen? (Beurteilung zum Zeitpunkt der Entlassung)							
		Professionelle Hilfe		Laienhilfe		selbständig		Pun kte
ICF-Domäne	ITEM	Total	Kontakt -hilfe	Kontakt -hilfe	Assis- tenz	Mit HiMi	Ohne HiMi	
		0	1	2	3	4	5	
Selbstversorgung	Essen, Trinken						X	5
	An- und Ausziehen				X			3
	Persönliche Hygiene						X	5
	Waschen, Duschen				X			3
	Stuhlkontrolle						X	5
	Harnkontrolle						X	5
	Toilettengang				X			3
Mobilität	Transfer				X			3
	Rollstuhlnutzung					X		4
	Gehen					X		4
	Treppensteigen		X					1
Kommunikation	Hörverstehen						X	5
	Sprechen				X			3
Lernen & Wissen anwenden	Lesen & verstehen						X	5
	Schreiben					X		4
allg. Aufgaben & Anforderungen	Orientierung/ Gedächtnis					X		4
	Dauerkonzentration					X		4
	Planen & Probleme lösen					X		4
sozial Interaktion	Soziales Verhalten						X	5
häusliches Leben	Haushaltsführung		X					1
							Gesamtscore	76

Abb. 2 SINGER-Patientenprofil von Herrn Müller entsprechend GKV AR Antrag

Frau Gräf die digitale Rückmeldung von der Krankenkasse mit der erwarteten Kostenübernahme. Am Donnerstag wird Herr Müller mit einem Krankentransport in die Rehabilitationsklinik verlegt und Frau Gräf schließt die Fallbearbeitung im KIS ab.

Drei Wochen später fällt Frau Gräf erneut ein Konsil zu Herrn Müller im KIS auf. Da er nicht auf ihrer Station liegt, informiert sie ihren Sozialdienst-Kollegen Herrn Berger über den letzten stationären Aufenthalt in der Gerontopsychiatrie.

Als Herr Berger zu Herrn Müller auf Station geht, ist Frau Müller ebenfalls vor Ort. Herr Müller ist in der Rehabilitationsklinik gestürzt und hat sich eine Oberschenkelhalsfraktur zugezogen und befindet sich derzeit auf der geriatrischen Frührehabilitationsstation. Eine erneute externe Rehabilitation lehnt er sofort ab. Nach einer Anamnese und Zusammenfassung der letzten Wochen wird deutlich, dass sich der Gesundheitszustand auch von Frau Müller verschlechtert hat. Sie gibt an, weiterhin sehr angeschlagen zu sein und mit der Gesundheitssituation ihres Mannes nicht zurechtzukommen. In der Rehabilitationsklinik hatte er zuerst Fortschritte gemacht, der Sturz habe ihn jedoch wieder um Wochen zurückgeworfen. Sie kann sich nicht vorstellen, wie sie ihn 24 h am Tag zu Hause versorgen soll. Wie schon beim letzten Aufenthalt ist es der Wunsch von Herrn Müller nach Hause entlassen zu werden, auch wenn er die Belastungssituation seiner Ehefrau verstehen kann. Herr Berger berät das Ehepaar zu stationären und ambulanten Versorgungsoptionen. Ein Hospiz käme aufgrund der weit fortgeschrittenen Krebserkrankung ebenfalls in Frage, jedoch lassen sich beide auf ein Gespräch hierzu nicht ein. Alles rund um die Krebserkrankung wird von beiden negiert. Einzig eine Beratung zur Vorsorgevollmacht und zur Patientenverfügung kann Herr Berger durchführen. Die Ehefrau erinnert sich noch an die Situation beim letzten Aufenthalt, wo sie Entscheidungen im Rahmen des Ehegattennotvertretungsrechtes treffen musste und sich nicht sicher war, ob ihr Mann dies genauso gewollt hätte.

Um eine Pflege zu Hause umsetzen zu können, nimmt Herr Berger mit Herrn Müller einen Antrag auf Pflegesachleistungen gemäß § 36 SGB XI auf und in Rücksprache mit der Pflegekasse soll ein Eilantrag eingereicht werden. Hierzu sendet Herr Berger der zuständigen Pflegefachperson den Erhebungsbogen des Medizinischen Dienstes auf Station. Um der Ehefrau eine Entlastung bieten zu können, gleichzeitig aber auch dem Wunsch des Patienten nachzukommen, bespricht Herr Berger eine Tagespflege gemäß § 41 SGB XI. Hier kann Herr Müller tagsüber versorgt und v. a. mobilisiert werden und ist nachts in der Häuslichkeit. Diese Möglichkeit der Versorgung kann sich das Ehepaar in der aktuellen Situation gut vorstellen. Er informiert den Stationsarzt und die zuständige Pflegefachkraft telefonisch über die Ergebnisse des Gesprächs und die weiteren Schritte und dokumentiert dies im KIS.

Am nächsten Tag erhält er den Erhebungsbogen des Medizinischen Dienstes zurück und faxt alles an die Pflegekasse. Nachdem der Pflegegrad bei der Pflegekasse eingereicht ist, fragt Herr Berger in der kommenden Woche mehrmals nach dem Stand der Bewilligung. Letztendlich wird Herrn Müller eine schwere Beeinträchtigung der Selbständigkeit attestiert und er erhält einen vorläufigen Pflegegrad drei, womit ein Zuschuss von 1298 € monatlich für die Tagespflege gemäß § 41 Abs. 2 Satz 2 SGB XI sichergestellt ist und bei Bedarf ein ambulanter Pflegedienst für die morgendliche Körperpflege möglich ist. Einen Pflegedienst lehnt Frau Müller aktuell jedoch ab.

Nach drei Wochen in der geriatrischen Komplexbehandlung wird Herr Müller mit einem Krankentransport nach Hause entlassen und wird von Montag bis Freitag in einer Tagespflege gepflegt und mobilisiert.

3 Zentrale Herausforderungen

Krankenhäuser sind gemäß Rahmenvertrag Entlassmanagement verpflichtet, „die bedarfsgerechte, kontinuierliche Versorgung der Patienten im Anschluss an die Krankenhausbehandlung zu gewährleisten. Hierzu gehört eine strukturierte und sichere Weitergabe versorgungsrelevanter Informationen" (§ 2 Abs. 1 Rahmenvertrag Entlassmanagement) an Nachversorgende und Kostenträger. Die konkrete Umsetzung erfolgt innerhalb eines standardisierten Entlassmanagements in multidisziplinärer Zusammenarbeit unter Einbezug von „Ärzten/psychologischen Psychotherapeuten, Pflegepersonal, Sozialdienst, Krankenhausapothekern und weiteren am Entlassmanagement beteiligten

Berufsgruppen. Die Verantwortlichkeiten im multidisziplinären Team müssen verbindlich geregelt werden" (§ 3 Abs. 1 Rahmenvertrag Entlassmanagement). Die Umsetzung obliegt dem jeweiligen Krankenhausträger und führt dadurch zu sehr heterogenen Strukturen. Auch die personelle Besetzung der Sozialdienste ist sowohl hinsichtlich Qualifikation als auch hinsichtlich Ressourcen sehr heterogen (DVSG 2023a).

Bereits zu Beginn des Rahmenvertrages wird darauf hingewiesen, dass ein Entlassmanagement andere Leitungen und Leistungserbringende umfassen kann als im SGB V oder SGB XI erwähnt. Gemeint sind hier z. B. Leistungen der Teilhabesicherung, Eingliederungshilfe, Rentenversicherung, Grundsicherung, Bürgergeld o. ä. Diese Leistungen fallen systembedingt nicht in die Regelungshoheit des SGB V oder SGB XI und sind daher nicht Bestandteil des Rahmenvertrages Entlassmanagement im Krankenhaus, müssen aber dennoch beantragt und ggf. auf den Weg gebracht werden, sofern der Bedarf und die Voraussetzungen vorliegen. In der o. g. Patienten Journey sind diese Dimensionen nicht berücksichtigt, um diese nicht zu überfrachten. Wäre Herr Müller z. B. noch nicht berentet, wäre der Kostenträger für die Anschlussrehabilitation in der Regel die Gesetzlichen Krankenkassen. Wäre er noch nicht berentet und behindert, kämen Leistungen der Eingliederungshilfe in Betracht zur Sicherstellung der nachstationären Versorgung usw.

Die Sicherstellung der Anschlussversorgung erfordert umfassende sozialrechtliche Kenntnisse über und Beratungskompetenz zu den verschiedenen Sozialversicherungsleistungen. Von großer Bedeutung ist darüber hinaus die Feld- und Netzwerkkompetenz, um die im Einzelfall erforderliche passgenauen Leistungen und Versorgungsangebote des Gesundheits- und Sozialwesens zu erschließen und für die Patient:innen zugänglich zu machen (Abb. 3).

4 Empfehlungen für den Einsatz digitaler Lösungen

Bei der Umsetzung der digitalen Antragstellung auf Anschlussrehabilitation gegenüber der Gesetzlichen Krankenversicherung ist im Rahmen der Telematikinfrastruktur (TI) ein wesentlicher Meilenstein für die effiziente, datenschutzkonforme und IT-sichere Kommunikation zwischen Sozialdiensten/Entlassmanagement im Krankenhaus und Gesetzlichen Krankenkassen geschaffen worden:

Der Gesamtantrag, bestehend aus Antrag und ärztlichem Befundbericht inklusive SINGER-Patientenprofil kann erst nach der sogenannten Vidierung digital an die Krankenkasse übermittelt werden. Von besonderer Bedeutung für die Sozialdienste ist die Festlegung der Verantwortlichkeiten für die einzelnen Prozessschritte im hausinternen Rechtekonzept, z. B.:

- Ärztlicher Befundbericht: lesen, schreiben, speichern, drucken, vidieren – Arzt/Ärztin und Sozialdienst

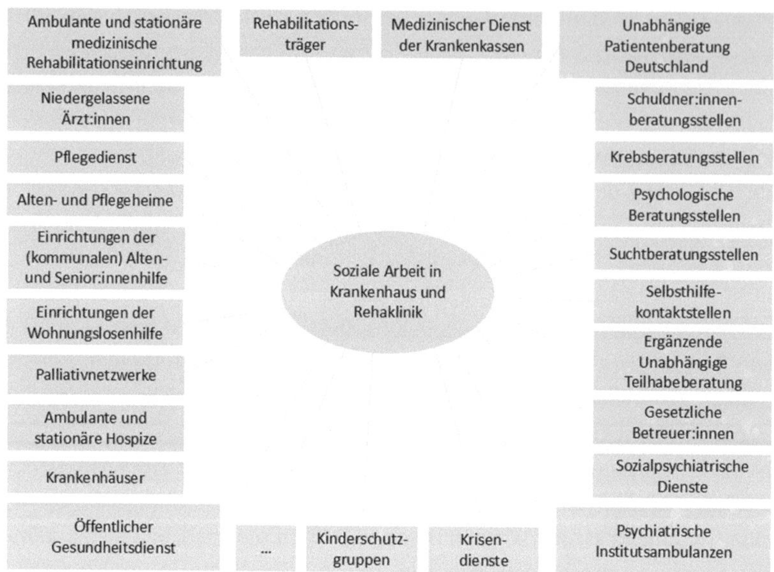

Abb. 3 Vernetzung mit relevanten Kooperationspartner:innen ist Teil des Entlassmanagements (DVSG 2022)

- SINGER-Patientenprofil: lesen, schreiben, speichern, drucken, vidieren – Pflege bzw. Arzt/Ärztin bzw. Sozialdienst
- AR-Antrag: lesen, schreiben, speichern, drucken, vidieren, versenden – Sozialdienst

Die Datenübermittlungsvereinbarung beinhaltet auch die Verpflichtung, dass der Bescheid über den Antrag durch die Krankenkasse digital an das Krankenhaus gesandt wird.[1] Dies vereinfacht die Sicherstellung der sachgerechten Anschlussrehabilitation und zeitnahe Information der Versicherten erheblich.

Die TI bietet weitere große Chancen zur Verbesserung der strukturierten und sicheren Weitergabe versorgungsrelevanter Informationen an Nachversorgende und Kostenträger. Dies beinhaltet eine IT-sichere und datenschutzkonforme Kommunikation und sektorenübergreifenden Vernetzung der verschiedenen Leistungserbringenden und Leistungsträger. Im Fokus stehen zunächst sektorenübergreifende Prozesse innerhalb des SGB V und SGB XI. Die direkte Beteiligung der Versicherten ist ebenfalls Ziel der Umsetzung. Voraussetzung ist jedoch, dass die Versicherten über entsprechende Ressourcen und Fähigkeiten verfügen bzw. hierzu befähigt werden und Teilhabe tatsächlich ermöglicht

---

[1] Vgl. Vereinbarung über das Verfahren zur Übermittlung von Daten zwischen den Krankenhäusern und den gesetzlichen Krankenkassen im Rahmen der Anschlussrehabilitation nach § 301 Abs. 3 SGB V (Datenübermittlungs-Vereinbarung 2023).

wird. Mit dieser Thematik bewegen wir uns allerdings über das Regelungsspektrum des SGB V und SGB XI hinaus; relevant sind hier insbesondere Maßnahmen der Daseinssorge. Diese liegen in der Verantwortung der Kommunen.

Beim weiteren Rollout der TI sind daher weitere Einrichtungen zu berücksichtigen, wie z. B. spezifische Beratungsstellen mit unterschiedlichen gesetzlichen und Finanzierungsgrundlagen (Suchtberatungsstellen, Krebsberatungsstellen, Selbsthilfekontaktstellen, Erweiterte Unabhängige Teilhabeberatung [EUTB]). Ferner sind Verknüpfungen mit Digitalisierungsprogrammen in anderen Sektoren der Daseinssorge zu entwickeln, um eine stabile sektorenübergreifende Versorgung tatsächlich gewährleisten zu können. Dies betrifft insbesondere Schnittstellen zum 2017 in Kraft getretenen Onlinezugangsgesetz (OZG) für den Rechtsbereich der Öffentlichen Verwaltung.

Weitere digitale Lösungen bietet das im Herbst 2020 in Kraft getretene Krankenhauszukunftsgesetz, durch das Krankenhäusern Fördermittel zur Digitalisierung ihrer Leistungen und Prozesse sowie IT-Sicherheit zur Verfügung gestellt wurden. Von besonderer Bedeutung sind hier die sogenannten Patient:innenportale für ein digitales Aufnahme-, Behandlungs- und Entlassmanagement.

Diese bieten die Möglichkeit zur direkten datenschutzkonformen Interaktion mit den Patient:innen. So können z. B. bei elektiven Patient:innen bereits vor der Aufnahme wesentliche Angaben für die Sozialanamnese erhoben, Informationen über eine sich ggf. anschließende Anschlussrehabilitation gegeben und Wünsche der Patient:innen erfragt werden. Das Terminmanagement kann ebenfalls über das Portal abgewickelt werden. Beratungsgespräche können somit gezielter vorbereitet und effizienter gestaltet werden. Auch während der Behandlung kann über das Patient:innenportal eine direkte datenschutzkonforme Kommunikation sowie der Austausch von Daten und Dokumenten zwischen Sozialdienst, Patient:innen und ggf. deren Angehörigen ermöglicht werden. Sozialdienste können über das Portal spezifische Informationsmaterialien den Patient:innen, ggf. den Angehörigen, wie z. B. Anträge, Informationsflyer zu nachversorgenden Einrichtungen, Selbsthilfegruppen o. ä. zur Verfügung stellen.

Im Rahmen des digitalen Entlassmanagements können neben den Sozialdiensten auch Patient:innen, ggf. auch deren Angehörige, zum Nachverfolgen des digitalen Suchvorgangs nach passgenauen Anschlussversorgenden (Anfragen, Zusagen, Absagen,…) bis hin zur Freigabe der direkten Kommunikation mit der gewählten Einrichtung via Chat, zum Hochladen von Dokumenten, zum Empfang von Dokumenten und weiterer Informationen zu der gewählten Einrichtung berechtigt werden (DVSG 2023b).

5 Fazit und Ausblick

Fachkräfte der Sozialen Arbeit übernehmen eine wesentliche Funktion im Rahmen des interdisziplinären Entlassmanagements. Dennoch werden sie zu wenig in die Digitalisierungsprozesse im Krankenhaus und Gesundheitswesen eingebunden. Zur

Sicherstellung einer sektorenübergreifenden Versorgung, die nicht nur die Sektorengrenzen innerhalb des Gesundheitswesens, sondern auch die Systemgrenzen zwischen Leistungsspektren der Daseinssorge beinhaltet, kann die Expertise der Sozialen Arbeit wesentlich dazu beitragen, dass sektorenübergreifende digitale Prozesse tatsächlich effizienter gestaltet werden und die Patient:innen-/Klient:innenperspektive Berücksichtigung findet und ernst genommen wird.

References

AWMF (2020) S3 Leitlinie Schlaganfall. https://www.awmf.org/service/awmf-aktuell/schlaganfall. Zugegriffen: 26. Aug 2025

Bundesarbeitsgemeinschaft für Rehabilitation (1995) Empfehlungen zur Neurologischen Rehabilitation von Patienten mit schweren und schwersten Hirnschädigungen in den Phasen B und C. https://www.bar-frankfurt.de/fileadmin/dateiliste/_publikationen/reha_vereinbarungen/pdfs/Empfehlung_neurologische_Reha_Phasen_B_und_C.pdf. Zugegriffen: 26. Aug 2025

Deutsche Schlaganfallbegleitung (2025) Rehabilitation nach einem Schlaganfall. https://schlaganfallbegleitung.de/nachsorge/rehabilitation. Zugegriffen: 26. Aug 2025

DRV-Bund (2025) Indikationskatalog für die Anschlussrehabilitation (AHB). https://www.deutsche-rentenversicherung.de/SharedDocs/Downloads/DE/Experten/infos_fuer_aerzte/ahb_indikationskatalog.html. Zugegriffen: 26. Aug 2025

DVSG (2019) Produkt- und Leistungsbeschreibung der Sozialen Arbeit im Gesundheitswesen. 4. Aufl. Deutsche Vereinigung für Soziale Arbeit im Gesundheitswesen e. V., Berlin

DVSG (2022) Entlassmanagement durch Soziale Arbeit, 2. Aufl. Deutsche Vereinigung für Soziale Arbeit im Gesundheitswesen e. V, Berlin

DVSG (2023a) Gesetzliche Grundlagen der Sozialen Arbeit im Krankenhaus, aktualisierte Auflage. Deutsche Vereinigung für Soziale Arbeit im Gesundheitswesen e. V., Berlin

DVSG (2023b) Digitalisierung im Gesundheits- und Sozialwesen – Arbeitshilfe für Fachkräfte der Sozialen Arbeit. Deutsche Vereinigung für Soziale Arbeit im Gesundheitswesen e. V., Berlin

G-BA (2024) Rehabilitations-Richtlinie. https://www.g-ba.de/richtlinien/23/. Zugegriffen: 26. Aug 2025

Müller-Baron I, Woiton E (2018) Sozialarbeiter/Sozialpädagogen. In: Bundesarbeitsgemeinschaft für Rehabilitation e. V. (Hrsg) Rehabilitation. Vom Antrag bis zur Nachsorge – für Ärzte, Psychologische Psychotherapeuten und andere Gesundheitsberufe. Springer, Heidelberg, S 307–314

Müller-Baron I, Kurlemann U (2019) Soziale Arbeit im Krankenhaus. In: Dettmers S, Bischkopf J (Hrsg) Handbuch gesundheitsbezogene Soziale Arbeit. Ernst Reinhardt, München, S 169–176

Pauls H, Gabriel M, Kröger C, Wesenberg S, Gahleitner S (2024) Clinical Social Work in Germany. ZKS Medien, Höchberg, S 12–14

Herausfordernde Schnittstellen bei Gesundheitsfachberufen in der ambulanten und stationären Versorgung

Herausfordernde Schnittstellen in der ambulanten Pflege

Rebecca Willmann

1   Einleitung

Aufgrund des sozial- und gesundheitspolitischen Vorrangs der ambulanten gegenüber der stationären Pflege (vgl. § 3 SGB XI) sowie der demografischen Entwicklung stellt die häusliche Versorgung von pflegebedürftigen Menschen aktuell wie auch zukünftig einen essenziellen Bestandteil der pflegerischen Versorgung im Alter dar. Die überwiegende Mehrheit älterer Menschen hegt den Wunsch, auch bei Eintreten pflegerischer Unterstützungsbedarfe möglichst lange in der eigenen Häuslichkeit versorgt zu werden (Hajek et al. 2018). Wenngleich aktuell mit rund 54,4 % der insgesamt gut 4,8 Mio. in der eigenen Häuslichkeit versorgten Pflegebedürftigen eine Mehrheit alleine durch Angehörige versorgt wird (Statistisches Bundesamt 2024), ergibt sich bei zunehmender Komplexität pflegerischer Unterstützungsbedarfe oftmals die Notwendigkeit der Inanspruchnahme pflegerischer Dienstleistungen durch ambulante Pflegedienste.

Um dem gesellschaftlichen Bedarf nach häuslicher Versorgung im Alter gerecht werden zu können, erscheint eine Stärkung des ambulanten Sektors in mehrfacher Hinsicht erforderlich. Die Zunahme komplexer multimorbider Krankheitsbilder in der Häuslichkeit erfordert dabei nicht nur hochqualifizierte pflegerische Fachpersonen, sondern gleichermaßen eine Auseinandersetzung mit der Frage, wie sich der ambulante Sektor angesichts politischer Maßnahmen zur Verbesserung der Arbeitsbedingungen in der stationären Akut- und Langzeitpflege im Bereich der Personalakquise behaupten kann (Büscher et al. 2022). Verschiedene Studien kommen dabei zu dem Ergebnis, dass der

R. Willmann (✉)
Institut für Gesundheit und Generationen, Hochschule für angewandte Wissenschaften Kempten, Kempten, Deutschland
E-Mail: rebecca.willmann@hs-kempten.de

K. Nordmann et al. (Hrsg.), *Digitales Nahtstellenmanagement in der Gesundheitsversorgung,* https://doi.org/10.1007/978-3-662-72579-5_10

ambulante Sektor ungeachtet dessen Versorgungsrelevanz im medialen und gesellschaftlichen Diskurs unterrepräsentiert ist – was sich in der Folge auch negativ auf die wahrgenommene Attraktivität des Berufsbildes der ambulanten Pflege auswirkt (Wirth et al. 2023). Die Arbeitszufriedenheit von Pflegefachpersonen in der ambulanten Pflege wird dabei u. a. durch den subjektiv empfundenen Zeitdruck sowie bürokratische Regelungen beeinflusst, wenngleich Pflegefachpersonen in der ambulanten Pflege von einer höheren Handlungsautonomie als im stationären Sektor berichten (BGW 2024).

Es lässt sich festhalten, dass die Arbeit in der ambulanten Pflege von einem hohen Maß an Volatilität geprägt ist, nicht zuletzt durch kurzfristige Überleitungen aus anderen Sektoren oder Veränderungen von Pflegesituationen in der Häuslichkeit. Mitarbeitende in ambulanten Pflegediensten sind regelmäßig mit wechselnden Arbeitsanforderungen, variierenden tourlichen Ablaufstrukturen und unterschiedlichen Arbeitsumfängen konfrontiert (Wirth et al. 2023). Komplexe pflegerische Versorgungssituationen in der Häuslichkeit der Pflegebedürftigen erfordern dabei eine enge Zusammenarbeit verschiedener Akteur:innen (z. B. Haus- und Fachärzt:innen, professionell Pflegende, andere Gesundheitsprofessionen, Angehörige), sind jedoch gleichsam anfällig für Herausforderungen im Sinne von Schnittstellenproblematiken, die mit der Gefahr von Versorgungsdiskontinuitäten verhaftet sind.

Der erhebliche Koordinationsaufwand komplexer Versorgungssituationen stellt angesichts der Refinanzierungsbedingungen in der ambulanten Pflege eine wirtschaftliche Herausforderung für Pflegedienste dar, da indirekte Leistungen wie beispielsweise zunehmende Koordinations- und Abstimmungserfordernisse in personeller wie digitaler Hinsicht Fragen nach der Vergütung ebenjener Leistungen, den damit verbundenen Qualifikationsanforderungen sowie der für ein digitales Schnittstellenmanagement erforderlichen technischen Infrastruktur nach sich ziehen, wie auch in der Patient Journey deutlich wird, welche im Folgenden mit ihren Bezügen zur ambulanten Pflege weiter ausgearbeitet wird.

2 Annahme des Versorgungsauftrags

Frau Müller meldet sich telefonisch beim ambulanten Pflegedienst mit einer Anfrage zur Unterstützung bei der Versorgung ihres Ehemannes, der in Pflegegrad 3 eingestuft ist und sich aktuell in der Nachsorgebehandlung einer Oberschenkelhalsfraktur befindet. In einem ausführlichen Telefongespräch mit der Pflegedienstleitung wird klar, dass Herr Müller aktuell von Montag bis Freitag in einer Tagespflegeeinrichtung betreut wird, sich sein Allgemeinzustand aber in den letzten Wochen soweit verbessert hat, dass sich seine Ehefrau aus finanziellen Gründen überlegt, die Versorgung wieder komplett in der eigenen Häuslichkeit vorzunehmen. Aktuell werden Herr Müllers Medikamente von seiner Ehefrau gerichtet, jedoch ist sie mit fortschreitenden Einschränkungen ihrer Sehkraft konfrontiert, sodass es ihr immer schwerer fällt, die Medikamente korrekt zuzuordnen, auseinanderzuhalten und entsprechend dem Medikamentenplan für ihren Ehemann zu stellen. Frau Müller berichtet im Erstgespräch mit dem ambulanten Pflegedienst darüber, dass ihr Ehemann morgens und abends mehrere Tabletten bekomme und sie mit der Organisation des Medikamentenmanagements zunehmend überfordert sei. Vor diesem Hintergrund bittet Frau Müller den ambulanten Pflegedienst zunächst um Unterstützung bei der Medikamentengabe sowie beim wöchentlichen Duschen ihres Ehemannes, da sie aufgrund der beengten Platzverhältnisse im Badezimmer und ihrer eigenen gesundheitlichen Problemstellungen zunehmend Probleme habe, ihren Mann bei der Grundpflege zu unterstützen.

Die Pflegedienstleitung des ambulanten Dienstes nimmt die Daten auf und verspricht, die Anfrage in einem nächsten Schritt auf vorhandenen Kapazitäten in den Touren zu prüfen. Aufgrund der Tatsache, dass Familie Müller in einem abgelegeneren Gemeindeteil einige Kilometer von der Hauptgemeinde entfernt wohnt und der Pflegedienst dort aktuell keine anderen Kund:innen versorgt, ist die Pflegedienstleitung hin- und hergerissen, ob die Anfrage aus wirtschaftlichen Gründen überhaupt angenommen werden sollte. Aufgrund der neben der Medikamentengabe zusätzlich angefragten einmal wöchentlichen Grundpflege und in der Hoffnung auf eine Ausweitung der Versorgung im Verlauf der Zeit, entscheidet sich die Pflegedienstleitung für eine Aufnahme von Herrn Müller in die Pflegetour, zumal in jüngster Vergangenheit mehrere Kund:innen in dieser Tour ins Pflegeheim gezogen oder verstorben sind.

Im Wissen darum, dass die Erbringung von ärztlich verordneten SGB V-Leistungen in der Regel mit einem vergleichsweise hohen Verwaltungsaufwand verbunden ist, bekommt Frau Müller von der Pflegedienstleitung in der Folge zunächst einige Informationen über das grundsätzliche Vorgehen bei Versorgungen dieser Art.

Damit der ambulante Pflegedienst eine Medikamentengabe übernehmen und mit der Krankenkasse von Herrn Müller abrechnen kann, wird eine sogenannte Verordnung für häusliche Krankenpflege benötigt, die in der Regel der Hausarzt ausstellt. Da die Voraussetzung für die Ausstellung einer solche Verordnung ist, dass keine mit im Haushalt lebende Person die notwendigen Maßnahmen übernehmen kann, empfiehlt die Pflegedienstleitung Frau Müller, Kontakt mit dem Hausarzt ihres Mannes aufzunehmen und diesem mitzuteilen, dass sie zukünftig für die Medikamentengabe die Unterstützung eines Pflegedienstes in Anspruch nehmen möchte. Aufgrund der Komplexität der Prozesse rund um die Abrechnung von Leistungen der Behandlungspflege zwischen Pflegedienst und Krankenkasse bestellt der Pflegedienst in der Folge die Verordnung beim jeweiligen Hausarzt selbst und lässt dies nicht die Kund:innen oder deren Angehörige erledigen. In der Regel werden diese Verordnungen per Fax bei dem Hausarzt bzw. der Hausärztin bestellt. Hintergrund dessen ist eine in den Vorjahren zunehmende Entwicklung hin zu inkorrekt oder unvollständig ausgefüllten Verordnungen oder deren zu später Vorlage durch die Kund:innen beim Pflegedienst. In vielen Fällen stimmten die ärztlich verordneten Leistungen nicht mit dem besprochenen Leistungsumfang zwischen Pflegedienst und Kund:innen überein und brachten so für alle am Prozess beteiligten Akteur:innen einen hohen Administrationsaufwand der Korrektur und Neuausstellung mit sich. In diesem Zusammenhang entschloss sich der Pflegedienst, die Verordnungen zukünftig selbst bei den Hausärzt:innen zu bestellen, allerdings für diesen Service den Kunden eine monatliche Organisationspauschale in Höhe von 15,- Euro unabhängig von der Anzahl der erforderlichen Verordnungen in Rechnung zu stellen. Wenngleich dieses Vorgehen – insbesondere wenn die Kund:innen des Pflegedienstes sich selbst noch im Stande sehen, die Verordnungen zu organisieren – nicht immer auf großes Verständnis auf Kund:innenseite stößt, stellt eine so geartete Prozessoptimierung für den ambulanten Pflegedienst einen Lösungsansatz zur Minimierung der Schnittstellenprobleme in Bezug auf die Ausstellung ärztlicher Verordnungen sowie deren Leistungserbringung und anschließende Abrechnung mit den Krankenkassen dar.

3   Medikamentenmanagement an der Schnittstelle Pflegedienst – Hausarzt – Apotheke

Im Fall von Herrn Müller bestellt der Pflegedienst nun also beim Hausarzt die für die Leistungserbringung erforderliche Verordnung für eine zweimal tägliche Medikamentengabe und beginnt zeitgleich mit der Organisation des Medikamentenmanagements, das sich wie folgt konkret gestaltet. Der ambulante Pflegedienst arbeitet mit einer örtlichen Apotheke zusammen. Dies bedeutet, dass die im Pflegedienst tätigen Pflegefachpersonen die Medikamente der Kund:innen nicht selbst stellen, sondern die bereits vollständig gestellten Medikamente in einem Wochenblister von der Apotheke erhalten. Aus diesem werden dann zu Beginn der Tour die entsprechenden Blisterfächer herausgelöst und diese zu den Kund:innen gebracht. Zur Übernahme der Verblisterung benötigt die Apotheke diverse Formulare, deren Unterschrift vom Pflegedienst bei den Kund:innen eingeholt wird. Die unterschriebenen Formulare, der aktuelle Medikamentenplan, die vorhandenen Tabletten sowie eine Mitteilung ab wann der Blister beginnen soll, werden dann vom Pflegedienst zur Apotheke gebracht. Insofern die Patient:innen halbe Tabletten benötigen, müssen diese vom Pflegedienst manuell nachgeblistert werden. Zu diesem Zweck werden die Formulare der Kund:innen kopiert und in Papierform im Tourenraum des Pflegedienstes aufbewahrt. Ebenso erfolgt eine digitale Hinterlegung des eingescannten aktuellen Medikamentenplanes im pdf-Format in der Pflegedokumentationssoftware. Ein Abruf dieser Informationen ist jedoch lediglich via PC und nicht mittels der Diensthandys (MDA-Geräte) der Pflegekräfte möglich. Daher wird versucht sicherzustellen, dass eine Kopie des jeweils aktuellen Medikamentenplanes ebenfalls in der vom Pflegedienst vor Ort bei den Kund:innen vorgehaltenen Pflegemappe abgelegt ist. Insofern bei einem Hausbesuch Unsicherheiten in Bezug auf das Medikamentenmanagement auftreten, können diese durch die Pflegekräfte des ambulanten Dienstes zum aktuellen Zeitpunkt lediglich mittels eines Abgleichs des in der Häuslichkeit des:r Kund:innen vorgehaltenen Medikamentenplanes geklärt werden. Ein digitaler Abgleich des Medikamentenplanes mit den hinterlegten Daten ist in dieser Form noch nicht möglich. Der Großteil der Medikamentenpläne der vom Pflegedienst betreuten Patient:innen im SGB V-Bereich wird von den Hausärzt:innen als sogenannter bundeseinheitlicher Medikamentenplan übermittelt. Grundsätzlich wäre die vom Pflegedienst verwendete Dokumentationssoftware in der Lage, den Medikamentenplan mittels Einscannens des auf dem Medikamentenplan befindlichen QR-Codes direkt den Dokumenten des:r entsprechenden Kund:innen zuzuordnen und diesen automatisch einzulesen, sodass der Medikamentenplan in der Folge auch mobil während der Tour für die Pflegekräfte einsehbar wäre. Aufgrund der aktuell noch üblichen Übersendung der Medikamentenpläne per Fax und der damit teilweise verbundenen schlechten Dokumentenqualität ist der QR-Code jedoch in der Regel vom Scangerät der Pflegedokumentationssoftware nicht lesbar oder erkennt nicht alle verordneten Medikamente korrekt. Vor diesem Hintergrund verzichtet der ambulante Pflegedienst aktuell auf eine digitale Eingabe der Medikation der Kund:innen. Die administrativen Prozesse in der Schnittstelle zwischen Pflegedienst, Hausärzt:innen und Apotheke werden daher in der Regel seitens des ambulanten Pflegedienstes noch analog unter mehrmaligem Drucken und Einscannen der verschiedenen Dokumente umgesetzt.

Insofern Kund:innen des Pflegedienstes bei bereits bestehender Leistungserbringung des Pflegedienstes Medikamentenänderungen und damit einen neuen Medikationsplan erhalten, geht dieser in der Regel per Fax von Hausärzt:innen beim Pflegedienst ein. Der Medikamentenplan wird dann eingescannt und in der Pflegedokumentationssoftware abgespeichert sowie an die Apotheke weitergefaxt bzw. per Mail versendet. In diesem Zusammenhang wird der Medikamentenplan von den Verwaltungskräften des Pflegedienstes ebenfalls an die Pflegedienstleitung weitergeleitet und von dieser auf spezifische Veränderungen überprüft. Insofern Medikamente bei einem laufenden Blister neu angesetzt werden, werden diese von den Verwaltungskräften des Pflegedienstes per Mail bei der Apotheke bestellt und in weiterer Folge von der Apotheke in der benötigten Anzahl für das Zeitfenster bis zum Beginn des nächsten Wochenblisters an den Pflegedienst geliefert, damit die Pflegekräfte die Medikamente im laufenden Blister manuell nachblistern können. Wochenblister beginnen jeweils montags und werden in der Regel bereits am Dienstag der Vorwoche von der Apotheke an den Pflegedienst geliefert. Dies hat zur Folge, dass alle im Laufe der Woche eingehenden Medikamentenänderungen für den Pflegedienst einen vergleichsweisen hohen administrativen Aufwand in Bezug auf die Zusammenarbeit mit der Apotheke darstellen.

Zwischenzeitlich ist die vom Hausarzt auf Papier ausgestellte Verordnung für eine zweimal tägliche Medikamentengabe von Herrn Müller per Post beim Pflegedienst eingegangen. Um den ärztlichen Praxen die Handhabung zu erleichtern und eine zuvor praktizierte Abholung durch Pflegekräfte und damit verbundene Wartezeiten in den Praxen zu vermeiden, stellt der ambulante Pflegedienst den Hausärzt:innen für die Übersendung der Verordnungen frankierte Rückumschläge zur Verfügung. Die Erstverordnung ist lediglich für 14 Tage ausgestellt. Aufgrund der angestrebten Kostenübernahme der Medikamentengabe durch die Krankenkasse von Herrn Müller muss die ärztliche Verordnung zunächst der Krankenkasse zur Genehmigung vorgelegt werden. Da die vom Patienten unterschriebene Verordnung für eine Genehmigung spätestens am dritten der Ausstellung folgenden Arbeitstag bei der Krankenkasse vorliegen muss, hat sich der Pflegedienst dazu entschieden, diesen Prozess der Einreichung der Verordnungen für die Patient:innen grundsätzlich zu übernehmen. Bei einigen größeren Krankenkassen ist es für den ambulanten Pflegedienst seit einiger Zeit möglich, Verordnungen auf elektronischem Weg zur Genehmigung zu übermitteln. Zunächst wird die Verordnung wie gewohnt in der Software des Pflegedienstes angelegt. Die Versicherten, für welche die Leistung beantragt wurde, erhalten von den Ärzt:innen nach wie vor eine Verordnung in Papierform ausgestellt. Diese muss von den Versicherten unterschrieben werden. Sodann scannt der Pflegedienst das unterschriebene Verordnungsformular ein und übermittelt dieses gemeinsam mit den in der Software angelegten Daten elektronisch an die Krankenkasse. Die Krankenkasse entscheidet über die Genehmigung oder Ablehnung der Verordnung und übermittelt diese Entscheidung digital an die Software des Pflegedienstes zurück. Bei Krankenkassen, bei denen dieses digitale Verordnungsverfahren nicht möglich ist, wird die Verordnung per Post bei der Kasse eingereicht. Nach der Bearbeitung sendet die Kasse die Genehmigung ebenfalls auf dem Postweg zu, was einige Tage in Anspruch nimmt. Bei der am Monatsende fälligen Abrechnung der Leistungen mit der Krankenkasse reicht der Pflegedienst dann die genehmigte Verordnung erneut bei der Krankenkasse ein – ein Prozessschritt, der beim digitalen Verordnungsverfahren entfällt.

Unabhängig vom Vorliegen der Genehmigung durch die Krankenkasse beginnt der Pflegedienst mit Erhalt der Verordnung bereits mit der Durchführung der Medikamentengabe bei Herrn Müller. Im Fall von Herrn Müller wird die Verordnung ohne weitere Rückfragen oder Nachforderung von Unterlagen durch die Krankenkasse genehmigt. Wenige Tage später erhält Herr Müller selbst von der Krankenkasse noch ein gesondertes Schreiben über die Genehmigung der Leistung.

4　Abstimmung und Zusammenarbeit mit anderen Gesundheitsberufen

Frau Müller freut sich, dass die Verordnung genehmigt wurde und der Pflegedienst von nun an morgens und abends zur Medikamentengabe kommt. Herr Müller erhält zusätzlich mehrmals in der Woche Logopädie, Ergo- und Physiotherapie, wobei jedoch keine explizite Kommunikationsstruktur zwischen den Mitarbeitenden des Pflegedienstes und den therapeutischen Berufen etabliert ist. Nach einigen Tagen wird klar, dass sich die Hausbesuchszeiten des Pflegedienstes im Zusammenspiel mit den therapeutischen Terminen von Herrn Müller zunächst noch einspielen müssen, da diese von den beteiligten Akteur:innen untereinander nicht abgestimmt sind. Insbesondere morgens ist es einige Male vorgekommen, dass der Pflegedienst die Medikamentengabe während eines laufenden therapeutischen Termins durchführen musste.

5　Schnittstelle Hausarztpraxis

Nachdem sich die Versorgung zuhause gut eingespielt hat, bemerken die Pflegekräfte des ambulanten Pflegedienstes, dass sich der Allgemeinzustand von Herrn Müller verschlechtert. Frau Müller berichtet zudem, dass sie bei ihrem Ehemann ab und zu den

Blutzucker messen würde und die Werte seit Kurzem deutlich über den sonst üblichen Werten liegen. Sie habe den Eindruck, dass trotz der Bemühungen um eine angepasste Ernährung und der Gabe von blutzuckersenkenden Medikamenten die Blutzuckerwerte in der letzten Zeit einigen Schwankungen ausgesetzt seien. Die diensthabende Pflegekraft des ambulanten Dienstes berät Frau Müller dringend, einen Termin beim Hausarzt zu vereinbaren und gibt auch der Pflegedienstleitung einen Hinweis auf die Situation rund um die Versorgung von Herrn Müller. In weiterer Folge bittet die Pflegedienstleitung die Verwaltungsmitarbeitenden des ambulanten Dienstes, eine Information über diese Feststellung mit der Bitte um weitere Befassung und Durchführung eines Hausbesuchs an die Hausarztpraxis zu verfassen. Leider ist der Hausarzt von Herrn Müller jedoch zum Zeitpunkt der Feststellung im Urlaub, weshalb von der Verwaltungskraft ein formloses Fax an die zuständige Vertretungspraxis versendet wird. In der Folge bekommt der Pflegedienst von der Arztpraxis jedoch leider keine Rückmeldung darüber, ob und wann der ärztliche Hausbesuch durchgeführt wurde. Einige Tage später berichtet dann Frau Müller die Pflegekraft darüber, dass sie gerade mit ihrem Ehemann in der Vertretungspraxis war. Dort hat sie die elektronische Gesundheitskarte einlesen und eine Blutabnahme durchführen lassen.

Ohne weiterführende Kommunikation geht am selben Tag beim ambulanten Pflegedienst eine Information der Vertretungspraxis ein, dass eine Erstverordnung für 14 Tage für zweimal tägliche Blutzuckermessungen für Herrn Müller in der Praxis zum Abholen bereit sei. Die Pflegedienstleitung gibt die Verordnung bereits mit Erhalt dieser Information in das System ein und beauftragt die diensthabende Pflegekraft am kommenden Morgen, während der Tour die Verordnung in der Praxis abzuholen und dann gleich auch noch die Unterschrift von Herrn Müller einzuholen.

Einige Tage später bemerkt die Pflegekraft des Frühdienstes, dass Herr Müllers Blutzuckerwerte ungewohnlich hoch sind. Sie befragt die Eheleute nach der aktuellen Situation, kontrolliert die Mahlzeiten und erkundigt sich nach der allgemeinen Verfassung von Herrn Müller, wobei zunächst aber alles unverändert zum sonstigen Normalzustand scheint. Im internen Messenger des Pflegedienstes gibt die Pflegekraft die Information mit der Bitte um erhöhte Aufmerksamkeit an die Kolleg:innen des Spätdienstes weiter. Am Abend ist Herr Müllers Blutzuckerwert erneut vergleichsweise hoch und er macht einen leicht verwirrten Eindruck. Die Pflegekraft schreibt im internen Messenger des Pflegedienstes eine Information an die Verwaltungskraft des Dienstes, dass diese doch die Blutzuckerwerte an die Arztpraxis übermitteln solle. Da die Verwaltung des Pflegedienstes jedoch in der Regel nur vormittags besetzt ist, versucht die Pflegekraft ausnahmsweise die in den vergangenen Tagen erfassten Blutzuckerwerte selbst an die Arztpraxis zu übermitteln. Aufgrund nicht ausreichender Schulung und zu geringer Anwenderkenntnisse in Bezug auf die Desktop-Version der Pflegedokumentationssoftware scheitert jedoch der Versuch der Pflegekraft, eine Übersicht der Werte auszudrucken und an die Arztpraxis zu übermitteln. Vor diesem Hintergrund versucht die Pflegekraft die Arztpraxis telefonisch zu erreichen, jedoch war diese ohnehin bereits geschlossen. Der Verwaltungskraft des Pflegedienstes legt sie zusätzlich zur Nachricht im Messengerdienst noch einen Zettel auf den Schreibtisch, sie möge doch die Blutzuckerwerte von

Herrn Müller morgens direkt an den zwischenzeitlich aus dem Urlaub zurückgekehrten Hausarzt faxen.

6 Informationsüberleitung an das Krankenhaus

In der Nacht verschlechtert sich Herr Müllers Zustand weiter, sodass ihn die Pflegekraft des Frühdienstes am nächsten Morgen leicht benommen und mit deutlich reduziertem Allgemeinzustand vorfindet. Der Blutzuckerwert ist nach wie vor erhöht. Aus Sicht der Pflegekraft liegt hier zur weiteren Abklärung der Situation die Notwendigkeit eines Krankenhausaufenthalts vor, weshalb sie den Rettungsdienst informiert. In der Häuslichkeit von Herrn Müller hat die diensthabende Pflegekraft vor Ort jedoch nur eingeschränkten Zugang zu den pflegerischen Unterlagen, die für eine Krankenhauseinweisung von Relevanz wären. Leider bietet die Pflegedokumentationssoftware noch nicht die Möglichkeit, die Unterlagen mittels des MDA-Geräts direkt aus der Häuslichkeit an andere an der Versorgung beteiligte Akteur:innen zu übermitteln. Spezifische Dokumente wie bspw. vorherige Arztbriefe sind – insofern diese dem Pflegedienst vorliegen – aktuell lediglich mittels der Desktop-Version der Pflegedokumentationssoftware abrufbar, nicht jedoch mit den MDA-Geräten, die die Pflegekräfte während der Touren mit sich führen.

Vor diesem Hintergrund gibt die diensthabende Pflegekraft im Büro des Pflegedienstes Bescheid und bittet die Pflegedienstleitung, die entsprechenden Dokumente im Büro auszudrucken und per Fax an die aufnehmende Klinik zu übermitteln. Als Herr Müller schließlich im Krankenhaus ankommt, haben die dortigen Ärzt:innen und Pflegefachpersonen bis zum Erhalt dieser Dokumente Schwierigkeiten, den bisherigen Pflegeauftrag des ambulanten Pflegedienstes nachzuvollziehen. Die Klinik hat erst nach Erhalt der Dokumente aus dem Büro des Pflegedienstes einen Überblick darüber, wie oft und in welchem Umfang die Blutzuckerkontrollen durchgeführt wurden und welche Maßnahmen bereits ergriffen wurden, um Herrn Müllers Blutzucker zu stabilisieren. Im Krankenhaus stellt man in der Folge fest, dass Herr Müllers Diabetes dringend auf eine Insulintherapie umgestellt werden muss, da die bisherige orale Gabe von Antidiabetika seine Werte nicht mehr ausreichend stabil hält.

Nach einigen Tagen Krankenhausaufenthalt, während dem Herr Müller auf eine Insulintherapie eingestellt wurde, wird er wieder in die Häuslichkeit entlassen. Im Vorfeld der Entlassung führt der Sozialdienst des Krankenhauses eine Beratung mit Herrn und Frau Müller durch und informiert darüber, welche Unterstützungsmöglichkeiten es in Bezug auf eine Ausweitung der häuslichen Versorgung noch gibt. Zusätzlich wird die Mitteilung über die Entlassung aus dem Krankenhaus an den Pflegedienst weitergeleitet, der Herr Müller dann wieder in seine Tour einplant.

Mit Zusendung des Entlassbriefes des Krankenhauses per Fax an den Pflegedienst, dem auch die vorläufige Medikation bei Entlassung hervorgeht, beginnt durch den Pflegedienst die Organisation der Insulingabe. Nach Rücksprache mit der Ehefrau und unter Einschätzung des kognitiven Zustandes von Herrn Müller wird gemeinsam entschieden, dass das Insulin nicht in der Wohnung der Eheleute gelagert wird, sondern der Pflegedienst zukünftig zu jedem Hausbesuch das Insulin mitbringt. Die Verwaltung bestellt bei der Apotheke per Fax das entsprechende Insulin mit der Bitte um rechtzeitige Lieferung an den Pflegedienst.

Mit der tatsächlichen Entlassung von Herrn Müller aus dem Krankenhaus nimmt der ambulante Pflegedienst die Versorgung in der Häuslichkeit wieder auf. Kurz danach führt der Hausarzt einen Hausbesuch durch, nimmt geringfügige Anpassungen im Insulinschema vor und stellt eine Verordnung für die Insulininjektion aus. Das Insulinschema wird von der Praxis wie üblich per Fax an den Pflegedienst übermittelt und analog den Medikamentenplänen in der Software hinterlegt. Zusätzlich wird das Insulinschema in der Mappe des Pflegedienstes bei Herrn Müller zuhause abgelegt, da das Insulinschema für die Pflegekräfte selbst in der Software nicht von unterwegs abrufbar ist. Insofern das Insulin zur Neige geht, melden die Pflegekräfte dies mittels dem internen Messengerdienst an die Verwaltungskräfte des Pflegedienstes, die wiederum dann die Bestellung bei der Apotheke tätigen.

Auch unabhängig von der Umstellung auf die Insulintherapie baut Herr Müller in Bezug auf seinen Allgemeinzustand weiter ab, sodass der Pflegedienst immer häufiger auch bei der morgen- und abendlichen Grundpflege unterstützt. Aufgrund der räumlichen Gegebenheiten und der beengten Platzverhältnisse in der Häuslichkeit – insbesondere auch im Badezimmer – gestaltet sich die Versorgung von Herrn Müller zunehmend problematisch. Nach und nach baut der Pflegedienst den häuslichen Versorgungsumfang von Herrn Müller weiter aus, berät jedoch die Ehefrau auch dahingehend, sich aufgrund der zunehmenden Verschlechterung des Allgemeinzustandes ihres Ehemanns und angesichts ihrer eigenen gesundheitlichen Probleme nach einem Platz in einer der stationären Pflegeeinrichtungen des Ortes umzusehen. Nach einigen Wochen der Suche und des Wartens bekommt Herr Müller schließlich die Zusage für einen stationären Pflegeplatz, sodass vom ambulanten Pflegedienst die Überleitung in dieses Versorgungssetting vorbereitet werden kann. Im Rahmen des letzten Hausbesuches bringt die diensthabende Pflegekraft alle auf Papier ausgedruckten Überleitungsunterlagen und die restlichen Medikamente mit und wünscht Herrn Müller alles Gute für seinen anstehenden Umzug in das Seniorenzentrum des Ortes.

7   Fazit und Ausblick

Am Beispiel der Patient Journey von Herrn Müller wird deutlich, dass die Leistungserbringung im Bereich der ambulanten Pflege mit vielfältigen Herausforderungen verbunden ist, die insbesondere im Bereich der Kommunikation und Koordination zwischen den verschiedenen am Pflegeprozess beteiligten Akteur:innen wie den im Pflegedienst tätigen Pflegekräften, der Verwaltung und Leitung des Pflegedienstes, Ärzt:innen, Therapeut:innen, Angehörigen und Krankenkassen liegen. Schnittstellenprobleme in der häuslichen Versorgung liegen in der Regel in unzureichendem Kommunikationsfluss, ineffizienten (internen) Prozessen oder fehlender Transparenz zwischen den Akteur:innen begründet. In diesem Zusammenhang bietet eine interdisziplinäre Digitalisierung von Prozessen Möglichkeiten und Lösungsansätze zur Bewältigung dieser Herausforderungen sowie zur Verbesserung der Qualität und Effizienz der häuslichen Versorgung.

Damit eine interdisziplinäre Etablierung digitaler Lösungen für Schnittstellenproblematiken in der häuslichen Pflege nachhaltige Wirkung entfalten kann, ist die Kompetenzentwicklung der Akteur:innen im Umgang mit ebenjenen Anwendungen von essenzieller Bedeutung. Eine Einführung neuartiger digitaler Technologien und Vernetzungsmöglichkeiten wie die Telematikinfrastruktur erfordert nicht nur technische Lösungen, sondern insbesondere auch gezielte Schulungen der Endanwender:innen – angefangen bei den in der direkten Pflege tätigen Mitarbeitenden und Verwaltungskräften in ambulanten Pflegediensten. Deren Akzeptanz und kompetenter Umgang mit eingesetzten Software- und Digitalisierungstools sind entscheidend, um den Nutzen der Digitalisierung vollständig auszuschöpfen und Kommunikations- und Koordinationsprobleme effektiv zu lösen. Beginnend mit der Ausschöpfung des bereits jetzt bestehenden Funktionsumfangs der im Pflegedienst verwendeten Softwarelösungen ist die Einführung und stärkere Nutzung digitaler Technologien in der ambulanten Pflege mehr als nur eine Bereitstellung technischer Kommunikationsmöglichkeiten – sie erfordert vielmehr einen kulturellen Wandel innerhalb der Organisationen sowie eine nachhaltige Weiterentwicklung der Digitalkompetenzen aller Beteiligten. Im Mittelpunkt sollten hierbei die Pflegekräfte selbst stehen, denn nur wenn diese sicher und effizient mit digitalen Technologien umgehen können, lassen sich die Potenziale der Digitalisierung vollständig ausschöpfen. Es reicht nicht aus, lediglich neue technische Systeme bereitzustellen, es braucht vielmehr Menschen, die diese Systeme verstehen, nutzen und in die täglichen Arbeitsabläufe integrieren können. Eine erfolgreiche Implementierung digitaler Lösungen in der ambulanten Pflege steht und fällt daher insbesondere auch mit den Kompetenzen und der Unterstützung durch die Führungsebene. Pflegedienstleitungen und Geschäftsführer:innen ambulanter Pflegedienste spielen dabei nicht nur als Entscheider:innen, sondern v. a. in ihrer Rolle als Initiator:innen von Organisationsentwicklungsprozessen eine zentrale Rolle. Vor diesem Hintergrund sind für eine nachhaltige digitale Transformation von Prozessen im Bereich der Leistungserbringung in der häuslichen Versorgung auch speziell für Führungskräfte konzipierte Weiterbildungsformate zu Themen wie Change Management, Prozessoptimierung und Kommunikation im Kontext von Digitalisierungsprozessen von hoher Relevanz. Die Digitalisierung von Schnittstellen in der ambulanten Pflege ist ein langfristiger Transformationsprozess, der alle Ebenen einer Organisation betrifft und hochkompetente Führungskräfte erfordert, die als Multiplikator:innen und Change Manager:innen agieren und digitalen Wandel strategisch wie operativ vorantreiben. Eine von Leitungskräften initiierte Entwicklung und Umsetzung von Schulungs-, Coaching- und fortlaufenden Begleitungsformaten für

Pflegekräfte in ambulanten Diensten ermöglicht nicht nur eine Entwicklung von Digitalkompetenzen im Zusammenhang mit der Nutzung ebenjener Technologien, sondern fördert in der Folge auch eine Reflexion über Arbeitsabläufe, das Identifizieren von Optimierungspotenzialen und damit letztlich die Weiterentwicklung der Versorgungsqualität.

Die Arbeit in der Praxis zeigt jedoch auch, dass eine erfolgreiche und nachhaltige Implementierung digitaler Technologien häufig durch strukturelle Herausforderungen im Pflegealltag begrenzt ist. Führungs- und Pflegekräfte in ambulanten Diensten sind oftmals so stark in die operative Arbeit eingebunden, dass strategische Projekte nur schwer umsetzbar erscheinen. Die hohe Arbeitsbelastung führt mitunter dazu, dass kurzfristige operative Ziele – wie bspw. die Sicherstellung der Patient:innenversorgung bei Personalausfällen – systematisch Vorrang vor langfristigeren strategischen Vorhaben haben. Dies resultiert letztlich darin, dass die Reaktion der Organisationen auf unmittelbare Anforderungen im Vordergrund steht und sich diese nur selten proaktiv zukunftsorientierten Themen wie der Digitalisierung widmet. Dieses Spannungsfeld zwischen Alltagshürden auf der einen und Transformationsnotwendigkeiten auf der anderen Seite ist ein zentrales Hemmnis bei der Lösung von Schnittstellenproblematiken in der häuslichen Versorgung, da die Gefahr besteht, dass die Optimierung von Arbeitsabläufen fortwährend aufgeschoben wird, wodurch die Belastung immer weiter steigt. Da ambulante Pflegedienste zudem häufig in einem stark regulierten und finanziell angespannten Umfeld verortet sind, erscheinen Investitionen in digitale Technologien sowie die dafür notwendigen Schulungs- und Begleitungsformate häufig als zusätzliche finanzielle Belastungen für die Dienste. Demzufolge sind für eine nachhaltige Umsetzung von digitalen Schnittstellen gezielte Lösungen wie Förderprogramme oder Rahmenbedingungen erforderlich, die insbesondere auch eine zeitliche und organisatorische Entlastung für strategische Projekte in der ambulanten Pflege ermöglichen. Eine im Rahmen solcher Projekte anzustrebende Kombination aus technischer Innovation sowie einer gezielten Entwicklung organisatorischer Strukturen ist essenziell, um Schnittstellenprobleme zu verringern, Versorgungsqualität zu verbessern und die Arbeitsbelastung in der ambulanten Pflege langfristig zu reduzieren.

References

BGW (2024) Zwischen Burn-out, Optimierung und Systemwechsel. Ambulante Pflege in Deutschland – Trendbericht 2024. Stand 04/2024. Berufsgenossenschaft für Gesundheitsdienst und Wohlfahrtspflege. https://www.bgw-online.de/resource/blob/110064/d5cdd6b8c2d43d222c96c75331ab5dc9/bgw-trendbericht-ambulante-pflege-2024-data.pdf. Zugegriffen: 26. Aug 2025

Büscher A, Schröder D, Gruber EM (2022) Die Personalsituation in der ambulanten Pflege: Eine qualitative Studie zu aktuellen und zukünftigen Herausforderungen. Pflege 35(5):269–277

Hajek A, Lehnert T, Wegener A, Riedel-Heller SG, König H-H (2018) Langzeitpflegepräferenzen der Älteren in Deutschland – Ergebnisse einer bevölkerungsrepräsentativen Umfrage. Gesundheitswesen 80(8/9):685–692

Statistisches Bundesamt (2024) Pflegebedürftige nach Versorgungsart, Geschlecht und Pflegegrade. https://www.destatis.de/DE/Themen/Gesellschaft-Umwelt/Gesundheit/Pflege/Tabellen/pflegebeduerftige-pflegestufe.html. Zugegriffen: 26. Aug 2025

Wirth L, Büscher A, Hülsken-Giesler M (2023) Gesundheitsorientierter Personaleinsatz in der ambulanten Pflege – mehr Mut zu strukturellen Veränderungen. Pflege & Gesellschaft 28(2):107–120

Herausfordernde Schnittstellen in der Logopädie

Katharina Giordano, Dina Roos, Bianca Spelter, Maria Barthel und Juliane Leinweber

1 Einleitung

Logopädische Versorgung umfasst Personen über die gesamte Lebensspanne. Als Behandlungsfelder werden Stimmstörungen, Sprechstörungen, Sprachstörungen und Schluckstörungen behandelt. Die ambulante Versorgung dieser Patient:innen erfolgt überwiegend in logopädischen Praxen. Diese bieten sowohl logopädische Therapie in den eigenen Räumlichkeiten an, als auch die Versorgung im eigenen häuslichen Umfeld, im Rahmen eines Hausbesuchs. Zusätzlich kann die logopädische Therapie auch als telemedizinische Leistung durchgeführt werden.

Über den Therapieprozess führen Logopäd:innen die Anamnese, Diagnostik, Therapie und Beratung durch. Jede logopädische Versorgung beginnt mit einem Anamnesegespräch. Dieses findet mit der zu behandelnden Person und/oder deren Angehörigen

K. Giordano (✉) · B. Spelter · M. Barthel · J. Leinweber
Fakultät Ingenieurwissenschaften und Gesundheit, Gesundheitscampus Göttingen, Hochschule für angewandte Wissenschaft und Kunst, Göttingen, Deutschland
E-Mail: katharina.giordano@hawk.de

B. Spelter
E-Mail: bianca.spelter@hawk.de

M. Barthel
E-Mail: maria.barthel@hawk.de

J. Leinweber
E-Mail: juliane.leinweber@hawk.de

D. Roos
Roos Logopädie, Unterföhring, Deutschland
E-Mail: d.roos@roos-logopaedie.de

K. Nordmann et al. (Hrsg.), *Digitales Nahtstellenmanagement in der Gesundheitsversorgung,* https://doi.org/10.1007/978-3-662-72579-5_11

statt. Ziel des Anamnesegesprächs ist die Erfassung gesundheitlicher und persönlicher Daten, um die Person, ihre logopädierelevanten und persönlichen Bedürfnisse kennenzulernen. In der Anamnese werden logopädierelevante Körperfunktionen und -strukturen, Aktivitäten und die Möglichkeiten sozialer Teilhabe sowie kontext- und personenbezogene Faktoren erfragt. Dies bildet die Grundlage für den Therapieprozess. Anschließend folgt zur Diagnostik eine logopädische Untersuchung. Mithilfe von Test- und Screening-Instrumenten werden sprachliche, artikulatorische, stimmliche, mundmotorische und/oder Schluckfähigkeiten untersucht und beschrieben. Basierend auf dieser Diagnostik wird eine individuell abgestimmte Therapie geplant. Hierbei werden die Ergebnisse aus Anamnese und Diagnostik berücksichtigt (z. B. Störungsbewusstsein, Interessen, Ressourcen, Bedürfnisse). Ein relevanter Baustein der Therapie ist die Beratung. Sie kann zu unterschiedlichen Zeitpunkten im Therapieprozess (z. B. zu Beginn, nach einer [Zwischen-]Diagnostik, bei sich verändernden [Lebens-]Umständen, nach einer Therapieeinheit) stattfinden und neben den zu behandelnden Personen auch Angehörige einbinden. Darüber hinaus arbeiten Logopäd:innen auch in der Prävention und Gesundheitsförderung, um Gesundheitskompetenzen zu stärken und Kommunikationsstörungen vorzubeugen (Rausch et al. 2014).

Dieser Beitrag beschäftigt sich mit der ambulanten logopädischen Versorgung von neurologischen Sprach- und Sprechstörungen, wie sie z. B. nach einem Schlaganfall auftreten können. Jährlich treten in Deutschland etwa 270.000 Schlaganfälle auf (Deutsche Gesellschaft für Allgemeinmedizin und Familienmedizin e. V. 2000). Etwa 20 % der Personen weisen nach einem Schlaganfall eine chronische Aphasie, Dysarthrie und/oder Fazialisparese auf (Breitenstein et al. 2017; Winstein et al. 2016). Die Symptome die mit diesen Störungsbildern einhergehen können sind vielfältig. Sie umfassen alle Bereiche der Sprache (Lautstruktur/Phonologie, Wortschatz/Lexikon, Bedeutung/Semantik, Satzbau/Syntax) und des Sprechens (Atmung, Stimme, Artikulation, Prosodie, Mimik). Zusätzlich zeigen Personen nach Schlaganfall teilweise Dysphagien, die mit oropharyngeal reduzierter Sensibilität und Beweglichkeit, verzögerter Auslösung von Schluckreaktionen, verlangsamter oraler Transitdauer und zum Teil intradeglutitiv reduzierter Adduktionsfähigkeit bis auf Glottisebene einhergehen (Banda et al. 2022).

Die Symptome können jeweils in individueller Konstellation und Ausprägung auftreten. Je nach den individuellen Symptomen einer Person kann dies die Kommunikationsfähigkeit und damit auch die Teilhabe am Leben massiv einschränken (Nätterlund 2010). So können alltägliche Aktivitäten nach dem Schlaganfall teilweise nicht oder nur schwer ausgeführt werden (z. B. Zeitung lesen, Telefonieren), was auch zu Einbußen in der gesellschaftlichen Teilhabe führen kann (z. B. berufliche Rolle, Freizeitinteressen). Im Falle von Schluckstörungen können diese riskante Sekundärfolgen nach sich ziehen, wie zum Beispiel Mangelernährung, Dehydrierung und Aspirationspneumonien (Cohen et al. 2016).

Die logopädische Behandlung zielt darauf ab, die Symptome einer Stimm-, Sprech-, Sprach-, Schluckstörung und/oder ihre negativen Auswirkungen auf die Lebensqualität zu verringern (Brady et al. 2016). Dadurch sollen die individuellen Aktivitäten und die Teilhabe im Alltag gestärkt werden.

In diesem Kapitel wird anhand der Patient Journey von Herrn Müller der Verlauf der logopädischen Versorgung über den Therapiebeginn, inklusive der Anamnese und Diagnostik, die darauf basierende Therapiegestaltung und -evaluation skizziert. Das Kapitel schließt mit den identifizierten Herausforderungen, die im logopädischen Behandlungsalltag auftreten, ab.

Mit der Entlassung aus der Reha-Klinik und der Überführung in die ambulante Versorgung hat Herr Müller von seinem Hausarzt eine erste Verordnung für Logopädie ausgestellt bekommen. Mit dieser Verordnung hat Herr Müller, mit der Unterstützung seiner Ehefrau, einen Therapieplatz bei einer ambulanten Praxis für Logopädie erhalten. Frau Müller musste hierfür sehr viele Telefonanrufe tätigen und hat immer dieselbe Information erhalten: Aktuell ist leider kein Therapieplatz frei, Herr Müller kann aber auf die Warteliste aufgenommen werden. Frau Müller hat nach vielen erfolglosen Versuchen ihren Suchradius erweitert und schließlich bei der Logopädin Frau Grün einen Therapieplatz erhalten.

2   Ankunft in der logopädischen Praxis

Zu seinem ersten Termin erscheint Herr Müller in Begleitung seiner Ehefrau. Sie werden von der Logopädin Frau Grün begrüßt. Für das Einstiegsgespräch gehen sie zu dritt in den Behandlungsraum. Hier händigt Frau Müller Frau Grün die Heilmittelverordnung aus. Frau Grün prüft die Heilmittelverordnung und erkennt einige Fehler bei der Ausstellung, deretwegen sie Schwierigkeiten bei der Abrechnung der Verordnung auf sich zukommen sieht.

Verordnet wurden 10 Therapieeinheiten mit einer Dauer von 30 min pro Sitzung und einer Frequenz von 1–3 Therapieeinheiten pro Woche. Frau Grün befürchtet, dass bei allen Defiziten, die Herr Müller im logopädischen Bereich zu haben scheint, für eine erfolgreiche Therapie eine Therapiedauer von lediglich 30 min nicht ausreicht. Frau Grün macht sich hierzu eine Notiz, um schnellstmöglich ihren ersten Eindruck bezüglich der Therapiedauer zu überprüfen. Denn Frau Grün weiß, dass entsprechende Korrekturen unmittelbar erfolgen müssen, weil sie sonst gegebenenfalls vom Kostenträger nicht anerkannt werden.

Auf der Verordnung ist die Diagnosegruppe SP1 (Störungen der Sprache vor Abschluss der Sprachentwicklung) des Heilmittelkatalogs (HeilM-RL) angegeben. Als Leitsymptomatik sind ‚Schädigungen der kognitiv-sprachlichen Funktionen' benannt. Hier macht Frau Grün sich eine Notiz, um die Diagnosegruppe ändern zu lassen. Für Herrn Müllers Störungsbild muss die Diagnosegruppe SP5 (Störungen der Sprache nach Abschluss der Sprachentwicklung) des Heilmittelkatalogs angegeben sein.

Frau Grün erkennt, dass auf der Heilmittelverordnung ein Kreuz gesetzt ist bei ‚dringlicher Behandlungsbedarf innerhalb von 14 Tagen'. Diese 14 Tage sind leider seit einem Tag überschritten, sodass die Heilmittelverordnung ihre Gültigkeit verloren hat.

Als Frau Grün Frau Müller über die Punkte auf der Heilmittelverordnung aufklärt, die geändert werden müssten, reagiert Frau Müller erschöpft und sagt, sie habe nach den letzten Wochen einfach keine Kraft mehr, noch einmal wegen eines solch bürokratischen Aufwandes in die Hausarztpraxis zu fahren. Frau Grün bietet an, die Heilmittelverordnung per Fax ändern zu lassen. Hierfür kopiert Frau Grün die Heilmittelverordnung und trägt gut lesbar die erforderlichen Änderungen ein (zunächst die korrekte Diagnosegruppe SP5 und ‚kein dringlicher Behandlungsbedarf innerhalb von 14 Tagen'). Zudem klärt Frau Grün Herrn und Frau Müller auf, dass sie gegebenenfalls nach Auswertung der Befundergebnisse auch eine längere Therapiedauer empfehlen würde.

Diese Kopie mit den erforderlichen Ergänzungen wird Frau Grün noch am selben Tag per Fax oder verschlüsselt per E-Mail in die Hausarztpraxis von Herrn Müller schicken. Sie hat hierfür einen zusätzlichen Vordruck mit der Bitte, jede einzelne der Änderungen jeweils mit Datum, Stempel und Unterschrift abzuzeichnen, damit der Kostenträger die Änderungen akzeptiert. Wenn sie die geänderte Verordnungskopie nach zwei Kalendertagen noch nicht zurückerhalten hat, wird sie sich telefonisch mit der Praxis in Verbindung setzen, um das erforderliche Dokument zeitnah zurückzuerhalten. Denn ohne die entsprechende Änderung würde Frau Grün bei der Abrechnung der erfolgten Leistung mit schmerzhaften Kürzungen von Seiten des Kostenträgers rechnen müssen.

Frau Grün freut sich darauf, dass dieses Prozedere mit dem Inkrafttreten der Telematikinfrastruktur hoffentlich weniger zeitaufwendig werden wird.

3 Anamnese und Diagnostik

In der Anamnese möchte Frau Grün zunächst Herrn Müller kennenlernen. Sie lässt ihn seine derzeitige Situation selbst erzählen und was ihn zu ihr in die Praxis geführt hat. Herr Müller erzählt, dass er seit seinem Schlaganfall Probleme beim Sprechen habe. Auf Nachfrage konkretisiert er, dass ihm Worte nicht einfallen oder er sie falsch ausspreche. Seine Frau ergänzt, dass er direkt nach dem Schlaganfall nur Einzelworte gesprochen habe. Die logopädische Behandlung in der Rehabilitationsklinik habe nun aber schon gute Verbesserungen erzielt. Derzeit könne er sich in Mehrwortäußerungen mitteilen und einfache Aussagen verstehen. Besonders schwierig sei der emotionale Umgang mit den Einschränkungen. Wenn Herr Müller sich nicht erfolgreich mitteilen kann, zeige er schnell Zeichen starker Frustration. Ergänzend zu den Erzählungen erkundigt sich Frau Grün nach dem Alltag, den Interessen und Gewohnheiten von Herrn Müller. So erfragt sie beispielsweise, was täglich anfallende Aufgaben sind und wie er diese umgesetzt bekommt, wie er sich im Alltag fortbewegt und womit er sich in seiner Freizeit gerne beschäftigt. Herr Müller berichtet, dass er sich im häuslichen Umfeld selbstständig zu Fuß bewegen kann, er sich dies außerhalb des Hauses jedoch nicht zutraut. Er wird daher stets von seiner Frau begleitet oder von ihr zu Terminen mit dem Auto gefahren. Seinem morgendlichen Ritual, dem Zeitung lesen, kann er aktuell nicht nachkommen. Das Lesen fällt ihm schwer, sodass er schnell die Lust verliert und die Zeitung wieder weglegt. Er berichtet darüber hinaus, dass er sich vor dem Schlaganfall regelmäßig mit Freunden zum Karten spielen getroffen habe. Seit dem Schlaganfall hat er an diesen Runden noch nicht wieder teilgenommen, vermisst das Zusammentreffen mit den Freunden jedoch sehr.

Das Ehepaar kann keine Unterlagen von der Behandlung in der Rehabilitationsklinik vorlegen, weshalb Frau Grün sich den Namen der Klinik geben lässt, um nach Herrn Müllers Einwilligung Kontakt zu den logopädischen Kolleg:innen aufzunehmen.

Frau Grün hat nach dem Anamnesegespräch bereits einen deutlichen Eindruck von Herrn Müllers sprachlichen Einschränkungen und sieht ihren ersten Verdacht bestätigt, dass eine Therapiedauer von 30 min für eine effektive Therapie aller Defizite nicht ausreichend sein wird. Sie ergänzt folglich auf der bereits vorbereiteten Kopie der Heilmittelverordnung noch eine Änderung der Therapiedauer auf 60 min und schickt das Dokument gemeinsam mit dem Vordruck mit Bitte um Abzeichnung und Rücksendung an die Hausarztpraxis.

Nach der Anamnese führt Frau Grün in der zweiten Therapiesitzung eine logopädische Diagnostik durch, um einen detaillierten Überblick über die sprachlichen Fähigkeiten und Schwierigkeiten Herrn Müllers zu erhalten. Hierfür führt sie mit ihm standardisierte Testverfahren durch. Testverfahren erfassen Fähigkeiten und Merkmale, die im Zusammenhang mit den Beobachtungen und Ergebnissen der Anamnese die kommunikativen Fähigkeiten einer Person umfassend abbilden können. Als standardisiert werden sie bezeichnet, wenn sie in ihrer Durchführung, Auswertung und Interpretation so detailliert beschrieben sind, dass sie von verschiedenen Anwender:innen gleich durchgeführt werden (Beushausen 2008). Sie stellen somit eine Möglichkeit der quantitativen Diagnostik dar, die im Falle einer Normierung den Vergleich mit Normdaten einer Vergleichspopulation ermöglicht und kommunikative Veränderungen im Therapieverlauf quantifizieren kann.

Im Anschluss an den Termin steht für Frau Grün der fachliche Austausch mit den Kolleg:innen aus der Rehabilitationsklinik an. Hierfür stehen ihr der telefonische Kontakt oder der Kontakt per E-Mail zur Verfügung. Frau Grün versucht spontan telefonisch Kontakt aufzunehmen und ist erfolgreich. Inhalte des Gesprächs sind die Diagnostikergebnisse von Herrn Müller aus der Zeit des Aufenthaltes in der Rehabilitationsklinik sowie die Inhalte und Schwerpunkte der dort stattgefundenen Therapie. Frau Grün erfährt, dass Herr Müller neben der logopädischen Therapie auch physio- und ergotherapeutisch behandelt wurde. Bei der Entlassung wurde ihm empfohlen, für alle drei Bereiche eine ambulante Anschlussversorgung zu organisieren. Die Informationen der Rehabilitationsklinik helfen ihr, einen Eindruck vom bisherigen Therapie- und Rehabilitationsverlauf zu erlangen. Da in der Rehabilitationsklinik zu Beginn und Ende des Aufenthaltes eine Diagnostik durchgeführt wurde, sieht Frau Grün den Fortschritt, den Frau Müller berichtete, auch in den Testergebnissen bestätigt.

Die in der zweiten Sitzung durchgeführten Testverfahren in der ambulanten Praxis ergeben, dass Herr Müller eine moderate Aphasie mit einer schweren Beeinträchtigung im Nachsprechen, einer mittelgradigen Beeinträchtigung in der Schriftsprache sowie im Benennen und eine leichte Sprachverständnisstörung aufweist.

In der dritten Therapiesitzung bespricht Frau Grün die Ergebnisse der Anamnese und Diagnostik mit Herrn Müller. Die Ergebnisse der Diagnostik bestätigen die von Herrn Müller und seiner Frau in der Anamnese erzählten (schrift-)sprachlichen Einschränkungen im Alltag: Das eingeschränkte Verstehen zeigt sich auch in Gesprächen des Ehepaars, die Beeinträchtigung des Lesens und Schreibens wird durch z. B. langsames und erschwertes Lesen der Tageszeitung sowie viele Fehler beim Erstellen von Einkaufslisten deutlich. Für Herrn Müller stellen die erschwerte Kommunikation mit seiner Frau sowie die Abhängigkeit von ihr und die damit fehlende Selbstständigkeit die größten Einschränkungen im Alltag dar.

Frau Grün erzählt Herrn Müller auch von dem Telefonat mit den Kolleg:innen aus der Rehabilitationsklinik. Von beiden ausgehend, legen sie gemeinsam kurz- (z. B. Herr Müller liest großgedruckte Überschriften aus der Zeitung), mittel- (z. B. Herr Müller liest täglich morgens zwei kurze Zeitungsartikel) und langfristige Therapieziele (z. B. Herr Müller liest täglich morgens die Zeitung und unterhält sich mit seiner Frau über das, was er gelesen hat) fest. Dabei ist es Frau Grün wichtig, dass sich die vereinbarten Ziele auf den Alltag und individuelle Aktivitäten von Herrn Müller beziehen. Die identifizierten Therapieziele teilen sie auch seiner Frau mit, um sie über die Ergebnisse und die Therapieausrichtung zu informieren. Da Herr Müller inzwischen auch ergotherapeutisch und physiotherapeutisch ambulant versorgt wird, holt sich Frau Grün seine Einwilligung ein, sich mit den anderen Therapeut:innen über die Therapiegestaltung austauschen zu dürfen.

Nach Abschluss weiterer logopädischer Diagnostik und der darauf aufbauenden Therapieplanung mit Herrn Müller möchte Frau Grün Kontakt zu den Kolleg:innen aus der Ergo- und Physiotherapie aufnehmen. Als Basis für die interprofessionelle Kommunikation dienen die Ebenen der Internationalen Klassifikation der Funktionsfähigkeit, Behinderung und Gesundheit (ICF; WHO 2001). Gemeinsam wird identifiziert, was die Professionen auf den Ebenen ‚Körperfunktionen‘, ‚Aktivität‘ und ‚Partizipation (Teilhabe)‘ der ICF anstreben können, um Herrn Müller in seiner Alltagsbewältigung zu unterstützen. So wird zum einen sichergestellt, dass Ziele auf allen drei Ebenen verfolgt werden, zum anderen kann abgesprochen werden, ob sich eine Hierarchisierung oder Chronisierung der Ziele ergibt. Als Beispiel hat Frau Grün mit Herrn Müller das Ziel aufgestellt, dass er allein in der Bäckerei Brötchen holen gehen kann. Gleichzeitig hat Herr Müller für die physiotherapeutische Behandlung das Ziel aufgestellt, die Strecke bis zum Bäcker alleine laufen zu können. Dieses Ziel ist die Voraussetzung für das zuvor genannte und muss gleichzeitig, wenn nicht gar davor bearbeitet werden. Durch den interprofessionellen Austausch können die Ziele miteinander abgesprochen und inhaltlich wie auch zeitlich aufeinander abgestimmt werden. Hier stellt sich die Synchronisierung drei ambulant tätiger Professionen als besonders herausfordernd dar (Reeves et al. 2017).

4 Therapiegestaltung

Für die regelmäßige ambulante logopädische Therapie kann Frau Grün Herrn Müller zwei feste wöchentliche Termine anbieten. Da sie laut Verordnung die Möglichkeit von bis zu drei wöchentlichen Terminen haben, halten sie fest, dass sie diese spontan planen, je nach Frau Grüns terminlichen Kapazitäten. Mit dem Start der Therapie klärt Frau Grün Herrn Müller darüber auf, dass für die Wirksamkeit der Therapie deren Frequenz entscheidend ist. Es wird eine Frequenz von vier bis fünf Übungseinheiten pro Woche empfohlen (RELEASE 2022). Da sie sich maximal drei Mal pro Woche innerhalb der Therapie treffen, bedeutet dies, dass Herr Müller zusätzlich zu den gemeinsamen Therapieeinheiten Übungsphasen in seinen Alltag integrieren sollte. Gemeinsam suchen sie nach Möglichkeiten, wie dies gelingen kann. Zum einen kann Frau Grün Aufgaben, die an die Inhalte in der Therapie anschließen, für die selbstständige Bearbeitung mitgeben. Zum anderen gibt es Apps, mit denen Herr Müller im häuslichen Umfeld üben kann. Hierfür gilt es zu klären, welche Endgeräte Herrn Müller privat zur Verfügung stehen und wie sicher er in ihrer Bedienung ist. Von den vorhandenen Geräten – Smartphone, Tablet und Laptop – benutzt Herr Müller das Smartphone am häufigsten. Auch das Tablet benutzt er gelegentlich, wohingegen der Laptop seit dem Schlaganfall von ihm noch nicht benutzt wurde. Für das selbstständige Üben möchte Herr Müller das Tablet als Endgerät nutzen und informiert sich gemeinsam mit Frau Grün über die in Frage kommenden Apps. Kriterien für die Auswahl sind insbesondere eine einfache Bedienung der App, eine neutrale und erwachsenengerechte Gestaltung, motivierende Aufgabengestaltung und hilfreiche Unterstützungsmöglichkeiten (Starke und Leinweber 2019). Ein weiterer Aspekt sind die Kosten. Frau Grün stellt Herrn Müller mehrere Apps vor, die für die Therapie genutzt werden können. Herr Müller entscheidet sich für eine App, die als Digitale Gesundheitsanwendung (DiGA) anerkannt ist und deren Kosten er daher von seiner Krankenkasse rückerstattet bekommt. Zukünftig verfolgt Herr Müller eine Kombination aus den gemeinsamen Therapiesitzungen mit Frau Grün, dem Üben mit der App und vereinzelten Übungen, die Frau Grün ihm mitgibt. In den Therapiesitzungen spricht Herr Müller mit Frau Grün ab, was er in der App übt und wie das Üben mithilfe der App läuft. Ein wiederkehrendes Problem bei der App-Nutzung liegt in der Bedienung eben dieser. Herr Müller hat häufig Probleme in der Feinmotorik, was dazu führt, dass er die App nicht sicher bedienen kann. Frau Grün nimmt in Bezug auf dieses Thema erneut Kontakt zu seinem Ergotherapeuten auf. Gemeinsam besprechen sie, ob in der Ergotherapie Strategien zur feinmotorischen Interaktion mit technischen Medien erarbeitet werden können.

Zu den Therapieeinheiten in der Praxis wird Herr Müller von seiner Frau gebracht. Dies ist notwendig, weil Herr Müller aufgrund seiner halbseitigen Lähmung nicht in der Lage ist, selbstständig Auto zu fahren. Die Anreise mit den öffentlichen Verkehrsmitteln traut sich Herr Müller nicht zu, da er Angst hat, zu stürzen. Nach sechs Therapiesitzungen kündigt Frau Müller an, dass sie aufgrund einer anstehenden Operation für einen begrenzten Zeitraum in ihrer Mobilität eingeschränkt sein wird und für zwei Wochen ihren Mann nicht zur Praxis bringen kann. Diesen Umstand nimmt Frau Grün zum Anlass, um Herrn Müller vorzuschlagen, dass sie die Therapie auch als telemedizinische Leistung durchführen können. Seit Dezember 2022 kann laut Vertrag gemäß § 125 Abs. 1 SGB V Videotherapie als telemedizinische Leistung innerhalb der gesetzlichen Krankenversicherung angeboten werden (GKV-Spitzenverband 2022). Im § 7a dieses Vertrags sind die Bedingungen zur Erbringung telemedizinischer Leistung aufgeführt. Bei Videotherapie wird mithilfe von Kommunikationstechnologien ermöglicht, logopädische Therapie trotz räumlicher Trennung anzubieten (Cacciante et al. 2021). Für die synchrone Videotherapie erstellt Frau Grün einen Videokonferenzraum über einen von der Kassenärztlichen Bundesvereinigung zertifizierten Videodienstanbieter, den sie und Herr Müller als digitalen Therapieraum nutzen können. Damit Herr Müller sich sicher und selbstständig von zu Hause in die Videokonferenz einwählen kann, bereitet er diesen Schritt gemeinsam mit Frau Grün in der Sitzung vor der ersten videotherapeutischen Sitzung vor. Hierfür bringt er seinen Laptop mit in die Therapiestunde und erstellt dort mit Frau Grün eine Anleitung, die ihn zu Hause unterstützt. Über die zwei Wochen nutzen Herr Müller und Frau Grün regelmäßig die Videokonferenzplattform für die logopädische Videotherapie. So können sie auch über die zwei Wochen hinaus beispielsweise Therapiepausen aufgrund von Reisen oder Mobilitätseinschränkungen vermeiden.

Im Verlauf der logopädischen Therapie erzählt Herr Müller, dass er sich sozial isoliert fühlt. Der Kontakt zu seinen Freunden habe stark abgenommen. Bei den wenigen Gelegenheiten komme aufgrund der Sprachstörung nur schwer ein Gespräch zwischen Herrn Müller und seinen Freunden zustande. Dies führt bei ihm zu starker Frustration und Unzufriedenheit. Frau Grün weiß, dass bei Menschen mit einer Aphasie die Sprachstörung einen entscheidenden Effekt auf das psychologische Wohlbefinden haben kann (Lam und Wodchis 2010) und dies auch ein hohes Risiko einer depressiven Episode beinhaltet (Zanella et al. 2023). Dies wiederum kann auch der Rehabilitation im Wege stehen und zu schlechteren Therapieerfolgen führen (Ayerbe et al. 2013). Frau Grün beobachtet die Auswirkungen auf psychosozialer Ebene bereits bei mehreren ihrer Patient:innen. Da sich Gruppentherapien in besonderer Weise dazu eignen, die Lebensqualität zu steigern (Lanyon et al. 2013; Wilson et al. 2021), fasst sie den Plan, bei Herrn Müller Einzel- und Gruppentherapie zu kombinieren. Während sie in der Einzeltherapie mit ihm vorwiegend sprachsystematisch arbeiten würde, sollte die Gruppentherapie kommunikativ-pragmatisch ausgelegt sein und den Fokus auf die soziale/gesellschaftliche Teilhabe der Teilnehmenden legen. Frau Grün schlägt Herrn Müller die Idee vor und erfragt seine Sicht hierauf. Er stimmt zu und freut sich auf den Austausch. Nach Besprechung der Idee mit weiteren Patient:innen kommen vier Personen zusammen, die Interesse an einer gemeinsamen Gruppentherapie haben. Diese kann starten, wenn die vier Personen jeweils eine Heilmittelverordnung zur Umsetzung von Gruppentherapie durch die verordnende Hausärzt:innenpraxis vorliegen haben.

Da es sich als herausfordernd darstellt, die Termine von vier Personen miteinander abzugleichen, wird die Gruppentherapie abwechselnd zwischen Präsenz- und Videotherapie umgesetzt. Vor dem ersten Termin ist Herr Müller sehr aufgeregt. Frau Grün bespricht daher im Vorfeld mit ihm, wie die Gruppensitzung ablaufen wird. Außerdem bereiten sie gemeinsam vor, wie sich Herr Müller in der Gruppe vorstellen möchte. Sie erstellen einen kurzen Steckbrief, damit er nichts vergisst. Die Aufregung stellt sich nach den ersten Treffen mit der Gruppe schnell ein. Die Gruppenmitglieder verstehen sich gut, üben zusammen und tauschen sich über ihr Leben mit Aphasie aus. Daraus kann Herr Müller viel lernen und schöpft auch neuen Mut, sich im Alltag mit anderen zu unterhalten. Die Kombination aus Präsenz- und Videotherapie gefällt den Teilnehmenden der Gruppe gut. Sie freuen sich darüber, in Präsenz in Kontakt zu kommen, finden es aber auch angenehm, manchmal keine Anfahrt zu haben und sich einfach von zu Hause einwählen zu können. Durch die Videotherapie haben sie außerdem einen Eindruck von den häuslichen Gegebenheiten der anderen kennengelernt, was die Vertrautheit in der Gruppe weiter stärkt. Allerdings kommt es auch regelmäßig zu technischen Schwierigkeiten wie instabilem Internet.

5 Beratung der Angehörigen

Frau Grün erfährt von Frau Müller, dass sich innerhalb der Familie zunehmende Spannungen aufbauen, weil eine der Töchter in Bezug auf die aus ihrer Sicht langsamen Therapieerfolge eine zunehmende Ungeduld zeigt. Die Schwiegermutter der Tochter hatte vor einigen Jahren einen Schlaganfall, infolgedessen sie leichte Wortfindungsstörungen hatte. Diese haben sich bereits im Rahmen der Rehabilitation so gut verbessert, dass sie im Anschluss nur noch 10 h logopädische Therapie bei einer niedergelassenen Logopädin in Anspruch nehmen musste, um ihre Kommunikationsfähigkeit wiederherzustellen. Frau Müller berichtet, dass die Interaktion zwischen Herrn Müller und seiner Tochter zunehmend frustrierende Auswirkungen für ihren Mann habe. Frau Grün bietet an, der Tochter u. a. anhand von Materialien aus bildgebender Diagnostik aufzuzeigen, welche Hirnareale bei leichten Wortfindungsstörungen betroffen sind, wie viel umfangreicher die Läsionen bei Herrn Müllers Schlaganfall waren und inwieweit sich die Neuroplastizität in Anbetracht der verbesserten Funktionen bereits wieder verbessert haben muss. Herr und Frau Müller würden ein solches Aufklärungsgespräch sehr befürworten. Die Tochter lebt jedoch in einer anderen Stadt, ist berufstätig und kann nur am Wochenende zu Besuch kommen. Frau Grün bietet an, dass eine entsprechende Beratung auch im Rahmen einer Videokonferenz erfolgen kann, an der sowohl Herr und Frau Müller als auch deren Tochter teilnehmen. Herr und Frau Müller nehmen dieses Angebot gerne an. Auch die Tochter ist sehr dankbar für die logistisch einfach zu realisierende Aufklärung sowie für konkrete Anregungen, die Frau Grün ihr an die Hand geben kann, wie sie ihren Vater bei Wortfindungsstörungen sinnvoll unterstützen kann.

Im Rahmen der Beratung klärt Frau Grün das Ehepaar Müller darüber auf, dass es für Personen mit Sprachstörungen, wie auch für Angehörige, Selbsthilfegruppen gibt. In Selbsthilfegruppen können Teilnehmende in einem geschützten Raum Emotionen und Empfindungen teilen und verarbeiten und dadurch ihr Selbstbewusstsein stärken (Legg et al. 2007). Bei Menschen mit Aphasie kann das Besuchen einer Selbsthilfegruppe die Teilhabe verbessern (Brown et al. 2010; Vickers 2010). Herr Grün lehnt das Angebot ab, da er dieses Bedürfnis durch die Gruppentherapie bereits als erfüllt empfindet. Frau Müller ist noch unentschlossen und möchte sich erstmal online über die verschiedenen Angebote der Selbsthilfe informieren.

6 Therapieevaluation

Als sich die erste Heilmittelverordnung von Herrn Müller dem Ende neigt, möchte Frau Grün einen Blick zurück auf die bisher stattgefundenen elf Stunden werfen. Zur logopädischen Versorgung gehört auch die Evaluation ebendieser, um die Qualität der Therapie zu gewährleisten, Fortschritte und Stagnationen sichtbar zu machen und Verbesserungs- oder Änderungsansätze zu entwickeln. Im Sozialgesetzbuch (SGB) ist der Anspruch festgehalten, dass „durch zielgerichtete und systematische Verfahren und Maßnahmen die Qualität der Versorgung gewährleistet und kontinuierlich verbessert wird" (§ 20 Abs. 1 und 2 SGB IX). Die Evaluation von Therapie umfasst einerseits die Überprüfung ihrer Wirksamkeit, andererseits ihren Verlauf (Günther und Fimm 2024). Für die Evaluation der Therapiefortschritte vergleicht sie den aktuellen Stand mit dem Therapiebeginn. Sie orientiert sich hierfür an den gemeinsam mit Herrn Müller definierten Therapiezielen. Neben störungs- und funktionsbezogenen Aspekten bezieht sie auch psychosoziale Faktoren in die Evaluation ein. Dafür befragt sie Herrn Müller nach seinem Blick auf die bisherige Therapie und sein Befinden im Alltag. So beschreibt sie, wie die Aphasie die Stimmung und Teilhabe von Herrn Müller beeinflusst. Der Prozess der Evaluation setzt voraus, Daten und Informationen zusammenzuführen und zu vergleichen. Frau Grün nutzt hierfür das digitale Therapiemanagement-System, das in ihrer Praxis verwendet wird. Hierin kann sie übersichtlich die definierten Therapieziele, sowie die Dokumentation jedes einzelnen Termins nachlesen und gegenüberstellen.

Frau Grün bespricht ihre Evaluationsergebnisse mit Herrn Müller. Gemeinsam überlegen sie, ob die Therapieziele oder auch etwas in der weiteren Therapiegestaltung angepasst werden sollte. Anschließend an die Besprechung mit Herrn Müller würde Frau Grün auf Grundlage der Evaluation einen Therapiebericht für den verordnenden Hausarzt Dr. Braun erstellen.

Frau Grün nimmt telefonisch Kontakt mit der verordnenden Hausarztpraxis Dr. Braun auf und stellt dar, dass sie es im Hinblick auf Therapieplanung und Budget des Hausarztes als sinnvoll erachtet, im Rahmen eines ausführlichen Berichtes auf besondere Anforderung (der einmal pro Kalenderjahr angefordert und verfasst werden darf), folgende Punkte ausführlich darzustellen: Therapeutische Diagnostik, Statusfeststellung,

Behandlung, festgelegte Ziele und Behandlungsinhalte, bisheriger Therapieverlauf inkl. Adhärenz, aktueller Stand, Prognose und Empfehlung inkl. Begründung. Sie gibt an, ein Formular verschlüsselt per E-Mail zu senden, das Dr. Braun bitte ausgefüllt an Frau Grün zurücksenden soll, wenn sie einen entsprechenden Bericht wünscht.

Dr. Braun teilt Frau Grüns Meinung, dass in der aktuellen Situation ein ausführlicher Bericht auf besondere Anforderung sinnvoll ist und fordert diesen nach Vorgabe der Heilmittelrichtlinie mit entsprechendem Formular (Anhang B der HeilM-RL) an.

Für die Erstellung des ausführlichen Berichtes auf besondere Anforderung nutzt Frau Grün wieder das Therapiemanagement-System. In diesem hat sie bereits die verordnende Praxis angelegt, sodass sie in der vom System erstellten Eingabemaske den Bericht verfassen kann. Für die Erstellung des Berichts benötigt sie die Ergebnisse ihrer Diagnostik und Anamnese vom Therapiebeginn sowie ihre Evaluationsergebnisse zum aktuellen Stand.

Im Gespräch mit Herrn Müller haben Frau Grün und er sich entschieden, die Therapieziele geringfügig anzupassen. Diese Veränderung möchte Frau Grün nicht nur mit dem Hausarzt sondern auch mit den weiteren behandelnden Therapeut:innen teilen. Um den Zeitaufwand möglichst gering zu halten, sendet sie, nach Absprache mit Herrn Müller, den ergo- und physiotherapeutischen Kolleg:innen den logopädischen Bericht zu und ergänzt zusätzlich etwas ausführlicher die Anpassung der Therapieziele. Auf dieser Grundlage melden die Kolleg:innen jeweils ihren Stand der Therapie zurück. Aufgrund der knappen zeitlichen Ressourcen aller therapeutischen Kolleg:innen gestaltet sich der interprofessionelle Austausch zwar teilweise recht langwierig, trägt jedoch final zu einer optimalen Versorgung von Herrn Müller bei.

7   Fazit und Ausblick

Die exemplarische Darstellung einer ambulanten logopädischen Versorgung anhand des Patientenbeispiels von Herrn Müller zeigt vielfältige Herausforderungen im Behandlungsalltag aus Perspektive der Logopädie auf. Im Folgenden sollen diese aufgeteilt auf Mikro-, Meso- und Makroebene erläutert werden.

Die Mikroebene soll sich in diesem Zusammenhang auf die einzelne zu behandelnde Person beziehen, die Patient:in. Eine im Fallbeispiel deutlich gewordene Herausforderung ist die Gewährleistung einer effektiven Therapiefrequenz. Der Therapieerfolg der zu behandelnden Personen ist von der Therapiefrequenz abhängig (RELEASE 2022). Diese Herausforderung wird vor dem aktuell herrschenden Fachkräftemangel und dem zukünftigen Anstieg an Patient:innen im Rahmen des demografischen Wandels in ihrer Relevanz wachsen. Es braucht innovative Lösungen, welche die klassische Präsenztherapie ergänzen und die Umsetzung einer hohen Therapiefrequenz unterstützen. Als bereits existente Möglichkeiten sind hier Übungs-Apps und die Videotherapie zu nennen. Studien zeigen, dass der Einsatz von Apps zu nachhaltigen sprachspezifischen Verbesserungen führen kann (Stark und Warburton 2018; Des Roches et al. 2015; Routhier et al. 2016) und mit

Videotherapie bei allen Störungsbildern ähnliche Therapieergebnisse erreicht werden können wie durch Präsenztherapie (Cacciante et al. 2021; McGill et al. 2019; Rangarathnam et al. 2015; Sutherland et al. 2018; Theodoros et al. 2019; Weidner und Lowman 2020). Wie das Fallbeispiel gezeigt hat, können innovative Lösungen auch für die Beratung von und Zusammenarbeit mit Angehörigen eingesetzt werden. Eine Herausforderung hierbei stellt die Auswahl der App dar, die jeweils wohl überlegt und anhand vielfältiger Aspekte getroffen werden muss (Starke und Leinweber 2019). Diese fachliche und qualitative Bewertung von digitalen Anwendungen vor dem Einsatz im therapeutischen Setting erfolgt durch die Logopäd:innen im Austausch mit den jeweiligen Patient:innen.

Die Mesoebene umfasst die Ebene der behandelnden Leistungserbringenden. Der Einsatz von Programmen zur Organisation von Terminen, Dokumenten und Dokumentationen innerhalb von Praxen ist inzwischen weit verbreitet. Die Nutzung von Programmen kann Zeit sparen und auch das Teilen von Informationen vereinfachen. Allerdings ermöglichen digitale Praxisprogramme zwar eine Organisation innerhalb einer Praxis, eine interprofessionelle Vernetzung zwischen Praxen wird jedoch nicht angeboten (Schouten et al. 2021). Das Fallbeispiel hat gezeigt, welche Vorteile der interprofessionelle Austausch für die Versorgung haben kann. Er kann sich positiv auf die Prozessqualität der Versorgung und gesundheitsbezogene Aspekte auswirken (Reeves et al. 2017). Gleichzeitig ist die meistgenannte Barriere fehlende zeitliche Kapazitäten (Pfeiffer et al. 2019; Wallace et al. 2022), hier spielen auch unterschiedliche zeitliche Organisation zwischen den Professionen eine Rolle. Eine digitale Vernetzung könnte einen interprofessionellen Informationsaustausch verbessern und so zu einer effektiveren und effizienteren Patient:innenversorgung führen.

Die Makroebene fasst Herausforderungen zusammen, die beim Einsatz digitaler Lösungen grundsätzlich beachtet werden sollten. Der Einsatz und die Potenziale von digitalen Technologien sollten stets anhand ihrer Vor- und Nachteile abgewogen werden, denn sie entscheiden letztendlich über die weitere Nutzung oder Nichtnutzung oder sogar den Technikabbruch (Leinweber et al. 2023; Leinweber und Barthel 2022). Bei dieser Abwägung müssen individuelle, soziale und situative technologiebezogene Einflüsse berücksichtigt werden (Hastall et al. 2017). So können das Alter, der sozioökonomische Status, die Technikakzeptanz, das soziale Umfeld und der Informationsstand die jeweilige Nutzung beeinflussen (Leinweber und Barthel 2022). Barrieren, die spezifisch auf die Videotherapie in der Logopädie zutreffen, sind instabile Internetverbindungen (Weidner und Lowman 2020; McGill et al. 2019), eine schlechte Übertragungsqualität, was die erschwerte Bewertung akustischer und visueller Parameter zur Folge hat (Barthel et al. 2021) und Bedenken bezüglich des Datenschutzes (Lauer 2020). Letztendlich muss beim Einsatz von Technologien auch immer eine ethische Perspektive berücksichtigt werden, da im Therapiesetting meist vulnerable Personen beteiligt sind (Leinweber und Schulz 2019). Die jeweiligen Vor- und Nachteile müssen für einen ethisch verantwortungsbewussten Technologieeinsatz abgewogen und auch im Verlauf reflektiert werden. Der Mehrwert sollte gegenüber den möglichen Risiken ersichtlich sein (Leinweber und Barthel 2022).

Literatur

Ayerbe L, Ayis S, Wolfe CD, Rudd AG (2013) Natural history, predictors and outcomes of depression after stroke: systematic review and meta-analysis. Br J Psychiatry 202(1):14–21

Banda KJ, Chu H, Kang XL, Liu D, Pien L-C, Jen H-J, Hsiao S-TS, Chou K-R (2022) Prevalence of dysphagia and risk of pneumonia and mortality in acute stroke patients: a meta-analysis. BMC Geriatr 22:420

Barthel M, Schwinn S, Einfeldt A, Borgetto B, Leinweber J (2021) Digitalisierungschancen nutzen! Kernaussagen und Empfehlungen für die Nutzung von Videotherapie in der ambulanten logopädischen/sprach-therapeutischen Versorgung (Kurzfassung). Forum Logopädie 35(2):49–50

Beushausen U (2008) Der Einsatz von standardisierten Tests in der Logopädie. Forum Logopädie 22(1):6–13

Brady MC, Kelly H, Godwin J, Enderby P, Campball P (2016) Speech and language therapy for aphasia following stroke. Cochrane Database Syst Rev 2016(6):CD000425

Breitenstein C, Grewe T, Flöel A, Ziegler W, Springer L, Martus P et al (2017) Intensive speech and language therapy in patients with chronic aphasia after stroke: a randomised, open-label, blinded-endpoint, controlled trial in a health-care setting. Lancet 389(10078):1528–1538

Brown K, Worrall L, Davidson B, Howe T (2010) Snapshots of success: an insider perspective on living successfully with aphasia. Aphasiology 24(10):1267–1295

Cacciante L, Kiper P, Garzon M, Baldan F, Federico S, Turolla A, Agostini M (2021) Tele-rehabilitation for people with aphasia: A systematic review and meta-analysis. J Commun Disord 92:106111

Cohen DL, Roffe C, Beavan J, Blackett B, Fairfield CA, Hamdy S (2016) Post-stroke dysphagia: a review and design considerations for future trials. Int J Stroke 11(4):399–411

Des Roches CA, Balachandran I, Ascenso EM, Tripodis Y, Kiran S (2015) Effectiveness of an impairment-based individualized rehabilitation program using an iPad-based software platform. Front Hum Neurosci 8:1015

Deutsche Gesellschaft für Allgemeinmedizin und Familienmedizin e. V. (2000) S3-Leitlinie Schlaganfall. Registernummer 053–011, Version 3.3. 2020. https://register.awmf.org/de/leitlinien/detail/053-011. Zugegriffen: 26. Aug 2025

GKV-Spitzenverband (2022) Vertrag nach § 125 Absatz 1 SGB V über die Versorgung mit Stimm-, Sprech-, Sprach- und Schlucktherapie. Entscheidung der Schiedsstelle vom 15.11.2022. Vertrag nach § 125 Absatz 1 SGB V zwischen dem Spitzenverband Bund der Krankenkassen (GKV-Spitzenverband, K. ö. R.), Berlin; dem Deutschen Bundesverband der Atem-, Sprech- und Stimmlehrer/innen, Lehrervereinigung Schlaffhorst-Andersen e. V. (dba), Deutscher Bundesverband für Logopädie e. V. (dbl) und LOGO-Deutschland e. V. https://www.gkv-spitzenverband.de/media/dokumente/krankenversicherung_1/ambulante_leistungen/heilmittel/vertraege_125abs1/sssst/20221201_SSSST_Vertrag_Lesefassung.pdf. Zugegriffen: 26. Aug 2025

Günther T, Fimm B (2024) Wie messe ich Leistungsverbesserungen im Einzelfall? In: Kohler J, Kohmäscher A, Starke A, Leineweber J (Hrsg) Einzelfallorientierte Forschung in Logopädie/Sprachtherapie. Ein Tagungsbericht. Schulz-Kirchner, Idstein, S 125–139

Hastall MR, Dockweiler C, Mühlhaus J (2017) Achieving End User Acceptance: Building Blocks for an Evidence-based User-centered Framework for Health Technology Development and Assessment. In: Antona M, Stephanidis C (Hrsg) Universal access in human-computer interaction: Human and technological environments. Springer, New York, S 13–25

Lanyon LE, Rose ML, Worrall L (2013) The efficacy of outpatient and community-based aphasia group interventions: a systematic review. Int J Speec Lang Pathol 15(4):359–374

Lam JM, Wodchis WP (2010) The relationship of 60 disease diagnoses and 15 conditions to preference-based health-related quality of life in Ontario hospital-based long-term care residents. Med Care 48(4):380–387

Lauer N (2020) Teletherapie – hat die Logopädie eine digitale Zukunft? Forum Logopädie 34:12–17

Legg L, Stott D, Ellis G, Sellars C (2007) Volunteer Stroke Service (VSS) groups for patients with communication difficulties after stroke: a qualitative analysis of the value of groups to their users. Clin Rehabil 21(9):794–804

Leinweber J, Alber B, Barthel M, Whillier AS, Wittmar S, Borgetto B, Starke A (2023) Technology use in speech and language therapy: digital participation succeeds through acceptance and use of technology. Front Commun 8:1176827

Leinweber J, Barthel M (2022) Digital Health-Leistungen als Motor einer verbesserten Gesundheitsversorgung. Sprache-Stimme-Gehör 46(1):19–27

Leinweber J, Schulz K (2019) Digitalisierung in der Aphasietherapie – eine ethische Betrachtung. Aphasie und verwandte Gebiete 46:34–41

McGill M, Noureal N, Siegel J (2019) Telepractice treatment of stuttering: A systematic review. Telemed J E Health 25(5):359–368

Nätterlund B (2010) A new life with aphasia: everyday activities and social support. Scand J Occup Ther 17(2):117–129

Pfeiffer DL, Pavelko SL, Hahs-Vaughn DL, Dudding CC (2019) A national survey of speech-language pathologists' engagement in interprofessional collaborative practice in schools: identifying predictive factors and barriers to implementation. Lang Speech Hear Serv Sch 50(4):639–655

Rangarathnam B, Gilroy H, McCullough GH (2015) Do patients treated for voice therapy with telepractice show similar changes in voice outcome measures as patients treated face-to-face? EBP Briefs 11(5):1–6

Rausch M, Thelen K, Beudert I (2014) Kompetenzprofil für die Logopädie. https://www.dbl-ev.de/fileadmin/Inhalte/Dokumente/der_dbl/Der_Verband/20140828_Kompetenzprofil_Langfassung.pdf. Zugegriffen: 26. Aug 2025

Reeves S, Pelone F, Harrison R, Goldman J, Zwarenstein M (2017) Interprofessional collaboration to improve professional practice and healthcare outcomes. Cochrane Database of Syst Rev 6(6):CD000072

RELEASE – REhabilitation and recovery of peopLE with Aphasia after StrokE Collaborators (2022) Dosage, intensity, and frequency of language therapy for aphasia: A systematic review-based, individual participant data network meta-analysis. Stroke 53(3):956–967

Routhier S, Bier N, Macoir J (2016) Smart tablet for smart self-administered treatment of verb anomia: two single-case studies in aphasia. Aphasiology 30(2–3):269–289

Schouten L, Haensch M, Lüddecke I, Petrovic S, Haase L, Zimmermann F, Schäfer A (2021) Digital unterstützte interprofessionelle Zusammenarbeit im ambulanten Setting: Bedarfe, Erwartungen und Barrieren in der Ergotherapie, Logopädie und Physiotherapie – eine qualitative Studie. Int J Health Prof 8(1):20–36

Stark BC, Warburton EA (2018) Improved language in chronic aphasia after self-delivered iPad speech therapy. Neuropsychol Rehabil 28(5):818–831

Starke A, Leinweber J (2019) Strategien für die App-Auswahl in der Sprachtherapie. In: Posenau A, Deiters W, Sommer S (Hrsg) Nutzerorientierte Gesundheitstechnologien im Kontext von Therapie und Pflege. Hogrefe, Bern, S 49–58

Sutherland R, Trembath D, Roberts J (2018) Telehealth and autism: a systematic search and review of the literature. Int J Speech Lang Pathol 20(3):324–336

Theodoros D, Aldridge D, Hill AJ, Russell T (2019) Technology-enabled management of communication and swallowing disorders in Parkinson's disease: a systematic scoping review. Int J Lang Commun Disord 54(2):170–188

Vickers CP (2010) Social networks after the onset of aphasia: The impact of aphasia group attendance. Aphasiology 24(6/8):902–913

Wallace SE, Farquharson K, Berdik M, Foote LT, Manspeaker SA, Hankemeier DA (2022) Speech-language pathologists' perspectives of interprofessional collaboration. J Interprof Care 36(6):801–809

Weidner K, Lowman J (2020) Telepractice for adult speech-language pathology services: a systematic review. Perspect ASHA SIGs 5(1):326–338

WHO (2001) ICF – International Classification of Functioning, Disability and Health. https://www.who.int/icf. Zugegriffen: 26. Aug 2025

Wilson C, Jones A, Schick-Makaroff K, Kim ES (2021) Understanding the impact of group therapy on health-related quality of life of people with Aphasia: a scoping review. Speech Lang and Hear 26(2):88–101

Winstein CJ, Stein J, Arena R, Bates B, Cherney LR, Cramer SC et al (2016) Guidelines for adult stroke rehabilitation and recovery: a guideline for healthcare professionals from the American Heart Association/American Stroke Association. Stroke 47(6):e98–e169

Zanella C, Laures-Gore J, Dotson VM, Belagaje SR (2023) Incidence of post-stroke depression symptoms and potential risk factors in adults with aphasia in a comprehensive stroke center. Top Stroke Rehabil 30(5):448–458

Herausfordernde Schnittstellen in der Ergotherapie

Verena Baumgart, Anna Triebskorn, Sophie Völkel und Michael Schuler

1   Einleitung

Ein Schlaganfall als akut-neurologisches Ereignis und eine wenig später anschließende Palliativversorgung aufgrund des Urothelkarzinoms mit Metastasierung, wie es im Falle von Herrn Müller zu finden ist, bedarf eines komplexen Versorgungssystems. Es handelt sich um die Arbeit innerhalb eines umfassenden Zusammenspiels der verschiedenen Professionen zur optimalen Gestaltung des Versorgungsprozesses und zur Erreichung erarbeiteter Therapieziele (Sottas 2011). Schnittstellen an sektoralen Grenzen können dabei Schwachstellen im deutschen Gesundheitssystem bilden (Kaendler et al. 2022). In diesem Kapitel liegt der Fokus auf der Ergotherapie – einer Profession des Gesundheits- und Sozialwesens die im komplexen Versorgungssystem an vielen Schnittstellen beteiligt

V. Baumgart (✉) · S. Völkel
Studienbereich Ergotherapie, Fachbereich Pflege-, Hebammen- und Therapiewissenschaften, Hochschule Bochum, Bochum, Deutschland
E-Mail: verena.baumgart@hs-bochum.de

S. Völkel
E-Mail: svoelkel@hs-gesundheit.de

A. Triebskorn
Landesamt für Gesundheit und Arbeitsschutz Nordrhein-Westfalen (LfGA NRW), Bochum, Deutschland
E-Mail: anna.triebskorn@lfga.nrw.de

M. Schuler
Professur für Forschungsmethoden in den Gesundheitsberufen, Fachbereich Pflege-, Hebammen- und Therapiewissenschaften, Hochschule Bochum , Bochum, Deutschland
E-Mail: michael.schuler@hs-bochum.de

© Der/die Autor(en), exklusiv lizenziert an Springer-Verlag GmbH, DE, ein Teil von Springer Nature 2026
K. Nordmann et al. (Hrsg.), *Digitales Nahtstellenmanagement in der Gesundheitsversorgung*, https://doi.org/10.1007/978-3-662-72579-5_12

ist (Deutscher Verband Ergotherapie e. V. 2025). Folgend werden die therapeutischen Schwerpunkte und Sichtweisen der Ergotherapie innerhalb verschiedener Phasen des Versorgungsgeschehens von Herrn Müller erläutert. Die Rehabilitationsversorgung von der Akut- bis zur palliativen Versorgung wird im Kontext moderner ergotherapeutischer Ansätze und Denkweisen skizziert. Anliegend orientiert sich die ergotherapeutische Skizzierung an dem Phasenmodell zur neurologischen Rehabilitation eines Schlaganfalls der Bundesarbeitsgemeinschaft Rehabilitation (BAR 1999) und dem Hilfebedarf von Herrn Müller. Im anschließenden Abschnitt liegt der Fokus auf ergotherapeutischen Interventionen im Kontext der interprofessionellen Versorgung und den Gemeinsamkeiten sowie Herausforderungen im Arbeitsalltag der Ergotherapie und deren Schnittstellen.

2 Grundansätze, Herausforderungen und Möglichkeiten moderner Ergotherapie von der Akut- bis zur Palliativversorgung

Herr Müller hat aufgrund des neurologischen Akutereignisses innerhalb von kürzester Zeit Beeinträchtigungen erlitten, die in einer langfristigen Behinderung resultieren „Die Ergotherapie unterstützt und begleitet dabei Menschen jeden Alters, die in ihrer Handlungsfähigkeit eingeschränkt oder von Einschränkung bedroht sind" (Deutscher Verband Ergotherapie e. V. 2007). Dabei leistet sie in allen Phasen der Akutversorgung und Rehabilitation, wie sie von der BAR (1999) beschrieben wurden, einen entscheidenden Beitrag.

Schauen wir zunächst auf die ergotherapeutische Versorgungsoption in Phase A der Akutversorgung von Herrn Müller: In dieser sollte Herr Müller für ca. 72 h auf einer Stroke Unit aufgenommen werden (Nabavi und Ringelstein 2015). Kernaspekte dieser strukturierten Versorgung sind u. a. der frühzeitige Start der therapeutischen Versorgung durch Heilmittelerbringende der Logopädie, Physiotherapie und Ergotherapie. Ziel ist hier die unmittelbare Behandlung reversibler Krankheitsursachen und -folgen, um positiven Einfluss auf potenzielle langfristige Behinderungen zu nehmen (Schwarzbach et al. 2022).

Für einen frühzeitigen Start der ergotherapeutischen Behandlung im Krankenhaus spielt die Plastizität des Gehirns eine bedeutsame Rolle. Diese Fähigkeit des Organs ermöglicht mit den individuell korrekten Stimuli eine Erholung bzw. Wiedererlernung vieler Fertigkeiten (Schuler und Oster 2004). Je früher die Behandlung beginnt, desto mehr Potenzial besteht für einen Therapieerfolg. Bei Herrn Müller hat jedoch in dieser Phase A der Akutversorgung und Phase B der Frührehabilitation keine ergotherapeutische Behandlung stattgefunden. Zudem kam es in dieser Phase zu einem Delir und einem Dekubitus. Im Delirmanagement ist die Durchführung aktivierender Maßnahmen sowohl kognitiv als auch physisch wichtig (Deutsche Gesellschaft für Neurologie e. V. 2020). Dabei hat sich besonders Frühmobilisierung als reduktive Maßnahme bewährt und die

Ergotherapie kann hier in der interprofessionellen Versorgung zentral mitwirken (Deutsche Gesellschaft für Anästhesiologie und Intensivmedizin e. V. und Deutsche Interdisziplinäre Vereinigung für Intensiv- und Notfallmedizin e. V. 2021).

2.1   Phase C und Phase D des Versorgungsprozesses

Werfen wir nun einen Blick auf den weiteren Verlauf in Herrn Müllers Versorgungsprozess im Sinne der Phase C zur weiterführenden Rehabilitation und Phase D zur Anschlussrehabilitation. Aufgrund der persistierenden Bewegungs- und Sprachstörungen beantragt der Sozialdienst des Krankenhauses einen Pflegegrad sowie eine rehabilitative Versorgung. In diesen Phasen C und D innerhalb der Rehabilitationsklinik erhält Herr Müller u. a. Logopädie, Physio- und Ergotherapie. Im Rahmen der kassenärztlichen Versorgung agieren Ergotherapeut:innen hierbei auf Anweisung von Vertragsärzt:innen (Gemeinsamer Bundesausschuss 2024).

Die Ergotherapie erhält in der beginnenden Rehabilitation den Auftrag, motorische Fähigkeiten der Extremität, insbesondere das Greifen zu verbessern. Hierbei handelt es sich um eine mittlerweile überholte rein funktionsorientierte Sichtweise. Wie könnte eine moderne ergotherapeutische Versorgung bis hierhin zur Phase der rehabilitativen Versorgung stattdessen aussehen? Laut des Deutschen Verbands Ergotherapie e. V. (2007) sollen Ergotherapeut:innen Menschen in ihrem Alltag begleiten und unterstützen, damit diese für sie bedeutsame und wichtige Betätigungen ausführen können. Unter Betätigung wird dabei „die Summe von Aktivitäten und Aufgaben des täglichen Lebens [verstanden], die durch Individuen und Kulturen benannt, strukturiert und mit Bedeutung versehen sind. […] Bedeutungsvolle Aktivitäten sind für den Menschen dadurch charakterisiert, dass sie zielgerichtet sind und als signifikant, sinnvoll und wertvoll für den Einzelnen empfunden werden" (Miesen 2004, S. 158). Der Fokus liegt besonders auf dem Zusammenwirken von Betätigung, Person und Umwelt (Deutscher Verband Ergotherapie e. V. 2007). In der Ergotherapie „dienen spezifische Aktivitäten, Umweltanpassung und Beratung dazu, dem Menschen Handlungsfähigkeit im Alltag, gesellschaftliche Teilhabe und eine Verbesserung seiner Lebensqualität zu ermöglichen" (Deutscher Verband Ergotherapie e. V. 2007). Der bestehende Fokus auf gesellschaftliche Teilhabe und Kontextfaktoren wird dabei im Rahmen einer neuen Begriffsbestimmung durch den Deutschen Verband Ergotherapie e. V. (2025) aktuell noch weiter geschärft. Diese Arbeitsdefinition betont expliziter den Ansatz auf verschiedenen strukturellen Ebenen, den Fokus auf gesellschaftliche und soziale Prozesse sowie die Evidenz- und Technologiebasis der Ergotherapie (Deutscher Verband Ergotherapie e. V. 2025).

In der sich fortlaufend modernisierenden Ergotherapie werden verschiedene Sichtweisen und unterschiedliche Inhaltsmodelle betrachtet. Diese evidenzbasierten Modelle dienen der Befunderhebung klient:innenbasierter Faktoren und der differenzierten Therapieplanung. Sie bilden ebenfalls die Grundlage strukturierter Berichterstattung und basieren auf einer holistischen Betrachtung von Klient:innenfaktoren.

Das *Canadian Model of Occupational Performance and Engagement* (CMOP-E; Townsend und Polatajko 2013) stellt beispielsweise einen wichtigen und ganzheitlichen Ansatzpunkt in der Ergotherapie dar. Es thematisiert mit Person, Umwelt und Betätigung die drei wichtigen Kernbereiche der Ergotherapie, setzt diese in eine dynamische Interaktion (van Hartingsveldt und Piškur 2019) und bietet so wertvolle Erkenntnismöglichkeiten für Herrn Müllers Versorgung: Die beschriebenen Funktionseinschränkungen wirken sich bei ihm als personenbezogene Komponente auf seine Betätigungen und seine Umwelt aus. Aber auch die Umwelt bestimmt, welche Betätigungen er ausführen kann. So schafft beispielsweise ein nicht angepasstes Wohnumfeld weitere Herausforderungen und führt dazu, dass Herr Müller wichtigen Betätigungen nicht nachgehen kann (Dehnhardt 2020). Auch Stigmatisierung, bestimmte Denkmuster und gesellschaftliche Widerstände können einen großen Einfluss auf die affektive Komponente einer Person haben, so auch bei Herrn Müller. Das CMOP-E eignet sich für den vorliegenden Fall mit Blick auf die erlebten Schicksalsschläge der Familie besonders: Die Wechselwirkung der Beziehung zwischen Person, Betätigung und Umwelt – insbesondere auch zu seiner Frau – finden hier Berücksichtigung (le Granse et al. 2019). Dabei ist es zentral, die Wünsche und Bedürfnisse von Herrn Müller in den Mittelpunkt zu stellen und partizipativ in den Behandlungsprozess zu integrieren (Cup und van Hartingsveldt 2019). Beispielsweise nimmt Herr Müller bis zu seinem Schlaganfall die Rolle des Versorgers ein, der alle finanziellen Angelegenheiten regelt, während seine Frau den gesamten Haushalt erledigt. Unabhängigkeit ist ein wichtiger Wert für ihn. Für Herrn Müller ist es deshalb in der entstehenden Transition nur schwer zu ertragen, dass er ‚gefüttert‘ wird, den Knopf von einer Person zugemacht bekommt und die Inhalte der Tagesschau nicht versteht. Nach dem modernen Verständnis der Ergotherapie werden Ziele betätigungsfokussiert und klienten:innenzentriert formuliert (Brinkmann und Berding 2024). Diese können sich so beispielsweise auf die Selbständigkeit der Essensverrichtung, das Anziehen sowie Herrn Müllers kognitive Fähigkeiten – die grundlegend für seine Produktivität und Freizeitbeschäftigung sind – beziehen. Betätigungen werden in der Ergotherapie sowohl zum Ziel im Sinne einer vollständigen Teilhabe an persönlich sinnhaften Betätigungen als auch zur Therapiemethode, mit der ersteres erreicht wird, angewendet: Durch Betätigungen wie dem Essen können wichtige Funktionen wiedererlernt werden, während eine Sinnhaftigkeit bereits im Lernprozess an sich und mit Blick auf persönliche Ziele besteht.

2.2 Externe und interne Schnittstellen der sektorenübergreifenden Versorgung

Für die sektorenübergreifende Versorgung unterscheiden wir zwischen internen und externen Schnittstellen, die in den bereits zuvor beschriebenen einzelnen Phasen (A-D) zentral sind. Im Falle von Herrn Müller betrifft dies u. a. die Übergänge zwischen Krankenhaus, Rehabilitationsklinik und der ambulanten Versorgung. Deshalb wollen wir nun an dieser Stelle die Ergotherapie, eingebettet in die Internationale Klassifikation der Funktionsfähigkeit, Behinderung und Gesundheit (International Classification of Functioning, Disability and Health [ICF]), betrachten. Die ICF liefert einen international anerkannten und einheitlichen Bezugsrahmen, um die holistische Vorgehensweise der Ergotherapie weiter zu verdeutlichen und in den interprofessionellen Kontext zu übertragen (Bundesinstitut für Arzneimittel und Medizinprodukte 2005). Dabei wird das Ziel einer einheitlichen Sprache verfolgt, die eine Basis für eine effektivere interdisziplinäre Zusammenarbeit ist und einen partizipativen Prozess aller beteiligter Personen in der Versorgung darstellt. Zudem kann eine gemeinsame Sprache Einigkeit über Handlungsmaßnahmen sowie Aufgabenverteilung und -abgrenzung ermöglichen (Kraus 2018). Darüber hinaus liefert die ICF eine wissenschaftliche Grundlage für das Verstehen des Gesundheitszustandes und der mit Gesundheit zusammenhängenden Zustände im interprofessionellen Kontext. Auch die wichtigen ergotherapeutischen Komponenten Person, Umwelt und Betätigung sowie grundlegende Ansätze des CMOP-E lassen sich passend in die ICF integrieren.

Die Ergotherapie bringt dabei in ihrer professionsbezogenen Sicht den besonderen Blick auf folgende vier Bereiche mit: Im Rahmen der *Betätigungsorientierung* werden sinnhafte Betätigungen, die Teilhabe und Wohlbefinden fördern und einen identitätsstiftenden Charakter haben, zum Kernanliegen ergotherapeutischer Analysen und Interventionen. Bei Herrn Müller werden so bedeutsame Betätigungen wie Skat spielen, Gartenarbeit und Regelung finanzieller Angelegenheiten relevant für die Interventionen. Im Sinne der *Klient:innenorientierung* ist es für die Ergotherapie dabei ein wichtiges Anliegen, individuell bedeutsame Betätigungsziele zu verfolgen und den Prozess mit Klient:innen partner:innenschaftlich und auf Augenhöhe zu gestalten. Entsprechend werden im Prozess mit Herrn Müller Betätigungsziele gemeinsam erarbeitet und seine Werte und Einstellungen priorisiert. Beispielsweise ist für Herrn Müller die Selbständigkeit ein bedeutsames Betätigungsziel. Ein weiterer wichtiger Aspekt ist die *Ressourcenorientierung*, also das Ansetzen der Therapie bei bestehenden Stärken. Bei Herrn Müller wird daher ergotherapeutisch möglichst früh an bestehenden Fähigkeiten angesetzt und wertvolle soziale und materielle Ressourcen werden im Therapieprozess einbezogen. Schließlich verläuft die ergotherapeutische Versorgung *lebensweltorientiert,* sie bezieht also aktuelle Lebenskontexte flexibel mit ein. Bei Herrn Müller werden so im Prozess die jeweiligen Anforderungen und Ressourcen der Umweltkontexte fokussiert und Umweltanpassungen, z. B. im häuslichen Umfeld, werden relevante Ansatzpunkte.

Abb. 1 verdeutlicht die ergotherapeutischen Schwerpunkte, in dem die gewonnenen Informationen aus dem Inhaltsmodell CMOP-E in den Bezugsrahmen der ICF integriert werden und so als Basis für interprofessionelle Handlungsmaßnahmen genutzt werden können.

Betrachten wir nun den Übergang von Phase D zu Phase E. In der Phase E geht es bei Herrn Müller insbesondere um die Nachsorge und ambulante Weiterversorgung sowie um den Alltag und dessen aktive Teilhabe, insbesondere in der Gemeinschaft. Kernaspekte der Phase F sind die „zeit- und bedarfsgerechte Versorgung mit Heil- und Hilfsmitteln" (Schwarzbach et al. 2022, S. 480). Hilfsmittel spielen in der Ergotherapie eine bedeutsame Rolle, um Klient:innen mit Einschränkungen in ihrer Handlungsfähigkeit

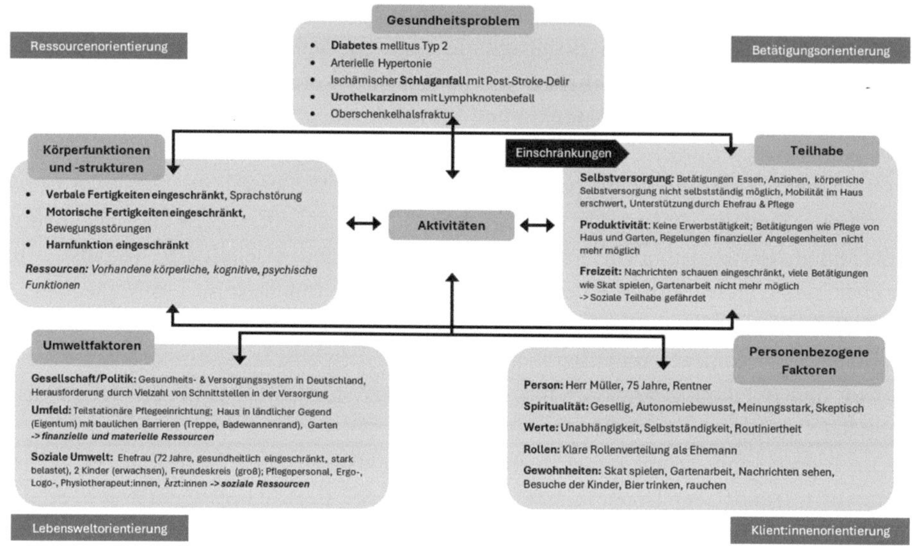

Abb. 1 Die ergotherapeutische Perspektive am Fallbeispiel von Herrn Müller im Bezugsrahmen der Internationalen Klassifikation der Funktionsfähigkeit, Behinderung und Gesundheit (ICF)

zu unterstützen, sofern entstandene Einschränkungen schlecht eigenständig kompensiert werden können. Hilfsmittel haben die Funktion, durch „eine ersetzende, unterstützende oder entlastende Wirkung […] einer drohenden Behinderung vorzubeugen oder eine Behinderung auszugleichen" (Gemeinsamer Bundesausschuss o. J.). Geeignete Hilfsmittel können potenziell Aktivitäten und Teilhabe ermöglichen und haben somit Auswirkungen auf die Selbständigkeit im Alltag sowie auf die Lebensqualität und Teilhabe am sozialen und beruflichen Leben. Bei der Auswahl der Hilfsmittel sind neben den Körperfunktionen bzw. -schädigungen die personenbezogenen Faktoren sowie die Aktivitäten, Teilhabe und Umweltfaktoren zu berücksichtigen. Darüber hinaus ist ein Schwerpunkt der Ergotherapie, den korrekten und sicheren Einsatz von Hilfsmitteln bei Alltagsaktivitäten zu erproben, ohne dass sie den Erhalt von Fähigkeiten reduzieren oder therapeutischen Fortschritten im Wege stehen.

Die Ergotherapie bietet durch ihren Fokus auf das Zusammenwirken von Betätigung, Person und Umwelt (Deutscher Verband Ergotherapie e. V. 2007) eine wichtige Basis in der interprofessionellen Versorgung, um Über-, Unter- und Fehlversorgung abzuwenden. Die Umwelt ist der Kontext für Menschen, in denen sie Betätigungen und Aktivitäten ausführen und beinhaltet damit alle dortigen Einflüsse auf die menschliche Teilhabe (Stark et al. 2014).

Diese Erkenntnis führt uns zum nächsten Schritt in Herr Müllers Versorgungsprozess. In seinem Fall müssen für den Wechsel in die ambulante Versorgung Umweltanpassungen im Haus erfolgen. Ihn beeinflussen die zwei Stufen im Eingangsbereich, das in der ersten Etage gelegene Schlafzimmer sowie die Badewanne, welche Herr Müller aufgrund des Schlaganfalls nicht benutzen kann.

Eine Grundlage, um geeignete Modifikationen abzuleiten, bietet das *Matching Person and Technology Modell* (MPT-Modell) sowie das *Assistive Technologie Device Predisposition Assessment* (ATD-PA). Das MPT-Modell wurde 1989 in den USA entwickelt und ist ein reliables, valides und klient:innenzentriertes Assessment, welches zur Optimierung der Hilfsmittelversorgung im Arbeitsfeld der Rehabilitation entwickelt wurde und die Grundlage für das ATD-PA Assessment bildet. Das Assessment basiert auf verschiedensten Formularen und wurde in der deutschen Übersetzung von Ergotherapeut:innen weiterentwickelt. Die Basiskomponenten beziehen sich auf die Person, die Umwelt sowie die Technologien (Bruckmann et al. 2015). Durch die Berücksichtigung der Ziele und Vorlieben der Klient:innen soll eine Beschleunigung des Hilfsmittelprozesses erfolgen. Durch diese Möglichkeit zur umfassenden Evaluation können mögliche relevante Einflüsse mit gleichzeitigem Fokus auf Lebensqualität und Partizipation ermittelt und durch die Ergotherapie adäquat in die interprofessionelle Versorgung inkorporiert werden.

3 Ergotherapeutische Unterstützung beim Transitionsprozess mit Fokussierung auf die letzte Lebensphase

Herr Müller durchläuft innerhalb kurzer Zeit diverse drastische Veränderungsprozesse, sogenannte Transitionen. Diese beschreiben Übergänge oder Umbrüche, in denen grundlegende Veränderungen im Leben von Menschen stattfinden (Besold 2012). In der Ergotherapie-Wissenschaft wird der Begriff der ‚Occupational Transition' als eine qualitative Veränderung im Leben eines Menschen definiert (Jonsson et al. 2001). Ursachen für Transitionen können u. a. eine akute Krankheit mit einhergehenden Veränderungen der Lebensumstände sein, wie es bei Herrn Müller der Fall ist (Besold 2012). Im Folgenden betrachten wir seinen Fall chronologisch vor diesem Hintergrund.

Durch das neurologische Akutereignis erleidet er innerhalb kürzester Zeit Beeinträchtigungen. Nach verschiedenen Rehabilitationsphasen und Verbesserungen des Gesundheitszustands erfolgt ein Wechsel in die ambulante Versorgung. Mit der Zeit verschlechtern sich Herr Müllers gesundheitliche Probleme jedoch erneut, wodurch es zu weiteren Veränderungsprozessen kommt, wie z. B. der Wechsel in eine langzeitstationäre Pflegeeinrichtung (Phase F: Zustandserhaltende Maßnahmen, Langzeitpflege und -therapie). Aufgrund seines fortgeschrittenen Urothelkarzinoms mit Metastasierung wird Herr Müller schließlich in einem Hospiz aufgenommen, in dem er die letzten Wochen bis zu seinem Tod versorgt und begleitet wird. Diese extremen Veränderungen stellen immer wieder neue Anforderungen an Herrn Müller, die jeweils einer Bewältigung bedürfen. Aus ergotherapeutischer Perspektive bedeutet Bewältigung die Anpassung von Routinen, Gewohnheiten, Betätigungen und Rollen – und zwar sowohl bei Klient:innen als auch Angehörigen (Wiseman und Whiteford 2009). Occupational Transitions sind mehrphasige Prozesse, welche von Ergotherapeut:innen begleitet werden können (Uys et al. 2020). In Tab. 1 werden die sieben Stränge der Occupational Transition nach Scalzo et al. (2016) am Fallbeispiel von Herrn Müller skizziert, wobei Chancen und Möglichkeiten ergotherapeutischer Interventionen deutlich werden.

Tab. 1 Erkenntnisse und Ansatzoptionen der Ergotherapie beim Transitionsprozess von Herrn Müller in der letzten Lebensphase in Anlehnung an Crider et al. (2015), Scalzo et al. (2016) sowie Whalley Hammell (2009)

Strang	Erkenntnisse und Ansatzoptionen der Ergotherapie im Transitionsprozess
1. Erfahrung des Übergangs	***Transition infolge des Gesundheitszustandes*** von Herrn Müller • Alltagsroutinen und Betätigungsidentität erschüttert: Setting ändert sich in eine Pflegeeinrichtung mit veränderten Betätigungsmöglichkeiten und weniger Integration des sozialen Umfeldes → Frustration, Unzufriedenheit, Ärger, Trauer, Angst
2. Verarbeitung der Erfahrung	***Tiefgreifende Veränderungen*** erfordern ***vielfache Anpassungen und Veränderungsstrategien*** • Einbezug von Hilfsmitteln zur Entlastung • Anpassung von Selbstversorgung (weniger Autonomie, mehr Pflege) • Freizeitbetätigungen in neue Tagesstruktur integrieren (z. B. Nachrichten schauen, Skat spielen) → Selbstannahme in neuem Zustand herausfordernd
3. Beibehalten der Rollen, Aufrecht-erhalten von Sinnhaftigkeit	***Rollenverluste gefährden das Selbstwertgefühl*** • Rollen in neuen Betätigungen erleben *in Betätigungen eingebunden sein* als Vorbeugung von Verzweiflung und Resignation • Rolle als ***wichtiger Teil der Familie und als Freund*** durch vermehrte Familien/Freundesbesuche im Heim ausleben
4. Betätigungs- anpassung zur Unterstützung von Wachstum und Wohlbefinden	Routinen und ***Betätigungen*** sind ***stark beeinträchtigt:*** • Erfahrung von Wiedererlernen bzw. erfolgreicher Anpassung von Betätigungen infolge des Schlaganfalls positiv für Bewältigung • ***Adaption*** von Betätigungen ist essenziell, unter anderem unter Zuhilfenahme von ***Technologien und Hilfsmitteln.*** Dabei ist relevant, eigene ***Entscheidungen zu ermöglichen*** und ausreichend ***Erholung in den Alltag*** zu integrieren Kategorien von ***Betätigung*** und ihr ***Teilhabekontext*** nach Whalley Hammell (2009) a. Betätigungen, die das Gefühl der *Zugehörigkeit, Verbundenheit und Beteiligung* stärken (z. B. Skat spielen mit Freunden im Heim integrieren, Familienbesuche) b. In Betätigungen *eingebunden sein, neue Betätigungen* in Alltag einbeziehen (z. B. gemeinsames Nachrichtenschauen, in körperliche Versorgung eingebunden sein) c. Betätigungen, die eine *Kontinuität des Lebens und Vertrauens* widerspiegeln (z. B. Fotoalben anschauen, Geschichten austauschen) d. Betätigungen zur *Erholung* (z. B. Entspannungsverfahren, Sinnesreize, Musik nutzen) → wichtig zum Ausgleich der Belastungen im fortgeschrittenen Krankheitsverlauf und durchlebten Transitionen

(Fortsetzung)

Tab. 1 (Fortsetzung)

Strang	Erkenntnisse und Ansatzoptionen der Ergotherapie im Transitionsprozess
5. Die sich ständig verändernde Umwelt der Transition	Die physische *Umwelt verändert sich:* Raumgestaltung möglichst persönlich zur Förderung von Identität und Wohlbefinden Die *soziale Umwelt* ist von Transition beeinflusst (neue Anforderungen, hohe emotionale Belastung)
6. Faktoren, die den Übergang behindern	• kognitive, verbale Einschränkungen, Schmerzen • Frustration, Ärger, Trauer, Angst • *nicht ideal abgestimmte Versorgung* → inadäquate Informationsweitergabe, interprofessionelle Zusammenarbeit
7. Faktoren, die den Übergang erleichtern	• Durchführung sinnhafter Aktivitäten und Betätigungen die Teilhabe ermöglichen • Entscheidungen ermöglichen, Autonomie und Ausleben von Werten fördern, soziale Ressourcen nutzen • Hilfsmittelversorgung, Technologien • Interprofessionelle Kooperation • Reduktion von Angst: Angebote von Gesprächsrahmen, Einbezug neuer Betätigungen zur Teilhabe im Endlebenskontext • Teilhabe durch neue und angepasste Betätigungen für positives Selbsterleben, neue Betätigungsidentität

Aufgrund seines fortgeschrittenen Urothelkarzinoms mit Metastasierung erfolgen wieder neue Erfahrungen des Übergangs. Hierbei sind die Anforderungen der letzten Lebensphase bedeutsam, damit bis zum Schluss ein selbstbestimmtes Handeln möglich bleibt. Die Ergotherapie kann – wie in Tab. 1 angedeutet – in dieser Transitionsphase bei der palliativen Versorgung helfen, die Lebensqualität schwerkranker und sterbender Menschen zu erhalten. So kann beispielsweise mithilfe von Betätigungen nach Whalley Hammell (2009) Herrn Müllers individuelle Handlungsfähigkeit bei nachlassenden Fähigkeiten gefördert werden sowie dem Anliegen nach Ruhe und Erholung nachgekommen und den individuellen Bedürfnissen der letzten Lebensphase wie z. B. Schmerzen, Angst, Wut, Überforderung, Fatigue und dem ‚Loslassen' begegnet werden (von dem Berge et al. 2018).

4 Gemeinsamkeiten und Herausforderungen der Ergotherapie im Arbeitsalltag der interprofessionellen Versorgung

Die unterschiedlichen Spezialisierungen, beruflichen Selbst- und Fremdbilder, Kompetenz- und Tätigkeitsfelder sowie das gegenseitige Verständnis der verschiedenen Berufsgruppen für jeweilige Kompetenzen spielen eine Schlüsselrolle für eine sich ergänzende, qualitativ hochwertige und klient:innenorientierte interprofessionelle Versorgung.

Deshalb ist es von Bedeutung, dass veränderte Paradigmen, Schwerpunkte und Grundsätze der Professionen in der interprofessionellen Zusammenarbeit bekannt sind.

Ein Paradigma stellt den kulturellen Kern des Berufes dar, welcher die Berufsidentität bestimmt (Turpin und Iwama 2011). Inhalte eines Paradigmas verändern sich aufgrund von gesellschaftlichen Entwicklungen wie dem demografischen, dem epidemiologischen und dem gesellschaftlichen Wandel (Marotzki 2013). In der Ergotherapie erfolgte zuletzt ein Paradigmenwechsel von der Funktionsorientierung hin zur Betätigungsorientierung. Moderne Ergotherapie ist betätigungsorientiert, klient:innenzentriert, evidenzbasiert, kontextbasiert sowie technologie- und populationsbasiert (le Granse et al. 2019).

„Das Betätigen steht als Hauptdomäne der modernen Ergotherapie im Mittelpunkt" (le Granse et al. 2019). Diese Spezialisierungen, wie zuvor beschrieben, sollten im Rahmen der interprofessionellen Versorgung bekannt sein. Ein rein funktionsorientierter Ansatz bezogen auf die Funktionseinschränkungen der Hand, wie er bei Herrn Müller verordnet wurde, ist nicht mehr zeitgemäß.

Paradigmenwechsel weisen dabei einen erheblichen Einfluss auf die Versorgungsqualität an Übergängen/Schnittstellen auf. Es gilt dabei zwischen intra- und interprozessualen Übergängen zu differenzieren: Intraprozessual meint Prozesse innerhalb einer Einrichtung, wie z. B. bei Herrn Müller die Akutversorgung im Krankenhaus. Interprozessual beschreibt Schnittstellen zwischen verschiedenen Settings (Wendt 2020). Insbesondere hier im Übergang von der rehabilitativen Versorgung Phase D zur Phase E der ambulanten Ergotherapie.

4.1 Inraprozessurale Schnittstellen bedürfen einer interprofessionellen Versorgungsplanung

Dabei ist bei intraprozessualen Schnittstellen eine interprofessionelle Versorgungsplanung inklusive klient:innenzentrierter Zielsetzung von Bedeutung. Dies bedarf ermöglichender Strukturen, z. B. regelmäßigen Teamsitzungen, gemeinsamer Ziel- und Maßnahmenplanung, interprofessionellen Therapieeinheiten und/oder transparenter Dokumentation, was insbesondere bei einer solch komplexen Versorgung wie bei Herrn Müller von Bedeutung ist. Die Versorgungspraxis zeigt hier eine geringe Umsetzung dieser Möglichkeiten. Vielmehr findet eher eine monoprofessionelle Versorgung statt, in der jede Profession bei Herrn Müller unabhängig voneinander u. a. die Bewegungsstörungen in der Physiotherapie, die Betätigungsdefizite in der Ergotherapie und die Sprachstörungen in der Logopädie thematisieren (Deutsche Gesellschaft für Allgemeinmedizin und Familienmedizin e. V. 2020). Eine Herausforderung stellt hierbei eine gemeinsame Sprache dar. Die Verwendung der bereits beschriebenen Sprache der ICF kann sich dementsprechend positiv auswirken. Voraussetzung ist, dass alle beteiligten Therapeut:innen diese beherrschen, was aufgrund der Variabilität in Paradigmen und Ausbildungsformaten derzeit nicht gegeben ist.

Betrachten wir die intraprozessualen Schnittstellen in der ergotherapeutischen Versorgung von Herrn Müller, lässt sich zunächst festhalten, dass die Ergotherapie in allen Phasen der neurologischen Rehabilitation beteiligt sein sollte (BAR 1999). Die Ergotherapie sollte dabei gemeinsam mit den anderen Gesundheitsprofessionen eine Befunderhebung durchführen und gemeinsame Therapieeinheiten bereits während des Klinikaufenthaltes der Klient:innen planen. Dies könnte beispielsweise im Bereich der Alltagsbetätigungen der Nahrungszubereitung und -aufnahme umgesetzt werden. Bei neurologischen Defiziten und einem Delir, wie sie bei Herrn Müller thematisiert sind, ist eine logopädische Betreuung des Schluckvorganges erforderlich, während die Ergotherapie zeitgleich ihren Fokus auf die Handlungsplanung inklusive motorischer und kognitiver Fähigkeiten wirft. Bedingt durch den Oberschenkelhalsbruch von Herrn Müller findet sich eine weitere interprofessionelle Herausforderung im Bereich der Körperpflege und des Anziehens. Während die Ergotherapie hier die Betätigungen, Selbstversorgung, Kognition und Handlungsumsetzung betrachtet, bedarf es der Expertise der Physiotherapie, die Einschränkungen der Immobilität zu beachten und zu verbessern. Es ist kritisch anzumerken, dass im Praxisalltag wenig Austausch und Zusammenarbeit mit dem Sozialdienst der Einrichtungen stattfindet, obwohl dieser für die weitere Versorgung oder Entlassung in einem engen Austausch mit den Angehörigen steht und viele wertvolle Informationen für die ergotherapeutische Behandlung über alltägliche Gegebenheiten und Herausforderungen, wie der Rollenverteilung des Ehepaares und der wohnlichen Voraussetzungen, besitzt. Ergänzend sollte im Bereich der ergotherapeutischen Schlaganfallversorgung frühzeitig mit einer Orthesen- und Hilfsmittelversorgung begonnen werden.

4.2 Holistischer Einbezug der Klient:innenfaktoren

Damit alle Klient:innenfaktoren einbezogen und holistisch im Versorgungsprozess implementiert werden, sollten alle Beteiligten durch regelmäßigen Austausch auf einen vergleichbaren Stand gebracht werden. Hierbei können u. a. Fortschritte, Rückschritte sowie Kontextveränderungen von Herrn Müller thematisiert werden. Intraprozessuale Schnittstellen und die Herausforderung, diese in einem Arbeitsalltag mit geringen zeitlichen Ressourcen und wenig gemeinsamer Anpassung von Planungen und Sichtweisen umzusetzen, lässt sich in allen Phasen der Rehabilitation erkennen. Bei Betrachtung der interprozessualen Schnittstellen sind ebenfalls große Herausforderungen bei der Versorgung zu erkennen: Gesetzlich gibt es für die Heilmittelerbringenden wie die Ergotherapie derzeit keinerlei Regelungen zur Weitergabe relevanter Klient:inneninformationen an die weiterversorgenden Institutionen. Während ein verpflichtender Arztbrief unsystematische Kurzinformationen von Therapeut:innen enthalten kann, wird dieser an zuständige Hausärzt:innen versendet und erreicht die Heilmittelerbringenden wie die Ergotherapie nicht (Saal et al. 2019). Ergotherapeut:innen sind so auf Auskünfte der

Klient:innen und der Angehörigen angewiesen, die im Rahmen solcher kritischen Ereignisse wie bei Herrn Müller erheblich verzerrt und unvollständig sein können und bis zur Überforderung führen können. Somit geht wertvolles professionsspezifisches Wissen verloren.

Für die Versorgung von Herr Müller bedeutet dies für die weiterversorgenden Ergotherapeut:innen, dass sie keine Informationen über den gesundheitlichen Zustand unmittelbar nach dem Schlaganfall und den folgenden Verlauf erhalten. Insbesondere mit Fokus auf das Delir, dessen Einschränkungen in der Wahrnehmung und Kognition einen erheblichen Einfluss auf die Betätigungen haben können, wird es schwierig, relevante Aspekte zu erfahren. Die ergotherapeutischen Kolleg:innen werden bei Herr Müller folglich erneut eine komplexe Befunderhebung und Anamnese durchführen müssen, um die Betätigungsanliegen zu erfahren und zugrunde liegende Schwierigkeiten zu identifizieren. Hierbei gilt es, sowohl die Anliegen von Herrn Müller als auch seiner Frau zu erfragen. Zur Umsetzung von Aktivitäten zur Erreichung der Betätigungsanliegen, wie beispielsweise der benannten Freizeitaktivitäten, ist eine ausführliche Betätigungsanalyse und -beobachtung notwendig, die gegebenenfalls bereits eine Doppeluntersuchung darstellt. Dies führt sowohl zu einer (vermeidbaren) Nutzung erneuter zeitlicher und finanzieller Ressourcen als auch zu einer Verunsicherung und Irritation der Klient:innen.

Eine direkte Anknüpfung an die vorherige (ergo-)therapeutische Versorgung und die bereits erreichten Fortschritte ist an allen Übergängen zwischen den rehabilitativen Phasen ohne eine professionelle Informationsweitergabe nicht umsetzbar. Zur schnelleren Einschätzung der Herausforderungen und Einsparung wertvoller Ressourcen kann nicht nur ein Bericht der vorversorgenden Ergotherapie, sondern auch der weiteren Heilmittelerbringenden bedeutsam sein. Ergotherapie bedarf eines holistischen Bildes von Herrn Müller und seiner Umgebung zur Umsetzung der betätigungsorientierten Ziele, die einer funktionierenden ausführlichen Informationsweitergabe bedürfen.

Im Fall der Versorgung von Herr Müller kommt die Ergotherapie leider erst in Phase C mit hinzu. Hierbei fehlen nicht nur die Angaben der vorangegangenen Versorgung, sondern auch ein aktiver Austausch mit den weiteren ambulant Versorgenden. Das Wissen über die derzeitigen Ziele und Maßnahmen der anderen Therapeut:innen kann bei der Erarbeitung bestimmter Betätigungen eingeplant und die erarbeiteten Funktionen direkt eingebunden werden. Allerdings gibt die ambulante Versorgungsstruktur weder zeitliche noch finanzielle Ressourcen her, um zum Austausch und zur gemeinsamen Planung miteinander in Kontakt zu treten, wenngleich interprofessionelle Perspektiven Unter-, Fehl- und Überversorgung im Sinne einer qualitativ hochwertigen Versorgung entgegenwirken können. Gegensätzliche respektive nicht angepasste Therapien zwischen den Professionen können das neu Erlernte durch Verwirrungen und Unsicherheit gefährden und Therapieprozesse verlangsamen. Dies trifft ebenfalls auf die Einbindung von Hilfsmitteln und Angehörigen zu.

Im Verlauf erlebt Familie Müller weitere Übergänge mit dem Wechsel in die Pflege und in das Hospiz. Da die Ergotherapie das Wohlbefinden sowie für die Klient:innen sinnvolle und bedeutsame Betätigungen und Partizipation in allen Lebensphasen einbindet, erschweren solche Übergänge ohne die Möglichkeit der Weiterversorgung oder der ausführlichen Informationsweitergabe die weitere Berücksichtigung dieser erarbeiteten Dinge. Im Falle von Herrn Müller könnten hierbei beispielsweise die Werte der Selbstständigkeit und sein Rollenverständnis an Beachtung verlieren. Dies führt, neben einer Frustration aufseiten der Ergotherapeut:innen aufgrund fehlender Informationen des Zustandes, zu einem nicht weitergeführten Arbeiten an diesen bedeutsamen Aspekten der Lebenszufriedenheit der Betroffenen. Insbesondere im Rahmen solcher Übergänge ermöglicht die holistische Sichtweise der Ergotherapie eine große Informationsdichte zu allen Lebensbereichen, die eine würdevolle und individuelle Versorgung am Lebensende bereichern kann.

5   Fazit und Ausblick

Bei Betrachtung der beschriebenen ergotherapeutischen Spezifika und versorgungsbezogenen Herausforderungen an den intra- und interprozessualen Schnittstellen sind diverse Rahmenbedingungen als Barrieren erkennbar geworden. Während insbesondere im Bereich der zeitlichen Ressourcen ein hoher Bedarf besteht, um Austausch und Zusammenarbeit zu ermöglichen, bietet außerdem die Entwicklung im Bereich der Digitalisierung viele Möglichkeiten.

In der Ergotherapie werden mithilfe evidenzbasierter Modelle viele für die Versorgung wertvolle Informationen rund um Klient:innen und das persönliche Umfeld erfragt und strukturiert, wie bereits in den vorherigen Abschnitten am Fallbeispiel von Herrn Müller erläutert wurde. Diese werden allerdings nicht an Weiterversorgende weitergeleitet. Es fehlt an gemeinsamer Dokumentation und Austauschplattformen.

Die individuelle Therapiedokumentation findet heutzutage in vielen Einrichtungen bereits digital statt. Hierbei bedarf es interprofessionellen Plattformen innerhalb eines Settings, damit Befunde, Ziele und Maßnahmen auf Basis der ICF transparent für alle Beteiligten gestaltet werden können. Auf dieser Grundlage sollten Informationen auch interprozessual an Weiterversorgende weitergegeben werden können. Dabei bieten aktuelle Entwicklungen wie die elektronische Patientenakte konkrete Umsetzungsmöglichkeiten (Bundesministerium für Gesundheit 2025). Auch Online-Konferenzen erlauben interprofessionellen Austausch ohne begrenzte zeitliche Kapazitäten für Fahrtwege zu nutzen.

Auch wenn solche Vorhaben neue Herausforderungen in Bezug auf die Prüfung und Umsetzung des Datenschutzes mitbringen, ist das Potenzial vielversprechend mit Blick auf das Ziel der Informationsweitergabe. Dieses ist für die ergotherapeutische Versorgung unerlässlich, um sowohl interprofessionelle als auch sektorenübergreifende Zusammenarbeit zu ermöglichen. Eine erfolgreiche Umsetzung des neuen ergotherapeutischen Paradigmas der Betätigungsorientierung ermöglicht Klient:innen und ihrem Umfeld eine individuelle Gestaltung des eigenen Lebens trotz Schicksalsschlägen. Hierfür gilt es, sowohl in den Rahmenbedingungen, der Digitalisierung, als auch dem Wissen über eine stärkenbezogene Zusammenarbeit wissenschaftlich begleitete Veränderungen und Weiterentwicklungen vorzunehmen.

References

BAR (1999) Empfehlungen zur Neurologischen Rehabilitation von Patienten mit schweren und schwersten Hirnschädigungen in den Phasen B und C. Bundesarbeitsgemeinschaft für Rehabilitation, Frankfurt a. M.

Besold A (2012) Die Wechselwirkung von Betätigung und Gesundheit in Lebensumbrüchen als Grundlage für eine präventiv-beratende Ergotherapie. Ergoscience 7(1):2–10

Brinkmann S, Berding J (2024) COAST – Ziele betätigungsfokussiert formulieren. Neuroreha 16(3):129–135

Bruckmann N, Cordes A, Ly Cam L, Paland S, Schlegel J, Signoroni J (2015) Matching Person and Technology Model (MPT-Modell) und Assistive Technology Device Predisposition Assessment (ATD PA): MPT & ATD PA: Ein klientenzentrierter Wegweiser für die Hilfsmittelberatung und -versorgung in Deutschland. Schulz-Kirchner Verlag, Idstein

Bundesinstitut für Arzneimittel und Medizinprodukte (2005) Internationale Klassifikation der Funktionsfähigkeit, Behinderung und Gesundheit. https://www.bfarm.de/DE/Kodiersysteme/Klassifikationen/ICF/_node.html. Zugegriffen: 26. Aug 2025

Bundesministerium für Gesundheit (2025) Die elektronische Patientenakte (ePA). https://www.bundesgesundheitsministerium.de/elektronische-patientenakte. Zugegriffen: 26. Aug 2025

Crider C, Calder CR, Bunting KL, Forwell S (2015) An Integrative review of occupational science and theoretical literature exploring transition. J Occup Sci 22(3):304–319

Cup E, van Hartingsveldt M (2019) Der Ergotherapeut. In: Le Ganse M, van Hartingsveldt M, Kinébanian A (Hrsg) Grundlagen der Ergotherapie. Thieme, Stuttgart, S 196–219

Dehnhardt B (2020) Das CMOP-E. In: Kohlhuber M, Aichhorn C, Dehnhardt B (Hrsg) Ergotherapie – betätigungszentriert in Ausbildung und Praxis. Thieme, Stuttgart, S 93–100

Deutsche Gesellschaft für Allgemeinmedizin und Familienmedizin e. V. (2020) S3-Leitlinie: Schlaganfall. https://register.awmf.org/assets/guidelines/053-011l_S3_Schlaganfall_2023-05.pdf. Zugegriffen: 26. Juli 2025

Deutsche Gesellschaft für Anästhesiologie und Intensivmedizin e. V. (DGAI), Deutsche Interdisziplinäre Vereinigung für Intensiv- und Notfallmedizin e. V. (DIVI) (2021) S3-Leitlinie: Analgesie, Sedierung und Delirmanagement in der Intensivmedizin (DAS-Leitlinie 2020). https://register.awmf.org/de/leitlinien/detail/001-012. Zugegriffen: 26. Aug 2025

Deutsche Gesellschaft für Neurologie e. V. (DGN) (2020) Leitlinien für Diagnostik und Therapie in der Neurologie: Delir und Verwirrtheitszustände inklusive Alkoholentzugsdelir. https://register.awmf.org/de/leitlinien/detail/030-006. Zugegriffen: 26. Aug 2025

Deutscher Verband Ergotherapie e. V. (2007) Definition Ergotherapie. DVEaktuell 8:3

Deutscher Verband Ergotherapie e. V. (2025) Definition Ergotherapie. https://dve.info/ergotherapie/definition. Zugegriffen: 26. Aug 2025

Gemeinsamer Bundesausschuss (G-BA) (2024) Heilmittel-Richtlinie: Richtlinie über die Verordnung von Heilmitteln in der vertragsärztlichen Versorgung – HeilM-RL. https://www.g-ba.de/downloads/62-492-3616/HeilM-RL_2024-04-18_2024-05-16_iK-2024-10-01.pdf. Zugegriffen: 26. Aug 2025

Gemeinsamer Bundesausschuss (G-BA) (o. J.) Hilfsmittel. https://www.g-ba.de/themen/veranlasste-leistungen/hilfsmittel/. Zugegriffen: 26. Aug 2025

Jonsson H, Josephsson S, Kielhofner G (2001) Narratives and experience in an occupational transition: a longitudinal study of the retirement process. Am J Occup Ther 55(4):424–432

Kaendler S, Ritter M, Sander D, Elstner M, Schwarzbach C, Wagner M, Meisel A, Mitglieder Kommission Nachsorge der Deutschen Schlaganfall-Gesellschaft (2022) Positionspapier Schlaganfallnachsorge der Deutschen Schlaganfall-Gesellschaft – Teil 1: Nachsorge nach einem Schlaganfall: Status quo der Versorgungsrealität und Versorgungsdefizite in Deutschland. Nervenarzt 93(4):368–376

Kraus E (2018) Internationale Perspektiven auf die Voraussetzungen einer effizienten Diagnostik und Therapie unter dem Anspruch von Teilhabe und Partizipation. In: Haring R, Siegmüller J (Hrsg) Evidenzbasierte Praxis in den Gesundheitsberufen. Springer, Berlin/Heidelberg, S 127–146

le Granse M, van Hartingsveldt M, Kinébanian A (Hrsg) (2019) Grundlagen der Ergotherapie. Thieme, Stuttgart

Miesen (2004). Berufsprofil Ergotherapie. Schulz-Kirchner Verlag, Idstein

Marotzki U (2013) Zwischen medizinischer Diagnose und Lebensweltorientierung: eine Studie zum professionellen Arbeiten in der Ergotherapie. Schulz-Kirchner Verlag, Idstein

Nabavi DG, Ringelstein EB (2015) Stroke-Units. In: Jungehülsing GJ, Endres M (Hrsg) Komplikationen und Folgeerkrankungen nach Schlaganfall: Diagnostik und Therapie der frühen und späten klinischen Funktionseinschränkung. Thieme, Stuttgart, S 158–162

Saal S, Kirchner-Heklau U, Müller T, Wohlfarth K, Hamzei F, Müller M, Strobel S, Clewing C (2019) Optimierung der Überleitung von der stationären in die ambulante Gesundheitsversorgung nach Schlaganfall (OpTheraS): Bestandsaufnahme der aktuellen Praxis und Analyse von Einflussfaktoren der Überleitung. Rehabilitation 58(1):39–49

Scalzo K, Forwell SJ, Suto M (2016) An integrative review exploring transition following an unexpected health-related trauma. J Occup Sci 23(4):464–483

Schuler M, Oster P (2004) Versorgung von Patienten mit und nach akutem Schlaganfall aus geriatrischer Sicht. GGW 3(4):23–31

Schwarzbach CJ, Michalski D, Wagner M, Winkler T, Kaendler S, Elstner M, Dreßing A, Claßen J, Meisel A, Grau A, Mitglieder Kommission Nachsorge der Deutschen Schlaganfall-Gesellschaft (2022) Positionspapier Schlaganfallnachsorge der Deutschen Schlaganfall-Gesellschaft – Teil 3: Strukturelle Konzepte für zukünftige Versorgungsformen der Schlaganfallnachsorge. Nervenarzt 93(4):385–391

Sottas B (2011) Abschlusskompetenzen für alle Gesundheitsberufe: Das schweizerische Rahmenwerk und seine Konzeption. GMS Z Med Ausbild 28(1):Doc11

Stark S, Sanford J, Keglovits M (2014) Environment factors: Physical and natural environment. In: Christiansen CH, Baum CM, Bass JD (Hrsg) Occupational therapy: Performance, participation, and well-being. Routledge, New York, S 387–420

Townsend EA, Polatajko HJ (2013) Enabling occupation II: advancing an occupational therapy vision for health, well-being & justice through occupation. Canadian Association of Occupational Therapists, Ottawa

Turpin MJ, Iwama MK (2011) Using Occupational Therapy Models in Practice: A field guide. Churchill Livingstone, Edinburgh

Uys ME, van Niekerk L, Buchanan H (2020) Work-related transitions following hand injury: occupational therapy scoping review. Can J Occup Ther 87(4):331–345

Van Hartingsveldt M, Piškur B (2019) Canadian Model of Occupational Performance and Engagement (CMOP-E) und Canadian Practice Process Framework (CPPF). In: le Granse M, van Hartingsveldt M, Kniébian A (Hrsg) Grundlagen der Ergotherapie. Thieme, Stuttgart, S 378–394

Von dem Berge E, Förster A, Kirsch G (2018) Ergotherapie in der Palliative Care: Selbstbestimmt handeln bis zuletzt. Schulz-Kirchner Verlag, Idstein

Wendt J (2020) Prozessoptimierungen und Schnittstellenmanagement in der Gesundheitsversorgung. In: Leal Filho W (Hrsg) Qualitätsmanagement in der Gesundheitsversorgung. Springer, Berlin/Heidelberg, S 55–72

Whalley Hammell K (2009) Self-care, productivity, and leisure, or dimensions of occupational experience? rethinking occupational „categories". Can J Occup Ther 46(2):107–114

Wiseman L, Whiteford G (2009) Understanding occupational transitions: a study of older rural men's retirement experiences. J Occup Sci 16(2):104–109

Herausfordernde Schnittstellen in der Physiotherapie

Marios Stefanakis, Melissa Böttinger und Tim Fleiner

1 Einleitung

Der Schlaganfall bewirkt bei Herrn Müller eine rechtsseitige Hemiparese und eine Fuß-heber-Schwäche. Nach der Akut-Behandlung in der Stroke Unit sowie der anschließenden neurologischen Rehabilitation wurde eine ambulante Physiotherapie initiiert. Die dafür notwendigen Heilmittelverordnungen (Rezepte) ‚KG-ZNS Krankengymnastik zur Behandlung von Erkrankungen des Zentralnervensystems' wurden unter dem ICD-10 Code ‚G81.1GR – Spastische Hemiparese und Hemiplegie' von der Hausarztpraxis und zeitweise auch von den ambulant behandelnden Neurolog:innen ausgestellt. Die Rezepte wurden jeweils für zehn Einheiten ausgestellt, die mit einer Frequenz von 1–3 Terminen je Woche stattfinden sollten. Die Rezepte wurden Herrn Müller jeweils von der verordnenden Praxis aus-gehändigt und durch den Patienten in eine Praxis für Physiotherapie händisch übermittelt. Jedes neue Rezept wurde vom Patienten persönlich in der verordnenden Praxis abgeholt

M. Stefanakis
Klinik für Unfall- und Wiederherstellungschirurgie, Universitätsklinikum Heidelberg, Heidelberg, Deutschland
E-Mail: marios-evangelos.stefanakis@med.uni-heidelberg.de

M. Böttinger
Geiatrisches Zentrum, Netzwerk AlternsfoRschung (NAR), Universitätsklinikum Heidelberg, Heidelberg, Deutschland
E-Mail: boettinger@nar.uni-heidelberg.de

T. Fleiner (✉)
Professur Evidenzbasierte physiotherapeutische Versorgung, Technische Hochschule Ulm, Ulm, Deutschland
E-Mail: tim.fleiner@thu.de

K. Nordmann et al. (Hrsg.), *Digitales Nahtstellenmanagement in der Gesundheitsversorgung,* https://doi.org/10.1007/978-3-662-72579-5_13

und an der Rezeption der Physiotherapie-Praxis ausgehändigt. Nach der Übergabe der Heilmittelverordnung wurde diese durch die Praxissoftware sowie durch Praxismanager:innen und Abrechnungsexpert:innen geprüft. Mehrmals traten hier Konformitätsprobleme mit dem Heilmittelkatalog auf, beispielsweise wenn Heilmittel nicht korrekt zur Diagnosegruppe passten oder die Behandlungsfrequenz und der Umfang falsch waren. Notwendige Änderungen der Verordnung wurden durch den Patienten selbst oder durch Fax-Kommunikation zwischen Physiotherapie- und ärztlichen Praxen veranlasst.

Herr Müller erhält zweimal wöchentlich ambulante Physiotherapie, jeweils mit 50 min Doppelterminierung in der Praxis. Die Organisation dieser Behandlungen erfolgt in der niedergelassenen Praxis für Physiotherapie mittels der Praxissoftware. Umgesetzt werden darin z. B. die Terminierung, die Patient:inneninformation, die Zuzahlung seitens der Patient:innen zu der Verordnung, die Abrechnung des Rezeptes und Organisation von Folgeverordnungen. Auch die Therapieorganisation erfolgte über die Praxissoftware, wobei die Therapeut:innen mittels Tablets in den Behandlungsräumen und Trainingsflächen die Therapie strukturierten (Befundung, Assessmentergebnisse, Therapieziele, Behandlungsverlauf, Therapiebericht). Sofern ein Therapiebericht auf der Heilmittelverordnung angefordert ist, wird dieser über die Praxissoftware erstellt und via Fax an die verordnende Praxis übermittelt.

Im Verlauf stürzte der Patient und erlitt dabei eine Femur-Fraktur rechts, die operativ mit einem Femur-Marknagel versorgt wurde. Vier Monate darauf wurde eine Femurkopf-Nekrose festgestellt, gefolgt von einer Hüft-Total-Endoprothese. Zusätzlich wurden Wirbelkörper- und Becken-Frakturen festgestellt, die ebenfalls operativ stabilisiert wurden. Die Physiotherapie erfolgte in der Akutphase nach dem Krankenhausaufenthalt zu Hause (Verordnung Krankengymnastik via Hausbesuch). Der Patient hat Schwierigkeiten beim Gehen, Treppensteigen und in der Mobilität zu Hause und benötigt Gehhilfen. Aufgrund des Verlusts des Führerscheins ist seine soziale Teilhabe eingeschränkt. Er benötigt Unterstützung von seiner Familie (v. a. seiner Ehefrau) im Alltag. Seine Hobbys, wie die Teilnahme an einem Stammtisch und das Kartenspielen, kann er derzeit nicht ausüben. In seinem Wohnumfeld hat Herr Müller mehrere Stockwerke zu bewältigen und er nutzt Hilfsmittel wie Unterarm-Gehstützen, Nordic Walking-Stöcke und einen Rollstuhl. Als Beifahrer kann er mit nur wenigen Einschränkungen in ein Auto einsteigen.

Auszug aus dem Behandlungsverlauf über drei Einheiten: Das Therapieziel bestand darin, die Funktion des rechten Beins zu verbessern, um dem Patienten ein selbstständiges Bewältigen des Alltags zu ermöglichen. Der Fokus lag auf der Stärkung des Fußhebers und der Beinstabilität. Als Nahziel sollte der Patient im Alltag ohne Gehhilfen gehen können. Die funktionelle Bewegungsanalyse zeigte ein asymmetrisches Gangbild mit Zirkumduktion im rechten Bein und Instabilität beim Treppe abwärtsgehen (Abb. 1). Durch das Trainingsprogramm zur Kräftigung der Beinmuskulatur steigerte sich die Gehgeschwindigkeit (Tab. 1).

Abb. 1 Bewegungsanalyse
auf dem Praxis-Tablet

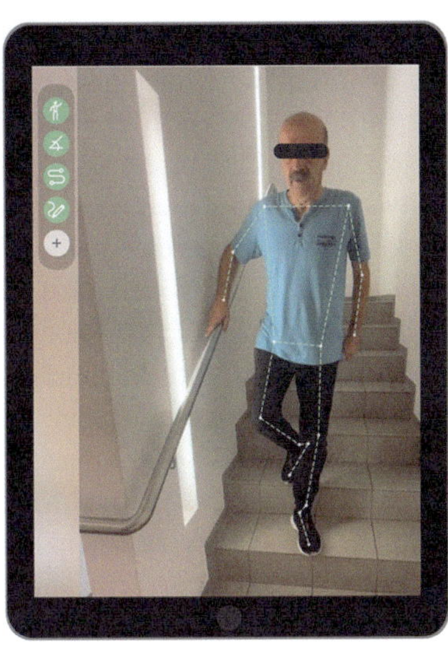

Tab. 1 Assessment-Ergebnis
10-Meter Gehgeschwindigkeit

	1. Messung	2. Messung	3. Messung
Behandlung 1	**1,11 m/s**	1,02 m/s	1,09 m/s
Behandlung 2	**0,96 m/s**	0,91 m/s	0,84 m/s
Behandlung 3	1,03 m/s	**1,16 m/s**	1,11 m/s

Die Behandlung konzentrierte sich auf die Fußheber-Schwäche, sowie das Gangbild und die Beinachsenstabilität. Die Gehgeschwindigkeit variierte stark (−13 % bis +12 %), beeinflusst durch die Schmerzen und Tagesform. Der Patient gewann an Bewegungssicherheit und sozialer Teilhabe, was die familiäre Belastung reduzierte. Die erlangte Gehsicherheit motivierte den Patienten mit einer Physiotherapie am Gerät und darauffolgend einem freien Training zur muskulären Stabilisierung fortzufahren.

2 Physiotherapie 2.0: Wie weit reicht die digitale Unterstützung im Therapiealltag?

2.1 Status quo in der ambulanten Praxis

Eine Heilmittelverordnung wird von dem behandelnden Arzt bzw. der behandelnden Ärztin (Haus- oder Fachärzt:in) via Rezept (Papier) ausgestellt und von den Patient:innen in der Praxis vorgelegt; Einheiten werden terminiert, Einheiten werden auf dem Rezept von Patient:innen unterschrieben und zu der Krankenkasse auf dem Postweg übersendet und abgerechnet. Die Kommunikation mit Zuweisenden und Kostenträgern erfolgt aktuell via Telefon und Fax, z. B. Rezeptänderungen und Therapieberichte via Fax.

Nach der Prüfung einer Heilmittelverordnung treten häufig Konformitätsprobleme mit dem Heilmittelkatalog auf, wobei das verordnete Heilmittel nicht bei der Diagnosegruppe (ICD 10-Code) verordnet werden kann oder die Frequenz und der Umfang der Behandlung nicht korrekt sind. Diese Prüfungen erfolgen durch die eingesetzte Praxissoftware und zusätzlich durch Praxismanager:innen und Abrechnungsexpert:innen der Praxis für Physiotherapie unter Prüfung der jeweils aktuellen Version des Heilmittelkataloges in analoger Form. Die nach der Prüfung notwendigen Veränderungen der Verordnung werden durch die Patient:innen selbst initiiert, indem diese das Rezept zur ausstellenden Praxis zurückbringen. Das Praxisteam ändert dieses Rezept mit Datum der entsprechenden Anpassung und neuer Unterschrift des verordnenden Arztes oder der Ärztin oder stellt das Rezept neu aus. Alternativ werden notwendige Veränderungen der Verordnung auch mittels Fax-Kommunikation zwischen den Praxen für Physiotherapie und der Haus-/Fachärzt:innenpraxis umgesetzt. Auch bei längerfristigen Behandlungsverläufen und Folgeverordnungen treten solche fehlerhaften Verordnungen immer wieder auf, die eine genaue Prüfung und darauffolgende Interaktion zwischen den beteiligten Praxen und den Patient:innen erfordern.

2.2 Status quo in der Klink

In Rehabilitationskliniken für ältere Menschen in Deutschland spielt die interdisziplinäre Zusammenarbeit eine zentrale Rolle. Wöchentliche Teambesprechungen sorgen dafür, dass Ärzt:innen, Therapeut:innen und Pflegekräfte die Behandlungsschritte gemeinsam planen und anpassen. Allerdings gibt es Herausforderungen bei der Dokumentation und Koordination. Während viele Dokumentationssysteme noch stationär und gemeinsam genutzt werden, ist die elektronische Patientenkarte (ePA) zentral für die Terminierung und Verwaltung von Stammdaten. Diese Daten werden zwar zuverlässig gespeichert, jedoch fehlt es häufig an einer nahtlosen Kommunikation zwischen verschiedenen Gesundheitsstrukturen, was die Abstimmung und den Austausch von wichtigen Informationen erschwert.

Ein weiteres Problem stellt die Befunderfassung und Berichterstattung dar, die von Therapeut:innen oft mittels Tablets und PCs vorgenommen wird. Obwohl die Eingabe von Befunden digitalisiert ist, bleibt die Befundbeschreibung für Krankenkassen zeitaufwendig, was zusätzliche Arbeitsbelastung verursacht. Die tägliche Therapieplanung, die aus mindestens vier multiprofessionellen Einheiten besteht, wird nach wie vor teils analog (z. B. Geräteplane) organisiert, was die Effizienz beeinträchtigt. Beim klinischen Entlassmanagement zeigen sich Defizite in der Koordinierung mit den nachbehandelnden Praxen. Insbesondere der Übergang zwischen stationärer Rehabilitation und ambulanter Nachsorge ist oft unkoordiniert, was die Kontinuität der Versorgung gefährdet und die Qualität der Berichterstattung beeinflusst.

3   Digitale Unterstützung für administrative Abläufe

In einem zunehmend digitalisierten Alltag sind Tablets, Smartphones und PCs zu unverzichtbaren Werkzeugen geworden, da sie die tägliche Effizienz und Konnektivität verbessern. Die Integration dieser digitalen Geräte in die Gesundheitsversorgung und auch in die Physiotherapie hat die organisatorischen Abläufe erheblich verändert. Spezialisierte Software und Apps rationalisieren die Verwaltung von Patient:innenakten, die Terminplanung und die Abrechnungsprozesse und sorgen für einen reibungsloseren und effektiveren Arbeitsablauf. Trotz der vielfältigen und zunehmend kreativen digitalen Möglichkeiten steckt die Umsetzung der Digitalisierung in der Rehabilitation noch in den ‚Kinderschuhen' (Lee et al. 2019; Verheyden und Meyer 2016; Potter et al. 2011; Jette et al. 2003). In einer Vergleichsstudie in Deutschland von Estel et al. (2022) wurde festgestellt, dass die häufigste Form der digitalisierten Physiotherapie Dokumentations- und Werbezwecke sind. Das Potenzial der Digitalisierung in der Physiotherapie geht jedoch weit über diese Anwendungen hinaus und umfasst alle Aspekte der Praxis und des klinischen Betriebs.

Moderne Kliniken und Praxen haben bereits damit begonnen, digitale Werkzeuge einzusetzen, um ihre täglichen Abläufe zu optimieren. Klinikinformationssysteme und Praxissoftware sind für eine effiziente Strukturierung der Abläufe unerlässlich geworden. Dieser digitale Wandel beginnt mit der Umstellung der Antrags- und Rezeptverwaltung, wo umfangreiche manuelle Schreibarbeiten durch Softwarelösungen ersetzt werden, die eine schnelle und genaue Bearbeitung von Rezepten und Plänen ermöglichen. Traditionelle Methoden mit Ringbüchern, großen Papierformaten, Bleistift und Radiergummi werden durch hochentwickelte Softwarelösungen ersetzt. Diese Werkzeuge zentralisieren die Planung und Kontrolle, erleichtern eine effiziente Terminplanung und gewährleisten eine optimale Ressourcennutzung und ein besseres Patient:innenmanagement. Die Dokumentation in der Physiotherapie befindet sich ebenfalls in einem starken Wandel. Karteikarten, Fieberkurven und Registerkarten werden durch mobile Lösungen über Tablets, Smartphones, Smartwatches oder Desktop-Computer ersetzt. Dieser Wandel verbessert die Genauigkeit der Dokumentation und macht Informationen zu Patient:innen für Gesundheitsdienstleistende leichter zugänglich. Die sichere Kommunikation im medizinischen Bereich wird durch Kommunikation im Medizinwesen (KIM) erleichtert. KIM ist ein System, das die sichere elektronische Kommunikation zwischen den Leistungserbringenen im Gesundheitswesen gewährleisten soll. Darüber hinaus verspricht die elektronische Verordnung von Heilmitteln (eVO), die in Deutschland bis zum 1. Januar 2027 eingeführt werden soll, den Verschreibungsprozess effizienter zu gestlten und die Fehlerwahrscheinlichkeit zu verringern.

4   Digitale Unterstützung für Assessments und Therapie

In einer in Deutschland durchgeführten Online-Umfrage gab die Mehrheit der Physiotherapeut:innen an, dass sie analoge Assessment-Instrumente wie Goniometer, Stoppuhren, Schmerzskalen und manuelle Tests zur Bewertung der Muskelkraft (z. B. Muskelfunktionsprüfung) verwenden (Braun et al. 2018). Die Zuverlässigkeit und Aussagekraft einiger dieser Instrumente und Tests ist oft, jedoch nicht immer, wissenschaftlich erwiesen. Darüber hinaus ist die Durchführung analoger Testverfahren einschließlich der anschließenden händischen Dokumentation der Ergebnisse oft zeitaufwendig und stark von der subjektiven Einschätzung der behandelnden Therapeut:innen geprägt. Seit einigen Jahren wird in der Forschung und Praxis intensiv an der Entwicklung vergleichbarer digitalisierter Assessments gearbeitet. Tablets, Smartphones und Sensoren werden zu Assessmentzwecken (z. B. Ganganalyse, Range-of-Motion-Messung) zunehmend in den physiotherapeutischen Praxisalltag integriert. Zusätzlich zur Zeitersparnis durch die automatische Ergebnisdokumentation bieten digitale Assessments die Möglichkeit für eine standardisierte Durchführung sowie eine objektive Auswertung und Verlaufskontrolle. Der Einsatz von Technologien ermöglicht außerdem eine erweiterte Analyse von Daten, die über das hinaus geht, was für Therapeut:innen mit bloßem Auge beobachtbar ist. Herkömmliche Smartphones und Tablets verfügen über integrierte Bewegungssensoren und können die gemessenen Daten mithilfe vorprogrammierter Algorithmen oder künstlicher Intelligenz präzise und detailliert auswerten. Während ein:e Therapeut:in beispielsweise bei dem 4-Meter Gehtest die Sekunden stoppt, können Sensoren darüber hinaus auch kinematische Parameter zur Beschleunigung, Schrittzahl oder Spurbreite analysieren und klinisch einordnen.

Zur Qualitätssicherung sollten für den klinischen Alltag ausschließlich wissenschaftlich überprüfte oder als Medizinprodukt zertifizierte Tools eingesetzt werden. Nur so kann sichergestellt werden, dass die Messinstrumente und Auswertungsalgorithmen über eine ausreichende Reliabilität, Validität, Objektivität und klinische Relevanz verfügen. Evidenzbasierte Assessment-Tools sind zum aktuellen Zeitpunkt hauptsächlich in englischer Sprache und als kostenpflichtige Software verfügbar. Es gibt z. B. Apps mit über 300 orthopädischen Tests (Physiotutors o. J.). Das Unternehmen mHealth Technologies (2021) bietet ein als Medizinprodukt zertifiziertes Test-Set mit Smartphone-Apps und Sensoren an (mTest[3]), welches sich zur umfangreichen Ganganalyse (z. B. 4-Meter Gehtest, 6-min Gehtest, Timed Up and Go) eignet (Abb. 2).

Kritisch anzumerken ist, dass mit vielen Assessment-Technologien, Apps und Programmen hohe Anschaffungskosten sowie ein Schulungsaufwand verbunden sind. Bei der Suche nach kostenlosen Assessment-Tools in den App Stores von Google und Apple ist jedoch Vorsicht geboten. Dort finden sich einige Apps, deren wissenschaftliche Grundlage nicht transparent dargestellt wird und die klinische Anwendbarkeit somit fraglich ist. Eine weitere Herausforderung für die Digitalisierung des physiotherapeutischen Assessments ist die zur Verfügung stehende Therapiezeit. In Deutschland erhalten

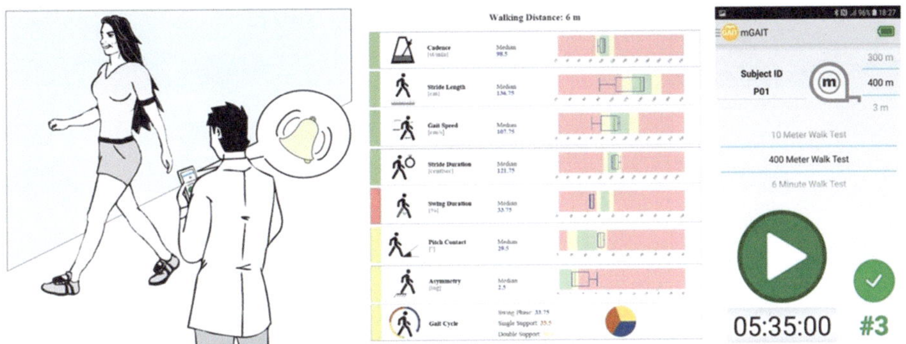

Abb. 2 mTest[3] – Beispiel für eine evidenzbasierte Assessment-Software zur umfangreichen Ganganalyse mithilfe von Smartphone-Apps und tragbaren Sensoren (mHealth Technologies 2021)

Physiotherapeut:innen keine zusätzliche Vergütung für Anamnese, Befundung und Dokumentation. Aus diesem Grund finden diese Aktivitäten oft, wenn überhaupt, in geringem Umfang und innerhalb der Therapiezeit statt. Die Verwendung digitaler Assessments kann den Zeitaufwand zwar reduzieren, jedoch bleibt es schwer diese in den Praxis- oder Klinikalltag zu integrierten.

Das Selbst-Assessment ist eine Möglichkeit, das digitale Assessment außerhalb der Therapiezeit zu verorten. Mittlerweile nutzen viele Menschen Fitness- oder Aktivitäts-Tracker auf dem Smartphone oder der Smartwatch. Diese selbstständig von Patient:innen erhobenen Daten (z. B. Herzfrequenz, Anzahl der Schritte pro Tag) beinhalten oft robuste und klinisch relevante Informationen und könnten beispielsweise in der physiotherapeutischen Verlaufskontrolle mit geringem Mehraufwand integriert werden. Ein anderes Beispiel ist die Up&Go-App, die als Mobilitätstest für und mit älteren Menschen entwickelt wurde (Böttinger et al. 2023). Die App führt Nutzer:innen mithilfe von Audio- und Videoinstruktionen durch fünf Wiederholungen des *Timed Up and Go Tests* (Abb. 3). Das Smartphone wird während des Tests in der vorderen Hosentasche getragen.

Die Testdaten werden von den im Smartphone integrierten Sensoren aufgezeichnet und von einem implementierten Algorithmus ausgewertet, der im Rahmen von großen EU-Projekten entwickelt und validiert wurde (Mellone et al. 2012; Bergquist et al. 2020). Die Nutzer:innen können nach dem Test ihr Ergebnis auf dem Bildschirm sehen und so ihre Mobilität regelmäßig und selbständig zu Hause einschätzen. Die *Up&Go App* kann kostenlos für iOS und Android heruntergeladen werden. Die Testergebnisse werden derzeit nicht gespeichert, um den Schutz der Daten zu gewährleisten. Eine Übermittlung der Daten, z. B. in eine digitale physiotherapeutische Dokumentationsplattform, wäre perspektivisch jedoch eine nützliche Funktion. Digitale Assessments, die vor der Therapie von Patient:innen selbst durchgeführt werden, könnten helfen, die Therapiezeit für spezifischere Diagnostik und entsprechende Therapiemaßnahmen zu nutzen.

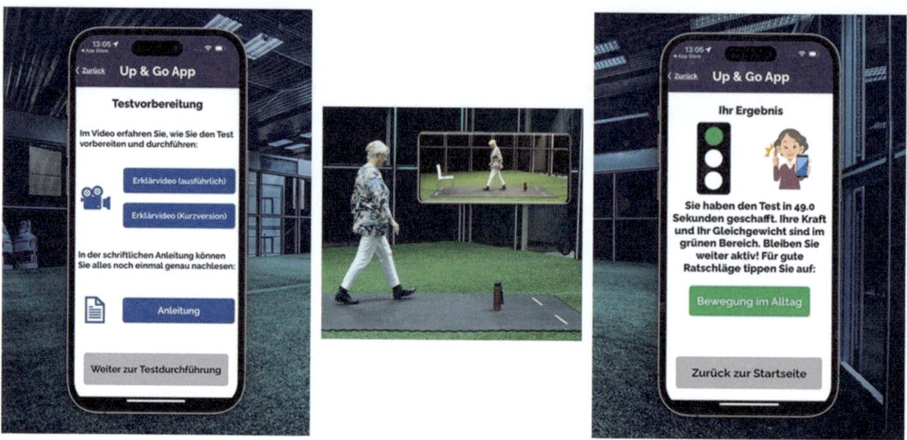

Abb. 3 Die Up&Go App beinhaltet einen Timed Up and Go Selbst-Test

Die Ergebnisse aus evidenzbasierten digitalen (Selbst-)Assessments können von Physiotherapeut:innen als Grundlage zur klinischen Entscheidungsfindung bezüglich der weiteren Diagnostik und Therapie genutzt werden. Dies kann nachweislich zu besseren Behandlungsergebnissen und einer effizienteren Patient:innenversorgung führen (Bradway et al. 2017; Tzelepis et al. 2015). Insgesamt stehen Physiotherapeut:innen digitalen Assessments positiv gegenüber, da sie deren Potenzial anerkennen (Estel et al. 2022). Bedenken gibt es jedoch hinsichtlich des Zeitaufwands und der Datensicherheit, sowohl von Seiten der Therapeut:innen als auch der Patient:innen (Estel et al. 2022). Zum aktuellen Zeitpunkt besteht noch Entwicklungsbedarf an sicheren, kostengünstigen, deutschsprachigen Tools, um digitale (Selbst-)Assessments in den physiotherapeutischen Alltag integrieren zu können.

Über das Assessment hinaus nehmen digitale Lösungen auch im Bereich der therapeutischen Interventionen eine immer größer werdende Rolle ein. Beispielsweise in Form von Telerehabilitation, Exergaming oder virtueller Realität: Digitale Trainingsprogramme werden bereits für physiotherapeutische Zwecke eingesetzt. Diese Technologien bieten ansprechende und interaktive Möglichkeiten zur Durchführung von Übungen. Für mobile Gesundheitsanwendungen (mHealth), die meist auf Smartphones oder Tablets genutzt werden, gibt es unterschiedliche Einsatzfelder, z. B. zur Überbrückung von Wartezeiten bis zur Reha oder zum ersten Termin in der Physiotherapie-Praxis, als Ergänzung zur physiotherapeutischen Behandlung oder auch als Follow-up im Anschluss an eine Therapie oder Rehabilitation. Dabei kann mHealth die physiotherapeutische Behandlung nachweislich mit großer Patient:innenzufriedenheit unterstützen, die Therapietreue verbessern und Patient:innen eine ansprechende Möglichkeit bieten, eine aktivere Rolle in ihrer Verlaufskontrolle, Rehabilitation oder Therapie einzunehmen (Vallati et al. 2018; Deniz-Garcia et al. 2023; Agnew et al. 2022). Durch die digitale Datenverfolgung und Feedback in Echtzeit können Therapeut:innen die Behandlungspläne umgehend und spezifisch unter

Berücksichtigung der individuellen Bedürfnisse anpassen, was zu besseren Ergebnissen für die Patient:innen führt.

Mit dem Konzept der Digitalen Gesundheitsanwendungen (DiGA), sogenannte ‚Apps auf Rezept‘, nimmt Deutschland international eine Vorreiterrolle ein. Je nach Diagnose können diese therapeutischen Apps von behandelnden Ärzt:innen verschrieben und dadurch die Kosten für Patient:innen teilweise oder vollständig übernommen werden. Zum aktuellen Zeitpunkt (Juli 2025) gibt es 71 DiGAs, z. B. zur Therapie von Herz-Kreislauf-Erkrankungen, Rücken- oder Knieschmerzen (Bundesinstitut für Arzneimittel und Medizinprodukte 2025).

Ein weiteres Beispiel für eine App mit dem Ziel der Bewegungsförderung und Sturzprävention für Ältere ist *Keep On Keep Up* (KOKU; Abb. 4).

Die App beinhaltet eine digitalisierte Form des *Otago Exercise Program* (Campbell et al. 1997; Yang et al. 2022), dessen Wirksamkeit bereits wissenschaftlich nachgewiesen werden konnte. KOKU ist eine Tablet-App, die ein Kraft- und Gleichgewichtstraining sowie Lernspiele zum Thema Sturzgefahren und Knochengesundheit für ältere Erwachsene beinhaltet (Stanmore 2021). Studien mit einer kleinen Stichprobe haben zunächst gezeigt, dass die Umsetzung zu einem erhöhten Sicherheitswissen, verbesserten Selbstmanagementfähigkeiten und einem verringerten Sturzrisiko der Teilnehmer:innen führte (Choi et al. 2021). Die App schlägt zunächst einfache Übungen (z. B. Fersenheben im Sitzen) vor und verfolgt den Trainingsfortschritt. Je nach Anzahl der durchgeführten

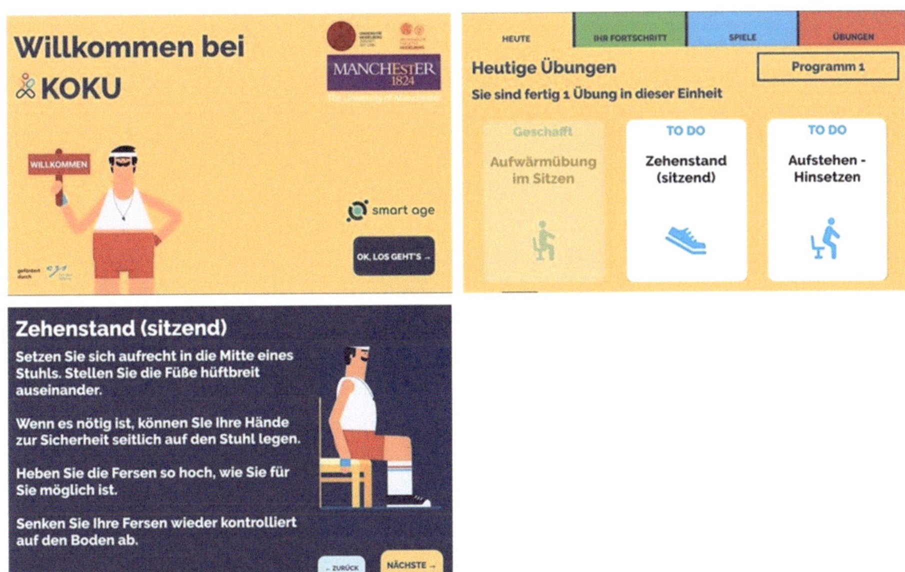

Abb. 4 Die KOKU-App beinhaltet ein evidenzbasiertes Kraft- und Gleichgewichtstraining für ältere Menschen im häuslichen Setting

Übungswiederholungen und der subjektiven Anstrengung wird das Schwierigkeitslevel individuell angepasst und gegebenenfalls nach und nach gesteigert. KOKU wurde ursprünglich an der Universität Manchester entwickelt, 2022 ins Deutsche übersetzt und wird derzeit in einer randomisiert-kontrollierten Studie auf ihre Effektivität überprüft und weiterentwickelt.

Neben der Empfehlung von DiGAs und Trainings-Apps gibt es für Physiotherapeut:innen die Möglichkeit zur Nutzung der kostenfreien Medizinprodukt-App *Therap.io*® oder der gebührenpflichtigen Plattform *PhysiTrack*. Beide Tools sind in deutscher Sprache verfügbar und können genutzt werden, um Patient:innen Übungen mit detaillierten Instruktionen und Videos zu empfehlen. Mithilfe der Kamerafunktionen von Tablets oder Smartphones können Übungen aufgezeichnet und versendet werden, um eine korrekte Ausführung sicherzustellen. Die digitalen Plattformen können ortsunabhängig genutzt werden. Therapeut:innen und Patient:innen haben somit die Möglichkeit die Trainingsfortschritte objektiv zu verfolgen und Feedback zu geben.

5   Künstliche Intelligenz in der Physiotherapie

Künstliche Intelligenz (KI) hält zunehmend Einzug in verschiedene Bereiche des Gesundheitswesens und eröffnet neue Möglichkeiten zur Verbesserung der Patient:innenversorgung und Effizienz medizinischer, pflegerischer sowie therapeutischer Prozesse. Durch die Nutzung von KI könnten Daten aus der ePA, einschließlich der physiotherapeutischen Befunde, analysiert werden, um die weitere Diagnostik und Behandlungsplanung zu unterstützen. Beispielsweise könnten KI-Algorithmen individuelle Bewegungsmuster anhand von Videoaufnahmen oder komplexen Schmerzanamnesen analysieren, um klinische Muster zu erkennen, was hilfreich sein kann, um individuelle und frühzeitige Präventions- und Behandlungsstrategien auszuwählen. Ebenfalls denkbar wäre die KI-gestützte Auswertung der Daten zur körperlichen Aktivität, die täglich von den Patient:innen mithilfe des eigenen Smartphones oder einer Smartwatch/Fitnessarmband aufgezeichnet werden. So könnten zeitnah auf Veränderungen im Gangbild oder Bewegungsverhalten aufmerksam gemacht werden. KI-Tools könnten darüber hinaus auch neue Wege und Möglichkeiten in der Tele-Physiotherapie schaffen. Die Remote-Betreuung von dafür geeigneten Patient:innen könnte sowohl die Therapieadhärenz als auch -zufriedenheit steigern.

Nicht zuletzt könnten Physiotherapeut:innen durch beispielsweise KI-Chatbots einen schnelleren Zugang zu aktuellen Forschungsergebnissen und klinischen Leitlinien erhalten. Auch die Übersetzung fremdsprachiger Fachartikel und die Zusammenfassung komplexer wissenschaftlicher Texte in laienverständliche Sprache ist mit KI-Tools möglich. Inwieweit sich KI-Anwendungen im physiotherapeutischen Praxisalltag integrieren und bewähren werden, bleibt jedoch abzuwarten. Da bisher noch keine ausreichende Evidenz für konkrete KI-Anwendungsfälle im physiotherapeutischen Alltag vorliegt, sollten diese Technologien mit Vorsicht und in einem adaptiven Rahmen implementiert werden.

6 Fazit und Ausblick

Die Digitalisierung ist eine disruptive Entwicklung für die Physiotherapie. Durch die Implementierung fortschrittlicher Technologien und intelligenter Systeme können Physiotherapeut:innen die Qualität, Effizienz und Wirksamkeit der Versorgung verbessern.

Die Integration intelligenter Informationssysteme in Physiotherapiepraxen und Kliniken kann klinische Leitlinien direkt einbeziehen und so ein evidenzbasiertes Handeln erleichtern. Diese Systeme bieten Echtzeit-Zugang zu den neuesten Forschungsergebnissen und Behandlungsprotokollen und stellen sicher, dass Physiotherapeut:innen aktuelle und effektive Methoden gezielt anwenden. Durch die Einbindung von Leitlinien in die Praxissoftware können die Therapeut:innen fundiertere Entscheidungen treffen und so die Ergebnisse für die Patient:innen verbessern. Digitale Werkzeuge können Physiotherapeut:innen dabei helfen, ihre täglichen Routinen und therapeutischen Aktivitäten effizienter zu organisieren. Terminplanungssoftwares, elektronische Gesundheitsakten und automatische Erinnerungsfunktionen können administrative Aufgaben effizienter machen, sodass sich die Therapeut:innen mehr auf die direkte Betreuung der Patient:innen konzentrieren können. Diese Systeme können auch die nahtlose Kommunikation zwischen Patient:innen und Therapeut:innen erleichtern und zeitnahe Aktualisierungen und Folgemaßnahmen sicherstellen.

Damit diese Schritte hin zu einer digitalisierten Physiotherapie gelingen, müssen die digitalen Werkzeuge mit der bestehenden Praxissoftware und den Klinikinformationssystemen verbunden werden. Die Integration stellt sicher, dass alle relevanten Daten zugänglich sind und problemlos über verschiedene Plattformen hinweg geteilt werden können. Durch die Schaffung eines zusammenhängenden Ökosystems können Physiotherapeut:innen ihre Arbeitsabläufe straffen, Redundanzen vermeiden und die Zusammenarbeit zwischen den Gesundheitsdienstleistenden verbessern. Physiotherapeut:innen müssen sich zudem kontinuierlich weiterbilden, um diese Technologien in ihrem Praxis- und Klinikalltag effektiv anwenden können. Es ist an der Zeit, das Potenzial von ‚digitalen Helfenden' in Form von evidenzbasierten, nutzer:innenfreundlichen Technologien und Anwendungen auszuschöpfen und für den Assessment- und Therapieprozess zu nutzen. Durch den Einsatz digitaler Technologien kann die wertvolle Therapiezeit effizienter gestaltet und genutzt werden. Digitale und standardisierte Befund- und Dokumentationsprozesse, vorgelagerte Selbst-Assessments und digitale Trainings mit Remote-Verlaufskontrollen können einen essenziellen Beitrag leisten, um zukünftige Herausforderungen für das Gesundheitssystem zu bewältigen. Durch den zunehmenden Mangel an Fachkräften und den demografischen Wandel wird eine effiziente und effektive physiotherapeutische Versorgung in Zukunft nur mithilfe ergänzender digitaler Lösungen möglich sein.

References

Agnew JMR, Hanratty CE, McVeigh JG, Nugent C, Kerr DP (2022) An investigation into the use of mHealth in musculoskeletal physiotherapy: Scoping review. JMIR Rehabil Assist Technol 9(1):e33609

Bergquist R, Vereijken B, Mellone S, Corzani M, Helbostad JL, Taraldsen K (2020) App-based self-administrable clinical tests of physical function: development and usability study. JMIR mHealth uHealth 8(4):e16507

Böttinger MJ, Litz E, Gordt-Oesterwind K, Jansen CP, Memmer N, Mychajliw C, Radeck L, Bauer JM, Becker C (2023) Co-creating a digital life-integrated self-assessment for older adults: user experience study. JMIR Aging 6:e46738

Bradway M, Carrion C, Vallespin B, Saadatfard O, Puigdomènech E, Espallargues M, Kotzeva A (2017) mHealth assessment: conceptualization of a global framework. JMIR mHealth uHealth 5(5):e60

Braun T, Rieckmann A, Weber F, Grüneberg C (2018) Current use of measurement instruments by physiotherapists working in Germany: a cross-sectional online survey. BMC Health Serv Res 18:810

Bundesinstitut für Arzneimittel und Medizinprodukte (2025) DiGA-Verzeichnis. https://diga.bfarm.de/de/verzeichnis. Zugegriffen: 26. Aug 2025

Campbell AJ, Robertson MC, Gardner MM, Norton RN, Tilyard MW, Buchner DM (1997) Randomised controlled trial of a general practice programme of home based exercise to prevent falls in elderly women. BMJ 315(7115):1065–1069

Choi NG, Stanmore E, Caamano J, Vences K, Gell NM (2021) A feasibility study of multi-component fall prevention for homebound older adults facilitated by lay coaches and using a tablet-based, gamified exercise application. J Appl Gerontol 40(11):1483–1491

Deniz-Garcia A, Fabelo H, Rodriguez-Almeida AJ, Zamora-Zamorano G, Castro-Fernandez M, Alberiche Ruano MDP et al (2023) Quality, usability, and effectiveness of mHealth apps and the role of artificial intelligence: current scenario and challenges. J Med Internet Res 25:e44030

Estel K, Scherer J, Dahl H, Wolber E, Forsat ND, Back DA (2022) Potential of digitalization within physiotherapy: a comparative survey. BMC Health Serv Res 22:496

Jette DU, Bacon K, Batty C, Carlson M, Ferland A, Hemingway RD et al (2003) Evidence-based practice: beliefs, attitudes, knowledge, and behaviors of physical therapists. Phys Ther 83(9):786–805

Lee A, Finnin K, Holdsworth L, Millette D, Peterson C (2019) Report of the World Physiotherapy/INPTRA Digital Physical Therapy Practice Task Force. World Physiotherapy & International Network of Physiotherapy Regulatory Authorities, London

Mellone S, Tacconi C, Chiari L (2012) Validity of a Smartphone-based instrumented Timed Up and Go. Gait Posture 36(1):163–165

mHealth Technologies (2021) mHealth technologies: monitoring, assessment and rehabilitation solutions through the use of wearable sensors and smartphone apps. https://mhealthtechnologies.it/. Zugegriffen: 26. Aug 2025

Physiotutors (o. J.) Online learning for physiotherapists. https://www.physiotutors.com/. Zugegriffen: 26. Aug 2025

Potter K, Fulk GD, Salem Y, Sullivan J (2011) Outcome measures in neurological physical therapy practice: Part I. Making sound decisions. J Neurol Phys Ther 35(2):57–64

Stanmore E (2021) Developing, testing, and implementing a falls prevention and healthy aging app (keep-on-keep-up) for older adults. Innov Aging 5(Suppl 1):514

Tzelepis F, Sanson-Fisher RW, Zucca AC, Fradgley EA (2015) Measuring the quality of patient-centered care: why patient-reported measures are critical to reliable assessment. Patient Prefer Adherence 9:831–835

Vallati C, Virdis A, Gesi M, Carbonaro N, Tognetti A (2018) EPhysio: a wearables-enabled platform for the remote management of musculoskeletal diseases. Sensors 19(1):2

Verheyden G, Meyer S (2016) „To measure is to know." advancing the use of outcome measures in the physiotherapy profession. Physiother Res Int 21(1):1–3

Yang Y, Wang K, Liu H, Qu J, Wang Y, Chen P, Zhang TR, Luo J (2022) The impact of otago exercise programme on the prevention of falls in older adult: a systematic review. Front Public Health 10:953593

Herausfordernde Schnittstellen in der stationären Langzeitpflege

Hermann Brandenburg und Volker Fenchel

1   Einleitung

Es geht um digitale Nahtstellen. Und zwar im Hinblick auf die stationäre Langzeitpflege. Dabei muss der Blick mindestens auf drei Aspekte gerichtet werden. Erstens sind die jeweiligen digitalen Innovationen (auch) als Chance für mehr Lebensqualität einzuschätzen – von der elektronischen Pflegedokumentation über den Pflegeroboter bis hin zum Trackingsystem für Menschen mit Demenz. Sie können eine Ergänzung und Unterstützung pflegerischer Arbeit sein – nicht mehr und nicht weniger. Zweitens sollte die Lebenswelt ,Pflegeheim' in den Blick genommen werden. Denn ohne ein Verständnis der Eigenlogik dieses Systems (und seiner Akteur:innen) wird jede Umsetzung digitaler Projekte scheitern. Und drittens sind implementierungswissenschaftliche Fragen zu beantworten. Dabei wird der bloße Hinweis auf Notwendigkeit bzw. ,Rationalität' digitaler Veränderungen allein keinen Unterschied machen. Es muss genau überlegt und konzeptionell durchdacht werden, wie, wann und mit wem Innovationen umgesetzt werden können.

Sowohl zum ersten Themenfeld (digitale Neuerungen) wie auch zum letzten Bereich (Zugänge und Formate für eine langfristige Umsetzung von Innovationen) finden sich an anderer Stelle dieses Buches ausführliche Erläuterungen. Wir konzentrieren uns auf das

H. Brandenburg (✉)
Fakultät für Gesundheit, Lehrstuhl für Soziologie, Universität Witten/Herdecke,
Witten, Deutschland
E-Mail: hermann.brandenburg@uni-wh.de

V. Fenchel
Hans-Weinberger Akademie der AWO e. V., Augsburg, Deutschland
E-Mail: v.fenchel@hwa-online.de

© Der/die Autor(en), exklusiv lizenziert an Springer-Verlag GmbH, DE, ein Teil von
Springer Nature 2026
K. Nordmann et al. (Hrsg.), *Digitales Nahtstellenmanagement in der
Gesundheitsversorgung,* https://doi.org/10.1007/978-3-662-72579-5_14

Feld der stationären Langzeitpflege,[1] bei dem wir auch einen Blick hinter die Kulissen werfen. Aus diesem Grunde flechten wir drei Exkurse ein: Ausführungen zur Pflege als (reflektierter) Interaktionsarbeit, zum Personalmix und zum Habitus der Pflegenden.

Im Unterschied zu den Versorgungsinstanzen, mit denen Herr Müller auf seiner bisherigen Patient Journey zu tun hatte, geht es hier nicht mehr nur um zeitlich begrenzte medizinische und therapeutische Interventionen, sondern um die Veränderung seiner gesamten Lebenssituation. Es gilt, Antworten auf die Frage zu finden, wie Lebensqualität im umfassenden Sinne hergestellt werden kann und nicht mehr nur unter Gesundheits- und Versorgungsaspekten. Dazu möchten wir mit unseren Ausführungen beitragen.

Wir beginnen mit grundlegenden Ausführungen zur ,Pflege als komplexem Geschehen' und machen deutlich, dass es nicht (allein) um eine handwerkliche Technik geht. Immer wieder muss man auf diesen Punkt verweisen – auch gerade vor dem Hintergrund der zunehmenden Technisierung und Digitalisierung der Pflegearbeit. Im folgenden Teil zieht Herr Müller in ein Seniorenheim um und wir begleiten ihn dabei im Hinblick darauf, wie dies gut gelingen kann und welche Voraussetzungen dafür erfüllt sein müssen, insbesondere im Hinblick auf die Qualifikation der Pflegenden. Im abschließenden Abschnitt geht es um die Frage guten Lebens im Heim, die grundlegende Fragen zur Zielsetzung in der Pflege unter die Lupe nimmt. Dazu müssen Einstellungen, Haltungen und Dispositionen der Pflegenden reflektiert werden.

2 Pflege ist ein komplexes Geschehen – und kein reines Handwerk!

Was ist eigentlich Pflege? Man könnte an dieser Stelle die üblichen Grundsatzüberlegungen wiederholen, die immer wieder in der Pflegewissenschaft betont wurden (z. B. Remmers 2011). Das werden wir nicht tun. Stattdessen soll an einem Beispiel gezeigt werden, warum eine fachlich adäquate und beziehungsorientierte Pflege unerlässlich ist.

Exkurs: Pflege als reflektierte Interaktionsarbeit
„In einem Altenheim irrt eine Bewohnerin, die mit Rollator noch recht mobil ist, nachts durch die Gänge, ist verwirrt und desorientiert, läuft schreiend in die

---

[1] In diesem Kapitel ist daher von Senior:innenheimen die Rede und nicht von Pflegeheimen. Warum? In ihnen geht es nicht nur um Pflege, sondern um wohnen, leben – und sterben. Es ist der Ort, an dem Herr Müller seinen letzten Lebensabschnitt verbringt. Die Entscheidung zum Umzug in ein Heim ist bei ihm, wie bei den meisten anderen Betroffenen, nicht freiwillig gefallen, sondern war Folge einer Überforderung der Angehörigen im häuslichen Setting. Nicht selten fällt die Entscheidung zum Umzug während eines Krankenhausaufenthalts, wenn eine Anschlussversorgung anders nicht möglich erscheint. Spätestens jetzt wird der Übergang ins abhängige Alter markiert und „als Bruch mit dem bisherigen Leben" (Graefe et al. 2011, S. 302) erfahren.

Zimmer anderer Bewohner:innen, die es mit der Angst zu tun bekommen. Sie hustet ständig und ist nicht zu beruhigen. Die einzige diensthabende Pflegende weiß sich nicht anders zu helfen, als den Notarzt zu rufen, der die Bewohnerin ins Krankenhaus einweist. Der diensthabende Arzt dort diagnostiziert eine erhebliche Exsikkose und Mangelernährung trotz Übergewicht sowie Desorientierung mit Verdacht auf Demenz und einen Reizhusten. Er verordnet eine Infusion sowie Hustenmedikation. Nach zwei Tagen wird sie wieder ins Altenheim entlassen. Aus Sicht der Pflegenden handelt es sich um eine alte pflegebedürftige Frau, die sich wegen einer fortgeschrittenen Arthrose nicht allein an- und ausziehen kann, außerdem eine Dranginkontinenz hat und deswegen zu Hause gestürzt war, was den Anlass für den Heimeinzug darstellte. Ansonsten kann sie sich selbst versorgen. Auch wegen ihres Übergewichts war sie in Hinblick auf die Ernährung nicht als pflegebedürftig eingestuft worden. Die üblichen AEDL waren in der Checkliste abgehakt worden, der Pflegeplan bezog sich auf Hilfen beim Aufstehen und Zubettgehen, mehr schien nicht nötig. Die AEDL-Liste wurde als ausreichend für die Pflegeplanung angesehen. In diesem Praxisbeispiel wurde ausschließlich nach der Checkliste und somit nicht nach dem Pflegeverständnis, das den AEDL zugrunde liegt (vgl. Krohwinkel 1993), gearbeitet, weil die neu eingezogene Bewohnerin nicht als Subjekt angesehen und daher nicht in eine Pflegediagnostik und Pflegeplanung einbezogen wurde. Da sie als Objekt, für das gesorgt werden müsse, begriffen wurde, blieb die subjektive Perspektive der Bewohnerin unsichtbar. Teil ihrer subjektiven Perspektive ist jedoch eine Abneigung gegen das Trinken und die Zurückhaltung beim Essen. Die Herstellung einer Beziehung hätte zumindest den Verdacht auf eine Schluckstörung hervorrufen müssen. Die Bewohnerin trank möglichst wenig und kippte ihre vollen Gläser weg, weil sie sich ständig verschluckte und das Husten vermeiden wollte und auch weil sie nicht so oft auf die Toilette gehen wollte. Der Flüssigkeitsmangel führte zu zeitweiser Desorientierung. Auch mit der Nahrung bei den Mahlzeiten war sie vorsichtig und aß eher zu wenig, weil das Essen oft Husten auslöste. Obwohl das Übergewicht blieb, wurde ihr ihre Kleidung zu weit. Auch das fiel niemandem auf, weil niemand nach der Passgenauigkeit der Kleidung schaute. Genauso wenig wurde registriert, was nach dem Essen noch auf ihrem Teller blieb.

Auch im Krankenhaus wurde nur von außen ein Objekt betrachtet, die Patientenperspektive als unwesentlich oder nicht erfassbar – Verdacht auf Demenz! – sowohl von ärztlicher als auch von pflegerischer Seite angesehen. Übersehen wurde dadurch u. a. die Dysphagie, auf die der als ‚Reizhusten' diagnostizierte Husten zurückzuführen war – ein großes Risiko für eine Aspirationspneumonie. Zwei Wochen später muss eine neuerliche Einweisung ins Krankenhaus erfolgen, diesmal zur Behandlung einer akuten Pneumonie. Die hier praktizierte Pflegeauffassung bzw. -theorie lautet: Hilfe und Unterstützung bei den Alltagstätigkeiten, die eine Person selbst nicht ausführen kann. Implizites Ziel ist die unterstützte

> *Aktivität. Die Pflegediagnostik wird auf das Abhaken einer Checkliste reduziert, für die im Zweifel nicht einmal Beobachtungen oder intensivere Gespräche erfolgen. Die Verwirrung und Unruhe hätten eine Auseinandersetzung mit der Person der Pflegebedürftigen nach sich ziehen müssen; Grundlage hätte eine sehr gute Kenntnis der Person auf Basis einer professionellen Beziehung sein müssen. Hier wirkt sich die gesamtgesellschaftliche Auffassung von (Alten-)Pflege aus – wie sie auch der Arbeitgeberpräsident vertritt –, die da heißt, dass diese Arbeit jeder ausüben kann, wenn genügend Empathie und Geduld vorhanden sind. Bei dem Beispiel allerdings war selbst die Empathie nur bedingt vorhanden. ‚Beziehungsgestaltung' ist zwar ein großes Wort in der Pflege, das in aller Munde ist (vgl.* Deutsches Netzwerk für Qualitätsentwicklung in der Pflege [DNQP] 2018, 71), *aber sie wird meist als etwas ‚Nettes' herabgewürdigt, mit dem sich Pflegebedürftige zwar wohler fühlen, was aber ansonsten nicht gesundheitsrelevant ist. Wie das Beispiel zeigt, ist die Herstellung einer Beziehung – und sei es nur zur umfassenderen Pflegediagnostik – möglicherweise existenzrelevant. Man mag einwenden, dass dies vor allem für alte Menschen in der Langzeitpflege relevant sei, denn im Krankenhaus wäre die Verweildauer ohnehin zu kurz, um Beziehungen gestalten zu können. Das Beispiel zeigt jedoch auch, dass im Krankenhaus überhaupt nicht versucht wurde, die Patientin mit einzubeziehen und dass dadurch z. B. das große Risiko für eine Aspirationspneumonie nicht erkannt wurde. Im Übrigen konnte der Verdacht auf Demenz nicht erhärtet werden. Auch wenn die Pflege im Krankenhaus und die Langzeitpflege alter Menschen von außen oft sehr unterschiedlich wahrgenommen werden, so sollte beiden Bereichen dennoch ein gemeinsames Grundverständnis von Pflege dienen, das natürlich den jeweiligen Rahmenbedingungen angepasst werden muss"* (Bartholomeyczik 2021, S. 6–8).

Was ergibt sich aus diesem Beispiel? Die tragischen Erfahrungen, die die Bewohnerin hier gemacht hat, sind leider kein Einzelfall und auch Herrn Müller könnte durchaus Ähnliches widerfahren. Daher scheint es geboten, zu hinterfragen, ob es Muster und Strukturen in den Senior:inneneinrichtungen gibt, die solche Situationen im Leben von Bewohner:innen begünstigen. Ein kritischer Blick offenbart in diesem Beispiel sehr deutlich einen Objekt- wie auch einen Subjektbezug von Pflege (Brandenburg und Güther 2015):

- *Erstes Merkmal von Pflege: Der* Blick auf die gesundheitliche Situation. Natürlich ist ein entwickeltes Verständnis von Krankheiten, v. a. angesichts zunehmender Multimorbidität im Alter unverzichtbar. Aber gleichzeitig ist der Subjekt- und Personenbezug wichtig.
- *Zweites Merkmal von Pflege:* Beziehungsgestaltung. Es kommt hier auf die Qualität der Beziehungsarbeit an. Das wird an dem Beispiel noch einmal sehr gut erkennbar, auch im Hinblick auf die Kontinuität und Partizipation der Betroffenen.

- *Drittes Merkmal von Pflege:* Die Komplexität systematisch erfassen und die Dinge zusammendenken. Das ist genau ein zentrales Problem dieses Fallbeispiels. Denn selbst in der Klinik wird die Problematik nicht erkannt.[2]
- *Viertes Merkmal von Pflege:* Aktivierend-rehabilitative Orientierung. Das ist der Kern der Pflegearbeit, sie wird aber daran gehindert (für das Krankenhaus vgl. Krohwinkel 2013; für das Pflegeheim vgl. Dierbach 2023).

Konsequenz Digitale Innovationen müssen dieses Proprium der Pflegearbeit reflektieren – sonst werden sie nicht gelingen! Genauer: Sie werden dem Anspruch nicht gerecht, die Pflege bei der Sicherung von Lebensqualität der Bewohner:innen in Senior:innenheimen zu unterstützen. Gelingt die Integration dieser Anforderungen nicht, besteht die Gefahr, die Zielverschiebung in der Pflege in den Heimen in Richtung einer Medikalisierung zu verstärken. Bewohner:innen werden dann zu Patient: innen, bei denen deren Krankheiten und altersbedingte Einschränkungen im Vordergrund stehen. Im Hinblick auf demenziell veränderte Menschen hat Tom Kitwood bereits in den 90er Jahren postuliert: „The person comes first!" (Fenchel 2021a, b).

3　Einzug ins Senior:innenheim, Teamarbeit und Personalmix

Begleiten wir nun Herrn Müller auf seiner Patient Journey. Nach längerer Wartezeit steht der Umzug in ein Seniorenheim bevor. Umzüge stellen bekanntermaßen immer eine gewaltige Herausforderung und Anstrengung dar. Dies gilt in besonderem Maße für den Umzug in ein Pflegeheim. In der Tradition der Entwicklungspsychologie gilt der Heimeinzug als kritisches Lebensereignis (Zielke 2020) und Herrn Müllers Lebensumstände werden sich mit dem Umzug spürbar verändern. Das bisherige Leben im geschützten privaten Wohnumfeld geht zu Ende und er muss sich auf ein institutionelles Wohnen einstellen, das mit Einschränkungen der Selbstbestimmung und Individualität verbunden ist. Hinzu kommen emotionale Belastungen, wie die Trennung von Bekannten, Freund:innen und Nachbar:innen, aber auch von liebgewonnenen Alltagsgegenständen und Möbeln; nicht selten muss der gesamte Haushalt aufgelöst werden.

Bis Herr Müller sich mit seiner neuen Rolle als Bewohner eines Seniorenheims zurechtfinden kann, ist schon im Vorfeld einiges passiert. Die amerikanische Pflegewissenschaftlerin Heather M. Young (1998, zitiert nach Zielke 2020) unterscheidet in ihrem Modell vier Phasen, die in der Regel die Betroffenen und ihre Angehörigen auf dem Weg dorthin durchlaufen:

---

[2]Letztlich ist auch dies eine Begründung für ein hohes Qualifikationsniveau, welches der Pflege ihre Eigenständigkeit und Kompetenz in der Entscheidung vor Ort zumutet und Reflexionskompetenz einfordert. Die Logik der Politik und der Kostenträger und der vor diesem Hintergrund entwickelten Praxis ist aber eine andere: Es geht um immer stärkeres *downgrading,* verbunden mit einer ‚Maschinisierung der Pflege' (Hülsken-Giesler 2008).

1. In der *ersten Phase* fällt die Entscheidung, dass der Umzug in ein Senior:innenheim für alle Beteiligten, wenn auch nicht die beste, so aber doch die unausweichliche Lösung darstellt. Diese fiel bei Herrn Müller in die Situation, in der er nach den Reha-Maßnahmen zunehmend gesundheitliche Einschränkungen hinnehmen musste und seine Frau die Pflege zuhause nicht mehr leisten kann. Dann beginnt die Suche nach einem Platz in einem Senior:innenheim, was mittlerweile aufgrund fehlender Kapazitäten in den Heimen kein leichtes Unterfangen mehr darstellt und für die Angehörigen oft einer Gedulds- und Zerreißprobe gleicht.

2. Wurde ein Heimplatz gefunden, beginnt die *zweite Phase,* in der alle jene Maßnahmen zu treffen sind, die für den Umzug erforderlich sind. Der Heimvertrag muss unterzeichnet werden und es ist zu klären, welche Gegenstände und Möbel mitgenommen werden können. Unter Umständen muss die alte Wohnung aufgelöst und Verträge gekündigt werden.

3. In der *dritten Phase* geht es dann erst um den eigentlichen Umzug. Sie beginnt mit dem Tag, an dem Herr Müller sein Zimmer auf einem Wohnbereich des Senior:innenheims bezieht. Entsprechende Studien haben mehrfach nachgewiesen, dass die Zeit vor dem Einzug von hoher Bedeutung dafür ist, ob und wie die Anpassung an das Leben im Heim gelingt (Mischke et al. 2015; Reed et al. 2003). Eine ideale Voraussetzung ist, wenn in der Einrichtung bereits vor dem Einzug relevante Informationen vorliegen und eine Pflegefachperson in einem Besuch vor Ort bereits im Vorfeld Kontakt zu den neuen Bewohner:innen und Angehörigen hatte, am besten im Rahmen der sogenannten Pflegeüberleitung. Diese umfasst alle Maßnahmen, die eine Kontinuität in der Versorgung zum Ziel haben. Dazu sollen die neuen Bewohner:innen und ihre Angehörigen beraten und gut vorbereitet werden. Eine beziehungszentrierte Pflege beginnt schon hier! Die Pflege spielt in diesem Kontext eine entscheidende Rolle, weil sie nicht nur innerhalb der Einrichtung die Aufgaben und Tätigkeiten aller Bereiche festlegt, steuert und koordiniert, sondern auch für das Funktionieren der Schnittstellen zu externen Stellen und Institutionen zuständig ist. Und hier beginnen schon die Herausforderungen, wie diese Schnitt- zu Nahtstellen werden.
Daher kommt der Pflegeüberleitung eine Brückenfunktion zwischen dem privaten häuslichen Setting (bzw. Krankenhaus oder einer anderen Institution) und dem Senior:innenheim zu. Von ihr sollten vor bzw. beim Einzug bereits wichtige Informationen vorliegen, um Herrn Müller den ersten Tag und das Einleben zu erleichtern. Besonders hilfreich ist es, wenn am Tag des Einzugs bereits erste Maßnahmen geklärt und erledigt sind, wie z. B. die Möblierung und Ausstattung des Zimmers, Gewohnheiten und Wünsche in Bezug auf die Einnahme der Mahlzeiten, Einschränkungen der Selbstständigkeit und Mobilität usw. Wie alleine diese Beispiele schon zeigen, sind hier mehrere Schnittstellen der Einrichtung gefragt.

4. Mit dem Tag des Einzugs beginnt dann die *vierte Phase,* die Eingewöhnung Herrn Müllers in seine neue Umwelt. Hilfreich ist es dabei, wenn möglichst zeitnah die relevanten Informationen vorliegen, die nötig sind, um Herrn Müller das Erleben von

Kontinuität zu ermöglichen, er also möglichst vieles aus seinem gewohnten Leben wiederfindet.

In vielen Einrichtungen kommt hier das sogenannte ,Strukturmodell' zum Einsatz (siehe www.ein-step.de/). Dabei werden den Bewohner:innen Bezugspflegefachpersonen zugeteilt, die diese Informationen zeitnah zum Einzug mit dem sogenannten Strukturierten Informationssystem (SIS®) erheben. Mit den neuen Bewohner:innen wird ein Gespräch geführt, das auf sechs Themenfelder fokussiert, wie ,Kognitive und kommunikative Fähigkeiten', ,Mobilität und Beweglichkeit' oder ,Leben in sozialen Beziehungen'. Die Ergebnisse des Interviews fließen in einen Maßnahmenplan, der für alle Funktionsbereiche der Einrichtung Geltung hat, also auch für die Soziale Betreuung und Hauswirtschaft. Mit diesem Verfahren verbindet sich der Anspruch, personen-zentrierte Pflege zu gewährleisten. Die Umsetzung der Maßnahmen und der Verlauf wird in einem Berichteblatt dokumentiert und evaluiert. Die mit dem Strukturmodell verbundene Intention ist es, nicht nur den bürokratischen Aufwand zu reduzieren, sondern auch den Bedürfnissen und Wünschen der Bewohner:innen mehr Geltung zu verschaffen. Was dem Modell aber fehlt, ist ein theoretischer Hintergrund, der den Interventionen und Maßnahmen eine konkrete Zielrichtung vorgibt, auf die sich all diese Aktivitäten ausrichten. Wenn diese fehlt, besteht die oben beschriebene Gefahr, dass die Pflege ihr professionelles Potenzial nicht realisiert, sondern Pflegequalität überwiegend an externen Prüfkriterien ausrichtet, aber keinen eigenen professionellen Anspruch mehr einbringt. Eine Lösung hierfür wäre die Orientierung an einem Modell wie dem ,Senses Framework' von Mike Nolan, das wir im folgenden Teilkapitel diskutieren.

Eine weitere elementare Voraussetzung dafür, dass in den Einrichtungen ein solchermaßen zielgeleitetes Arbeiten funktioniert, liegt in der Auflösung operativer Inseln, auf denen jeder Bereich und jede Profession *selbstreferenziell* im Sinne Niklas Luhmanns agiert (Fenchel 2021a). Diese Abschottung der einzelnen Funktionsbereiche führt dazu, dass relevante Beobachtungen und Informationen auf der jeweiligen operativen ,Insel' verbleiben, mit der Gefahr, dass Informationen zu wichtigen Veränderungen bei den Bewohner:innen nicht vollständig bis zu allen relevanten Stellen gelangen und dadurch eventuell notwendige Interventionen unterbleiben. Und genau an dieser Stelle haben wir sie wieder: Die Herausforderung aus Schnittstellen Nahtstellen zu machen.

Im Fall von Herrn Müller bedeutet dies, dass er in der Einrichtung nur eingeschränkt Kontinuität erleben kann, weil er auf unterschiedlichen Inseln unterwegs ist und jede Insel – mit einem weiteren Rückgriff auf Luhmann – *autopoietisch,* also ihren jeweiligen geschlossenen Insellogiken folgend, das jeweils für ihn Richtige festsetzt und zur Anwendung bringt. Eine mögliche Gefahr ist, dass die Information über einen nächtlichen Sturz auf der ,Insel Pflege' und ein evtl. erhöhtes Sturzrisiko nicht auf der ,Insel Betreuung' ankommt. Dort wird Herr Müller dann aufgefordert, bei Bewegungsübungen in der Gruppe mitzumachen. Und dabei erneut stürzt – dann ist nur zu hoffen, dass diese

Information der Pflege mitgeteilt und dort nach eventuellen Ursachen und geeigneten Interventionen gesucht wird.

Es geht also letztlich darum, die unterschiedlichen Teil- und Funktionsbereiche zu einem funktionierenden Ganzen zu machen, sodass die Geschwindigkeit der Informationsweitergabe mit jener der Veränderungen bei den Bewohner:innen mithält. Und diese Geschwindigkeit kann bei multimorbiden älteren Menschen immer wieder eine ziemliche Beschleunigung erfahren. Wir haben es dann in einem Senior:innenheim mit einem Phänomen zu tun, das Dirk Baecker (2021) in einem anderen Kontext als Agilität an Schnittstellen beschrieben hat.[3] Diese Agilität als „Versuch, die Kontrolle zu behalten" (Baecker 2021, S. 161) kann nur von Menschen in ihren (Inter-)Aktionen hergestellt werden. Dies ist in einem Senior:innenheim allerdings kein einfaches Unterfangen (Feulner und Fajardo 2024; Deutscher Pflegerat e. V. und Deutscher Hauswirtschaftsrat e. V., 2020). Und für die Management-Ebene zählt es mit Sicherheit zu einer ihrer alltäglichen Herausforderungen, die bis in die Tiefen der Organisationskultur reichen.

> **Exkurs: Personalmix in der Langzeitpflege[4]**
> Wie wird dieser Anforderung in dem sogenannten ‚Personalmix' vor Ort begegnet? Im Rahmen der PERLE-Studie (Personalmix in der stationären Langzeitpflege) haben wir uns mit dieser Frage beschäftigt (Brandenburg und Kricheldorff 2019). Im Ergebnis bestätigte sich die Ausgangsthese, die davon ausging, dass es verschiedene Formen des Personalmix in der Praxis gibt, die jedoch noch eher einen experimentellen Charakter haben und nicht wirklich ausgereift sind. Die konkreten Versuche einer Umsetzung des Personalmix oszillieren zwischen einem Bewältigungsparadigma (im Hinblick auf den aktuellen Personalnotstand) und einer konzeptionellen Neuausrichtung (im Hinblick auf die Quartiersöffnung). Es gibt Ansätze, die vorwiegend auf ein ‚familienorientiertes' Modell setzen, den Personalmix als ‚innovative Inszenierung und Bewältigung widersprüchlicher Alltagsanforderungen' realisieren oder eine überwiegend medikal geprägte Professionalisierungsstrategie pflegerischer Fachkräfte verfolgen. Der Mainstream favorisiert eine mehr oder weniger eindeutige Abgrenzung von Tätigkeitsprofilen dergestalt, dass der (Fach-)Pflege behandlungspflegerische Aufgaben zugewiesen und der soziale und auch der hauswirtschaftliche Bereich davon separiert werden. Dabei wird der Begriff ‚Personalmix' als Zusammenfassung für Arbeitsprozesse und auch damit einhergehenden Regulation von Arbeitsengpässen verstanden.

---

[3] Baecker bezieht sich in seinem Text auf die Digitalisierung von Produktionsbetrieben.

[4] Dies ist ein überarbeiteter und aktualisierter Ausschnitt aus dem Beitrag von Brandenburg (2023b).

Es geht also um die Reaktionsfähigkeit auf Alltagssituationen, in denen Personalengpässe an der Tagesordnung sind. Die ‚neuen' Berufsgruppen, wie Alltagsbegleiter:innen, mit oft geringer Qualifikation, erhalten zum Teil sehr umfassende Aufgaben, die kein klares Profil erkennen lassen und häufig einen eher überbordenden und auch überfordernden Anteil sichtbar machen. Die mit dieser Aufgabenteilung verbundene Funktionalisierung und Spezialisierung konterkariert ein ‚ganzheitliches' Modell, was allerdings in der Pflege immer schon mit einer gewissen ‚Übergriffigkeit' verbunden war. Die Übernahme von grundpflegerischen Arbeiten durch nicht pflegerisch qualifizierte Personen kann heute bereits als Normalität in Pflegeheimen angesehen werden.

Aber immerhin – einige Einrichtungen haben sich auf den Weg gemacht und versuchen neue Kooperationsformen zwischen Pflege, Sozialarbeit und Hauswirtschaft zu entwickeln. Allerdings tun sich die meisten Einrichtungen bei der Festlegung von Aufgaben- und Kompetenzprofilen im Alltag (noch) schwer. Mit welchen Strategien sie dies realisieren, welche Widersprüche dabei in Kauf genommen werden und welche Ergebnisse bereits vorliegen, wird in den Kontexturanalysen sehr deutlich und exemplarisch greifbar (vgl. umfassend hierzu Brandenburg 2019). Insgesamt war ein höherer Anteil an gering qualifizierten Mitarbeiter:innen mit niedrigerer Lebensqualität der Bewohnerschaft assoziiert. Ebenfalls korrelierten niedrige Werte bezogen auf die Pflegefachkräfte mit geringeren Lebensqualitätswerten. Deutlich wurde – ähnlich wie bei StaVaCare 2.0 (Görres und Brannath 2020) – die hohe Komplexität der Situation vor Ort. Man kann aber sagen, dass eine „höhere Lebensqualität der Bewohner damit korreliert, wie ausgeglichen das Verhältnis von Mitarbeiterzahl pro Bewohner ist" (Kricheldorff und Brandenburg 2019, S. 238)   letztlich ein Hinweis auf einen gelungenen Personalmix.

Wie betrifft all dies Herrn Müller? Von den Vorbereitungen des Heimeinzugs bis zur Eingewöhnung in die neue Rolle als Heimbewohner hat er es mit einer Vielzahl an Personen zu tun, die zu einer Gemengelage an spezialisierten Funktionen gehören. Je besser es in seiner Einrichtung gelingt, zwischen ihm, seinen Angehörigen und all diesen Personen und Rollen eine dynamische Passung herzustellen, umso größer ist die Wahrscheinlichkeit, dass seine Persönlichkeit gewahrt bleibt und seine Wünsche und Bedürfnisse angemessen Berücksichtigung finden. Genauso wichtig ist es natürlich, dass seine körperlichen und kognitiven Einschränkungen in ihrem Verlauf wahrgenommen und entsprechende Interventionen realisiert werden.

Konsequenz Digitale Innovationen müssen das Arrangement (und die Konfliktlagen) im Personal- und Qualifikationsmix in Rechnung stellen – sonst werden sie ihr Ziel verfehlen. Lösungen, die dabei ausschließlich auf formale Qualifikationen ausgerichtet sind, werden der Realität in den Einrichtungen nicht gerecht. Wir haben es hier mit

Sinnsystemen zu tun, die sich an keiner außengeleiteten Rationalität orientieren (Fenchel 2021a; Brandenburg et al. 2022). Dies kann sich im Konkurrenzdenken zwischen den beteiligten Professionen bemerkbar machen oder offensichtlich auch darin, dass Pflegefachpersonen in der Praxis gerne auch mal hauswirtschaftlichen Tätigkeiten nachgehen, wie z. B. dem Einsammeln von Geschirr nach den Mahlzeiten. Obwohl dies nach dem Dafürhalten der Leitungsebene – aber auch der Einschätzung externer Expert:innen nach, die eigens Vorbehaltsaufgaben für Pflegefachpersonen definiert haben – nicht von diesen Fachkräften, sondern von geringer qualifizierten Mitarbeiter:innen ausgeübt werden sollten. Das gleiche gilt aber auch zunehmend für grundpflegerische Aufgaben, wie der Körperpflege. Dass diese aber gerade für Fachkräfte eine ausgezeichnete Gelegenheit für die viel gepriesene Beziehungsgestaltung ist und zugleich für die Beobachtung der Bewohner:innen im Hinblick auf eventuell pflegerelevante Veränderungen, gerät dabei scheinbar aus dem Blick.

4　　Leben im Senior:innenheim und der Habitus der Pflegenden

Mit stationärer Langzeitpflege ist in erster Linie Pflege älterer Menschen in Einrichtungen gemeint. Das Pflegeversicherungsgesetz (SGB XI) definiert in § 11 deren Auftrag so: „Die Pflegeeinrichtungen pflegen, versorgen und betreuen die Pflegebedürftigen, die ihre Leistungen in Anspruch nehmen, entsprechend dem allgemein anerkannten Stand medizinisch-pflegerischer Erkenntnisse. Inhalt und Organisation der Leistungen haben eine humane und aktivierende Pflege unter Achtung der Menschenwürde zu gewährleisten."

Die Frage scheint berechtigt, warum die Achtung der Menschenwürde besonders betont wird. Ist diese in den Pflegeeinrichtungen etwa gefährdet? Zugegeben: Diese Frage hat doch eher rhetorischen Charakter, denn die prekäre Situation in den Einrichtungen ist in der Öffentlichkeit nicht erst seit Wallraffs Reportagen bekannt (Fenchel 2022). Die Lebensbedingungen dort sind genauso berüchtigt, wie die Arbeitsbedingungen der Beschäftigten. Und so sieht sich die Politik veranlasst, die Einrichtungen auf Länderebene durch Heimgesetze auch ordnungsrechtlich zu reglementieren. So wird beispielsweise im bayerischen Wohn- und Pflegequalitätsgesetz dessen Zweck damit begründet, „dass die Würde, die Interessen und Bedürfnisse sowie die kulturelle, ethnische, geschlechtliche und sexuelle Identität pflege- und betreuungsbedürftiger Menschen als Bewohner:innen sowie Mieter:innen stationärer Einrichtungen […]" vor Beeinträchtigung geschützt werden sollen. Die Einhaltung dieser Forderungen wird von der bayerischen Heimaufsicht durch unangekündigte Besuche und auf der Grundlage eines mehr als 200 Seiten umfassenden Prüfleitfadens überprüft. Alle diese rechtlichen Bestimmungen sagen jedoch nur aus, welche formalen rechtlichen Erwartungen an den Betrieb der Heime gerichtet sind. Auch wenn es mit all diesen Regelungen gelingen sollte, die Würde und Menschenrechte der Bewohner:innen zu schützen, bleibt immer noch offen, wie die Einrichtungen in der Praxis funktionieren bzw. welche Logiken steuernd zum Tragen kommen. Denn regelmäßig wird von Missständen und Skandalen berichtet (Fenchel 2022).

Hier hilft die (soziologische) Analyse Schroeters (2002) weiter, der zwar ebenfalls die „Schaffung eines menschenwürdigen Aufenthaltes" als übergeordnetes Betriebsziel der Heime versteht. Zugleich verweist er aber auf Limitationen und Spannungsfelder in den Heimen, die für ihn nicht nur ökonomisch orientierte Dienstleistungsorganisationen, sondern zugleich „funktional bestimmte Organisationseinheiten sind, ausgerichtet auf rationales Funktionieren und Erleichterung der Pflege, sodass der Wohnaspekt zu kurz kommt" (Schroeter 2002, S. 154 f.) Der Schatten der ‚totalen Institution', wie Erving Goffman (1961) sie einst beschrieben hat, schimmert hier noch durch (Brandenburg und Fenchel 2021).

Dieses scheinbar rationale Funktionieren der Einrichtungen jedoch stellt Schulz-Nieswandt (2020) infrage, der in den Heimen eine latente Hygienekultur konstatiert, die normales Wohnen und Leben verhindert. „Wenn eine Kultur in einer neurotisch verstiegenen Kontrollbedürftigkeit auf Ordnung, Sauberkeit und Hygiene setzt, dann wird der alte Mensch […] zum Subjekt von Schmutz, Unrat, Krankheit, Hässlichkeit und wird in der Verfluchung umcodiert zum Objekt von Ordnungs-, Kontroll-, Disziplinierungs- und Hygieneregimen sozialer Exklusion panoptischer Quarantäne" (Schulz-Nieswandt, 2020, S. 20). Die Situation der Heimbewohner:innen während der Corona-Pandemie könnte als Beleg für diese These dienen. Spätestens dies wirft auf die Frage der Würde der Bewohner:innen ein neues Licht.

Alle diese Faktoren begünstigen ein Phänomen, das als Defensivpflege bezeichnet werden kann. Analog zur Intensivmedizin lässt sich beobachten, dass in der Pflege eine Praxis zum Tragen kommt, die in erster Linie das Ziel verfolgt, Risiken wie Stürze und Wunden zu minimieren.[5] Diese defensiv ausgerichtete Pflegepraxis, verengt aber zugleich Spielräume für individuelle Pflege und wirkt dann kontraproduktiv zur Förderung der Lebensqualität. Dies hat zur Folge, dass die Aufmerksamkeit *mehr auf Vermeidung und weniger auf Ermöglichung* gerichtet wird.

Wie eine solche Zielverschiebung überhaupt möglich ist, erklären wir v. a. damit, dass die Langzeitpflege in den Senior:innenheimen weitgehend theoriefrei agiert und sich vielmehr am Leistungskatalog der Pflegeversicherung und den externen Qualitätsanforderungen orientiert. Die Folge ist ein zumeist verrichtungsbezogenes, handwerkliches Verständnis von Pflege, das bereits in der Verrichtung selbst das Ziel der Pflege sieht und nicht in ihrer Mittelbarkeit zur Förderung der Lebensqualität.

Daher ist ein Blick auf die Pflegearbeit erforderlich bzw. genauer auf diejenigen, die diese Arbeit erbringen: Wie denken die Pflegenden? Wie handeln sie? Was sind ihre Prioritäten? Dies nämlich beeinflusst in hohem Maße, wie es Herrn Müller in seinem neuen Zuhause geht und wie er unter den Vorzeichen seiner Demenz wohl die Pflege

---

[5]Am Ende geht es dabei um die Minimierung von Haftungsrisiken der Heimbetreiber gegenüber den Kranken- bzw. Pflegekassen.

erlebt, die für ihn erbracht wird. Hier liegen interessante Ergebnisse einer Studie vor, die sich diesem Phänomen mit dem soziologischen Konzept des Habitus angenähert hat. Dieser Begriff geht auf den Soziologen Pierre Bourdieu zurück und bezeichnet laut Hillebrandt (2009, S. 377 f.) „die durch Erfahrungen erzeugten Denk-, Wahrnehmungs-, Bewertungs- und Handlungsdispositionen sozialer Akteure, durch die sie in Praxis verwickelt werden." Kurzum kommt im Habitus zum Ausdruck, wie sich eine Person in ihrer konkreten Praxis verhält, jenseits aller formalen Rollenerwartungen.

Mit dem Ausdruck Pflegehabitus verbindet sich die Annahme, dass hinter typischen Verhaltensweisen von Pflegenden gewisse Dispositionen wirken, also eine Neigung, in bestimmten Situationen ähnliche Verhaltensweisen zu zeigen. Was wurde in der Studie zum Habitus der Pflegekräfte in den Senior:innenheimen festgestellt?

Exkurs: Der Habitus der Pflegenden

In der Praxis zeigt sich ein sehr differenziertes Bild. Im Rahmen der HALT-Studie (Gute Pflege für Menschen mit Demenz, Rekonstruktion des PflegeHAbitus in der stationären LangzeiTpflege) wurden acht Typiken erfasst (Brandenburg 2023a; Nover und Amekor 2023). Die Typiken beschreiben den geteilten Erfahrungsraum, in dem die handelnden Pflegenden ihre Handlungsstrategien entwickeln. Diese Typiken wurden in der Studie folgendermaßen bezeichnet:

Typik 1: ‚Pflegehandlungen umsetzen‘
Typik 2: ‚Orientierung an Bedürfnissen der Bewohner:innen‘
Typik 3: ‚Berufliches Selbstverständnis‘
Typik 4: ‚Eigener Gewinn, Motivationsquelle‘
Typik 5: ‚Emotionales Involviertsein‘
Typik 6: ‚Teamarbeit‘
Typik 7: ‚Techniken zur Problemlösung‘
Typik 8: ‚Kommunikation‘

Eine ausführlichere Beschreibung der einzelnen Typiken würde in diesem Exkurs zu weit führen. Aber eine exemplarische Kontrastierung anhand zweier Typiken – hier Typik 1 vs. Typik 2 – dürfte die zugrunde liegende Problematik verdeutlichen.[6] Stellen wir uns folgende Situation vor: Es ist 7.00 Uhr an einem Mittwochmorgen und in der Wohngruppe, in der Herr Müller lebt, sind die Pflegekräfte bereits mit der Morgentoilette beschäftigt, d. h. die Bewohner:innen werden unter Umständen geweckt, ins Badezimmer gebracht, gewaschen und angekleidet. Dabei orientieren sich die Pflegekräfte an einem Ablaufplan, der vorgibt, wer in

---

[6] Eine ausführliche Darstellung finden Interessierte in Brandenburg (2023a, S. 154–192).

welcher Reihenfolge zu den Bewohner:innen geht. Unausgesprochenes Ziel ist dabei, dass alle 35 Bewohner:innen des Wohnbereichs um 08.00 Uhr angezogen und bereit sind, das Frühstück einzunehmen, das zu diesem Zeitpunkt im Speisesaal ausgeteilt wird. Wie jeden Tag im Frühdienst geht auch heute wieder Pflegehelfer Stefan zu Herrn Müller. Er ist bei seinen Kolleg:innen sehr beliebt, weil er zuverlässig ist und seine Arbeit gewissenhaft erledigt. Pflegefachpersonen sollen in der Einrichtung schon seit Längerem keine Grundpflege mehr durchführen, sondern sich auf die sogenannten Vorbehaltsaufgaben beschränken. Wenn Stefan Herrn Müllers Zimmer betritt und dieser noch schläft, wird er von Stefan geweckt – je nach Situation sanft oder weniger sanft. Dann vergeht nicht viel Zeit und Herr Müller sitzt schon auf dem Nachstuhl vor dem Waschbecken und bekommt von Stefan den Waschlappen gereicht. Da Herr Müller noch müde ist und etwas länger braucht, bis er sich selbst das Gesicht gewaschen hat, nimmt Stefan ihm wieder den Waschlappen aus der Hand und übernimmt die restliche Körperpflege bis hin zur Rasur. Nicht nur, weil sonst der Zeitplan in Gefahr gerät, sondern auch, weil Herr Müller es nicht mehr schafft, sich alleine ‚ordentlich' zu rasieren und zu waschen. Stefan sucht dann neue Kleidung für den Tag aus und um 07.55 Uhr sitzt Herr Müller gut riechend und ordentlich gekämmt und angezogen an seinem Stammplatz im Speisesaal. Mittwochs kommt immer die Tochter von Herrn Müller und die freut sich dann auch, wenn ihr Vater schön ‚gerichtet ist'. Leider verursacht Herr Müller heute aber ziemlich Unruhe, weil er immer wieder aufstehen und den Speisesaal verlassen will. Das Frühstück rührt er nicht an und so stellt sich Stefan neben ihn und versucht – weitgehend erfolglos –, Herrn Müller das Frühstück einzugeben. Der hat einfach keinen Appetit, trinkt aber wenigstens etwas Kaffee. Schließlich hat er aber auch etwas gegessen und dann gibt es keinen Ärger mit der Wohnbereichsleitung, die dafür verantwortlich ist, für etwaige Kontrollen durch den Medizinischen Dienst für ausreichend Nahrungs- und Flüssigkeitsaufnahme gesorgt zu haben – auch wenn Herr Müller eher seine Abneigung zeigte.

Eine Woche später, auch wieder an einem Mittwochmorgen, hat Pflegerin Lisa Frühdienst. Sie hat gerade eine Ausbildung zur Pflegefachfrau abgeschlossen und besucht derzeit eine Weiterbildung zur Gerontopsychiatrischen Fachkraft. Dort hat sie gelernt, dass es wichtig ist, insbesondere bei Menschen mit Demenz deren Bedürfnisse zu erkennen und auf diese angemessen einzugehen. Sie hat mit der Pflegedienstleitung vereinbart, dass sie auch die Grundpflege bei Herrn Müller durchführt, weil sie überzeugt ist, ihn so besser beobachten und sein Verhalten und eventuelle Veränderungen besser einschätzen zu können. Lisa hat in ihrer Weiterbildung ein Pflegemodell aus England kennengelernt, das sogenannte ‚Senses Framework'. Das versucht sie umzusetzen und den Bewohner:innen täglich angenehme Sinneserfahrungen zu ermöglichen. Als sie um 07.00 Uhr Herrn Müllers Zimmer betritt, findet sie ihn schlafend vor und beschließt, ihn weiter schlafen zu lassen und später wieder nach ihm zu schauen. Als sie um 07.45 Uhr wieder zu ihm geht, ist er gerade dabei, aufzuwachen und Lisa nutzt die Chance, um ihn langsam in den Tag starten zu lassen. Sie unterstützt ihn dabei, so viel er noch kann, selbst auszuführen, auch wenn dies etwas länger dauert. Herr Müller hat beim Rasieren ein paar Bartstoppeln übersehen, die entfernt Lisa so nebenbei. Sie achtet dabei besonders auf Herrn Müllers Wohlbefinden und weiß, wie sehr er es genießt, wenn sie ihm behutsam die Haare kämmt. Lisa sieht all dies als Möglichkeit der Beziehungsgestaltung. Um 08.20 Uhr sind die beiden so weit und gehen zusammen in den Speisesaal, der um diese Zeit fast schon wieder leer ist. Herrn Müllers Frühstück steht aber noch auf seinem Tisch und er genießt es, dies in Ruhe zu sich nehmen zu können. Dabei stellt Lisa fest, dass Herr Müller v. a. bei süßen Speisen Appetit entwickelt. Diese Beobachtung ist wichtig und sollte in der Maßnahmenplanung berücksichtigt werden und natürlich an der Schnittstelle Hauswirtschaft kommuniziert werden. Hier sind wir wieder bei unserem Thema, wie aus Schnittstellen Nahtstellen werden.

Es dürfte unschwer zu erkennen sein, dass Stefan dem Habitus-Typ 1 ‚Pflegehandlungen umsetzen‘ und Lisa dem Habitus-Typ 2 ‚Orientierung an Bedürfnissen der Bewohner:innen‘ zugeordnet werden kann. Auch sollte zu erahnen sein, welche Auswirkungen diese unterschiedlichen Haltungen und Handlungsweisen auf das Erleben und Verhalten von Herrn Müller haben dürften. Zugegeben, die beiden Situationen mögen holzschnittartig und zu vereinfachend daherkommen. Aber der Kern der Problematik sollte erkennbar geworden sein: In der gleichen Wohngruppe lassen sich unterschiedliche Handlungsstrategien der Pflegekräfte beobachten. Beiden gemeinsam ist lediglich, dass sie jeweils überzeugt zu sein scheinen, ‚das Richtige‘ zu tun. Aus der Perspektive von Herrn Müller – die maßgeblich für die Gestaltung für die Pflege sein sollte – dürfte sich das anders darstellen.

In Anbetracht der Tatsache, dass es acht Typiken gibt, lautet die Schlussfolgerung, dass die Art und Weise, wie Pflege erbracht wird, eher zufällig als regelgeleitet erfolgt. Und das trotz einer generalisierten Pflegeausbildung, trotz zahlreicher Nationaler Expert:innenstandards, die von der Pflegewissenschaft konsentiert wurden und trotz überbordender externer Qualitätsvorgaben und Kontrollregime. Wie ist dies möglich? Und was würde dagegen helfen? Wir gehen davon aus, dass eine einheitliche Zielausrichtung und ein gemeinsam geteiltes professionelles Verständnis für die Pflege älterer Menschen unabdingbar sind, wenn sich die im Exkurs beschriebene Realität in Senior:innenheimen ändern soll. Dies setzt unserer Meinung nach eine stärker theoriegeleitete Praxis voraus, die dafür allerdings eine der Zielsetzung angemessene theoretische Basis braucht. Die bisher in Deutschland verbreiteten Modelle und Theorien wurden weitgehend im klinischen Bereich entwickelt – und genau hier liegt das Problem. So basiert das vermutlich bekannteste Modell der fördernden Prozesspflege von Monika Krohwinkel (2013) beispielsweise auf einer Studie zu Apoplexie-Patent:innen. Hier stellt sich die Frage der Übertragbarkeit auf die Situation von älteren Menschen mit sehr unterschiedlichen Unterstützungs- und Pflegebedarfen. In letzter Zeit findet ein Modell aus Großbritannien zunehmend Beachtung, das hier eine Sonderstellung einnimmt (Klie und Jendrzej 2023). Das ‚Senses Framework‘ von Mike Nolan ist das einzige, genuin für die Pflege älterer Menschen entwickelte Modell (Brandenburg 2018; Fenchel 2021a, b; Brandenburg und Fenchel 2024). Als Zielsetzung in der Pflege älterer Menschen gilt demnach die Ermöglichung konkret erlebter Sinneserfahrungen und diese wiederum sind Voraussetzung für Wohlbefinden (Brandenburg und Fenchel 2024). Das Modell besteht aus sechs Sinn(es) erfahrungen, den Six Senses:

- *Sicherheit (Security)* ist die Erfahrung von Sicherheit und Informiertheit über das Geschehen, frei von Befürchtungen und Ängsten.
- *Kontinuität (Continuity)* ist einerseits die Erfahrung, einen ‚roten Faden‘ zum bisherigen Leben vorzufinden und sich und die eigene Identität am neuen Ort bestätigt und wiederzufinden und andererseits auch eine Kontinuität und Verlässlichkeit im jetzigen Alltag zu erleben.
- *Zugehörigkeit (Belonging)* heißt, sich einer Gruppe, aber auch einem Ort zugehörig zu fühlen und sich als akzeptierter Teil einer Gemeinschaft zu erleben.
- *Bedeutsamkeit (Significance)* meint Wertschätzung zu erfahren und das Gefühl zu haben, wichtig zu sein und gebraucht zu werden.
- *Wirksamkeit (Achievement)* bezieht sich auf die Erfahrung, dass individuelle Bedürfnisse und Erwartungen wirksam erfüllt werden.
- *Sinnhaftigkeit (Purpose)* bedeutet, subjektiv sinnvolle Ziele zu verfolgen und zu erreichen.

Wie würde sich das ‚Senses Framework‘ bei Herrn Müller zur Anwendung bringen lassen? Schon bei seinem Einzug in das Senior:innenheim sollte darauf geachtet werden, was ihm dabei hilft, um Sicherheit zu spüren und frei von Sorgen oder Ängsten zu sein und sich als die Person mit der Identität erfahren zu können, wie er sich trotz seiner demenziellen Einschränkungen wahrnimmt. Wie sollte für ihn der Tag beginnen, damit er ihn als lebenswert erfährt? Wie sollten die Mahlzeiten gestaltet werden, damit er sie als wertvolle Zeiträume erlebt, die ihm helfen, seinen Tag zu strukturieren? Wie könnte ein Tag enden, damit er spürt, dass der Tag es wert war, gelebt zu haben?

Vielleicht zeigt sich hier bereits, dass dieses *Framework* im eigentlichen Wortsinn ein Gerüst bzw. einen Referenzrahmen bietet, der für jeden Menschen individuell gefüllt werden kann. Alle pflegerischen Tätigkeiten finden in ihm Platz – von der Körperpflege über die Wundversorgung bis hin zur Einnahme von Mahlzeiten und dem Spaziergang im Freien. Alle diese Aktivitäten sind aber kein Selbstzweck mehr und nicht mehr die Verrichtung das Ziel. Vielmehr fügen sich diese ein in die Idee der Six Senses. Die

Körperpflege wird dann zu einer Situation, die Beziehungsgestaltung ermöglicht, in der die Berührung keine Verrichtung mehr ist, sondern ein wirksames Mittel, um eine Beziehung herzustellen, von Person zu Person. Beim Mittagessen wird der Teller nicht mehr auf Herrn Müllers Tisch gestellt und ihm dann ‚das Essen eingegeben‘, sondern Essen und Trinken ist dann ein Möglichkeitsraum für Beziehung und das bedeutet, dass die Mahlzeit gemeinsam mit ihm am Tisch eingenommen wird. Und dies ist zugleich eine ideale Gelegenheit, sich für das Mahl Zeit zu nehmen, sich zu unterhalten, den Augenblick als schönes Erlebnis zu nutzen (zur Bedeutung der Sinne bei Demenz vgl. auch Grebe 2016). Herr Müller hat dabei Gelegenheit von sich zu erzählen, subjektiv bedeutsame Erlebnisse mit den anderen am Tisch zu teilen. Und Beziehungsgestaltung heißt dann, dass auch die Pflegekräfte von sich erzählen – man teilt erlebte Geschichten miteinander und damit werden gleichzeitig Zugehörigkeit, Bedeutsamkeit und Wirksamkeit als gemeinsame Erfahrung geteilt.

Wenn das ‚Senses Framework‘ für alle Beteiligten eine professionelle Haltung und wirksame Bindungskraft erzeugen kann und diese sich daran orientieren, kommt in dieses komplexe, zugegebenermaßen manchmal fast schon zufällig erscheinende Innenleben eines Senior:innenheims Struktur – und Lebendigkeit! Mit diesen Ausführungen dürfte die Bedeutung des Pflegehabitus für die konkrete Lebenserfahrung der Bewohner:innen deutlich geworden sein!

Konsequenz Digitale Innovation muss die Logik der Praxis reflektieren – sonst wird sie scheitern! Sie ist der Herstellung emotionalen Wohlbefindens verpflichtet und muss dies in ihrem Design abbilden. Das bedeutet, sie muss anschlussfähig sein an diese qualitativen Zielsetzungen und die Integration der Verrichtungslogik mit der Beziehungslogik sicherstellen. Gerontologische Pflege braucht ambitioniertere Ziele, als lediglich körper- und krankheitsbezogene Interventionen abzuarbeiten. Dazu braucht es in den Einrichtungen funktionierende und geeignete spezielle Konzepte, z. B. für den Einzug neuer Bewohner:innen, für Menschen mit Demenz, die Alltagsgestaltung, Abschiedskultur etc. (Brandenburg et al. 2022). Diese sind die Grundlage für die Gestaltung digitaler Lösungen.

5 Fazit und Ausblick

Technische Unterstützung ist während des gesamten Pflegeheimaufenthalts möglich. Man kann sie unterteilen in a) digitale Technologien für Assessment, Informationssammlung und Dokumentation, b) für Planung, Entscheidungsfindung und Auswahl von Informationen, c) zur Förderung von physischen und kognitiven Fähigkeiten und der sozialen Gesundheit sowie d) zur Versorgung von Menschen mit Demenz (Seibert et al. 2024).

a) Hier geht es vor allem um die sog. Informations- und Kommunikationstechnologien (IKT), die elektronische Pflegedokumentation ist nur das bekannteste Beispiel. Untersucht wurden Auswirkungen im Hinblick auf Zeitmanagement, Praxisumgebung und

Lebensqualität der pflegebedürftigen Personen. Positive Effekte zeigen sich u. a. im Hinblick auf den Wissenszuwachs, bessere Versorgungskoordination sowie beim Empowerment der zu pflegenden Personen. Kritisch wird der Einsatz von IKT nicht selten von der Pflege selbst beurteilt, ggf. als wenig praxisrelevant und belastend erlebt (Huter et al. 2020; Rouleau et al. 2017).

b) Zu den Vor- und Nachteilen der Variante b) liegen – im Unterschied zur Medizin – noch kaum Studien vor, allerdings vielversprechende erste Ergebnisse. Einer großen internationalen Übersichtsarbeit zu Folge kann der Einsatz von CDSS *(Computerized Decision Support Systems)* zur Reduktion von Mangelernährung, Dekubitusinzidenz, der Qualität der Pflegedokumentation sowie zur Identifikation problematischer Medikationen beitragen. Ebenfalls wurde positive Effekte bei chronischen Krankheiten wie Herzinsuffizienz, Demenz und bei Sturzereignissen dokumentiert (Abdellativ et al. 2021).

c) Im Hinblick hierauf ist in Deutschland v. a. der Emotionsroboter Paro bekannt geworden, der hauptsächlich bei Menschen mit Demenz zum Einsatz kommt. Auch Spiele, überhaupt sozial-assistive Robotik scheinen moderate Effekte für die kognitive Leistung, deutlichere Auswirkungen jedoch bei der Depressivität zu haben (Yen und Chiu 2021). Aber die langfristigen Auswirkungen sind aufgrund der Studiendesigns noch weitgehend unbekannt.

d) Bei diesem Aspekt geht es u. a. um sogenannte Trackingsysteme, welche die Bewegung und Bewegungsräume von Menschen mit Demenz überwachen können (Müller und Peters 2021). Die Erwartung liegt nahe, dass dadurch das Sicherheitsgefühl des Personals (und auch der Pflegebedürftigen selbst) gesteigert werden kann. Allerdings sind die ethischen Implikationen und auch implementierungswissenschaftliche Fragen nicht suffizient und abschließend beantwortet.

Es geht im Grunde immer nur um Kommunikation – in den verschiedensten Varianten. Die eine Seite betrifft die Technik selbst. Trifft sie auf Akzeptanz? Ist sie so ausgestaltet, dass nicht nur der reine Informationsaustausch gelingt, sondern das gegenseitige Verstehen? Gibt es einen Anschluss an das, was kommuniziert wurde – oder läuft am Ende alles ins Leere? Die andere Seite – und das haben wir versucht, deutlich zu machen – ist die Pflege selbst. Sie bewegt sich in einem organisatorischen Rahmen, der gesetzt ist. Aber sie tut das in einer ganz spezifischen Art und Weise; daher haben wir uns sowohl der Einstellungs- und Handlungsebene (Habitus) wie auch mit der organisierten Praxis selbst (Personal- und Qualifikationsmix) beschäftigt.

Dabei wurde insgesamt deutlich, dass Kommunikation ein wesentlicher Bestandteil der Pflegepraxis ist. Entscheidend ist am Ende, wie und warum sie eingesetzt wird. Sie bietet die Möglichkeit zu Verständnis und Verständigung, sie ist aber auch ein zentrales Mittel, um Macht auszuüben (Reichertz 2009). Es kommt also am Ende auf die Haltungen an, mit der Kommunikation betrieben wird. Und das gilt auch für die digitale Kommunikation. Sie kann zur Erleichterung und Unterstützung der Pflege eingesetzt werden,

u. a. mit dem Ziel der Qualitätsverbesserung. Niemand kann sinnvoll dagegen argumentieren, wenn die unter a) bis d) skizzierten digitalen Möglichkeiten zur Ressourcenschonung, zur Qualitätsverbesserung pflegerischer Handlungen und zur Gesundheitserhaltung von Bewohner:innen genutzt werden. Aber nur der Dumme weiß nicht, dass die Medaille zwei Seiten hat (Ernst Bloch). Und die andere Seite ist eben der Missbrauch der Technik, damit meinen wir nicht nur die ethischen Problemstellungen. Der ehemalige Chef des Instituts für Qualität und Wirtschaftlichkeit im Gesundheitswesen (IQWiG), Jürgen Windeler, hat das dazu Notwendige so formuliert: „Aus der Hilflosigkeit, Strukturprobleme zu lösen, wird das Heil in der Technik gesucht." (DIE ZEIT vom 30.03.2023). Und das gilt ganz besonders für die stationäre Langzeitpflege. Denn ein struktureller Rahmen für einen gelungenen Theorie-Praxis-Transfer, den letztlich auch die digitalen Technologien voraussetzen, existiert nicht.

Hierzu einige abschließende Bemerkungen: Charakteristisch für die Pflegelandschaft ist ein gewisser Aktionismus, in der jede Woche noch eine ‚Innovation' verkündet wird. Gerade die Technik – von den Pflegerobotern über die digitale Pflegedokumentation bis hin zu automatisierten Sturzprävention – wird intensiv diskutiert und durch eine Vielzahl von Projekten seitens der Ministerien gefördert. Das ist unseres Erachtens nicht falsch, aber ohne nachhaltige Strukturveränderungen, welche die Grundlage für einen Wandel ermöglichen, wird es nicht gehen – v. a. im Hinblick auf den Theorie-Praxis-Transfer.

Es gibt jedoch Entwicklungen, die in die richtige Richtung weisen und vielversprechend sind. Bezogen auf die Krankenhäuser ist auf die Diskussion um Praxisentwicklung, pflegerische Rollenentwicklung (Advance Nursing Practice) und damit verbundene Organisationsänderungen zu verweisen (Schilder und Boggatz 2022; Feuchtinger und Weidlich 2023). Hier geht es u. a. um den Aufbau von Modellstationen (oder einzelnen Innovationen), in denen durch akademisch qualifizierte Pflegende klinisch relevante Verbesserungen für die Patient:innen vorangetrieben werden – auch technische Innovationen. Das Spektrum reicht von der Sicherung der Versorgungssituation von späten Frühgeborenen (Hock 2023) bis hin zur Alltags- und Demenzbegleitung in der Akutpflege (Karner und Stezenbach 2022). Im Hinblick auf die Langzeitpflege ist die Debatte um die ‚Teaching Nursing Homes' instruktiv, über die v. a. in den USA, Großbritannien und den skandinavischen Ländern Befunde generiert wurden (Mezey et al. 1989; Mezey et al. 2008; Barnett 2014). Ziel ist es, durch eine Kooperation zwischen Hochschulen, Ausbildungsstätten und der Praxis die Umsetzung wissenschaftlicher Befunde in die Praxisroutinen zu unterstützen. Themen sind z. B. die Umsetzung der Expert:innenstandards, die Zusammenarbeit mit anderen Institutionen (v. a. den Krankenhäusern) – und zwar auf Augenhöhe – sowie die Öffnung und De-Institutionalisierung der stationären Pflegeeinrichtungen ins Quartier. Bei all diesen Entwicklungen kann Technik unterstützend wirken.

Wenn man aber genauer nachfragt, dann stellt man fest, dass ein struktureller Rahmen für einen substanziellen Theorie-Praxis-Transfer in Deutschland schlichtweg fehlt – v. a. in der Langzeitpflege (Brandenburg et al. 2021; Brandenburg 2025) –, sodass man folgender Einschätzung zustimmen muss: „Es fehlt an Übersetzern pflegewissenschaftlicher Erkenntnisse" (Meyer 2024, S. 6). In der Konsequenz verpuffen dann individuelle und organisatorische Engagements – in welchen Settings auch immer. Und wenn die zentralen Akteur:innen nicht mehr involviert sind (oder andere Schwerpunkte setzen müssen), dann geht alles wieder von vorne los.

References

Abdellatif A, Bourand J, Lafuente-Lafuente C, Belmin J, Séroussi B (2021) Computerized decision support systems for nursing homes: a Scoping Review. J Am Med Dir Assoc 22(5):984–994

Baecker D (2021) Agilität an Schnittstellen. In: Baecker D, Elsholz U (Hrsg) Parallele Welten der Digitalisierung im Betrieb. Springer VS, Wiesbaden, S 161–181

Barnett M (2014) Exploring the teaching nursing home model: Literature review to inform the national evaluation ofthe TRACS program, Adelaide. Australian Workplace Innovation and Social Research Centre, Adelaid

Bartholomeyczik S (2021) Pflegetheorie: Bedeutung für Praxis und Gesundheitspolitik. In: Pundt J, Rosentreter M (Hrsg) Pflege dynamisch vorwärtsgerichtet. Aktuelle Tendenzen. Apollon University Press, Bremen, S 31–56

Brandenburg H (2018) Was ist Gerontologische Pflege? Zeitschrift für Geriatrische und Gerontologische Pflege 1(2):8–12

Brandenburg H (2019) Kontexturanalyse. In: Brandenburg H, Kricheldorff C (Hrsg) Multiprofessioneller Personalmix in der Langzeitpflege. Entstehung, Umsetzung, Auswirkung. Kohlhammer, Stuttgart, S 149–219

Brandenburg H (Hrsg) (2023a) Pflegehabitus in der stationären Langzeitpflege von Menschen mit Demenz. Personenzentrierte Pflegebeziehungen nachhaltig gestalten. Kohlhammer, Stuttgart

Brandenburg H (2023b) Personalmix in der Langzeitpflege – Bezüge zur Versorgungs- und Lebensqualität. In: Schulz-Nieswandt F, Mann K, Köster U, Brandenburg H (Hrsg) Professionelle Teams in Heimen. Führung und Organisationskultur sowie Trägerschaft in der stationären Langzeitpflege. Nomos, Baden-Baden, S 15–46

Brandenburg H (2025) Stationäre Altenhilfe und Sozialraumorientierung: Chancen und Grenzen der Weiterentwicklung in derLangzeitpflege. In: Aktion Psychisch Kranke e.V. (Hrsg) Unsere Zukunft gestalten - Hilfen für psychisch erkrankte ältereMenschen. Aktion Psychisch Kranke, Bonn, S 182—187

Brandenburg H, Fenchel V (2021) Pflege im Alter. In: Schroeter KR, Vogel C, Künemund H (Hrsg) Handbuch Soziologie des Alter(n)s. Springer Reference Sozialwissenschaften. Springer VS, Wiesbaden

Brandenburg H, Fenchel V (2024) Erfolgreiches Altern – auch als ‚Pflegefall'? Anmerkungen zu einer Theorie der Pflege alter Menschen. In: Pfaller L, Schweda M (Hrsg) „Successful Aging"? Altern & Gesellschaft. Springer VS, Wiesbaden, S 153–174

Brandenburg H, Güther H (2015) Gerontologische Pflege. Grundlegung und Perspektiven. Huber, Bern

Brandenburg H, Kricheldorff C (Hrsg) (2019) Multiprofessioneller Personalmix in der Langzeitpflege. Entstehung, Umsetzung, Auswirkung. Kohlhammer, Stuttgart

Brandenburg H, Bossle M, Winter M (2021) Die (Alten-)Pflege braucht eine Zukunft. Ein dringender Appell an die deutsche Politik. Zeitschrift für Medizinische Ethik 67(1):77–85

Brandenburg H, Fenchel V, Borutta M, Ketzer R (2022) Settings in der Pflege von Menschen mit Demenz. In: Boggatz T, Brandenburg H, Schnabel M (Hrsg) Demenz. Ein kritischer Blick auf Deutungen, Pflegekonzepte und Settings. Kohlhammer, Stuttgart, S 115–155

Deutscher Pflegerat e.V., Deutscher Hauswirtschaftsrat (Hrsg) (2020) Anforderungen, Leistungen undQualifikationen von Hauswirtschaft und Pflege in unterschiedlichen Settings. Deutscher Pflegerat e.V., DeutscherHauswirtschaftsrat, Berlin

Deutsches Netzwerk für Qualitätsentwicklung in der Pflege (DNQP) (2018) Expertenstandard Beziehungsgestaltung in der Pflege von Menschen mit Demenz (einschließlich Kommentierung und Literaturstudie). Deutsches Netzwerk für Qualitätsentwicklung in der Pflege, Osnabrück

Dierbach O (2023) Rehabilitative Altenpflege. Therapeutisches Pflegemodell: Konzept, praktische Umsetzung, Kosten und Nutzen. Kohlhammer, Stuttgart

Fenchel V (2021a) Sozialwissenschaftliche Theorieansätze und ihre Bedeutung für die Pflege. In: Brandenburg H, Dorschner S (Hrsg) Pflegewissenschaft 1. 4. überarb. u. erw. Aufl. Hogrefe, Bern, S 191–232

Fenchel V (2021b) Theorieansätze in der gerontologischen Pflege. In: Brandenburg H, Dorschner S (Hrsg) Pflegewissenschaft 1. 4. überarb. u. erw. Aufl. Hogrefe, Bern, S 314–327

Fenchel V (2022) Gimme Shelter. Legitimationsprobleme im Pflegeheim. Pro Alter 54(3):5–9

Feuchtinger J, Weidlich S (Hrsg) (2023) Advanced Practice Nursing in der klinischen Praxis. Kohlhammer, Stuttgart

Feulner M, Fajardo A (2024) Wirksame Pflege gelingt nur gemeinsam. Altenheim 63(2):48–51

Goffman E (1961) Asylums: Essays on the social situation of mental patients and other inmates. Anchor Books, New York

Görres S, Brannath W (2020) Stabilität und Variation des Care-Mix in Pflegeheimen unter Berücksichtigung von Case-Mix, Outcome und Organisationscharakteristika (StaVaCare 2.0). Abschlussbericht. Universität Bremen. https://www.gkv-spitzenverband.de/media/dokumente/pflegeversicherung/forschung/projekte_unterseiten/stavacare/StaVaCare_2.0_Anhang-1.pdf. Zugegriffen: 26. Aug 2025

Graefe S, van Dyk S, Lessenich S (2011) Altsein ist später. Alter(n)snormen und Selbstkonzepte in der zweiten Lebenshälfte. Z Gerontol Geriatr 44(5):299–305

Grebe H (2016) Von Irritationen und Resonanzen – Zur Bedeutung der Sinne bei Demenz. In: Zimmermann H-P, Kruse A, Rentsch T (Hrsg) Kulturen des Alterns. Plädoyers für ein gutes Leben bis ins hohe Alter. Campus, Frankfurt a. M./New York, S 209–231

Hillebrandt J (2009) Praxistheorie. In: Kneer G, Schroer M (Hrsg) Handbuch Soziologische Theorien. VS Verlag für Sozialwissenschaften, Wiesbaden, S 369–394

Hock SM (2023) Advance Practice Nurse in der Sicherung der Versorgungssituation von späten Frühgeborenen. In: Feuchtinger J, Weidlich S (Hrsg) Advanced Practice Nursing in der klinischen Pflegepraxis. Kohlhammer, Stuttgart, S 199–206

Huter K, Frick T, Domhoff D, Seibert K, Wolf-Ostermann K, Rothgang H (2020) Effectiveness of digital technologies to support nursing care. Results of a scoping review. J Multidiscip Health 13:1905–1926

Hülsken-Giesler M (2008) Der Zugang zum Anderen. Zur theoretischen Rekonstruktion von Professionalisierungsstrategien pflegerischen Handelns im Spannungsfeld von Mimesis und Maschinenlogik. Universitätsverlag Osnabrück, Osnabrück

Karner S, Stetzenbach R (2022) Praxisentwicklungsprojekt: Alltags- und Demenzbegleitung in der Akutpflege. In:Schilder M, Boggatz T (Hrsg) Praxisentwicklung und Akademisierung in der Pflege. Perspektiven für Forschungund Praxis. Kohlhammer, Stuttgart, S 171–180

Klie T, Jendrzej B (2023) Gute Arbeit – gute Pflege. Altenheim 62(1):42–45

Krohwinkel M (1993) Der Pflegeprozess am Beispiel von Apoplexiekranken. Eine Studie zur Erfassung und Entwicklung ganzheitlich-rehabilitierender Prozesspflege. Nomos, Baden-Baden

Krohwinkel M (2013) Fördernde Prozesspflege mit integrierten AEBDLs. Forschung, Theorie, Praxis. Huber, Bern

Mischke C, Koppitz A, Dreizler J, Händler-Schuster D, Kolbe N (2015) Eintritt ins Pflegeheim. Das Erleben der Entscheidung aus der Perspektive der Pflegeheimbewohnerinnen und Pflegeheimbewohner. J für Qualitative Forschung in Pflege- und Gesundheitswissenschaft 15(1):72–81

Meyer G (2024) Es fehlt an Übersetzern pflegewissenschaftlicher Erkenntnisse. Monitor Versorgungsforschung17(3):6–11

Mezey MD, Mitty EL, Burger S (2008) Rethinking teaching nursing homes: Potential for improving long-term care.Gerontologist 48(1):9

Müller K, Peters M (2021) Tracking-Systeme bei Menschen mit Demenz in der stationären Langzeitpflege. Update eines integrativen Reviews. Pflege 34(4):181–190

Nover S, Amekor L (2023) Routine oder Bedürfnis? Die Orientierungsrahmen der Praxis in der HALT-Studie. In: Brandenburg H (Hrsg) Pflegehabitus in der stationären Langzeitpflege von Menschen mit Demenz. Personenzentrierte Pflegebeziehungen nachhaltig gestalten. Kohlhammer, Stuttgart, S 154–169

Reed J, Cook G, Sullivan A, Burridge C (2003) Making A Move: care-home residents' experiences of relocation. Ageing Soc 23(2):225–241

Reichertz J (2009) Kommunikationsmacht. VS Verlag, Wiesbaden

Remmers H (2011) Pflegewissenschaft als transdisziplinäres Konstrukt. Wissenschaftssystematische Überlegungen – eine Einleitung. In: Remmers H (Hrsg) Pflegewissenschaft im interdisziplinären Dialog. V&R, Osnabrück, S 7–47

Rouleau G, Gagnon MP, Côté J, Payne-Gagnon J, Hudson E, Dubois C-A (2017) Impact of information and communication technologies on nursing care. Results of an overview of systematic reviews. J Med Inter Res 19(4):e122

Schilder M, Boggatz T (Hrsg) (2022) Praxisentwicklung und Akademisierung in der Pflege. Perspektiven für Forschung und Praxis. Kohlhammer, Stuttgart

Schroeter KR (2002) Lebenswelten ohne (soziale) Hinterbühne: Die Lebenslagen stationär versorgter, pflegebedürftiger älterer Menschen unter dem Vergrößerungsglas einer feld- und figurationssoziologischen Betrachtung. In: Dallinger U, Schroeter KR (Hrsg) Theoretische Beiträge zur Alternssoziologie. Leske und Budrich, Opladen, S 141–168

Schulz-Nieswandt F (2020) Der Sektor der stationären Langzeitpflege im sozialen Wandel. Eine querdenkendesozialökonomische und ethnomethodologische Expertise. Springer, Wiesbaden

Seibert K, Domhoff D, Wolf-Ostermann K (2024) Digitale Technologien in der professionellen Altenpflege. In: Gellert P, Wahl HW (Hrsg) Interventionsgerontologie. 100 Schlüsselbegriffe für Forschung, Lehre und Praxis. Kohlhammer, Stuttgart, S 519–524

Yen HY, Chiu HL (2021) Virtual reality exergames for improving older adults cognition and depression: a systematic review and meta-analysis of randomized control trials. J Am Med Dir Assoc 22(5):995–1002

Zielke N (2020) Wohnkultur im Alter: Eine qualitative Studie zum Übergang ins Altenheim (Alter – Kultur – Gesellschaft). Transcript, Bielefeld

Interprofessionelle und intersektorale Zusammenarbeit durch digital-unterstützte Nahtstellen

Interoperabilität in der Pflege

Florian Fuhrmann und Anika Heimann-Steinert

1 Einleitung

Die Interoperabilität technischer Systeme ist die Voraussetzung für die Digitalisierung im Gesundheitswesen. Mit interoperablen Systemen sind eine institutionsübergreifende Kommunikation sowie der schnelle Austausch von Daten zwischen Leistungserbringenden möglich. Insbesondere bei der Versorgung pflegebedürftiger Personen spielt dies aufgrund der Vielzahl der beteiligten Akteur:innen eine wichtige Rolle.

Jedoch ist die Pflege so heterogen wie es die Bedürfnisse der pflegebedürftigen Menschen sind. Diese Bedürfnisse reichen von einer teilweisen Unterstützung in der Häuslichkeit bis zu einer permanenten Unterstützung in einer stationären Einrichtung. Die Abläufe und Bedarfe der jeweiligen Pflege unterscheiden sich dadurch naturgemäß sehr stark. Dennoch gibt es mit der Telematikinfrastruktur (TI) einen einheitlichen Rahmen, der alle Pflegenden bei ihrer Arbeit gleichermaßen unterstützen und die Versorgung insgesamt verbessern soll. Die TI als sicheres infrastrukturelles digitales Netz für das Gesundheitswesen und alle Akteur:innen, die darin arbeiten, basiert auf dem Kernelement der Interoperabilität.

Sie gewährleistet, dass alle Systeme in allen Sektoren unabhängig von Ort und Zeit miteinander kompatibel sind. So gelingt der notwendige digitale Datenaustausch, um die Gesundheitsversorgung auch in der Pflege weiterzuentwickeln. Das Ziel ist Zeitersparnis bei administrativen Prozessen und mehr Sicherheit und Transparenz in der Versorgung.

F. Fuhrmann (✉) · A. Heimann-Steinert
gematik GmbH, Berlin, Deutschland
E-Mail: florian.fuhrmann@gematik.de

A. Heimann-Steinert
E-Mail: anika.heimann@gematik.de

K. Nordmann et al. (Hrsg.), *Digitales Nahtstellenmanagement in der
Gesundheitsversorgung,* https://doi.org/10.1007/978-3-662-72579-5_15

Pflegefachpersonen sollen entlastet werden und mit verlässlich digital erfassten Informationen zu den Pflegebedürftigen arbeiten können, statt mit fehlender oder unvollständiger Papierdokumentation. Insbesondere in der Pflege eines Menschen, der – wie Herr Müller in der beispielhaften Patient Journey – oftmals verschiedene Sektoren zwischen ambulant und stationär durchläuft, ist dies von unschätzbarem Wert. Denn Digitalisierung in der Pflege führt zu weniger Bürokratie und mehr Zeit für die Menschen (Kubek et al. 2020; Sellemann 2021).

2 Pflege unter einem digitalen Dach: Die Telematikinfrastruktur

Die Telematikinfrastruktur ist die Plattform für Gesundheitsanwendungen in Deutschland. Millionen Versicherte profitieren durch die digitalen Anwendungen der TI von einer verbesserten medizinischen Versorgung. Zu diesen Anwendungen gehören beispielsweise das elektronische Rezept, die elektronische Patientenakte (ePA) oder die Kommunikationsdienste KIM (Kommunikation im Medizinwesen) und TI-Messenger. Ziel und Aufgabe der gematik als Betreiber der TI ist es, diese Infrastruktur auszubauen, zu modernisieren und damit zukunftsfähig für das digitale Gesundheitswesen zu machen. Denn nach § 291b SGB V ist die gematik für die Entwicklung, Einführung, den Betrieb und die Weiterentwicklung der Telematikinfrastruktur verantwortlich. Seit 2021 wird an der schrittweisen Umsetzung der TI 2.0 gearbeitet. Diese ist gekennzeichnet durch eine höhere Flexibilität, Stabilität und Nutzer:innenorientierung, was den Zugang zu den Angeboten der TI betrifft, sowie eine zeitgemäße Sicherheitsarchitektur. Mit der TI 2.0 rücken softwaregestützte Lösungen für die Behandelnden in den Fokus.

Von der Modernisierung der Infrastruktur profitieren alle Menschen, die im Gesundheitswesen arbeiten, aber insbesondere auch die neuen Nutzergruppen der TI, also die Berufszweige im Gesundheitssystem, die sich aktuell oder mittelfristig an die TI anbinden. Die professionelle Pflege, für welche die TI-Anbindung gesetzlich seit Mitte 2025 verbindlich ist, gehört zu diesen neuen Nutzergruppen. Neben den bereits seit einigen Jahren etablierten TI-Nutzendenkreisen, den ambulanten (zahnärztlichen) Praxen, Apotheken und Krankenhäusern, ist die Pflege zugleich auch einer der größten Versorgungsbereiche, die sich derzeit an die TI anbindet. Das wird das Gefüge der digitalen Kommunikation im gesamten System in den nächsten Jahren deutlich verändern.

2.1 Die Prinzipien der TI 2.0

Damit die TI 2.0 Realität werden kann, muss es einfacher als in der Vergangenheit werden, sich an die TI anzubinden und diese zu nutzen. Um das zu ermöglichen, sind drei Faktoren entscheidend.

Erstens: Digitale Identitäten bewirken, dass sowohl diejenigen, die andere versorgen als auch diejenigen, die versorgt werden, sich von überall aus identifizieren und authentifizieren können. Die elektronische Gesundheitskarte (eGK) wird perspektivisch nicht mehr nötig sein, um als Versicherte:r Zugang zum Gesundheitswesen zu erhalten. Dank digitaler Identitäten können sich Versicherte digital mit ihrem Smartphone ausweisen und darüber hinaus TI-Anwendungen wie die ePA einfacher nutzen.

Seit Anfang 2024 sind die ersten digitalen Identitäten im Gesundheitswesen als GesundheitsID verfügbar. Sie werden über die Krankenkassen vergeben. Versicherte können ihre GesundheitsID nutzen, um sich beispielsweise in der E-Rezept-App oder der ePA-App ihrer Krankenkasse anzumelden. Ab Anfang 2026 wird die GesundheitsID auch als Versicherungsnachweis dienen – die eGK wird es weiterhin als Alternative geben (mehr dazu siehe gematik GmbH 2025a).

Zweitens: Jede:r soll einfachen Zugang zu TI-Anwendungen haben. Bislang brauchten medizinische Einrichtungen einen Konnektor, um die digitalen TI-Anwendungen nutzen zu können. Dies ist dank anderer Zugangsoptionen – wie dem TI-Gateway – nicht mehr zwingend nötig. Hier reicht ein einfacher Internetzugang: Die Pflegeeinrichtung bezieht ihren TI-Zugang dann als Service-Leistung von geprüften Anbieter:innen. Die ersten Anbietenden haben 2024 eine Zulassung erhalten (vgl. Abschn. 2.3).

Nutzt eine ambulante oder stationäre Pflegeeinrichtung ein TI-Gateway zugelassener Anbieter:innen, kann sie sicher sein, dass sie digitale Anwendungen einsetzen und diese auch in mobilen Szenarien einfacher nutzen kann. Nicht ausschließlich, aber insbesondere in der häuslichen Pflege und in ländlichen Regionen mit teilweise instabilen Internetverbindungen ist dies ein großer Gewinn für den Austausch im Pflegealltag – intern und auch über die Grenzen des eigenen Versorgungsbereichs hinaus.

Drittens: Alle Daten sind immer nach den höchsten Sicherheitsstandards abgesichert. Dank des Zero-Trust-Ansatzes werden in der TI 2.0 statt geschlossener Netze moderne Mechanismen der sicheren Direktkommunikation etabliert, die sich bereits in anderen digitalen Lebensbereichen wie z. B. dem Online-Banking oder dem Online-Shopping durchgesetzt haben. Das führt dazu, dass TI-Anwendungen unmittelbar ohne Zugangshürde eines TI-Zugangs nutzbar werden. Durch das direkte Zusammenspiel von TI-Anwendungen profitieren die Nutzer:innen außerdem davon, dass Therapien, Behandlungen und Versorgungsszenarien noch integrierter, flexibler und damit zielgerichteter digital unterstützt werden können. Dabei bleibt das Schutzniveau der sensiblen Gesundheitsdaten gleichbleibend hoch.

Für Softwareanbietende bedeutet die TI 2.0 zudem, dass weniger technische Hürden überwunden werden müssen, um digitale Anwendungen innerhalb der TI zu entwickeln (gematik GmbH 2025b). Damit können innovative und interoperable Lösungen für die Pflege, wie ein TI-Messenger, der an die Bedürfnisse des Pflegepersonals angepasst ist, oder ein einfacher Zugang zu bestehenden Anwendungen mit Hilfe des TI-Gateways realisiert werden.

2.2 TI-Anbindung von Pflegeeinrichtungen

Um die Telematikinfrastruktur und ihre Anwendungen nutzen zu können, sind bestimmte Komponenten Voraussetzung. Die Pflegeeinrichtung benötigt mindestens einen elektronischen Heilberufsausweis (eHBA) sowie eine Institutionskarte (Security Module Card Typ B [SMC-B]). Diese beiden Smartcards beantragen Pflegedienste und -heime beim elektronischen Gesundheitsberuferegister (mehr siehe Land Nordrhein-Westfalen vertreten durch die Bezirksregierung Münster 2025).

Mit dem gleichzeitigen Einsatz von eHBA und SMC-B authentisieren sich die Pflegeeinrichtungen gegenüber der TI als berechtigte Nutzer und erfüllen damit wichtige Kriterien gemäß Patientendaten-Schutz-Gesetz (PDSG). Eine Pflegeeinrichtung benötigt ferner mindestens ein Kartenterminal eines von der gematik zugelassenen Herstellers, in das die SMC-B Karte gesteckt wird. Um den sicheren Kommunikationsdienst KIM zum Austausch innerhalb der Einrichtung bzw. mit anderen Partnern in der Versorgung nutzen zu können, wird außerdem eine KIM-Mail-Adresse benötigt (vgl. Abschn. 3.1).

Den Zugang zur TI selbst gewährt dann das TI-Gateway (vgl. Abschn. 2.3). Auch dafür lässt die gematik Anbietende zu, die mit ihren Lösungen die Voraussetzungen für den Einsatz in der TI erfüllen, beispielsweise unter dem Gesichtspunkt der Interoperabilität (gematik GmbH 2025c).

In der Regel unterstützen IT-Dienstleistende die Pflegeeinrichtungen mit der Anschaffung und Installation der Komponenten für den TI-Anschluss, teilweise auch mit Komplettpaketen von Kartenterminal, KIM-Adresse und TI-Zugang via TI-Gateway (gematik GmbH 2025d).

2.3 TI-Gateway

Während bisher im Regelfall jede medizinische Einrichtung einen eigenen Konnektor für den TI-Zugang besitzen musste, schließen die TI-Gateway-Anbieter:innen nun mehrere Einrichtungen über einen zentral betriebenen Highspeed-Konnektor an die TI an. Updates und Wartungsarbeiten an den Konnektoren erfolgen zentral und nicht mehr vor Ort. Damit entfallen auch mögliche Haftungsfragen für die Einrichtung. Besonders Pflegeeinrichtungen haben so weniger Aufwand mit der Pflege der technischen Infrastruktur.

Will eine Pflegeeinrichtung ein TI-Gateway nutzen, um mit den TI-Anwendungen zu arbeiten, muss sie einen Vertrag mit einem von der gematik zertifizierten TI-Gateway-Anbietenden abschließen (gematik GmbH 2025e). Vom jeweiligen Anbietenden erhält die Einrichtung dann einen VPN-Zugang, über den sie sich in ein Rechenzentrum einwählen kann. Dort betreibt der Anbietende ein Zugangsmodul und einen Highspeed-Konnektor. Der Highspeed-Konnektor ist von der gematik geprüft und zugelassen und stellt den sicheren Zugang zur TI her.

Neben dem Vertrag mit einem zugelassenen TI-Gateway-Anbietenden sind auch hier die gültige SMC-B-Karte für die Institution, ein Heilberufsausweis und mindestens ein E-Health-Kartenterminal notwendige Voraussetzungen (vgl. Abschnitt 2.2).

3 Digitale Prozesse und Anwendungen im Pflegealltag

Die verschiedenen TI-Anwendungen (E-Rezept, ePA, KIM oder TI-Messenger) dienen einem besseren, leichteren Umgang mit dem Handling verschiedener Herausforderungen der notwendigen Kommunikation in der Versorgung. Die Grundlage ist auch hierfür – neben der Datensicherheit – die Interoperabilität. Sie sorgt dafür, dass die verschiedenen Anwendungen und die verschiedenen Anwender:innen ohne technische, semantische oder andere Barrieren digital miteinander kommunizieren können.

Die ambulante Pflege kann z. B. den TI-Messenger für interne Abstimmungen nutzen, die aktuelle Medikation aus der ePA auf einem mobilen Endgerät einsehen, Rezeptanforderungen für Folgerezepte mittels KIM versenden oder E-Rezepte mittels KIM in der Wunschapotheke der pflegebedürftigen Person einlösen (gematik GmbH 2025f).

3.1 Sichere Mail in der Pflege für den sektorübergreifenden Austausch

KIM steht für Kommunikation im Medizinwesen und ist essenziell für den sicheren und raschen Datenaustausch innerhalb des Gesundheitswesens.

Ob Ärzt:innen, Apotheker:innen, Pflegeeinrichtungen oder Kliniken: Das bundeseinheitliche Adressbuch der TI, der Verzeichnisdienst, enthält nur geprüfte Adressdaten von Einrichtungen des Gesundheitswesens. Kontaktinformationen können so schnell gefunden werden und den Austausch mit Kolleg:innen bzw. anderen medizinischen Einrichtungen erleichtern (gematik GmbH 2023).

Das Versenden einer KIM-Nachricht funktioniert wie das Versenden einer herkömmlichen E-Mail. Dafür kann KIM über das bestehende Pflegedokumentationssystem oder mit einem herkömmlichen E-Mail-Programm verwendet werden. Dennoch gibt es wesentliche Unterschiede zwischen einer herkömmlichen E-Mail und einer KIM-Mail (Abb. 1). So wird jede KIM-Nachricht automatisch mit dem öffentlichen Schlüssel verschlüsselt und elektronisch signiert. Damit sind sensible Gesundheitsdaten sicher. Beim Abruf werden die Nachrichten automatisch für die Empfänger:innen mit dem privaten Schlüssel entschlüsselt und können direkt weiterverarbeitet werden (Abb. 2).

Mit KIM ist es einfacher und schneller, Daten von Pflegebedürftigen weiterzugeben. Wichtige Untersuchungsergebnisse können per E-Mail von Fach- oder Hausärzt:innen an die Pflegeeinrichtung geschickt werden – Entlassbriefe aus der Klinik oder künftig auch aus Reha-Einrichtungen ebenfalls. So ist das ganze Pflege- und Behandlungsteam schnell darüber informiert, was die Pflegebedürftigen brauchen.

Dank strukturierter Daten können eArztbriefe automatisch den Patient:innen zugeordnet werden (gematik GmbH 2025g). Hiervon würde auch das Team, das Herrn Müller aus der fiktiven Patient Journey versorgt, profitieren.

Wie das im Pflegealltag bei der sektorenübergreifenden Zusammenarbeit hilft, konnte in einem Modellprogramm des GKV-Spitzenverbandes noch vor der verpflichtenden

	Herkömmliche E-Mail (@.de @.com)	kim_ @kim.telematik
Software / Oberfläche	✔ Praxissoftware/Krankenhausinformationssystem mit E-Mail-Funktion oder ✔ ein Standard-E-Mail-Programm wie Microsoft® Outlook	✔ Praxissystem mit E-Mail-Funktion oder ✔ ein Standard-E-Mail-Programm wie Microsoft® Outlook
Anbieter	✘ beliebig	✔ Nur **zugelassene** KIM-Anbieter
Geeignet für Patientendaten	✘ nein	✔ KIM **ist geeignet** für den Versand von Patientendaten, sicheres Übermittlungsverfahren
Nutzerkreis	✘ Beliebige / ohne Prüfung	✔ ausschließlich Nutzer des Gesundheitswesen /**professioneller Hintergrund** der Nutzer mit Eintrag im KIM-Adressverzeichnis
Sicherheit / Datenschutz	✘ **ohne** ausreichenden Schutz, Unbefugte können versendete E-Mails auslesen ✘ **ohne** verlässliche Absenderangabe ✘ **ohne** Prüfung, ob Inhalte der E-Mail manipuliert wurden	✔ **Vertraulich:** Entschlüsselung nur durch Empfänger möglich (Ende zu Ende Verschlüsselung) ✔ **Verlässlich:** Absender- und Empfängerangaben sind geprüft ✔ **Authentisch:** E-Mails sind signiert und vor Manipulation geschützt

Abb. 1 Der Vergleich zwischen herkömmlicher und KIM-Mail. © gematik GmbH

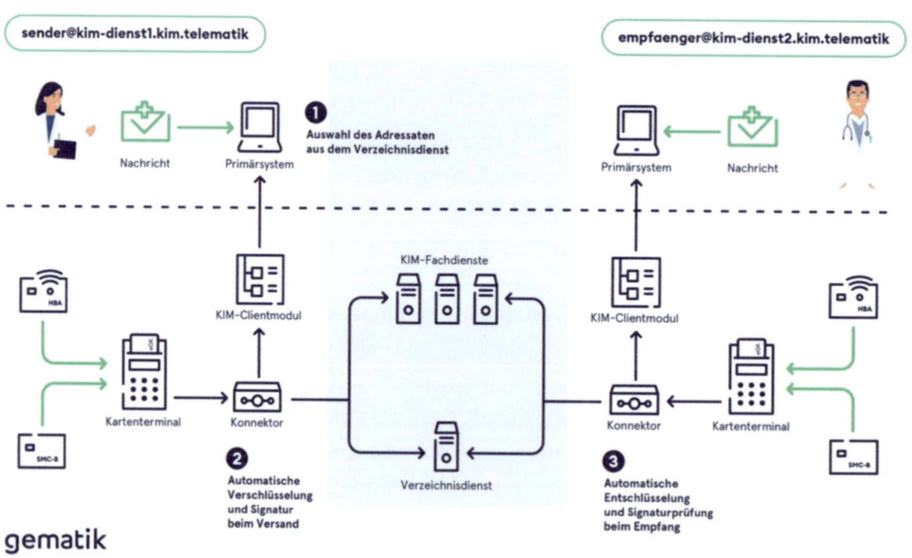

Abb. 2 KIM-Nachrichtenversand und -empfang. © gematik GmbH

Anbindung der Pflege an die TI gezeigt werden. Im Rahmen des Modellprojekts ‚Docs and Care Network' hat der Pflegedienst mittels KIM Standards für den Informationsaustausch zwischen ambulanter Pflege und Ärzt:innen erarbeitet. Bei der Evaluierung der Effizienzsteigerung konnte in dem Modellprojekt gezeigt werden, dass sich durch digitale Datenübertragungssysteme die Prozesszeit von 152 Min. auf 107 Min. reduzieren ließ. Trotz starker Limitationen in der Methodik der Erhebung (keine unabhängige Beobachtung, ggf. retrospektive Verzerrung) zeigt dies eine erste Tendenz zum Potenzial der Digitalisierung auf.

Arzneimittelversorgung spielt eine wichtige Rolle in der Pflege. Auch hier entlastet die TI mit ihren interoperablen Anwendungen. Elektronische Rezepte kann das Team eines Pflegewohnheims mithilfe von KIM bei der Praxis anfordern und dann nach Erhalt an die heimversorgende Apotheke weiterleiten. Diese liefert die Medikamente dann an das Heim aus.

Für die Anforderung von (Folge-)Rezepten muss das Pflegepersonal nicht mehr in die ärztlichen Praxen faxen oder telefonieren, sondern kann mit KIM einen asynchronen Kommunikationsweg nutzen. Dies entlastet sowohl die Pflegeeinrichtung als auch die ärztlichen Praxen, in der die Rezeptanfragen zum selbstgewählten Zeitpunkt bearbeitet werden können. Auch für das Einlösen der E-Rezepte kann KIM genutzt werden, sodass das Pflegepersonal nicht mit der eGK der bzw. des Versicherten vor Ort in die Apotheke muss. Die Sicherheit der Daten, die Transparenz und die direkte schnelle Kommunikation mit behandelnden Ärzt:innen sind Vorteile der Digitalisierung im Allgemeinen und von KIM im Speziellen, die in einem weiteren Pilotprojekt erprobt wurden.

3.2 Die elektronische Patientenakte in der Pflege

Seit 2025 gibt es die ePA für alle. Die gesetzlichen Krankenkassen legen die ePA für ihre Versicherten an, außer diese widersprechen dem. Auch private Krankenversicherungen dürfen ihren Versicherten eine ePA anbieten. Dies bringt viele neue Moglichkeiten im Berufsalltag der ambulanten oder stationären Pflege.

Für die Pflege ist eine Institutionsberechtigung vorgesehen, d. h. alle Heilberufler:innen einer Einrichtung können auf die ePA zugreifen. Voraussetzung ist, dass der:die Bewohner:in vorher nicht abgelehnt hat.

In der ePA können Arztbriefe, Pflegeüberleitungsbögen (vgl. Abschn. 3.3), Diagnosen und Laborwerte, Operations- und Therapieberichte zentral gesammelt werden. Diese Daten sind im Behandlungskontext für Ärzt:innen, Apotheker:innen sowie Pflegekräfte direkt sichtbar und sorgen für einen schnellen Überblick über die Versorgungssituation. Das gilt sowohl in der ambulanten als auch in der stationären Pflege.

Zudem ist in der ePA eine Medikationsliste integriert. Hier werden alle verschriebenen Medikamente einer Patientin bzw. eines Patienten angezeigt. Probleme oder Wechselwirkungen können so schneller erkannt werden. In einem zukünftigen Update wird auf der Medikationsliste (eML) aufbauend der Medikationsplan (eMP) zur ePA hinzugefügt. Beispielsweise können dann die Informationen institutionsübergreifend gepflegt und mit Einnahmehinweisen ergänzt werden.

Wenn Menschen mit körperlichen oder kognitiven Einschränkungen die ePA nicht selbstständig bedienen können, gibt es zwei Möglichkeiten: Dritte, die über eine

Vorsorgevollmacht verfügen, können die ePA im Namen des:der Patient:in direkt bedienen und verwalten. Alternativ können Dritte (z. B. Angehörige oder Betreuer:innen) technisch berechtigt werden, um bei Bedarf für den:die Patient:in zu handeln.

Um die ePA für alle zu nutzen, muss die Pflegeeinrichtung an die Telematikinfrastruktur angebunden sein (vgl. Abschn. 2.2). Darüber hinaus muss das Primärsystem die ePA für alle unterstützen und in der Lage sein, die eGK einzulesen.

Für Schadsoftware anfällige Dateiformate sind grundsätzlich nicht mit dem System der ePA kompatibel. Neben strukturierten Daten können deshalb nur sichere PDF/A-Formate in die ePA hochgeladen werden. Unabhängig von der ePA sollten Pflegeeinrichtungen dennoch ein Virenschutzprogramm für ihre Dienstcomputer installieren, um jederzeit gegen jegliche Art von Cyberangriff geschützt zu sein.

Im Behandlungskontext kann die Einrichtung über die Pflegesoftware automatisch auf die ePA zugreifen, sofern die Patientin bzw. der Patient der ePA nicht widersprochen hat. Dazu muss die eGK in der Pflegeeinrichtung in ein eHealth-Kartenterminal gesteckt werden. Die ePA kann dann über die Pflege-Software des Computers in der Pflegeeinrichtung eingesehen werden. Der Zugriff auf die ePA wird in der Regel für 90 Tage gewährleistet (unabhängig vom Quartal). Dieser kann jedoch durch die Patientin bzw. den Patienten verkürzt oder verlängert werden. In der ePA-App der jeweiligen Krankenkasse können Versicherte bzw. deren Vertreter:innen den Zugriff wieder entziehen oder eine Dauerberechtigung für eine Institution einrichten.

Die gezielte Versorgung von Patient:innen bedarf einer umfassenden Wissensgrundlage. Mit der ePA lassen sich Dokumente und Informationen aus ärztlichen Behandlungen digital und sicher abrufen. Patient:innen, aber auch die ambulante und (teil-) stationäre Pflege, profitieren davon.

Von entscheidender Bedeutung ist, dass alle Beteiligten in verschiedenen Sektoren und trotz unterschiedlicher IT-Systeme im Rahmen der Telematikinfrastruktur interoperabel arbeiten. Sie können somit in jeder Hinsicht sektorenübergreifend, jederzeit und miteinander kompatibel Daten austauschen und diese für eine bessere Transparenz und Zusammenarbeit im Behandlungs- bzw. Versorgungskontext nutzen.

Die Pflege kann grundsätzlich auf alle Informationen zugreifen, die relevant sind, um die Pflegebedürftigen zu versorgen. Die Such-, Filter- und Sortierfunktion für Dokumente ist das zentrale Element der ePA für alle.

Folgende Daten finden sich sukzessiv in der ePA:

- Verordnungs- und Dispensierdaten aus dem E-Rezept (werden automatisch in die Medikationsliste und zukünftig den Medikationsplan der ePA übertragen)
- Arztbriefe und Krankenhausentlassungsbriefe
- Daten zu Laborbefunden
- Befunddaten aus bildgebender Diagnostik
- Befundberichte aus invasiven und chirurgischen sowie nichtinvasiven oder konservativen Maßnahmen
- Ergebnisse genetischer Untersuchungen oder Analysen (nur nach ausdrücklicher schriftlicher oder elektronischer Einwilligung durch den:die Patient:in)

Zu einem späteren Zeitpunkt folgen noch:

- Hinweise zum Aufbewahrungsort von Erklärungen zu Organ- und Gewebespenden sowie Vorsorge- und Patientenvollmachten
- Erklärungen zur Organ- und Gewebespende

Dazu kommen Daten, die auf Wunsch des:r Patienten:in in die ePA übertragen werden sollen:

- elektronische Arbeitsunfähigkeitsbescheinigungen (eAU)
- Daten im Rahmen eines Disease-Management-Programms (DMP)
- Daten zu Reha-Maßnahmen und Heilbehandlungen
- Daten der Pflege und der pflegerischen Versorgung
- Daten aus einer digitalen Gesundheitsanwendung (DiGA)

Zentrale Informationen zur ePA in der Pflege hat die gematik in einem Leitfaden zusammengestellt (gematik GmbH 2024a).

3.3 Der Pflegeüberleitungsbogen

Im Rahmen des Überleitungsmanagements ist der Pflegeüberleitungsbogen eine zentrale Komponente. Er beinhaltet alle pflege- und versorgungsrelevanten Informationen über eine pflegebedürftige Person. Die Digitalisierung des Pflegeüberleitungsbogens ist dementsprechend von besonderer Bedeutung für Interoperabilität in der Pflege.

Im Digitale-Versorgung-und-Pflege-Modernisierungs-Gesetz wurde die Kassenärztliche Bundesvereinigung (KBV) verpflichtet, im Benehmen mit den Bundesverbänden der Pflege notwendige Festlegungen für die semantische und syntaktische Interoperabilität von Daten der ePA zur pflegerischen Versorgung zu treffen. Dazu gehören Pflegedokumente wie z. B. der elektronische Pflegeüberleitungsbogen, der ein rein pflegerisches Informationsobjekt ist, sowie der elektronische Wundbericht und der elektronische Hygienebericht, die beide professionsübergreifend sind.

Es handelt sich um medizinische Informationsobjekte (MIO) für die Pflege, die in der pflegerischen Versorgung als Pflegeinformationsobjekte (PIO) bezeichnet werden. Der Überleitungsbogen ist das erste PIO, das im Rahmen der Pflegedokumentation für die ePA entwickelt wurde. Beauftragt ist damit die MIO42 GmbH, die für die gematik in Zusammenarbeit mit der KBV Standards für den systemübergreifenden Austausch von Gesundheits- und Patient:innendaten entwickelt hat (Kassenärztliche Bundesvereinigung 2025).

4   Interoperabilität entlang der Patient Journey denken

Auch der temporär eingesetzte ‚Arbeitskreis Pflege Journey' des Interop Councils hat sich bereits 2023 mit der Digitalisierung in der Pflege beschäftigt. Als Gremium kümmert sich das Council, unterstützt vom Kompetenzzentrum für Interoperabilität in der gematik, um verbindliche, interoperable Standards digitaler Lösungen im deutschen Gesundheitswesen. Verschiedene Arbeitskreise, in denen Expert:innen aus der E-Health-Community, Forschung und Medizin mitarbeiten, beleuchten Digitalisierungsfragen unter diesem Gesichtspunkt näher und geben Empfehlungen für eine weitere Vertiefung bzw. nächste Schritte beim jeweiligen Thema ab.

Der Arbeitskreis hatte zum Ziel, Anforderungen der an der Pflege Beteiligten zusammenzutragen, um dann die notwendigen Standardisierungsvorhaben passgenau anzuschieben.

Dafür wurden

1. eine Anwender:innen-Journey für die ambulante, teilstationäre und stationäre Pflege erarbeitet,
2. mögliche Anforderungen an einen Kerndatensatz für Pflege im Sinne eines Nursing minimal datasets für den ambulanten und stationären Bereich diskutiert,
3. Handlungsempfehlungen zu möglichen Folgearbeitskreisen und weiteren notwendigen Standardisierungsvorhaben zusammengetragen.

Im Sinne einer Standardisierung und interoperablen Nutzung der Daten war es dem Arbeitskreis dabei besonders wichtig, auf die Reduktion von Freitext und hin zu Klassifikationssystemen beziehungsweise deren Erarbeitung und schrittweisen Einführung zu wirken. Dabei wurden die Akteur:innen und Anwender:innen, insbesondere auch aus der ambulanten Pflege, eingebunden (gematik GmbH 2025h).

Es wurde eruiert, dass in der Pflege bislang wenige Standards vorliegen, weder semantisch noch syntaktisch. Die Standards, die es gibt, sind „pflegespezifisch spezifiziert". Dokumentation findet bislang nicht strukturiert statt, da individuell dokumentiert wird, ohne allumfassende verbindlichen Strukturen. Entsprechend wurde vom Arbeitskreis darauf hingewiesen, bereits erarbeitete Strukturen wie den PIO Pflegeüberleitungsbogen zu nutzen und in den Pflegeinformationssystemen zu implementieren.

Deutlich wurde im Zuge der Arbeit des Arbeitskreises auch, dass in der Pflege weniger zusätzliche Spezifikationen gebraucht werden, sondern mehr digitale oder digitalisierte Prozesse. Die Beantragung und Abrechnung von Leistungen im Zuge des Verordnungsmanagements wäre ein erster Schritt. Entlastung in der Pflege durch die TI und ihre Anwendungen bedeutet auch, bei Antrags- und Genehmigungsverfahren zu prüfen, wo die händische Unterschrift wegfallen könnte. Das ist z. B. beim Thema

Kurzzeitpflege der Fall. Hier hat eine Arbeitsgruppe von 30 Fachleuten aus allen Bereichen des Gesundheits- und Pflegewesens entsprechende Handlungsempfehlungen für einen digitalen Antrags- und Genehmigungsprozess vorgelegt (gematik GmbH 2024b).

Die Ergebnisse des Arbeitskreises zur Pflege Journey und Handlungsempfehlungen wurden in einem Positionspapier dokumentiert (Interop Council for Digital Health in Germany 2023). Der Arbeitskreis kommt darin hinsichtlich der Interoperabilitätsanwendungen und Spezifikationen zu der Empfehlung, dass für die Pflege insbesondere das PIO Überleitungsbogen und das MIO Impfpass sowie die entstehenden MIO Überleitungsbogen Chronische Wunde, Medikation, Krankenhaus-Entlassungsbrief, Bildbefund, Patientenkurzakte und Laborbefund relevant sind, ebenso die Anwendung E-Rezept. Der PIO Überleitungsbogen – dessen Spezifikation schon existiert – soll nach Meinung des Arbeitskreises priorisiert in den Pflegedokumentationssystemen umgesetzt und in die ePA eingestellt sowie zusätzlich mit KIM versendet werden können. Die flächendeckende Anbindung der Pflege an die TI sei eine Grundvoraussetzung dafür.

Im Positionspapier heißt es abschließend zu einem Kerndatensatz für die Pflege und den nächsten Schritten hinsichtlich einer Digitalisierung der Prozesse:

„Das PIO Überleitungsbogen ist ein sehr guter Ausgangspunkt, das in die Anwendung gebracht und nachfolgend um bestimmte Settings wie beispielsweise Kinderkrankenpflege, psychiatrische Pflege, Eingliederungshilfe, Intensivpflege, Rehapflege und Palliativpflege ergänzt werden muss. Perspektivisch sollte eine kontinuierliche Korrektur, Weiterentwicklung bzw. Anpassung als Fortschreibung des PIO Überleitungsbogen und seiner Ergänzungen erfolgen.

Die Definition eines allgemeingültigen Basisdatensatzes Pflege im Sinne eines Maximaldatensatzes ist nicht sinnvoll, sondern je nach Use Case sollten die Datenelemente des PIO Überleitungsbogens genutzt werden, um spezifische Basisdatensätze Pflege zu definieren und zu erweitern. Je nach definiertem Use Case (Akteure, Prozesse, Informations- und Forschungsbedarfe etc.) sind dann bestimmte Datensätze verpflichtend (Profilierung). Diese Use Cases müssen sektorenübergreifend und interdisziplinär gedacht werden. Datensätze für Forschung und Steuerung können sich beispielsweise aus den Basisdatensätzen ableiten. Die Verantwortung für die Spezifikation der Use Cases bzw. Datensätze sollte bei einer neutralen Institution angesiedelt werden, welche mit genügend Ressourcen und Kompetenzen ausgestattet wird (beispielsweise das Kompetenzzentrum Interoperabilität in der gematik).

Im Vergleich zur Medizin existiert im Bereich der Pflege keine verbindliche Terminologie für Pflegediagnosen, -interventionen, -ergebnisse und -intensitäten in Deutschland. Je nach Pflegesetting kann es aus pflegefachlicher und -wissenschaftlicher Sicht auch sinnvoll sein, unterschiedliche (strukturierte) Terminologien im Frontend zu nutzen. Es muss aber sichergestellt sein, dass die im Frontend genutzten Terminologien die Interoperabilitätsanforderungen für ein Mapping zu Referenzterminologien einhalten.

Die Arbeiten unter der Federführung des Bundesinstituts für Arzneimittel und Medizinprodukte (BfArM) zur Übersetzung der International Classification of Nursing Practice (ICNP) innerhalb von SNOMED CT© stellen hier einen ersten wichtigen Meilenstein dar. Diesen Weg gilt es im Sinne einer gelingenden Pflege und eines Mehrwerts der Digitalisierung in der Pflege konsequent weiterzuverfolgen und zu stärken.“ (Interop Council for Digital Health in Germany 2023, S. 19–20).

Im Rahmen der Anbindung der Pflege an die TI seit Sommer 2025 wird erprobt werden müssen, inwiefern Pflegepersonal und Pflegesystemhersteller mit dem PIO Überleitungsbogen arbeiten können. Grundsätzlich wäre hier auch ein Stufenkonzept zur Erprobung von Teilen des PIO Pflegeüberleitungsbogen denkbar, um die Last der Umsetzung und Einführung bei den Anwender:innen zu reduzieren.

Ebenso könnte perspektivisch über die Anwendung neuer Technologien, wie FHIR-basierter Structured Data Capture, nachgedacht werden. Der Vorteil wäre hier, dass neben bereits standardisierten Datenelementen auch pflegespezifische Fragebögen übertragen werden könnten, von denen Teile noch nicht als FHIR Ressourcen spezifiziert sind.

5 Fazit und Ausblick

Die Pflege als noch neue Akteurin in der TI ist nicht nur ein zentraler Versorgungsbereich im Gesundheitswesen und im Leben vieler Menschen. Sie ist die zentrale Schnittstelle, wenn es um die interdisziplinäre Versorgung pflegebedürftiger Menschen geht. Da in der Pflege viele Informationen zum Gesundheitszustand der Pflegebedürftigen aus dem ambulanten und stationären Sektor zusammenfließen und dorthin wieder zurückgespielt werden, ist die Digitalisierung der dazugehörenden Prozesse umso wichtiger – und die Interoperabilität der beteiligten Systeme und Dienste umso notwendiger.

Schon in den nächsten Jahren werden Mitarbeitende und Patient:innen von TI-Anwendungen in der Pflege in ihrer täglichen Versorgung profitieren können. Greifen TI-Messenger, KIM, ePA und E-Rezept erst einmal ganz selbstverständlich in der mobilen und stationären Nutzung ineinander, lassen sich die Wege und Prozesse in der Pflege vielfach mit wenigen Klicks besser, transparenter und zeitsparender organisieren. Alle relevanten Informationen für eine gute, individuelle Versorgung pflegebedürftiger Menschen wie Herr Müller in der fiktiven Patient Journey in diesem Buch liegen dann vor, wo und wann sie konkret gebraucht werden – dank der Interoperabilität in der Pflege.

References

gematik GmbH (2023) Auf einen Blick: Verzeichnisdienst. https://www.gematik.de/media/gematik/Medien/Anwendungen/gematik_Onepager_VZD_RGB.pdf. Zugegriffen: 26. Aug 2025

gematik GmbH (2024a) Leitfaden Pflege: Start mit der ePA für alle. https://www.gematik.de/media/gematik/Medien/ePA_fuer_alle/05_Pflege/gematik_ePAfuerAlle_Pflege_Leitfaden.pdf. Zugegriffen: 26. Aug 2025

gematik GmbH (2024b) Prozesstransformation im Gesundheitswesen und der Pflege. www.gematik.de. https://www.gematik.de/media/gematik/Medien/Newsroom/Publikationen/Informationsmaterialien/gematik_Impulspapier_Kurzzeitpflege.pdf. Zugegriffen: 26. Aug 2025 gematik GmbH (2025a) Digitale Identitäten im Gesundheitswesen: Die GesundheitsID als Alternative zur Gesundheitskarte. https://www.gematik.de/anwendungen/gesundheitsid. Zugegriffen: 26. Aug 2025

gematik GmbH (2025b) TI 2.0. Unser Weg in die Zukunft. www.gematik.de/telematikinfrastruktur/ti-2-0. Zugegriffen: 26. Aug 2025

gematik GmbH (2025c) Zulassungen und Bestätigungen. https://fachportal.gematik.de/zulassungsbestaetigungsuebersichten. Zugegriffen: 26. Aug 2025

gematik GmbH (2025d) Pflege. Gut informiert, besser versorgt. www.gematik.de/pflege. Zugegriffen: 26. Aug 2025

gematik GmbH (2025e) TI-Anbindung. Ihr Weg in die Telematikinfrastruktur. https://www.gematik.de/telematikinfrastruktur/ti-anbindung. Zugegriffen: 26. Aug 2025

gematik GmbH (2025f) Darstellung von digitalen Anwendungen in der Pflege. https://www.figma.com/proto/KgMjMX2PLCLmcFGzFulwPU/Ambulante-Pflege?page-id=0%3A1&node-id=0-5766&node-type=frame&viewport=5491%2C577%2C0.17&t=FTLSsmtrrbc92Pi6-8&scaling=scale-down&content-scaling=fixed&starting-point-node-id=0%3A6171&hide-ui=1. Zugegriffen: 26. Aug 2025

gematik GmbH (2025g) Digitale Identitäten im Gesundheitswesen: Die GesundheitsID als Alternative zur Gesundheitskarte. https://www.gematik.de/anwendungen/gesundheitsid. Zugegriffen: 26. Aug 2025

gematik GmbH (2025h) ina: Pflege Journey. https://www.ina.gematik.de/mitwirken/arbeitskreise/pflege-journey. Zugegriffen: 26. Aug 2025

Interop Council for Digital Health in Germany (2023) Positionspapier. Arbeitskreis „Pflege Journey". www.ina.gematik.de. https://www.ina.gematik.de/fileadmin/Arbeitskreisdokumente/Positionspapier_Pflege_Journey_Final.pdf. Zugegriffen: 26. Aug 2025

Kassenärztliche Bundesvereinigung (2025) Überleitungsbogen 1.0.0. https://hub.kbv.de/pages/viewpage.action?pageId=73138833. Zugegriffen: 26. Aug 2025

Kubek V, Velten S, Eierdanz F, Blaudszun-Lahm A (2020) Digitalisierung in der Pflege. Zur Unterstützung einer besseren Arbeitsorganisation. Springer Vieweg, Berlin/Heidelberg

Land Nordrhein-Westfalen vertreten durch die Bezirksregierung Münster (2025) Elektronisches Gesundheitsberuferegister – eGBR. https://www.bezreg-muenster.de/de/gesundheit und soziales/egbr/index.html. Zugegriffen: 26. Aug 2025

Sellemann B (2021) Herausforderungen der Digitalisierung in der Pflege. Public Health Forum 29(3):245–247

Dateneintegration

Michele Zoch, Jens Weidner, Ines Reinecke und Martin Sedlmayr

1 Einleitung

Die Digitalisierung des Gesundheitswesens schreitet mit zunehmender Geschwindigkeit voran und führt zu einer stetigen Zunahme von elektronisch verfügbaren Gesundheitsdaten. Diese Daten stammen aus unterschiedlichen Quellen, darunter die elektronische Patientenakte (ePA), Abrechnungsdaten der Krankenkassen, Laborsysteme, bildgebende Verfahren und Wearables. Die Vielfalt der Datenquellen geht einher mit einer Vielfalt an unterschiedlichen Informationssystemen sowie an unterschiedlichen Formaten und Standards. Die Nutzbarmachung dieser Daten über verschiedene Systeme und Sektoren bildet die Basis für eine effiziente, qualitativ hochwertige und patient:innenzentrierte Versorgung und Forschung. Die Dateneintegration spielt eine Schlüsselrolle im digitalen

M. Zoch (✉) · J. Weidner · M. Sedlmayr
Institut für Medizinische Informatik und Biometrie, Medizinische Fakultät und
Universitätsklinikum Carl Gustav Carus, Technische Universität Dresden,
Dresden, Deutschland
E-Mail: michele.zoch@tu-dresden.de

J. Weidner
E-Mail: jens.weidner@tu-dresden.de

M. Sedlmayr
E-Mail: martin.sedlmayr@tu-dresden.de

I. Reinecke
Datenintegrationszentrum, Zentrum für Medizinische Informatik, Medizinische Fakultät und
Universitätsklinikum Carl Gustav Carus, Technische Universität Dresden,
Dresden, Deutschland
E-Mail: ines.reinecke@tu-dresden.de

"""

Nahtstellenmanagement, um Informationsbrüche zu vermeiden, Prozesse zu optimieren und medizinische Entscheidungen zu unterstützen.

Datenintegration beschreibt den Prozess der Zusammenführung von Daten aus heterogenen und verteilten Quellen in eine zentrale, strukturierte Umgebung, sodass ein einheitlicher Zugangspunkt und eine konsolidierte Sicht auf die Daten geschaffen wird (Dhayne et al. 2019; Peng et al. 2020). Bei der „Big Healthcare Data Integration" (Dhayne et al. 2019) ist nicht nur die Vielfalt *(Variety)* aufgrund der unterschiedlichen Daten (z. B. demografische Informationen, Diagnosen, Prozeduren, Bilddaten, Laborbefunde und genetische Daten) herausfordernd, sondern auch die Unsicherheit *(Uncertainty)*. Die Verlässlichkeit der Daten und somit die Datenqualität hat einen direkten Einfluss auf die medizinische Entscheidungsfindung, da unzuverlässige oder inkonsistente Daten potenziell schwerwiegende Auswirkungen auf das Gesundheitsmanagement oder die Versorgung von Patient:innen haben können. Durch eine effektive und effiziente Datenintegration wird der interdisziplinäre und sektorenübergreifende Austausch von Gesundheitsinformationen ermöglicht. Dies ist essenziell für eine multidisziplinäre und patient:innenzentrierte Versorgung, da es den Informationsfluss zwischen verschiedenen Fachbereichen fördern und Redundanzen vermeiden kann. Dafür wird die Harmonisierung und Standardisierung der Daten benötigt; d. h. Interoperabilität ist eine Grundvoraussetzung für eine robuste Datenintegration (Peng et al. 2020).

Im Rahmen der Datenintegration werden Daten für unterschiedliche Zwecke zur Verfügung gestellt (Jayaratne et al. 2019; Peng et al. 2020): General Health Information Management, Disease Management, Self-Management von Patient:innen, Collaborative Information Retrieval sowie Entscheidungsunterstützung, Prozessoptimierung und Sekundärdatennutzung für die Forschung.

Dieses Kapitel beleuchtet die Bedeutung der Datenintegration im Gesundheitswesen und deren Rolle im digitalen Nahtstellenmanagement. Es zeigt auf, wie verschiedene Sektoren von einer besseren Vernetzung profitieren können. Gleichzeitig werden aktuelle Herausforderungen wie technologische Barrieren, organisatorische Hürden und Fragen der Datenhoheit thematisiert. Außerdem werden verschiedene technologische Ansätze wie Prozesse des Extract-Transform-Loads (ETL), Data Warehousing, Echtzeit-Datenintegration und der Einsatz von Wearables sowie das Internet of Medical Things (IoMT) diskutiert. Schließlich wird ein Blick auf zukunftsweisende Lösungen geworfen, darunter die elektronische Patientenakte und Forschungsinitiativen. Ziel des Kapitels ist es, die Notwendigkeit einer interoperablen Gesundheitsversorgung herauszustellen und Lösungsansätze für die Datenintegration aufzuzeigen.

2 Datenintegration in den einzelnen Sektoren der Gesundheitsversorgung und deren Use Cases

Die sektorale Fragmentierung der Gesundheitsversorgung stellt eine zentrale Herausforderung dar, insbesondere an den Nahtstellen zwischen den verschiedenen Versorgungsebenen und Versorgungssektoren. Durch die Integration von Daten entlang der

Patient Journey lassen sich Effizienz, Qualität und Kontinuität der Versorgung erheblich verbessern (Zyumbileva et al. 2022). Anhand des Fallbeispiels von Herrn Müller, einem multimorbiden Patienten, werden im Folgenden die Bedarfe und Herausforderungen in den einzelnen Sektoren beleuchtet sowie Use Cases für eine verbesserte Datenintegration detailliert dargestellt.

2.1   Hausärztliche Versorgung

Herausforderungen In der hausärztlichen Versorgung liegt eine zentrale Herausforderung in der fehlenden strukturierten Dokumentation und der mangelnden Weitergabe relevanter Informationen an Fachärzte. Der Hausarzt fungiert häufig als erster Ansprechpartner, wodurch er eine Schlüsselrolle in der Koordination der Versorgung übernimmt. Die Integration der ePA ist dabei essenziell, um sicherzustellen, dass alle relevanten Gesundheitsdaten aktuell und sektorenübergreifend verfügbar sind.

Datenintegration & Use Case In unserem Beispiel wird der Hausarzt in einer regulären Sprechstunde darüber informiert, dass Herr Müller seit einiger Zeit unter einer Hämaturie leidet. Dieser veranlasst nach einigen Untersuchungen eine Überweisung in die fachärztliche Versorgung der Urologie. Mit einer Integration dieser aktuellen Behandlungsdaten, zum Beispiel in die ePA, würden dem konsultierten Urologen alle wichtigen Informationen zur Verfügung stehen.

Ein automatisiertes System zur Übermittlung relevanter Patient:innendaten, einschließlich Diagnosen, Befunden und Medikationsplänen, an Facharzt:innen könnte den Informationsfluss zwischen Primär- und Sekundärversorgung erheblich verbessern und Doppeldiagnostik vermeiden. Dies ermöglicht eine effizientere und gezieltere Weiterbehandlung.

2.2   Fachärztliche Versorgung (Urologie)

Herausforderungen Facharzt:innen, wie in unserem Beispiel der Urologie, stehen vor der Herausforderung, ihre Diagnosen und Therapieempfehlungen nicht nur an die Patient:innen, sondern auch an andere behandelnde Ärzt:innen, insbesondere Hausärzt:innen, weiterzugeben. Die Kommunikation einer Arztpraxis mit verschiedenen Akteuren des Gesundheitssystems stellt Ärzt:innen in der Praxis immer wieder vor Herausforderungen (Neuendorf 2022).

Zudem besteht oft eine unzureichende Anbindung an sektorenübergreifende Register, was den Austausch wichtiger Krankheitsdaten erschwert. Verschiedene Register sammeln auf (bundes-)gesetzlicher Grundlage verpflichtend medizinische Daten. Die überwiegende Zahl medizinischer Register ist jedoch nicht sektorenübergreifend ausgerichtet, was den umfassenden Datenaustausch behindert (ÄrzteZeitung 2025).

Datenintegration & Use Case Ein interoperables Dashboard könnte die Versorgungs-qualität deutlich verbessern, indem es Untersuchungsergebnisse, Bildgebungen und Laborwerte zentral erfasst und strukturiert an Hausärzt:innen übermittelt. Dies würde nicht nur den Informationsverlust zwischen den Sektoren minimieren, sondern auch die Behandlungsplanung optimieren. Dem Hausarzt von Herrn Müller wäre es auf einen Blick möglich, sämtliche Befunde der fachärztlichen Konsultationen einzusehen und hätte damit stets einen vollständigen Überblick über die spezialärztliche Behandlung sei-ner Patient:innen.

2.3   Rettungsdienst

Herausforderungen Der Rettungsdienst muss oft ohne Vorinformationen über die Pa-tient:innen arbeiten. Eine schnelle und präzise Entscheidungsfindung wird erschwert, wenn medizinische Vorerkrankungen, Medikation oder Allergien unbekannt sind. Die lückenlose Dokumentation und Übergabe der präklinischen Daten an das Krankenhaus stellen weitere Herausforderungen dar.

Datenintegration & Use Case Ein Echtzeit-Zugriff auf die ePA durch Rettungskräfte könnte die präklinische Notfallversorgung entscheidend verbessern. Dies ermöglicht eine fundierte Ersteinschätzung und optimierte Notfallmaßnahmen, während gleichzeitig relevante Daten an die aufnehmende Klinik weitergegeben werden. Am Beispiel von Herrn Müller könnten die Rettungskräfte dadurch gezielt und effizient die notwendigen Maßnahmen einleiten. Auch ohne Notärzt:in vor Ort wäre durch eine telemedizinische Anbindung die direkte Konsultation von Notärzt:innen oder – wie in Herrn Müllers Fall – von Neurolog:innen möglich, um umgehend gezielte Maßnahmen zur Schlagan-fallbehandlung einzuleiten.

2.4   Krankenhaus (Akutmedizin und -pflege)

Herausforderungen Innerhalb des Krankenhauses bestehen zahlreiche Übergänge zwi-schen Notaufnahme, stationärer Versorgung und Pflege, die oft zu Informationsverlusten führen. Zudem fehlt es häufig an einer frühzeitigen Planung der poststationären Ver-sorgung, wodurch Anschlussmaßnahmen verzögert werden können.

Datenintegration & Use Case Eine standardisierte digitale Anamnese- und Verlaufs-dokumentation mit automatisierter Weitergabe relevanter Daten – sowohl zwischen kranken-hausinternen Abteilungen als auch an externe Reha- und Pflegeeinrichtungen – könnte die Nachversorgung erheblich verbessern und eine lückenlose Betreuung sicherstellen. Dies zeigt sich deutlich am Beispiel von Herrn Müller, der nach der Akutbehandlung seines Schlaganfalls von der Stroke Unit auf eine gerontopsychiatrische Station verlegt wird. Da zwischen den Fachabteilungen häufig unterschiedliche Dokumentationssysteme bestehen, drohen selbst krankenhausintern Informationsbrüche im Behandlungsverlauf.

2.5 Rehabilitation

Herausforderungen Die erfolgreiche Rehabilitation erfordert eine enge Zusammenarbeit verschiedener Fachbereiche. Oft fehlt es jedoch an einer strukturierten Rückmeldung über Therapieerfolge an die behandelnden Ärzt:innen. Die lückenhafte Kommunikation kann zu ineffizienten Maßnahmen führen.

Datenintegration & Use Case Ein interdisziplinäres Verlaufsdokumentationssystem mit Echtzeit-Feedback an Hausärzt:innen und Krankenhäuser könnte die Versorgungskontinuität optimieren und Rückfälle vermeiden. Im Fall von Herrn Müller würde dies dem Rehabilitationsteam ermöglichen, auf sämtliche Informationen über den bisherigen Erkrankungsverlauf zuzugreifen und dadurch die Rehabilitation effektiver zu planen. Bei einer möglichen Verschlechterung seines Gesundheitszustands und einer erforderlichen Rückverlegung ins Krankenhaus hätten die behandelnden Ärzt:innen dort sofortigen Zugriff auf den gesamten Rehabilitationsverlauf und damit einen umfassenden Einblick in die aktuelle Situation.

2.6 Ambulante und stationäre Pflege sowie medizinische Versorgung

Herausforderungen Die Schnittstellenproblematik zwischen ambulanter und stationärer Versorgung ist ein wesentliches Hindernis für eine nahtlose Betreuung von pflegebedürftigen Personen. Insbesondere beim Medikamentenmanagement kommt es häufig zu Fehlern, die durch unzureichende Abstimmung zwischen Ärzt:innen (sowohl Hausärzt:innen als auch Facharzt:innen) und Pflegepersonen entstehen.

Datenintegration & Use Case Eine zentrale digitale Medikationsdatenbank, die alle relevanten Akteure einbindet, könnte Medikationsfehler reduzieren und die Versorgungssicherheit erhöhen.

2.7 Langzeitstationäre Pflege und Palliativversorgung

Herausforderungen Die langfristige stationäre Pflege sowie die Palliativversorgung stehen vor der Herausforderung, die Lebensqualität der Patient:innen in den letzten Lebensmonaten bestmöglich zu erhalten. Häufig mangelt es jedoch an einer reibungslosen Übermittlung medizinischer Informationen zwischen der Pflegeeinrichtung, Palliativdiensten und ärztlicher

Versorgung. Dies kann zu suboptimalen Behandlungsentscheidungen und vermeidbarem Leid führen.

Datenintegration & Use Case Eine interoperable Verlaufsdokumentation könnte eine bessere Abstimmung zwischen Pflegeheim, Hausärzt:innen und Palliativteams gewährleisten. So könnte beispielsweise das Palliativteam von Herrn Müller jederzeit auf aktuelle Laborwerte, Medikation und Behandlungshistorie zugreifen. Durch den direkten Austausch zwischen Pflegepersonal und Palliativmediziner:innen könnten Schmerztherapien und palliative Maßnahmen optimal angepasst werden, um die Lebensqualität von Herrn Müller in seinen letzten Wochen zu verbessern.

2.8 Pflegekasse und Sozialdienste

Herausforderungen Pflegekassen und Sozialdienste stehen vor der Herausforderung, Anträge auf Pflegeleistungen zeitnah zu bearbeiten und eine koordinierte Unterstützung zu gewährleisten. Verzögerungen in der Antragstellung und Bewilligung erschweren den Pflegeprozess.

Datenintegration & Use Case Ein automatisiertes Pflegegrad-Antragssystem, das auf digital erfassten Gesundheitsdaten basiert, könnte die Bearbeitungszeit erheblich verkürzen und die Bedarfsdeckung verbessern. Im Fall von Herrn Müller würde dies bedeuten, dass sein Pflegegrad schneller anerkannt und die notwendige Unterstützung frühzeitig eingeleitet werden könnte. Dadurch wären sowohl die Finanzierung seiner Pflege als auch die Organisation einer passenden Einrichtung oder ambulanter Dienste effizienter möglich, was die Versorgungskontinuität sicherstellen würde.

Die Integration von Gesundheitsdaten entlang eines Versorgungspfades ist ein zentraler Faktor zur Verbesserung der Versorgungsqualität und -kontinuität. Eine standardisierte, interoperable und sektorenübergreifende Dateninfrastruktur kann dazu beitragen, Informationsverluste an Schnittstellen zu reduzieren und eine effizientere Zusammenarbeit zwischen Akteuren im Gesundheitswesen zu ermöglichen. Während Dashboards die Visualisierung relevanter Informationen unterstützen, bieten standardisierte elektronische Patientenakten die Grundlage für einen strukturierten und sicheren Datenaustausch. Der Fall von Herrn Müller zeigt exemplarisch, wie eine durchgängige Datenvernetzung Versorgungsbrücken schließen könnte. In Zukunft sind eine verstärkte Interoperabilität der Systeme, klare datenschutzrechtliche Rahmenbedingungen sowie eine flächendeckende Implementierung digitaler Lösungen erforderlich, um die Gesundheitsversorgung nachhaltig zu optimieren. Die erfolgreiche Umsetzung erfordert jedoch klare gesetzliche Rahmenbedingungen, technische Standards und eine hohe Akzeptanz aller Beteiligten.

3   Aktuelle Herausforderungen der Datenintegration

An der dargestellten Patient Journey lassen sich bereits erste Barrieren der Datenintegration im Gesundheitswesen erkennen. Neben Brüchen beim Übergang zwischen den Sektoren, Gesundheitseinrichtungen und Versorgenden gibt es technologische, organisatorische und regulatorische Herausforderungen.

Technologische Barrieren entstehen insbesondere durch fehlende Kompatibilität zwischen digitalen Gesundheitsanwendungen, obwohl bereits nationale und internationale Standards existieren (Leppert et al. 2018). In der Praxis führen einrichtungsspezifische Implementierungen und Anpassungen jedoch zu einer fragmentierten Versorgungslandschaft. Gleichzeitig erschweren komplexe und uneinheitliche Prozesse im Gesundheitswesen den sektorübergreifenden Datenaustausch. Dieser ist nicht nur für die interne Vernetzung von Leistungserbringenden entscheidend, sondern auch für die Integration externer Endnutzer:innen und Patient:innen, deren häusliche IT-Ausstattung und Anbindung nicht immer dem notwendigen Niveau entsprechen (Leppert et al. 2018).

Einen kritischen Faktor bei der Datenintegration stellt bereits die Erfassung von Daten und die daraus resultierende Qualität der erfassten Informationen dar. Damit aus digitalen Daten ein echter Mehrwert für Versorgung, Forschung und Management resultiert, müssen die Daten in ausreichendem Umfang, strukturiert und fehlerfrei vorliegen (Albashiti et al. 2024; Waltemath et al. 2024). Hierfür kommen häufig verschiedene Systeme zum Einsatz. Die Extraktion und der Transfer von Daten in unterschiedlichen Formaten stellen hohe Anforderungen an die vorhandenen Infrastrukturen und Kompetenzen.

Ein weiteres Risiko besteht in der Cybersecurity. So geht man davon aus, dass zwei Drittel der deutschen Kliniken bereits Opfer von Schadsoftware oder anderen IT-Sicherheitsstörungen waren (Manych 2020). Krankenhäuser gelten spätestens seit Inkrafttreten des IT-Sicherheitsgesetzes für kritische Infrastrukturen als besonders schutzbedürftig (Leibbrand 2017). Die steigende Komplexität vernetzter Systeme erhöht jedoch die Anfälligkeit gegenüber Angriffen deutlich. Als effektive Schutzmaßnahmen werden häufig innovative Konzepte und physische Trennungen zum Internet angeführt (Leibbrand 2017). Allerdings sind solche Lösungen, die eine stärkere Isolation bewirken, nur schwer mit der Anforderung vereinbar, Daten möglichst in Echtzeit sektorenübergreifend auszutauschen.

Neben den technologischen und sicherheitsrelevanten Herausforderungen besteht eine erhebliche organisatorische und regulatorische Komplexität. Das Gesundheitswesen in Deutschland ist geprägt von einem hohen Grad an Selbstverwaltung. Infolgedessen existiert ein sogenannter Akteur:innenpluralismus, der die Implementierung neuer Technologien erschwert (Leppert et al. 2018). Außerdem wird der Datenschutz in diesem Zusammenhang meist als zentrales Hindernis wahrgenommen, da unterschiedliche Interpretationen der rechtlichen Regelungen und deren länderspezifische Auslegungen den flächendeckenden Einsatz innovativer Lösungen hemmen können (Leppert et al. 2018).

Ein weiterer zentraler Aspekt betrifft die Akzeptanz: Das Vertrauen der Datennutzer:innen in die Glaubwürdigkeit der Daten und in die Sicherheit der Systeme und Tools ist essenziell. Hinzu kommt die gesellschaftliche Akzeptanz sowie die Einwilligung zur Datenspende durch Patient:innen. Vor dem Hintergrund der Datenschutz-Grundverordnung (DSGVO) und landesspezifischer Gesetze sind umfassende Anonymisierungen zwar wünschenswert, aber in der Praxis oft nur schwer durchführbar, da relevante Datensätze dadurch an Aussagekraft verlieren. Ein flexibles und breit akzeptiertes Einwilligungsmanagement könnte hier die Basis für ein lernendes Gesundheitssystem bilden, das Versorgung und Forschung eng miteinander verknüpft (Zenker et al. 2022). Die frühzeitige Einbindung der Nutzer:innen und weiterer Stakeholder kann nicht nur die Nutzer:innenfreundlichkeit erhöhen, sondern auch das Vertrauen in die Glaubwürdigkeit und Qualität der Daten stärken (Nohl-Deryk et al. 2018; Schmidt-Kaehler et al. 2021).

Insgesamt zeigt sich, dass die Datenintegration im Gesundheitswesen eng verknüpft ist mit Fragen der technologischen Interoperabilität, der Gewährleistung hoher Datenqualität, den Anforderungen an die IT-Sicherheit und Cybersecurity sowie einem komplexen Zusammenspiel regulatorischer und organisatorischer Faktoren. Um den aktuellen Herausforderungen möglichst effizient und effektiv zu begegnen, ist sowohl ein ausreichendes Budget für Datenintegration und IT-Sicherheit als auch die Zusammenarbeit von medizinischen Expert:innen, IT-Verantwortlichen sowie weiteren Stakeholdern unerlässlich.

4 Lösungsansätze für eine bessere Datenintegration

Wie im vorhergehenden Abschnitt beschrieben, sind unterschiedliche Datenformate und semantische Unterschiede Hindernisse, die zu Informationslücken führen können. Eine harmonisierte und standardisierte Datenlandschaft ist daher essenziell, um eine ganzheitliche und patient:innenzentrierte Versorgung über Sektorengrenzen hinweg zu garantieren.

Um die genannten Herausforderungen zu bewältigen, werden sowohl technische als auch organisatorische Lösungsansätze benötigt. Die technischen Maßnahmen konzentrieren sich auf moderne Dateninfrastruktur-Technologien wie Data Warehousing, Echtzeit-Datenintegration, Wearables und das Internet of Medical Things (IoMT) sowie die ePA. Sie sollen eine effizientere Datennutzung und -verarbeitung ermöglichen. Parallel dazu sind auch organisatorische Rahmenbedingungen notwendig, um die Umsetzung solcher Technologien zu unterstützen. Initiativen wie die Datenintegrationszentren der Medizininformatik-Initiative, das Netzwerk Universitätsmedizin sowie digitale Forschungshubs und das Forschungsdatenzentrum ‚Gesundheit' (vgl. Abschn. 4.2) tragen dazu bei, standardisierte und interoperable Datenplattformen zu schaffen.

4.1 Technische Lösungsansätze

Die technologische Basis für die Integration und Nutzung von Daten auch über Sektorengrenzen hinweg und unter Vermeidung von Medienbrüchen, doppelten und manuellen Dateneingaben, besteht aus einem Spektrum an Methoden und Systemen, die den Austausch, die Harmonisierung und die Analyse von Gesundheitsdaten ermöglichen. Technische Lösungen setzen dabei auf standardisierte Datenformate, Echtzeit-Verarbeitung und interoperable Plattformen.

4.1.1 Data Warehouse, Data Lake, Data Lakehouse

Die Entwicklung von Data Warehouses, Data Lakes und Data Lakehouses ist eng mit den Anforderungen an die Verarbeitung und Speicherung großer Datenmengen verbunden. Data Warehouses sind darauf spezialisiert, strukturierte und vorverarbeitete Daten für analytische Abfragen bereitzustellen. Sie werden in Unternehmen für Business-Intelligence-Anwendungen genutzt und bieten eine hohe Performance bei analytischen Abfragen (Harby und Zulkernine 2022). Der klassische ETL-Prozess gewährleistet dabei die Extraktion der Daten aus den Quellen, ihre Umwandlung in harmonisierte Datenstrukturen und die Speicherung und Bereitstellung der Daten für eine gesamtheitliche Nutzung und Darstellung.

Data Lakes bieten die Möglichkeit, große Mengen unstrukturierter oder halbstrukturierter Daten wie Freitexte aus ärztlichen Befunden, Bilddaten oder Sensordaten zu speichern und zu verarbeiten. Sie ermöglichen flexible Abfragen und KI-gestützte Analysen, bergen aber das Risiko, zu ‚Data Swamps‘ zu werden, wenn die Daten nicht ausreichend verwaltet werden (Harby und Zulkernine 2022).

Die Lakehouse-Architektur kombiniert die Vorteile von Data Warehouses und Data Lakes, indem sie eine einheitliche Plattform für strukturierte und unstrukturierte Daten bereitstellt (Nambiar und Mundra 2022). Dies ist insbesondere im Gesundheitswesen von Bedeutung, wo sowohl standardisierte Diagnosedaten als auch unstrukturierte Dokumente und Sensordaten integriert und analysiert werden müssen. Lakehouse-Architekturen unterstützen sowohl transaktionale als auch analytische Workloads und ermöglichen die Speicherung von Rohdaten in ihrem nativen Format, sodass sie je nach Bedarf für Echtzeitprozesse oder Analysen optimiert werden können.

4.1.2 Echtzeit-Datenintegration

Die Echtzeit-Datenintegration gewinnt insbesondere für Anwendungen in der Notfallmedizin, Telemedizin und bei Monitoring-Systemen zunehmend an Bedeutung (Paganelli et al. 2022). In der Notfallversorgung kann ein Zugriff auf Echtzeitdaten entscheidend sein, wenn Rettungskräfte auf Daten aus der ePA zugreifen, um Informationen zu Vorerkrankungen und Unverträglichkeit von Medikamenten zu erhalten. Telemedizinische Anwendungen ermöglichen den Fernzugriff auf Patient:innenakten für Fachärzt:innen, um Diagnosen und Therapien in Echtzeit zu unterstützen (Naeem et al. 2008).

Techniken wie Change Data Capture (CDC) und Streaming Analytics ermöglichen eine kontinuierliche Aktualisierung von Datenbeständen, sodass stets aktuelle Informationen verlässlich im Zugriff sind. Echtzeit-Datenanalysen können automatisierte Alarmsysteme unterstützen, die kritische Vitalzeichen in Echtzeit analysieren und sofortige Maßnahmen auslösen (Paganelli et al. 2022).

4.1.3 Wearables und Internet of Medical Things (IoMT)

Das Internet of Medical Things (IoMT) umfasst vernetzte Geräte, die Gesundheitsdaten erfassen, analysieren und weiterverarbeiten. Dazu gehören tragbare Sensoren, Smartwatches und medizinische Diagnosegeräte, die kontinuierlich physiologische Parameter wie Herzfrequenz, Blutsauerstoffgehalt oder Bewegungsprofile überwachen (El-Saleh et al. 2025).

Die effiziente Integration dieser Daten in klinische Informationssysteme und Data Warehouses kann zur prädiktiven Analyse, personalisierten Medizin und Fernüberwachung von Patient:innen genutzt werden. Interoperable Plattformen und KI-gestützte Datenverarbeitung sind essenziell, um relevante Informationen aus der Flut an Sensordaten zu extrahieren und in den klinischen Kontext einzubetten (Huang et al. 2023). Eine Herausforderung besteht in der Sicherheit der Daten, insbesondere vor Cyberangriffen und Datenschutzverletzungen. Blockchain-Technologien können hier einen sicheren und transparenten Datenaustausch ermöglichen (El-Saleh et al. 2025).

4.1.4 Elektronische Patientenakte als zentrale Plattform

Die ePA ist eine der wichtigsten technologischen Grundlagen für eine verbesserte Datenintegration. Sie ermöglicht die sektorenübergreifende Bereitstellung medizinischer Informationen für Behandelnde und Patient:innen. Durch die Nutzung der ePA können medizinische Informationen effizienter gebündelt und genutzt werden, was zu einer verbesserten Patient:innenversorgung führt.

Kernmerkmale einer leistungsfähigen ePA sind die Nutzung standardisierter Datenschnittstellen zur nahtlosen Integration in bestehende Krankenhaus- und Praxisverwaltungssysteme sowie feingranulare Zugriffskontrollen zur Wahrung der Datenschutzanforderungen. Insbesondere die Integration von FHIR-Schnittstellen ist entscheidend, um Daten aus verschiedenen IT-Systemen und Wearables effizient einbinden zu können.

Die ePA bietet die Möglichkeit, verschiedene Akteure im Gesundheitswesen digital zu vernetzen. Dazu zählen Ärzt:innen, Apotheken, Pflegeeinrichtungen und Krankenhäuser, die über die ePA auf relevante Informationen zugreifen können. Dies verbessert die interprofessionelle und intersektorale Zusammenarbeit und ermöglicht eine effizientere und gezieltere Patient:innenversorgung (Kus et al. 2022).

Durch die Standardisierung und Harmonisierung der in der ePA gespeicherten Daten kann zudem die Interoperabilität zwischen verschiedenen Systemen und Einrichtungen verbessert werden. Dies ist ein entscheidender Schritt in Richtung einer vernetzten und digitalisierten Gesundheitsversorgung der Zukunft.

4.2 Organisatorische Rahmenbedingungen

Die Umsetzung der technischen Lösungsansätze sollten durch organisatorische Rahmenbedingungen unterstützt werden. Verschiedene nationale Initiativen und Institutionen arbeiten daran, standardisierte Strukturen zu entwickeln und zu etablieren, um eine nahtlose und interoperable Datennutzung zu ermöglichen. Nachfolgend werden ausgewählte Beispiele gegeben.

4.2.1 Medizininformatik-Initiative

Um die Potenziale der zunehmenden Digitalisierung im Gesundheitswesen zu nutzen wurde 2016 die Medizininformatik-Initiative (MII) durch das Bundesministerium für Bildung und Forschung (BMBF) initiiert. Das Ziel dieser Initiative ist es, die Verfügbarkeit und Nutzbarkeit von medizinischen Daten zu verbessern, um die Forschung und somit die patient:innenzentrierte Versorgung zu fördern. Dabei wird ein ganzheitlicher Ansatz verfolgt, der die Entwicklung von IT-Infrastruktur mit wissenschaftlichen Forschungsprojekten und der Förderung von Nachwuchswissenschaftler:innen verbindet.

Die MII besteht aus vier Konsortien: MIRACUM (Prokosch et al. 2018), SMITH (Winter et al. 2018), HiGHmed (Haarbrandt et al. 2018) und DIFUTURE (Prasser et al. 2018). Sie haben die Aufgabe, technische und organisatorische Lösungen zu entwickeln, um den sicheren und interoperablen Austausch von Forschungs- und Versorgungsdaten zwischen den beteiligten Institutionen zu gewährleisten. Hierbei kommt den Datenintegrationszentren (DIZ) eine Schlüsselrolle zu. Sie stellen Schnittstellen bereit, um lokale, bislang isolierte Datenbestände miteinander zu verknüpfen und für die Forschung zugänglich zu machen (Gehring und Eulenfeld 2018; Albashiti et al. 2024). Um dabei ein hohes Maß an Interoperabilität zu gewährleisten, wurde der Kerndatensatz (KDS) der MII definiert. Das Daten- und Informationsmodell setzt auf Health Level Seven (HL7) Fast Healthcare Interoperability Resources (FHIR) und definiert inhaltliche abgeschlossene Basismodule (wie Diagnose, Prozeduren, etc.) und Ergänzungsmodule (wie molekulargenetischer Befund, Symptom/Phänotyp) (Ammon et al. 2024).

Durch den Aufbau eines DIZ an allen Standorten deutscher Universitätskliniken und ausgewählten außeruniversitären Einrichtungen werden klinische Routinedaten für die medizinische und gesundheitsbezogene Forschung verfügbar gemacht. Gemeinsam mit dem Forschungsdatenportal für Gesundheit (FDPG), das Machbarkeits- und Datennutzungsanfragen ermöglicht, entsteht dadurch eine föderierte Digitalinfrastruktur (Sedlmayr und Semler 2024), die als Grundlage für neue Erkenntnisse zu Diagnosen, Therapien und Präventionen dient.

4.2.2 Digitale Fortschrittshubs

Durch die Implementierung des FDPG wird eine systematische, institutionsübergreifende Erschließung und Analyse strukturierter stationärer Behandlungsdaten der Universitätskliniken ermöglicht. Die stationäre Behandlung in Universitätskliniken repräsentiert jedoch häufig nur einen Teilaspekt klinischer Behandlungspfade. Für ein umfassendes klinisches Verständnis, eine präzise Diagnostik und die Entwicklung optimierter – im besten Fall sogar personalisierter – Therapieansätze ist die Betrachtung des kompletten Behandlungspfades essenziell. Dies erfordert sowohl den Zugang zu sektorenübergreifenden Gesundheitsdaten als auch eine effektive Koordination der Akteure in der regionalen Gesundheitsversorgung (Krefting et al. 2024). Hier setzen die digitalen Fortschrittshubs Gesundheit an. Die digitalen Fortschrittshubs Gesundheit haben das Ziel, zu evaluieren, inwieweit sich eine forschungskonforme sektorenübergreifende Bereitstellung medizinischer Daten in der regionalen Versorgungslandschaft realisieren lässt. Parallel wird exemplarisch analysiert, welche Mehrwerte sich daraus für Patient:innen, medizinisches Fachpersonal sowie die Forschung ergeben. Die Hubs unterscheiden sich in ihren jeweiligen Schwerpunkten. Sie konzentrieren sich auf verschiedene Krankheitsbilder, decken unterschiedliche Bereiche der regionalen Versorgungskette ab und entwickeln eigene Methoden zur übergreifenden Datenintegration und -nutzung. In der zweiten Förderperiode der Digitalen Fortschrittshubs Gesundheit ab 2026 sollen die Ergebnisse evaluiert, weiterentwickelt und in einem gemeinsamen Use Case konsolidiert werden.

4.2.3 Netzwerk Universitätsmedizin

Das Netzwerk Universitätsmedizin (NUM) wurde im April 2020 als Reaktion auf die erste COVID-19-Infektionswelle vom BMBF ins Leben gerufen. Diese Initiative war eine ad-hoc-Maßnahme zur Krisenbewältigung und wurde zu einer nachhaltigen Struktur für die medizinische Forschungslandschaft in Deutschland ausgebaut (Heyder 2022).

Das NUM verfolgt das Ziel, einen bundesweiten Studien- und Datenraum zu entwickeln und zu etablieren. Dadurch soll nicht nur ein zentraler Anlaufpunkt für klinische Forschung geboten, sondern auch Vorbereitung auf zukünftige Pandemien und Krisen geschaffen werden (Heyder et al. 2023). Bereits Mitte 2020 initiierte das NUM 13 Verbundprojekte, die sich mit unterschiedlichen Aspekten der Pandemie befassten (Heyder 2022). Dabei wird auf unterschiedliche Komponenten von Forschungsinfrastrukturen (FIS) aufgebaut. Dazu gehört beispielsweise die ‚NUM Klinische Epidemiologie- und Studienplattform' (NUKLEUS), die eine standardisierte Erhebung und Bereitstellung prospektiv gewonnener Daten, Bilder und Bioproben ermöglicht (Heyder et al. 2023). Ebenso wurden die DIZ als langfristige FIS im NUM etabliert, um die nachhaltige Nutzung von Versorgungsdaten zu gewährleisten (Albashiti et al. 2024). Neben den Studien- und Versorgungsdaten sollen zukünftig auch Daten der gesetzlichen und privaten Krankenversicherung ergänzt werden, sodass ein allumfassender Datenraum für die gesundheitsbezogene Forschung entsteht (Schmitt et al. 2024).

4.2.4 Forschungsdatenzentrum Gesundheit

Das Forschungsdatenzentrum ‚Gesundheit' (FDZ Gesundheit) stellt eine Plattform dar, um Routinedaten der gesetzlichen Krankenversicherungen von ca. 74 Mio. Menschen in Deutschland für die Forschung zugänglich zu machen (Ludwig et al. 2024). Dabei bietet es einen bedeutenden Beitrag zur Datenintegration im Gesundheitswesen, insbesondere in Hinblick auf Harmonisierung und Zentralisierung von Daten aus heterogenen Quellen.

Die rechtliche Grundlage des FDZ Gesundheit bilden §§ 303a-f im Sozialgesetzbuch V und die Datentransparenzverordnung (DaTraV). Demnach soll das FDZ Gesundheit als Informations- und Datenplattform etabliert werden (March et al. 2023). Es soll Forschenden einen schnellen Zugang zu Sekundärdaten bieten (Ludwig et al. 2024). Neben Expert:innen aus Forschungseinrichtungen sollen auch Patient:innenvertretungen, Organisationen der Leistungserbringenden und Vertreter:innen der Gesundheitsberichterstattung Zugang bekommen. Nach Prüfung der Nutzungsberichtigung können Forschende einen Datennutzungsantrag stellen. Die angeforderten Daten werden dann in einer sicheren virtuellen Analyseumgebung zur Verfügung gestellt (Ihle et al. 2023).

Mit der weiteren Einbindung von Daten aus der elektronischen Patientenakte (Ludwig et al. 2024) kann das FDZ Gesundheit eine zentrale Rolle in der datengetriebenen Gesundheitsforschung und -versorgung übernehmen.

5   Fazit und Ausblick

Die zukünftige Entwicklung der Datenintegration im Gesundheitswesen wird maßgeblich von technologischen Innovationen, neuen Forschungsansätzen sowie ethischen und regulatorischen Rahmenbedingungen geprägt.

Ein vielversprechender Ansatz für den sicheren Zugriff auf Gesundheitsdaten sind Trusted Research Environments (TREs). Diese vertrauenswürdigen Forschungsumgebungen bieten geschützte Datenzugriffe für autorisierte Forscher:innen, ohne sensible Gesundheitsdaten weiterzugeben. Innerhalb dieser Umgebungen erfolgen Analysen direkt, wodurch Risiken für Datenmissbrauch reduziert werden können (Brophy et al. 2023). TREs bieten zudem standardisierte, interoperable Prozesse, definierte Nutzungsbedingungen und offene Kommunikationsstandards, die eine skalierbare und sichere Nutzung der Daten ermöglichen (Waltemath et al. 2024). Die Zukunft der Datenintegration wird daher verstärkt auf solche sicheren und kollaborativen Plattformen setzen, um Forschung und Gesundheitsversorgung gleichermaßen zu verbessern.

Technologische Entwicklungen wie künstliche Intelligenz (KI) werden zunehmend die Art und Weise verändern, wie Gesundheitsdaten verarbeitet werden. KI-gestützte Systeme ermöglichen die Analyse großer, heterogener Datensätze und können durch Mustererkennung präzisere Diagnosen und personalisierte Behandlungspläne erstellen (Prasser et al. 2024). Insbesondere im Bereich der Prävention können KI-Modelle Risikofaktoren identifizieren und maßgeschneiderte Gesundheitsstrategien für Patient:innen entwickeln. Der Einsatz von KI zur Datenintegration selbst ist jedoch noch nicht vollständig erforscht, sodass hier weiterer wissenschaftlicher Bedarf besteht.

Auch Blockchain-Technologien werden zukünftig eine größere Rolle bei der sicheren und dezentralen Verwaltung von Gesundheitsdaten spielen. Aufgrund ihrer kryptographischen Prinzipien bieten sie eine manipulationssichere Möglichkeit zur Speicherung sensibler Gesundheitsdaten und ermöglichen gleichzeitig eine kontrollierte Datenfreigabe (Hölbl et al. 2018). Dadurch können Patient:innen mehr Kontrolle über ihre Gesundheitsinformationen erhalten und der Austausch medizinischer Daten zwischen verschiedenen Akteuren kann verbessert werden (Hasselgren et al. 2020). Ein zentrales Forschungsthema ist jedoch weiterhin die Skalierbarkeit dieser Technologie für großflächige Gesundheitsnetzwerke.

Die Nachhaltigkeit der IT-Infrastruktur wird ebenfalls ein bedeutender Faktor für die Zukunft der Datenintegration sein. Green-IT-Ansätze setzen auf energieeffiziente Rechenzentren, die durch optimierte Serverinfrastrukturen und erneuerbare Energien den Energieverbrauch reduzieren (Godbole und Lamb 2018). Nachhaltige Softwareentwicklung mit Low-Power-KI-Modellen und datenreduzierenden Algorithmen kann zusätzlich zur Minimierung des ökologischen Fußabdrucks beitragen. Auch Virtualisierungstechnologien (wie der Einsatz virtueller Server statt physischer Hardware) und Cloud-Computing bieten Potenzial zur Einsparung von Ressourcen und zur Reduzierung der CO_2-Emissionen im Gesundheitswesen (Sijm-Eeken et al. 2022).

Neben technologischen Entwicklungen spielen ethische und regulatorische Aspekte eine zentrale Rolle. Die DSGVO setzt klare Rahmenbedingungen für den Umgang mit Gesundheitsdaten und fördert Konzepte wie Datensouveränität und digitale Fairness (Hemel 2023). Die Integration ethischer Prinzipien in die Entwicklung neuer Technologien, etwa durch ‚Value-Sensitive Design' und ‚Ethics by Design', wird auch in Zukunft essenziell sein, um die gesellschaftliche Akzeptanz und Rechtssicherheit neuer digitaler Lösungen zu gewährleisten (Hemel 2023). Eine enge Verzahnung dieser Ansätze ist erforderlich, um eine interoperable, nachhaltige und ethisch vertretbare Gesundheitsversorgung der Zukunft zu gestalten.

Die Integration von Gesundheitsdaten ist ein zentraler Baustein für eine effiziente und patient:innenzentrierte Versorgung. Während technologische Fortschritte wie KI-gestützte Analysen, Blockchain-basierte Datensicherheit und TREs vielversprechende Entwicklungen sind, erfordert eine nachhaltige Umsetzung klare rechtliche Vorgaben, standardisierte Schnittstellen und eine hohe gesellschaftliche Akzeptanz.

Die Zukunft der Datenintegration im Gesundheitswesen wird maßgeblich durch Innovationen in der digitalen Infrastruktur, die Weiterentwicklung regulatorischer Rahmenbedingungen und eine enge Zusammenarbeit aller Akteure bestimmt. Nur durch eine harmonisierte und sektorenübergreifende Nutzung medizinischer Daten kann eine qualitativ hochwertige, sichere und effiziente Gesundheitsversorgung langfristig gewährleistet werden.

Literatur

ÄrzteZeitung (2025) Registerdaten: Ihr Potenzial für die Versorgungsforschung ist noch nicht ausgelotet. https://www.aerztezeitung.de/Politik/Registerdaten-Ihr-Potenzial-fuer-die-Versorgungs-forschung-ist-noch-nicht-ausgelotet-455945.html. Zugegriffen: 26. Aug 2025

Albashiti F, Thasler R, Wendt T, Bathelt F, Reinecke I, Schreiweis B (2024) Die Datenintegrationszentren – Von der Konzeption in der Medizininformatik-Initiative zur lokalen Umsetzung
in einem Netzwerk Universitätsmedizin. Bundesgesundheitsblatt – Gesundheitsforschung –
Gesundheitsschutz 67(6):629–636

Ammon D, Kurscheidt M, Buckow K, Kirsten T, Löbe M, Meineke F et al (2024) Arbeitsgruppe
Interoperabilität: Kerndatensatz und Informationssysteme für Integration und Austausch von
Daten in der Medizininformatik-Initiative. Bundesgesundheitsblatt – Gesundheitsforschung –
Gesundheitsschutz 67(6):656–667

Brophy R, Bellavia E, Bluemink MG, Evans K, Hashimi M, Macaulay Y et al (2023) Towards a
standardised cross-sectoral data access agreement template for research: a core set of principles
for data access within trusted research environments. Int J Popul Data Sci 8(4):2169

Dhayne H, Haque R, Kilany R, Taher Y (2019) In search of big medical data integration solutions
– a comprehensive survey. IEEE Access 7:91265–91290

El-Saleh AA, Sheikh AM, Albreem MAM, Honnurvali MS (2025) The Internet of Medical Things
(IoMT): Opportunities and challenges. Wirel Netw 31:327–344

Gehring S, Eulenfeld R (2018) German medical informatics initiative: unlocking data for research
and health care. Methods Inf Med 57(S01):e46–e49

Godbole NS, Lamb J (2018) Research into making healthcare green with cloud, green IT, and data
science to reduce healthcare costs and combat climate change. In: 9th IEEE Annual Ubiqui-
tous Computing, Electronics & Mobile Communication Conference (UEMCON). New York,
S 189–195

Haarbrandt B, Schreiweis B, Rey S, Sax U, Scheithauer S, Rienhoff O et al (2018) HiGHmed – an
open platform approach to enhance care and research across Institutional Boundaries. Methods
Inf Med 57(S01):e66–e81

Harby AA, Zulkernine F (2022) From data warehouse to lakehouse: a comparative review. In:
2022 IEEE International Conference on Big Data (Big Data), Osaka, S 389–395

Hasselgren A, Kralevska K, Gligoroski D, Pedersen SA, Faxvaag A (2020) Blockchain in healthcare and health sciences—A scoping review. Int J Med Inf 134:104040

Hemel U (2023) Datenethik zwischen gesellschaftlichem Anspruch und betrieblicher Praxis. In:
Gillhuber A, Kauermann G, Hauner W (Hrsg) Künstliche Intelligenz und Data Science in
Theorie und Praxis: Von Algorithmen und Methoden zur praktischen Umsetzung in Unter-
nehmen. Springer, Berlin/Heidelberg, S 93–105

Heyder R (2022) Das Netzwerk Universitätsmedizin: Der Transfer von Erkenntnissen aus der Forschung in die Patient*innenbehandlung am Beispiel von COVID-19. Gesundheitsökonomie
Qual 27:326–330

Heyder R, Kroemer HK, Wiedmann S, et al (2023) Das Netzwerk Universitätsmedizin: Technisch-
organisatorische Ansätze für Forschungsdatenplattformen. Bundesgesundheitsblatt – Gesundheitsforschung – Gesundheitsschutz 66(2):114–125

Hölbl M, Kompara M, Kamišalić A, Nemec Zlatolas L (2018) A systematic review of the use of
blockchain in healthcare. Symmetry 10(10):470

Huang C, Wang J, Wang S, Zhang Y (2023) Internet of medical things: a systematic review. Neuro-
computing 557:126719

Ihle P, Schneider K, Heß S (2023) Das Forschungsdatenzentrum Gesundheit – Bisherige Entwicklungen und zukünftige Schritte. Gesundheitswesen 85(S02):S99–S100

Jayaratne M, Nallaperuma D, De Silva D, Alahakoon D, Devitt B, Webster KE, Chilamkurti N
(2019) A data integration platform for patient-centered e-healthcare and clinical decision support. Future Gener Comput Syst 92:996–1008

Krefting D, Bavendiek U, Fischer J et al (2024) Die digitalen Fortschrittshubs Gesundheit – Gemeinsame Datennutzung über die Universitätsmedizin hinaus. Bundesgesundheitsblatt – Gesundheitsforschung – Gesundheitsschutz 67:701–709

Kus K, Kajüter P, Arlinghaus T, Teuteberg F (2022) Die elektronische Patientenakte als zentraler Bestandteil der digitalen Transformation im deutschen Gesundheitswesen – Eine Analyse von Akzeptanzfaktoren aus Patientensicht. HMD Prax Wirtsch 59:1577–1593

Leibbrand P (2017) IT-Sicherheit in kritischen IT-Infrastrukturen des Klinik- und Krankenhauswesens: Prävention statt Reaktion. Nukl 40(4):268–276

Leppert F, Gerlach J, Ostwald DA, Greiner W (2018) Stärken und Schwächen der digitalen Gesundheitswirtschaft. Gesundheitswesen 80(11):946–952

Ludwig M, Schneider K, Heß S, Broich K (2024) Aufbau des neuen „Forschungsdatenzentrums Gesundheit" zur Datenbereitstellung für die Wissenschaft. Bundesgesundheitsblatt – Gesundheitsforschung – Gesundheitsschutz 67(2):131–138

Manych M (2020) Digital vulnerabel – Krankenhäuser zwischen IT-Chancen und -Angriffen. Z Orthop Unfall 158(4):327–328

March S, Hoffmann F, Andrich S, Gothe H, Icks A, Meyer I et al (2023) Forschungsdatenzentrum Gesundheit – Vision für eine Weiterentwicklung aus Sicht der Forschung. Gesundheitswesen 85(S02):S145–S153

Naeem MA, Dobbie G, Webber G (2008) An event-based near real-time data integration architecture. In: 2008 12th Enterprise Distributed Object Computing Conference Workshops. München, S 401–404

Nambiar A, Mundra D (2022) An overview of data warehouse and data lake in modern enterprise data management. Big Data Cogn Comput 6(4):132

Neuendorf S (2022) Kommunikationslösungen für Ärzte – eine rechtliche Betrachtung: Teil 1 – E-Mail. Urologe 61(10):1127–1128

Nohl-Deryk P, Brinkmann J, Gerlach FM, Schreyögg J, Achelrod D (2018) Hürden bei der Digitalisierung der Medizin in Deutschland – eine Expertenbefragung. Gesundheitswesen 80(11):939–945

Paganelli AI, Mondéjar AG, da Silva AC, Silva-Calpa G, Teixeira MF, Carvalho F, Raposo A, Endler M (2022) Real-time data analysis in health monitoring systems: A comprehensive systematic literature review. J Biomed Inform 127:104009

Peng C, Goswami P, Bai G (2020) A literature review of current technologies on health data integration for patient-centered health management. Health Informatics J 26(3):1926–1951

Prasser F, Kohlbacher O, Mansmann U, Bauer B, Kuhn KA (2018) Data Integration for Future Medicine (DIFUTURE). Methods Inf Med 57(S01):e57–e65

Prasser F, Riedel N, Wolter S, Corr D, Ludwig M (2024) Künstliche Intelligenz und sichere Gesundheitsdatennutzung im Projekt KI-FDZ: Anonymisierung, Synthetisierung und sichere Verarbeitung für Real-World-Daten. Bundesgesundheitsblatt – Gesundheitsforschung – Gesundheitsschutz 67(2):171–179

Prokosch H-U, Acker T, Bernarding J, Binder H, Boeker M, Boerries M et al (2018) MIRACUM: Medical Informatics in Research and Care in University Medicine. Methods Inf Med 57(S01):e82–e91

Schmidt-Kaehler S, Dadaczynski K, Gille S et al (2021) Gesundheitskompetenz: Deutschland in der digitalen Aufholjagd Einführung technologischer Innovationen greift zu kurz. Gesundheitswesen 83(5):327–332

Schmitt J, Ihle P, Schoffer O, Reese J-P, Ortmann S, Swart E (2024) Datennutzung für eine bessere Gesundheitsversorgung-Plädoyer für eine kooperative Forschungsdatenplattform der gesetzlichen und privaten Krankenversicherung und dem Netzwerk Universitätsmedizin (NUM). Gesundheitswesen. https://doi.org/10.1055/a-2438-0670

Sedlmayr M, Semler SC (2024) Die Medizininformatik-Initiative als Wegbereiter für die datengetriebene Gesundheitsforschung in Deutschland. Bundesgesundheitsblatt – Gesundheitsforschung – Gesundheitsschutz 67(6):613–615

Sijm-Eeken ME, Arkenaar W, Jaspers MW, Peute LW (2022) Medical informatics and climate change: a framework for modeling green healthcare solutions. J Am Med Inform Assoc 29(12):2083–2088

Waltemath D, Beyan O, Crameri K, Dedié A, Gierend K, Gröber P et al (2024) FAIRe Gesundheitsdaten im nationalen und internationalen Datenraum. Bundesgesundheitsblatt – Gesundheitsforschung – Gesundheitsschutz 67(6):710–720

Winter A, Stäubert S, Ammon D, Aice S, Beyan O, Bischoff V et al (2018) Smart Medical Information Technology for Healthcare (SMITH). Methods Inf Med 57(S01):e92–e105

Zenker S, Strech D, Ihrig K, Jahns R, Müller G, Schickhardt C et al (2022) Data protection-compliant broad consent for secondary use of health care data and human biosamples for (bio)medical research: towards a new German national standard. J Biomed Inform 131:104096

Zyumbileva P, Uebe M, Rudolph S, von Kalle C (2022) Den Patienten wirklich verstehen lernen: Real-world-Evidenz aus der „patient journey". Prävent Gesundheitsförderung. https://doi.org/10.1007/s11553-022-00984-8

Automatisierte Datenverarbeitung im digitalen Nahtstellenmanagement der Gesundheitsversorgung

Daniel Neumann und Kerstin Boldt

1 Einleitung

Die moderne Gesundheitsversorgung ist geprägt von einer hohen Spezialisierung und Sektorentrennung – Patient:innen durchlaufen häufig, gerade bei chronischen Erkrankungen und im höheren Lebensalter, verschiedene und oft mehrfache Versorgungsstufen (Hausarztpraxis, Fachärzt:innen, Krankenhaus, Rehabilitationsklinik, verschiedene Formen der Pflege). An diesen Nahtstellen der Versorgung kommt es traditionell zu Informationsbrüchen, da Kommunikationswege oftmals unzureichend digitalisiert oder interoperabel sind. Fragmentierte oder verspätete Informationsweitergabe zwischen Sektoren kann die Versorgungsqualität beeinträchtigen und die Patient:innensicherheit gefährden (Li et al. 2022; Kripalani et al. 2007), insbesondere bei Patient:innen mit komplexen Krankheitsbildern und langen Behandlungsverläufen. Beispielsweise sind Medikationsfehler und unerwünschte Arzneimittelereignisse häufig auf lückenhafte oder verspätete Informationsübermittlung bei Krankenhausaufnahmen und -entlassungen zurückzuführen (Grossmann et al. 2014).

Die automatisierte Datenverarbeitung und ein effektives digitales Schnittstellenmanagement versprechen, diese Brüche zu überbrücken und die Versorgungskontinuität zu verbessern. Durch strukturierte elektronische Dokumentation, semantische Interoperabilität (einheitliche medizinische Terminologien wie SNOMED CT und LOINC),

D. Neumann (✉)
Institut für Medizinische Informatik, Statistik und Epidemiologie, Medizinische Fakultät, Universität Leipzig, Leipzig, Deutschland
E-Mail: daniel.neumann@imise.uni-leipzig.de

K. Boldt
Deutsche Krankenhausgesellschaft e. V., Berlin, Deutschland

© Der/die Autor(en), exklusiv lizenziert an Springer-Verlag GmbH, DE, ein Teil von Springer Nature 2026
K. Nordmann et al. (Hrsg.), *Digitales Nahtstellenmanagement in der Gesundheitsversorgung,* https://doi.org/10.1007/978-3-662-72579-5_17

Natural Language Processing (NLP) zur Auswertung freitextlicher Dokumente sowie KI-basierte Systeme (z. B. klinische Entscheidungshilfesysteme [Clinical Decision Support Systems, CDSS]) können patient:innenbezogene Daten sektorenübergreifend verfügbar und nutzbar gemacht werden (Ayaz et al. 2021; Vuokko et al. 2023; Lin et al. 2011). Wesentliche Voraussetzung dafür sind hohe Datenqualität (Vollständigkeit, Korrektheit, Aktualität der Daten) und die Verwendung standardisierter Datenformate und Schnittstellen (wie HL7 FHIR) in allen beteiligten IT-Systemen (Ayaz et al. 2021).

Dieser Beitrag beleuchtet entlang des detaillierten fiktiven, aber realitätsnahen Patientenfalls von Herrn Müller wie automatisierte Datenverarbeitung an den zahlreichen und komplexen Schnittstellen seiner Versorgungskette gelingen kann. Herr Müllers Patient Journey führt von der haus- und fachärztlichen Versorgung über einen Notfall mit Krankenhausaufenthalt wegen Schlaganfalls, nachfolgendem Delir und Dekubitus, einer geriatrischen Rehabilitation mit Sturz und Fraktur, bis hin zu verschiedenen Pflegeformen (teilstationär, ambulant und stationär) und schließlich ins Hospiz aufgrund einer fortgeschrittenen Krebserkrankung. Entlang dieser komplexen und herausfordernden Patient Journey werden die Potenziale, aber auch die Hürden und Auswirkungen von Datenintegration und -verarbeitung diskutiert. Ein besonderer Fokus liegt auf der medikamentösen Therapie und der Vermeidung von Risiken wie Wechselwirkungen oder Stürzen durch den Einsatz von CDSS. Abschließend werden übergreifende Anforderungen an Datenqualität und Interoperabilität sowie Implikationen für ein digitales Nahtstellenmanagement dargestellt, das insbesondere für multimorbide Patient:innen wie Herrn Müller unerlässlich ist.

2   Datenverarbeitung im Gesundheitswesen

Die automatisierte Datenverarbeitung im Gesundheitswesen umfasst ein Spektrum von einfachen (regelbasierten, strukturierten) bis komplexen (unstrukturierten oder KI-basierten) Verfahren. Diese Technologien sind besonders relevant für die Bewältigung der Versorgung von Patient:innen mit komplexen Bedürfnissen, wie im Fall von Herrn Müller.

Einfache Verfahren nutzen strukturierte Daten (z. B. kodierte Diagnosen mittels SNOMED CT, strukturierte Medikationslisten) und vordefinierte Regeln, um Warnhinweise oder Entscheidungshilfen (CDSS) zu generieren. Ein typisches Beispiel ist ein CDSS, das bei der Verordnung von Medikamenten auf potenzielle Wechselwirkungen, Allergien, Kontraindikationen (z. B. bei Niereninsuffizienz) oder Dosierungsfehler (z. B. altersadjustiert) hinweist. Solche Systeme sind häufig eng integriert mit elektronischen Verschreibungs- und Dokumentationswerkzeugen (z. B. CPOE im Krankenhaus), was einen Erfolgsfaktor darstellt (Shahmoradi et al. 2021). Zahlreiche Studien zeigen, dass der Einsatz von CDSS die Prozesse der Arzneimitteltherapie deutlich verbessert: Verschreibungsfehler werden reduziert und die Sicherheit und Qualität der Medikation bei komplexen Patient:innen mit Polypharmazie nimmt zu (Shahmoradi et al. 2021). So wurde in einer systematischen Übersichtsarbeit berichtet, dass medikationsbezogene

CDSS zu weniger Verordnungsfehlern und unerwünschten Arzneimittelereignissen führen (Shahmoradi et al. 2021). Auch der jüngste Making Healthcare Safer-Report der AHRQ (2024) kommt zum Schluss, dass CDSS Medikationsfehler signifikant senken und vermutlich auch schwere Arzneimittelzwischenfälle reduzieren (Syrowatka et al. 2024). Allerdings wird gleichzeitig auf Herausforderungen wie Alarmmüdigkeit *(Alert Fatigue)* und die Notwendigkeit intelligenter Alarmfilterung hingewiesen, ebenso wie auf unbeabsichtigte Konsequenzen (Syrowatka et al. 2024). Die Evidenz für direkte Verbesserungen von klinischen Endpunkten ist bislang weniger eindeutig (Shahmoradi et al. 2021), dennoch gelten CDSS als wichtiger Baustein zur Erhöhung von Medikationssicherheit und Versorgungsqualität, insbesondere bei vulnerablen Patient:innengruppen.

Neben solchen regelbasierten Ansätzen gewinnen komplexe datenverarbeitende Verfahren an Bedeutung, insbesondere Methoden der Künstlichen Intelligenz (KI) und Natural Language Processing (NLP). Diese erlauben es, die Fülle an unstrukturierten klinischen Daten – etwa Freitext-Einträge in Arztbriefen, Pflegeberichten oder Entlassbriefen, wie sie entlang von Herrn Müllers Versorgungsweg zahlreich anfallen – automatisiert auszuwerten. NLP-gestützte Analysen können gezielt Informationen extrahieren (z. B. Diagnosen, Medikamentenänderungen, sozialanamnestische Daten) und so klinische Entscheidungsprozesse und die Versorgungskontinuität unterstützen (Eguia et al. 2024). Beispielsweise können Algorithmen Entlassbriefe nach wichtigen Hinweisen für nachbehandelnde Ärzt:innen oder Pflegepersonen durchsuchen und strukturierte Übersichten generieren, was gerade bei häufigen Sektorwechseln, wie im Fall von Herrn Müller, einen erheblichen Effizienz- und Sicherheitsgewinn darstellen könnte. Studien zeigen, dass NLP-basierte Ansätze relevante Informationen oft schneller und mit hoher Genauigkeit finden als manuelle Durchsicht, insbesondere mit nachgelagerter Validierung. Solche fortgeschrittenen Tools könnten in Zukunft die Sektorübergänge erleichtern. Jedoch stehen komplexe Verfahren vor eigenen Herausforderungen wie fehlenden oder unvollständigen Daten in elektronischen Akten und dem Bedarf an interdisziplinärer Zusammenarbeit sowie Anwender:innenschulung (Eguia et al. 2024), was in der Praxis noch nicht überall gegeben ist.

Ein kritischer Erfolgsfaktor – sowohl für einfache als auch komplexe Datenverarbeitung – ist die Qualität der zugrunde liegenden Daten. Nur wenn die verfügbaren Gesundheitsdaten vollständig, korrekt, konsistent und standardisiert vorliegen, können automatisierte Systeme zuverlässige Ergebnisse liefern. Insbesondere bei multimorbiden Patienten wie Herrn Müller, bei denen viele verschiedene Informationen zusammenlaufen, sind Datenqualitätsdefizite besonders kritisch. Leider weisen elektronische Gesundheitsdaten immer wieder Mängel auf (Unvollständigkeiten, Fehleinträge, Widersprüche, ungenormte Formate). Die Ursachen sind vielfältig (Ozonze et al. 2023). Schlechte Datenqualität ist jedoch kein Detailproblem, sondern beeinträchtigt die Patient:innensicherheit, erschwert die Versorgungskoordination (wie sie für Herrn Müller essenziell wäre) und kann die Ergebnisse von CDSS verfälschen. Viele medizinische Fehler haben mangelhafte Informationsgrundlagen als Mitursache (Ozonze et al. 2023). Daher müssen Datenqualitätsmanagement und Interoperabilität (basierend auf Standards wie HL7 FHIR, SNOMED CT, LOINC) zentrale Bestandteile jeder Digitalisierungs-initiative sein, um die Potenziale der Datenverarbeitung voll auszuschöpfen.

Vor diesem Hintergrund wird nun konkret beleuchtet, wie im Fall von Herrn Müller die automatisierte Datenverarbeitung an den entscheidenden Stationen seiner komplexen Behandlungskette beitragen kann. Dabei werden jeweils die Situation und Anforderungen beschrieben, der Einsatz von CDSS bzw. Datenanalysemethoden erläutert und anhand von Studienergebnissen die Effekte auf Prozess- und Ergebnisqualität diskutiert.

3   Herr Müllers Reise: Station für Station

3.1   Versorgungsstation 1: Hausarztpraxis (ambulante Versorgung)

Herr Müller ist ein 75-jähriger ehemaliger Lederfärber und langjähriger Raucher, bei dem eine arterielle Hypertonie und ein Diabetes mellitus Typ 2 diagnostiziert wurden. Seine Medikamente dafür erhält er in der Apotheke und nimmt sie größtenteils regelmäßig ein, lehnt jedoch Gesundheits-Check-ups ab. In seiner Hausarztpraxis fallen die Weichen für die nachfolgenden Sektoren. Als seine Frau von Blut im Urin berichtet und Herr Müller über häufigen Harndrang klagt, überweist der Hausarzt ihn zum Urologen. Dieser diagnostiziert nach Untersuchungen aufgrund der beruflichen Anamnese (aromatische Amine) und Symptomatik ein fortgeschrittenes invasives Urothelkarzinom mit Lymphknotenbefall, dessen operative Behandlung Herr Müller jedoch ablehnt. Eine digitale, strukturierte Erfassung dieser Informationen (Diagnosen, abgelehnte Therapie, Medikation) ist Grundvoraussetzung für deren spätere Weiterverarbeitung.

In Herrn Müllers Fall führt der Hausarzt einen elektronischen Medikationsplan für seine Diabetes- und Blutdruckmedikamente. Dieses strukturierte Medikationsschema kann von einem in die Praxissoftware integrierten CDSS fortlaufend überwacht werden. *Klinischer Nutzen:* So erhält der Arzt beim Eintragen eines (hypothetischen) neuen Medikaments oder bei Dosisänderungen automatische Hinweise, falls z. B. eine gefährliche Wechselwirkung mit Herrn Müllers bestehender Therapie droht oder die Dosis aufgrund seines Alters oder seiner Nierenfunktion angepasst werden muss. Dies erhöht die Arzneimitteltherapiesicherheit (AMTS) direkt in der Praxis.

Moderne hausärztliche Informationssysteme verfügen zudem über Module zur Therapieoptimierung. Studien belegen den Nutzen solcher Systeme bereits im ambulanten Sektor: Durch Entscheidungsunterstützung lassen sich Medikationsfehler signifikant verringern (Syrowatka et al. 2024; Jia et al. 2016; Shahmoradi et al. 2021). Für Herrn Müller bedeutet dies konkret: Sein Hausarzt kann beim Medikationsabgleich auf ein aktuelles elektronisches AMTS-Modul zurückgreifen und potenzielle Risiken frühzeitig erkennen und vermeiden.

Zudem legt der Hausarzt – idealerweise – den Grundstein für eine sektorenübergreifende Datenweitergabe: Sofern Herr Müller einverstanden ist, könnte sein Medikationsplan zusammen mit den relevanten Diagnosen (Diabetes, Hypertonie, Urothel-Ca) und Befunden in einer elektronischen Patientenakte (ePA) oder einem interoperablen Format bereitgestellt werden. Als Austauschformat bietet sich HL7 FHIR an, das den Versand eines strukturierten Datensatzes ermöglicht (Ayaz et al. 2021).

Organisatorischer Nutzen: Dies würde nachfolgenden Behandelnden (z. B. im Krankenhaus) eine schnelle und vollständige Übersicht ermöglichen und Doppel-Erfassungen vermeiden. *Klinischer Nutzen:* Die Verfügbarkeit dieser Kerninformationen ist essenziell, um Behandlungsentscheidungen auf eine solide Basis zu stellen und Kontinuität zu gewährleisten.

Hier zeigt sich bereits eine Herausforderung: Interoperabilität im ambulanten Bereich. In der Realität sind jedoch viele Einträge noch unstrukturiert in Freitextform (ca. 80 % der klinischen Daten; Yacoubian 2023), Praxissoftwares sind oft Insellösungen und ein Datenaustausch erfolgt allenfalls über Papier oder PDF. *Klinisches Risiko:* Fehlt später im Krankenhaus die Information über das abgelehnte, aber diagnostizierte Karzinom oder die genaue Medikation, kann dies zu Fehleinschätzungen oder Therapiefehlern führen (Li et al. 2022; Kripalani et al. 2007). Digitale Projekte wie der bundeseinheitliche Medikationsplan (BMP) und robuste Health Information Exchange (HIE)-Infrastrukturen (Menachemi et al. 2018) versuchen, diese Lücke zu schließen, denn zeitnahe, standardisierte elektronische Informationen sind entscheidend (Kripalani et al. 2007).

Für Herrn Müller heißt das: Wenn seine Daten aus der Hausarztpraxis strukturiert und abrufbar vorliegen, verbessert das nicht nur seine ambulante Versorgung, sondern legt auch den Grundstein für eine informierte Weiterbehandlung. Dennoch gilt es, die Datenqualität sicherzustellen. Der beste Algorithmus nützt wenig, wenn Diagnosen (wie das Karzinom) oder Dauermedikationen unvollständig erfasst wurden. *Klinischer Nutzen:* Automatisierte Plausibilitätsprüfungen können helfen, die Datenqualität zu sichern, was direkt zur Patient:innensicherheit beiträgt, da medizinische Fehlentscheidungen oft auf mangelhaften Informationen beruhen (Ozonze et al. 2023). Zum Zeitpunkt der späteren Notfalleinweisung von Herrn Müller ins Krankenhaus sollte somit ein möglichst fehlerfreies, maschinell lesbares Abbild seines Gesundheitszustands vorliegen. Dann sind die Voraussetzungen geschaffen, dass die nächsten Stationen diese Informationen verarbeiten können.

3.2 Versorgungsstation 2: Krankenhaus (akutstationäre Aufnahme)

Einige Wochen nach der Krebsdiagnose muss Herr Müller wegen akut aufgetretener rechtsseitiger Schwäche und Sprachstörungen als Notfall mit Verdacht auf Schlaganfall in ein Krankenhaus eingewiesen werden. An dieser Nahtstelle zwischen ambulanter und stationärer Versorgung entscheidet sich maßgeblich, ob seine bisherigen Therapieinformationen (Diabetes, Hypertonie, Karzinom, Medikation) bruchlos weitergenutzt werden oder ob Informationsverluste auftreten. Bei der Krankenhausaufnahme findet üblicherweise ein Medikationsabgleich *(Medication Reconciliation)* statt. ***Klinisches und organisatorisches Risiko:*** Trifft Herr Müller ohne digitale Überweisungsdaten ein und kann sich aufgrund der Sprachstörung kaum äußern, müssen die Klinikärzt:innen alle Informationen mühsam erneut erheben – ein zeitaufwendiger Prozess mit hohem Fehlerrisiko, insbesondere da Übergänge für mehr als die Hälfte aller Medikationsfehler verantwortlich sind (Mekonnen et al. 2016) und viele Patient:innen keine vollständigen Angaben machen können.

Wenn Herr Müllers Medikationsdaten elektronisch vorliegen (z. B. aus der ePA oder via HIE Mekonnen et al. 2016), kann ein CDSS-gestütztes Medikationsabgleich-Tool im Krankenhaus helfen, Diskrepanzen aufzudecken. ***Organisatorischer Nutzen:*** Der Abgleich wird beschleunigt und systematisiert. ***Klinischer Nutzen:*** Das Risiko, Medikamente versehentlich abzusetzen oder gefährliche Interaktionen bei der Neuverordnung im Krankenhaus (z. B. für die Schlaganfallbehandlung) zu übersehen, wird signifikant reduziert, wie Metaanalysen zeigen (Al Anazi 2021; Mekonnen et al. 2016).

Im Krankenhaus selbst kommt Herrn Müller die etablierte digitale Infrastruktur zugute. Bei der Behandlung des bestätigten ischämischen Schlaganfalls (mittels Thrombolyse und Katheterintervention) und später des auftretenden Post-Stroke-Delirs überprüft das im klinischen CPOE-System integrierte CDSS automatisch Dosisgrenzwerte, Allergien und Interaktionen beispielsweise mit seiner Diabetes- oder Blutdrucktherapie. ***Klinischer Nutzen:*** Mögliche Kontraindikationen, z. B. durch die bekannte Nierenfunktion oder das Karzinom, oder gefährliche Wechselwirkungen werden direkt angezeigt und können vermieden werden, was die Patient:innensicherheit erhöht und nachweislich zu weniger Medikationsfehlern führt. Gleichzeitig muss die Herausforderung der Alarmmüdigkeit durch intelligente, kontextsensitive Warnmeldungen adressiert werden, damit wichtige Hinweise nicht übersehen werden (Syrowatka et al. 2024).

Während des Klinikaufenthalts fallen große Datenmengen an. Damit alle Daten (Laborwerte wie Blutzucker, Gerinnung; Diagnosen wie Schlaganfall, Delir, Dekubitus Grad 2 an der Ferse, Karzinom) sinnvoll zusammenfließen, braucht es standardisierte Austauschformate. Internationale Standards wie HL7 und LOINC für Laborwerte (Lin et al. 2011) sowie SNOMED CT für die präzise Kodierung der Diagnosen (Vuokko et al. 2023) stellen sicher, dass die Informationen systemübergreifend eindeutig interpretiert werden können. ***Klinischer Nutzen:*** Dies verbessert die Datenkonsistenz und damit die Grundlage für alle weiteren Behandlungsentscheidungen und die Versorgungskontinuität (Vuokko et al. 2023), auch wenn auf die korrekte Anwendung der Standards geachtet werden muss (Lin et al. 2011). Die Nutzung dieser Standards in Deutschland wird durch Initiativen wie die Lizenzierung von SNOMED CT und die Nutzung von HL7 FHIR in der ePA gefördert.

Ein weiteres Anwendungsfeld ist die Analyse von Echtzeitdaten oder die Nutzung prädiktiver Modelle. KI-gestützte Modelle könnten anhand von Herrn Müllers Daten (Alter, Multimorbidität, Schlaganfall, Delir) sein Risiko für Komplikationen oder eine baldige Wiederaufnahme nach der Entlassung in die Reha vorhersagen (Hu et al. 2024). *Organisatorischer Nutzen:* Dies ermöglicht eine proaktive Entlassplanung durch den Sozialdienst, der auch den Pflegegrad 3 beantragt. *Klinischer Nutzen:* Gezielte Nachsorge kann eingeleitet werden, um Rehospitalisierungen zu vermeiden.

Zusammenfassend zeigt die Krankenhausepisode, wie essenziell eine funktionierende Datenintegration ist. Im Optimalfall wird Herr Müller mit einem lückenlos aktualisierten, elektronischen Medikations- und Behandlungsplan (inkl. aller relevanten Diagnosen, Therapien, Pflegegrad 3) entlassen, der interoperabel an die Reha-Klinik übermittelt wird. *Organisatorischer und klinischer Nutzen:* Dies stellt sicher, dass die nachfolgende Einrichtung nahtlos an die Akutbehandlung anknüpfen kann und vermeidet Informationsverluste durch Health Information Exchange, welche die Patient:innensicherheit gefährden und die Versorgungskontinuität unterbrechen könnten (Menachemi et al. 2018).

3.3   Versorgungsstation 3: Geriatrische Rehabilitation

Nach dem akuten Krankenhausaufenthalt wird Herr Müller zur Weiterbehandlung seiner Schlaganfallfolgen (Bewegungs- und Sprachstörungen) in eine geriatrische Rehabilitationsklinik verlegt, wo er Physio-, Ergo- und Logopädie erhält. In dieser Phase liegt der Schwerpunkt auf der Wiederherstellung seiner Leistungsfähigkeit und der Therapieoptimierung. Die geriatrische Reha stellt dabei erneut einen Sektorwechsel dar. An dieser Schnittstelle ist es entscheidend, dass die im Krankenhaus gewonnenen Informationen vollständig und verständlich übernommen werden.

Idealerweise erhält die Reha-Klinik vorab einen digitalen, strukturierten Datensatz aus dem Krankenhaus. Liegt nur ein unstrukturierter Entlassbrief (z. B. als PDF) vor, könnten hier fortgeschrittene Methoden wie NLP Abhilfe schaffen. Ein NLP-gestütztes Tool könnte den Entlassbrief analysieren und wichtige Elemente wie Diagnosen (Schlaganfallfolgen, Diabetes, Hypertonie, Karzinom, Dekubitus), durchgeführte Behandlungen und die aktuelle Medikation extrahieren. *Organisatorischer Nutzen:* Dies beschleunigt die Aufnahme und reduziert den manuellen Eingabeaufwand sowie Fehlerquellen. *Klinischer Nutzen:* Das Reha-Team hat schneller alle relevanten Informationen (nach Validierung) für eine sichere und adäquate Therapieplanung zur Verfügung, wie erste Studien nahelegen (Doan et al. 2010; Jagannathan et al. 2009). Herr Müller könnte somit schneller und sicherer in die Reha aufgenommen werden.

Während der Rehabilitation selbst kommen ebenfalls CDSS zum Einsatz. Geriatrische Patient:innen wie Herr Müller mit Multimorbidität nehmen meist eine Vielzahl von Medikamenten (Polypharmazie). Ein in der Reha-Klinik vorhandenes pharmazeutisches CDSS kann die Medikation kontinuierlich auf Optimierungspotenziale prüfen. *Klinischer Nutzen:* 1) Das System kann anhand von Regeln oder hinterlegten Beers-/ STOPP-Kriterien auf potenziell inadäquate Medikamente für ältere Patient:innen hinweisen (z. B. bestimmte Sedativa nach Delir) und dem ärztlichen Team vorschlagen, diese abzusetzen oder zu ersetzen *(Deprescribing)*. 2) Zudem überwacht das System Wechselwirkungen auch mit Blick auf geriatrietypische Risiken wie Sturzgefahr. Dies ist bei Herrn Müller hochrelevant, da er während der Reha bei einem nächtlichen Toilettengang stürzt und eine Oberschenkelhalsfraktur rechts erleidet, die operativ behandelt werden muss. Ein CDSS hätte möglicherweise auf Medikamente hinweisen können, die das Sturzrisiko erhöhen, und so präventiv zur Sicherheit beitragen können. Studien deuten darauf hin, dass solche Systeme bei älteren Menschen zu einer angemesseneren Verschreibung und weniger sturzbedingten Verletzungen beitragen können (Marasinghe 2015). Für Herrn Müller bedeutet dies konkret: Das Reha-Team erhält Unterstützung bei der Feinabstimmung seiner Therapie und bei der Überwachung wichtiger Maßnahmen.

Eine besondere Herausforderung ist die Kommunikation zurück in die Primärversorgung und die Planung des nächsten Übergangs. Nach erfolgreicher Operation und Genesung der Fraktur wird Herr Müller auf Bitten seiner ebenfalls gesundheitlich angeschlagenen Frau in eine teilstationäre Pflegeeinrichtung zur Wiederherstellung der Selbstständigkeit entlassen. Ein strukturiertes Entlass- und Überleitungsmanagement mithilfe digitaler Tools ist hier wünschenswert. ***Organisatorischer Nutzen:*** Die Reha könnte am Ende für Herrn Müller einen maschinenlesbaren Datensatz (z. B. als HL7 FHIR Bundle) erzeugen, der seinen funktionellen Status, durchgeführte Therapien (Physio-, Ergo- und Logotherapie) und die Medikation bei Entlassung enthält und sowohl der teilstationären Einrichtung als auch dem Hausarzt bereitgestellt wird. ***Klinischer Nutzen:*** Dies gewährleistet Datenkontinuität und vermeidet Missverständnisse bei der Weiterbehandlung, wie Modellprojekte zeigen (Menachemi et al. 2018).

Zusammengefasst kann Herr Müller in der Reha von automatisierter Datenverarbeitung profitieren: Durch nahtlose Übernahme der Krankenhausdaten und durch interne CDSS-Mechanismen, die auf geriatrische Bedürfnisse zugeschnitten sind. Gelingt dies, verbessert sich die Behandlungsqualität und Sicherheit. Zudem werden die Grundlagen für den nächsten Übergang vorbereitet.

3.4 Versorgungsstation 4: Stationäre Langzeitpflege (und weitere Übergänge)

Nach Abschluss der Rehabilitation und einem positiven Verlauf in der teilstationären Pflege kehrt Herr Müller zunächst nach Hause zurück, unterstützt durch einen ambulanten Pflegedienst morgens und abends, und erhält weiterhin ambulante Therapien. Mit der Zeit verschlechtern sich jedoch seine gesundheitlichen Probleme erneut: Der Diabetes entgleist und es muss von oralen Antidiabetika auf Insulin umgestellt werden. Da seine Frau ihn auch aufgrund ihrer eigenen Einschränkungen nicht mehr zu Hause versorgen kann, zieht Herr Müller schließlich in ein stationäres Pflegeheim. Dies stellt erneut einen Wechsel des Versorgungssektors dar. Später erfolgt aufgrund des fortgeschrittenen Urothelkarzinoms die Verlegung in ein Hospiz. Der Fokus liegt hier auf Kontinuität der Betreuung, Medikamentengabe und Management chronischer Probleme über längere Zeiträume.

Idealerweise wird Herr Müller bei jedem Übergang (Reha→Teilstationär→Ambulant→Stationär→Hospiz) mit einem elektronischen Pflegeüberleitungsbogen oder strukturierten Datensatz übergeben. Darin finden sich alle relevanten Informationen aus der Vor-Einrichtung (Diagnosen wie Karzinom, Diabetes, Schlaganfallfolgen; kognitive/körperliche Fähigkeiten; Medikation inkl. Insulin; Hilfsmittel etc.). Moderne Pflege-Einrichtungen setzen zunehmend auf elektronische Pflegedokumentationssysteme. ***Organisatorischer Nutzen:*** Wird Herr Müllers Datensatz digital eingespielt, reduziert dies den Aufwand und die Fehlerquellen gegenüber einer Neuerfassung bei jedem Wechsel erheblich.

Noch wichtiger ist, was anschließend mit den Daten geschieht: In der Langzeitpflege kommen CDSS-Ansätze primär in der Medikationsverwaltung und -überwachung zum Tragen. Beispielsweise können elektronische Medikamenten-Verabreichungssysteme (eMAR) mit Entscheidungsunterstützung ausgestattet sein. ***Klinischer Nutzen:*** Diese warnen Pflegekräfte, falls eine Insulindosis oder andere Medikamente versehentlich ausgelassen oder doppelt gegeben würden. Sie können auch Veränderungen im Zustand (z. B. vermehrte Stürze, Schmerzen, Verwirrtheit) mit der Medikation korrelieren und Alarm schlagen oder auf potenziell inadäquate Medikamente für ältere, gebrechliche Bewohner:innen hinweisen (Marasinghe 2015). Für Herrn Müller könnte das System z. B. Wechselwirkungen zwischen seinen vielen Medikamenten (Diabetes, Blutdruck, Schlaganfall-Prophylaxe, evtl. Schmerzmittel wegen Karzinom) prüfen und Risiken aufzeigen.

Ein wichtiger Aspekt ist die kommunikative Einbindung der Pflege. Pflegekräfte bemerken Veränderungen zuerst. Wenn deren Beobachtungen digital erfasst werden (z. B. Blutzuckerwerte, Schmerzniveau, Appetit, Mobilität), können diese Daten von Analysesystemen genutzt werden, um Trends oder Alarme abzuleiten (Prädiktive Analytik). ***Klinischer Nutzen:*** Dies ermöglicht eine frühzeitige Erkennung einer Verschlechterung (z. B. durch das fortschreitende Karzinom) und eine rechtzeitige Anpassung der Therapie oder palliativer Maßnahmen. ***Organisatorischer Nutzen:*** Die strukturierte Dokumentation erleichtert die Kommunikation im Team und mit den jeweils betreuenden Ärzt:innen.

Für die Langzeitpflege ist zudem die Rückanbindung an das übrige Versorgungssystem von Bedeutung. Herr Müllers Hausarzt sollte weiterhin Zugriff auf aktuelle Informationen aus dem Pflegeheim haben (z. B. via ePA). ***Organisatorischer Nutzen:*** Dies stellt sicher, dass der Hausarzt bei Visiten oder bei der Verlegung ins Hospiz umfassend informiert ist. Umgekehrt profitiert das Pflegeheim von aktuellen CDSS-Wissensdatenbanken. Allerdings sind CDSS in der Langzeitpflege noch unterrepräsentiert, obwohl das Potenzial insbesondere bei multimorbiden Bewohnern wie Herrn Müller hoch ist (Marasinghe 2015).

Im Fall von Herr Müller lässt sich festhalten: Durch den Einsatz digitaler Datenverarbeitung über alle Sektoren hinweg hätte eine kontinuierliche Überwachung und Anpassung seiner komplexen Therapie ermöglicht werden können. ***Klinischer und organisatorischer Gesamtnutzen:*** Das Zusammenspiel von strukturierter Dokumentation, interoperablem Datenaustausch und Entscheidungsunterstützung hätte dazu beitragen können, Risiken früher zu erkennen, Therapien laufend zu optimieren und die Koordination zwischen Hausarzt,

Krankenhaus, Reha und den verschiedenen Pflegeformen bis hin zum Hospiz zu verbessern. Grundlage bildet immer die Datenqualität und die Interoperabilität, damit Herr Müller eine sektorenübergreifende Versorgung ohne Informationsverluste erfährt.

4   Diskussion

Der Fall von Herrn Müller, mit seiner Multimorbidität (Diabetes, Hypertonie, Karzinom), dem unerwarteten Schlaganfall mit nachfolgendem Delir und Dekubitus, dem Sturz mit Fraktur in der Rehabilitation und den zahlreichen Sektorwechseln zwischen ambulanten, stationären und verschiedenen pflegerischen Versorgungsformen bis hin zur Hospizaufnahme, verdeutlicht exemplarisch, wie automatisierte Datenverarbeitung und CDSS in allen Phasen einer komplexen Versorgungskette erhebliche Mehrwerte stiften können. Von der Haus- und Facharztpraxis über das Akutkrankenhaus und die Reha bis hin zur Langzeitpflege und Hospiz lassen sich Potenziale identifizieren: Bessere Entscheidungsgrundlagen für die beteiligten Behandler:innen und Pflegenden, Vermeidung von Medikationsfehlern und Komplikationen (wie Stürze), frühzeitiges Erkennen von Risiken (z. B. Delir, Verschlechterung des Allgemeinzustands) und eine effizientere Koordination über die Sektorengrenzen hinweg. Wissenschaftliche Studien untermauern diese Vorteile – etwa die Reduktion von Verordnungsfehlern durch CDSS (Shahmoradi et al. 2021; Syrowatka et al. 2024), oder die Verbesserung der Versorgungsqualität durch sektorenübergreifenden Informationsaustausch mittels HIE (Menachemi et al. 2018).

Insbesondere im Bereich der Arzneimitteltherapiesicherheit, aber auch bei der Überwachung anderer Risiken (Sturz, Delir, Dekubitus), zeigen die verschiedenen Versorgungsstationen von Herrn Müller ähnliche Anforderungen: Ein vollständiger, aktueller und interoperabel verfügbarer Gesundheitsdatensatz sowie darauf aufsetzende Entscheidungsunterstützungssysteme können Fehler verhindern und Risiken managen helfen, die bei manueller Bearbeitung und lückenhafter Kommunikation oft übersehen würden. Die zahlreichen Übergänge (Nahtstellen) in Herrn Müllers Fall – vom Hausarzt zum Urologen, in die Notaufnahme, auf die Stroke Unit, in die Gerontopsychiatrie, in die Reha, in die teilstationäre Pflege, nach Hause, ins Pflegeheim, ins Hospiz – sind dabei die neuralgischen Punkte. Sein Fall illustriert eindrücklich die Fragilität heutiger, oft nicht-integrierter Versorgungspfade und wie schnell Informationsverluste zu gefährlichen Situationen führen können. Hier müssen digitale Werkzeuge die Brücke schlagen, damit Informationen mit den Patient:innen mitwandern und allen Beteiligten zur Verfügung stehen.

Interoperabilität ist somit das zentrale Stichwort. Standards wie HL7 FHIR für den Datenaustausch, SNOMED CT für Diagnosen und Prozeduren, LOINC für Laborwerte und Messungen, offene Schnittstellen und gemeinsame Datenformate sind technische Voraussetzungen. Organisatorisch müssen Kooperation und Vertrauen zwischen den Sektoren gefördert werden, um einen nahtlosen Informationsfluss zu ermöglichen.

Die Herausforderungen sind dabei keineswegs trivial und werden durch die Komplexität von Fällen wie dem von Herrn Müller noch deutlicher. Neben der bereits ausführlich diskutierten Datenqualität („garbage in, garbage out') und Interoperabilität (Überwindung von System- und Sektorengrenzen) gibt es menschlich-organisatorische Faktoren. Neue digitale Prozesse müssen in bestehende, oft hoch belastete Arbeitsabläufe integriert werden, ohne diese zusätzlich zu stören. Nutzer:innenakzeptanz ist entscheidend: Wenn die beteiligten Professionen den Systemen misstrauen oder sie als Belastung empfinden (z. B. durch Alarmmüdigkeit Syrowatka et al. 2024), verpufft der Nutzen. Unzureichende Schulung und mangelnde Einbindung des Personals bei der Systemeinführung sind weitere Barrieren. Erfolgreiche Implementierungen erfordern interprofessionelle Teamarbeit und kontinuierliches Feedback (Eguia et al. 2024). Auch rechtliche und ethische Dimensionen wie Datenschutz, Datensicherheit und die Nachvollziehbarkeit algorithmischer Empfehlungen müssen gewährleistet sein, insbesondere wenn sensible Daten über lange Zeiträume und viele Sektoren hinweg fließen.

Trotz dieser Herausforderungen überwiegen langfristig die potenziellen positiven Auswirkungen: Ein digital unterstütztes Nahtstellenmanagement hat das Potenzial, Versorgungslücken zu schließen, die komplexen Behandlungspfade von Patient:innen wie Herrn Müller zu glätten und letztlich klinische Ergebnisse sowie die Lebensqualität zu verbessern. Auch wenn harte Endpunktverbesserungen (z. B. Mortalitätssenkung) oft noch schwer nachzuweisen sind (Shahmoradi et al. 2021), sind bereits erzielte Prozessverbesserungen (weniger Fehler, effizienterer Informationsfluss, bessere Koordination) Vorboten davon. Die transformierende Wirkung zeigt sich potenziell auch ökonomisch, da vermeidbare Komplikationen, Doppeluntersuchungen und Medikationsschäden Gesundheitssysteme erheblich belasten (Shahmoradi et al,. 2021; Marasinghe 2015), während Investitionen in Interoperabilität und CDSS sich durch Qualitätsgewinne und Einsparungen auszahlen dürtten.

Für die Zukunft zeichnet sich ab, dass komplexere Datenverarbeitung an Bedeutung gewinnen wird. KI-Methoden, Machine Learning und Big-Data-Analysen könnten aus den riesigen Datenmengen lernen und personalisierte, prädiktive Entscheidungshilfen bieten, z. B. zur Vorhersage von Risiken wie Stürzen oder Delirien bei Patient:innen mit entsprechendem Profil. Wichtig ist jedoch, diese Systeme sorgfältig und prospektiv auf ihren Mehrwert und ihre Sicherheit zu prüfen, bevor sie breit ausgerollt werden – im Sinne einer evidenzbasierten Digitalisierung. Zudem muss Forschung sich vermehrt nicht nur auf Teilaspekte oder einzelne Sektoren fokussieren, sondern die gesamte, oft langjährige und verschlungene Versorgungskette in den Blick nehmen, wie sie die Patient Journey von Herrn Müller repräsentiert. Intersektorale Pilotprojekte – etwa gemeinsame elektronische Patientenakten, regionale HIE-Plattformen oder sektorenverbindende CDSS – sollten wissenschaftlich begleitet und evaluiert werden, um Best Practices für das Management komplexer Versorgungsverläufe zu identifizieren.

5 Fazit und Ausblick

Automatisierte Datenverarbeitung im Nahtstellenmanagement – gestützt durch strukturierte Dokumentation, semantische Standards, NLP und KI-basierte Entscheidungshilfen – ist ein entscheidender Faktor für eine durchgängige, qualitativ hochwertige und sichere Betreuung von Patient:innen, insbesondere bei komplexen, langwierigen Krankheitsverläufen über Sektorengrenzen hinweg. Am Beispiel von Herrn Müller, dessen Weg durch zahlreiche Stationen des Gesundheits- und Pflegesystems führte, wurde eindrücklich gezeigt, dass ein nahtloser Informationsfluss erhebliche klinische und organisatorische Vorteile bringen könnte, wenn technische und organisatorische Voraussetzungen geschaffen werden.

CDSS, insbesondere zur Medikationssicherheit, aber auch zur Risikoerkennung (z. B. Sturzgefahr), tragen maßgeblich dazu bei, Fehler zu vermeiden und die Patient:innensicherheit zu erhöhen, was durch zahlreiche Studien untermauert wird (Syrowatka et al. 2024; Shahmoradi et al. 2021). Gleichzeitig müssen solche Systeme benutzer:innenfreundlich und gut in die Arbeitsabläufe integriert sein, damit ihre Hinweise effektiv genutzt und Phänomene wie Alarmmüdigkeit minimiert werden. Die interoperablen Standards HL7 FHIR, SNOMED CT und LOINC bilden dabei das technische Rückgrat, um Daten sektorenübergreifend verständlich und weiterverarbeitbar zu machen. Ihre konsequente Implementierung ermöglicht es, dass Informationen (Diagnosen, Medikamente, Befunde, Pflegebedarf) zwischen den an Herrn Müllers Versorgung beteiligten Akteuren nicht nur textuell, sondern auch inhaltlich korrekt und ohne Medienbrüche ausgetauscht und ‚verstanden' werden können. Damit geht eine Verbesserung der Versorgungskontinuität einher, welche sich potenziell in besseren klinischen Ergebnissen wie reduzierten Komplikationen oder Wiederaufnahmen zeigen kann.

Zusammenfassend zeigt sich: Ein digitales Nahtstellenmanagement ist keine ferne Vision mehr, sondern mit den heutigen Technologien erreichbar und insbesondere für eine alternde Bevölkerung mit zunehmender Multimorbidität, wie sie Herr Müller repräsentiert, dringend erforderlich. Erste Praxisbeispiele und Studienergebnisse belegen deutliche Verbesserungen in Sicherheit, Qualität und Effizienz der Versorgung durch solche Systeme (Torab-Miandoab et al. 2023; Li et al. 2022). Die Herausforderung besteht darin, die bestehenden Insel-Lösungen und Pilotprojekte in die breite Fläche zu bringen und eine echte, durchgängige digitale Unterstützung entlang der gesamten Versorgungskette zu etablieren. Dies erfordert Engagement von Entscheidungsträger:innen (für Standards, Finanzierung, rechtliche Rahmenbedingungen und Schulung), von Gesundheits-IT-Expert:innen (für die Entwicklung interoperabler, nutzer:innenzentrierter Software) und vom medizinischen sowie pflegerischen Personal (für die aktive Mitgestaltung und Akzeptanz im klinischen Alltag). Gelingt dies, so profitieren am Ende alle: Die Behandelnden können fundierter und entlasteter arbeiten, die Einrichtungen vermeiden Doppelarbeit und Fehlerkosten und vor allem erfahren die Patient:innen – wie Herr Müller auf seinem langen und beschwerlichen Weg – eine sicherere, kontinuierliche und qualitativ hochwertige Versorgung ohne gefährliche Informationsverluste an den zahlreichen Sektorengrenzen.

Literatur

Al Anazi A (2021) Medication reconciliation process: Assessing value, adoption, and the potential of information technology from pharmacists' perspective. Health Informatics J 27(1):1460458220987276

Ayaz M, Pasha MF, Alzahrani MY, Budiarto R, Stiawan D (2021) The Fast Health Interoperability Resources (FHIR) standard: systematic literature review of implementations, applications. Challenges and Opportunities. JMIR Med Inform 9(7):e21929

Doan S, Bastarache L, Klimkowski S, Denny JC, Xu H (2010) Integrating existing natural language processing tools for medication extraction from discharge summaries. J Am Med Inform Assoc 17(5):528–531

Eguia H, Sánchez-Bocanegra CL, Vinciarelli F, Alvarez-López F, Saigí-Rubió F (2024) Clinical decision support and natural language processing in medicine: systematic literature review. J Med Internet Res 26:e55315

Grossmann JM, Gourevitch R, Cross D (2014) Hospital experiences using electronic health records to support medication reconciliation – research brief no 17. https://www.nihcr.org/analysis/improving-care-delivery/prevention-improving-health/medication-reconciliation/. Zugegriffen: 26. Aug 2025

Hu Q, Chen Y, Zou D, He Z, Xu T (2024) Predicting adverse drug event using machine learning based on electronic health records: a systematic review and meta-analysis. Front Pharmacol 15:1497397

Jagannathan V, Mullett CJ, Arbogast JG, Halbritter KA, Yellapragada D, Regulapati S, Bandaru P (2009) Assessment of commercial NLP engines for medication information extraction from dictated clinical notes. Int J Med Inform 78(4):284–291

Jia P, Zhang L, Chen J, Zhao P, Zhang M (2016) The effects of clinical decision support systems on medication safety: an overview. PLoS ONE 11(12):e0167683

Kripalani S, LeFevre F, Phillips CO, Williams MV, Basaviah P, Baker DW (2007) Deficits in communication between hospital-based and primary physicians. JAMA 297(8):831–841

Li E, Clarke J, Ashrafian H, Darzi A, Neves AL (2022) Impact of EHR interoperability on safety and quality of care in high-income countries: systematic review. J Med Internet Res 24(9):e38950

Lin M-C, Vreeman DJ, Huff SM (2011) Investigating the semantic interoperability of laboratory data exchanged using LOINC. AMIA Annu Symp Proc 2011:805–814

Marasinghe KM (2015) Computerised clinical decision support systems to improve medication safety in long-term care homes: a systematic review. BMJ Open 5(5):e006539

Mekonnen AB, Abebe TB, McLachlan AJ, Brien J-AE (2016) Impact of electronic medication reconciliation interventions on medication discrepancies at hospital transitions: a systematic review and meta-analysis. BMC Med Inform Decis Mak 16:112

Menachemi N, Rahurkar S, Harle CA, Vest JR (2018) The benefits of health information exchange: an updated systematic review. J Am Med Inform Assoc 25(9):1259–1265

Ozonze O, Hopgood AA, Scott PJ (2023) Automating electronic health record data quality assessment. J Med Syst 47(1):23

Shahmoradi L, Safdari R, Ahmadi H, Zahmatkeshan M (2021) Clinical decision support systems-based interventions to improve medication outcomes: a systematic literature review on features and effects. Med J Islam Repub Iran 35:27

Syrowatka A, Motala A, Lawson E, Shekelle P (2024) Computerized clinical decision support to prevent medication errors and adverse drug events: rapid review. Agency for Healthcare Research and Quality, Rockville

Torab-Miandoab A, Samad-Soltani T, Jodati A, Rezaei-Hachesu P (2023) Interoperability of heterogeneous health information systems: a systematic literature review. BMC Med Inform Decis Mak 23:18

Vuokko R, Vakkuri A, Palojoki S (2023) Systematized Nomenclature of Medicine-Clinical Terminology (SNOMED CT) clinical use cases in the context of electronic health record systems: systematic literature review. JMIR Med Inform 11:e43750

Yacoubian C (2023) Interoperability is happening — why NLP is such an essential part of it. https://www.managedhealthcareexecutive.com/view/interoperability-is-happening-why-natural-language-processing-is-such-an-essential-part-of-it. Zugegriffen: 26. Aug 2025

Nahtstellen neu denken: Führen KI und Apps zu einer patient:innenzentrierten Versorgung?

Markus Wolfien

1 Einleitung[1]

Die Digitalisierung im Gesundheitswesen hat das Potenzial, die oft fragmentierten Übergänge zwischen ambulanter, stationärer und nachsorgender Versorgung nachhaltig zu verbessern. Anstatt dass Patient:innen wie Herr Müller bei jedem Wechsel der Versorgungsstufe ihre Krankengeschichte neu erzählen müssen, könnten Patient:innen-Apps als eine zentrale Plattform dienen, die relevante Gesundheitsdaten von Vitalwerten über Symptome bis hin zu Patient Reported Outcomes (PROs) kontinuierlich erfassen und in Echtzeit für alle beteiligten Akteur:innen verfügbar machen. Im Folgenden wird der Begriff Patient:innen-Apps als Oberbegriff für alle mobilen Gesundheitsanwendungen (mHealth Apps) und digitalen Gesundheitsanwendungen (DiGA) verwendet, die Patient:innen zum Selbstmonitoring, zur Symptom-Erfassung und Interaktion mit Behandler:innen nutzen. Künstliche Intelligenz (KI) erweitert diese Funktionalität der Patient:innen-Apps, indem sie Muster erkennt, Risiken vorhersagt und personalisierte Empfehlungen liefert (Bundesärztekammer 2025). So lassen sich digitale Nahtstellen verkleinern oder sogar schließen, indem z. B. ein Alarm-System innerhalb der App automatisch die Stroke-Unit informiert, wenn sich bei Herrn Müller erste Zeichen eines Schlaganfalls

[1] Besonderer Dank gilt dem Bundesministerium für Forschung, Technologie und Raumfahrt (BMFTR) für die finanzielle Unterstützung (Fördernummer: 01ZZ2322I/PM4Onco und 01ZZ2101A/MiHUBx).

M. Wolfien (✉)
Institut für Medizinische, Informatik und Biometrie, Medizinische Fakultät Carl Gustav Carus, Technische Universität Dresden, Dresden, Deutschland
E-Mail: markus.wolfien@tu-dresden.de

K. Nordmann et al. (Hrsg.), *Digitales Nahtstellenmanagement in der Gesundheitsversorgung,* https://doi.org/10.1007/978-3-662-72579-5_18

zeigen, oder indem PRO-Daten frühzeitig Nebenwirkungen einer onkologischen Therapie signalisieren und eine zeitnahe Intervention ermöglichen. Sein Fall soll illustrieren, wie digitale Lösungen und interprofessionelle Zusammenarbeit im Bereich der Datenanalyse den Versorgungsprozess verbessern können.

Somit gliedert sich dieses Kapitel entlang der zentralen Fragen, wie Datenanalyse und KI-gestützte Apps die verschiedenen Stationen der Patient Journey vernetzen und welche Voraussetzungen dafür notwendig sind: Kap. 2 führt in die zentralen Begriffe der Datenanalyse und KI ein und zeigt methodische Ansätze auf, mit denen strukturierte und unstrukturierte Gesundheitsdaten verarbeitet werden können. Kap. 3 veranschaulicht am Beispiel von Herrn Müller, wie Apps den Informationsfluss zwischen Hausärzt:innen, Fachärzt:innen, Krankenhäusern und Pflegediensten unterstützen. Kap. 4 beschreibt konkrete Einsatzszenarien: Von präventiven Anwendungen mittels KI-Algorithmen bis hin zu personalisierten Therapievorschlägen und Entscheidungshilfen, für die sektorenübergreifende Versorgung. Kap. 5 diskutiert technische (Interoperabilität, Datenschutz), organisatorische und ethische Barrieren und zeigt Best Practices wie SMART-on-FHIR-Standards auf. Kap. 6 beleuchtet Rollenverteilungen, Change-Management-Ansätze sowie Schulungs- und Governancestrategien, die für eine erfolgreiche Integration digitaler Tools in interdisziplinäre Versorgungsnetzwerke erforderlich sind. Im abschließenden Kap. 7 werden Potenziale und Grenzen der digitalen Transformation und formulieren Empfehlungen für die nächste Entwicklungsstufe eines patientenzentrierten, KI-gestützten Nahtstellenmanagements reflektiert mit dem Ziel, Versorgungslücken systematisch zu schließen und die Versorgungsqualität nachhaltig zu erhöhen.

2 Grundlagen der Datenanalyse und Künstlichen Intelligenz im Gesundheitswesen

2.1 Definition und Relevanz

Datenanalyse Bezeichnet die strukturierte Aufbereitung, Integration und Auswertung von Gesundheitsdaten mit dem Ziel, aus großen Datenmengen klinisch relevante Erkenntnisse abzuleiten. Im Gesundheitswesen sind diese Daten unterschiedlicher Herkunft und Qualität (Tab. 1).

Datenanalyse gliedert sich typischerweise in drei Stufen:

1. Deskriptive Analysen (Was ist passiert?): Aggregation und Visualisierung von Gesundheitsdaten, z. B. Zusammenfassung der Vitalparameter von Herrn Müller
2. Prädiktive Analysen (Was wird wahrscheinlich passieren?): Einsatz mathematischer Modelle und Algorithmen zur Vorhersage klinischer Ereignisse (z. B. Schlaganfall-Risiko, Dekubitus-Entwicklung)
3. Präskriptive Analysen (Was sollten wir tun?): Automatisierte Empfehlungssysteme, die auf Basis vorliegender Daten Therapiepfade oder Interventionen vorschlagen

Tab. 1 Übersicht der Datentypen im Gesundheitswesen. Zusammenfassung der wichtigsten Datenkategorien, die im Rahmen der klinischen Versorgung entlang der Patient Journey entstehen können

Datentyp	Quelle	Beispiele	Nutzen im Nahtstellenmanagement
Strukturierte Daten	Elektronische Gesundheitsakten (EHR), Labor und Vitaldaten	Blutdruck, Blutzucker, Medikationspläne	Frühwarnsysteme für kritische Veränderungen; Automatisierte Alerts
Unstrukturierte Daten	Arztbriefe, Pflegeberichte, Freitextfelder	Diagnosen, Anamnese, Symptomnotizen, Bilddaten	Automatisierte Extraktion klinischer Informationen via KI und NLP
Patient Reported Outcomes (PROs)	Patientenapps, ePRO-Tools	Lebensqualität, Nebenwirkungsberichte	Echtzeit Monitoring, personalisierte Therapieanpassung
Sensor/Wearable Daten	Smartwatch, Telemonitoring Geräte	Herzfrequenzvariabilität, Schrittzahl	Kontinuierliches Monitoring, Risikoprognosen

2.2   Methodische Ansätze

Im Kern geht es bei der Datenanalyse darum, aus den gesammelten Informationen verwertbare Erkenntnisse zu gewinnen. Künstliche Intelligenz umfasst Verfahren, die es Computern erlauben, aus Daten eigenständig Muster zu lernen und Entscheidungen zu treffen. Dabei unterscheiden wir grob zwischen klassischen statistischen Verfahren und Verfahren des maschinellen Lernens (Machine Learning [ML]), inklusive Deep Learning (DL) und Natural Language Processing (NLP) (Tab. 2).

2.2.1 Deep Learning und Natural Language Processing kurz erklärt

Stellen Sie sich ein Deep-Learning-Netzwerk als ein hochkomplexes, computergestütztes System vor, das dem Aufbau des menschlichen Gehirns nachempfunden ist. Es besteht aus zahlreichen hintereinander geschalteten Schichten von Recheneinheiten („Neuronen"). In den ersten Schichten erkennen diese Neuronen einfache Merkmale, beispielsweise Kanten in einem Röntgenbild. In den tieferen Schichten, die man mit spezialisierten Regionen des Gehirns vergleichen kann, werden diese Grundbausteine zu immer abstrakteren Mustern kombiniert oder durch generative KI sogar neu erstellt, um beispielsweise eine Tumorstruktur präziser zu identifizieren (Umesh et al. 2025). Deep Learning ist besonders effektiv bei der Analyse von Bild- und Sprachdaten, setzt jedoch große Datenmengen und erhebliche Rechenleistung voraus.

Viele wichtige klinische Informationen stecken nur im Text (z. B. Arztbriefe). NLP-Algorithmen wandeln unstrukturierte Texte in strukturierte Daten um, indem sie

Tab. 2 Vergleich methodischer Ansätze der Datenanalyse. Diese Tabelle stellt klassische statistische Verfahren den modernen ML und DL Methoden gegenüber

Ansatz	Was macht er?	Datenbedarf	Typischer Einsatz im Gesundheitswesen	Vor und Nachteile
Entscheidungsbaum	Zerlegt Daten durch einfache Wenn Dann Regeln	Kleine bis mittlere, strukturierte Datensätze	Risikostratifizierung (z. B. Dekubitus)	+ leicht verständlich − anfällig für Überanpassung
Random Forest/ Gradient Boosting	Kombiniert viele Entscheidungsbäume	Größere strukturierte Datensätze	Vorhersage von Wiedereinweisungen	+ hohe Genauigkeit − geringere Erklärbarkeit
Deep Learning	Lernt komplexe Muster durch mehrere Schichten	Sehr große Datensätze (Tausende bis Millionen Beispiele)	Bildanalyse (Tumordetektion), Sprachverarbeitung	+ sehr leistungsfähig − benötigt viel Rechenleistung, schwer zu erklären
Natural Language Processing (NLP)	Extrahiert strukturierte Informationen aus Freitext	Unstrukturierte Texte (Arztbriefe, PRO Freitexte)	Automatisierte Anamnese Extraktion	+ macht Textdaten nutzbar − Sprachvariationen können Fehler verursachen

Schlüsselbegriffe erkennen (z. B. Diagnosen, Symptome) und in standardisierte Codes (ICD-10, SNOMED CT) überführen.

2.2.2 Überwachtes vs. unüberwachtes Lernen

Überwachtes Lernen (Supervised Learning): Hier ‚lernt' ein Algorithmus aus Datensätzen, bei denen bereits bekannt ist, welches Ergebnis erwartet wird.

- *Beispiel:* Ein Modell erhält historische Daten von Patient:innen mit und ohne Schlaganfall und lernt daraus, Risikofaktoren (Alter, Blutdruck, Blutzucker) so zu gewichten, dass es neue Fälle korrekt vorhersagen kann (Klassifikation).

Unüberwachtes Lernen (Unsupervised Learning): Hier gibt es keine vorgegebenen ‚richtigen' Ergebnisse. Der Algorithmus entdeckt selbst Muster und Strukturen in den Daten.

- *Beispiel:* Clustering-Verfahren identifizieren Patient:innen-Gruppen mit ähnlichen Symptomen oder Risikoprofilen, dies ist nützlich um neue Subtypen einer Krankheit zu entdecken.

Welches Verfahren sich eignet, hängt immer von der Datenlage (Menge, Struktur) und der konkreten Fragestellung ab. Einfache Risikobewertungen lassen sich oft schon mit Entscheidungsbäumen oder Regressionsmodellen realisieren, während Deep Learning dann sinnvoll ist, wenn komplexe Muster (z. B. Bildbefunde) automatisiert erkannt werden sollen.

Im Fall von Herrn Müller bedeutet das konkret: Während seiner stationären Aufenthalte werden klinische Daten wie EKG-Befunde, Laborwerte und bildgebende Untersuchungen systematisch erfasst und durch KI-Modelle auf Auffälligkeiten hin analysiert (z. B. neue Biomarker oder subtile Veränderungen im Herzrhythmus). Diese Erkenntnisse unterstützen das Behandlungsteam bei der frühzeitigen Einleitung geeigneter Interventionen. Doch ein Großteil der relevanten Informationen entsteht außerhalb der Klinik. Im ambulanten Alltag sammeln Patient:innen wertvolle Daten zu Symptomen, Lebensqualität und Medikamentenadhärenz. Genau hier können Patient:innen-Apps ansetzen: Sie ermöglichen die kontinuierliche Erfassung persönlicher Gesundheitsdaten (z. B. Blutdruck-Messwerte, PROs, Sturzwarnungen) und könnten so eine zentrale digitale Nahtstelle zwischen ambulanter Versorgung und Klinik schließen. Der nächste Abschnitt widmet sich daher der Rolle von Patient:innen-Apps als mögliche Brücke im Nahtstellenmanagement.

3   Einsatz von KI in Patient:innen-Apps

3.1   Rolle und Funktionen

KI findet in Patient:innen-Apps zunehmend Anwendung, um Patient:innen bei Prävention, Monitoring und Therapie zu unterstutzen. Ein aktuelles Übersichtspapier betont, dass KI-gestützte Patient:innen-Apps erheblich zur personalisierten Prävention und zum Management chronischer Krankheiten beitragen können (Deniz-Garcia et al. 2023). Solche Apps können sowohl Patient:innen als auch Fachpersonal helfen, z. B. durch Risikobewertung, Therapieempfehlungen oder automatisierte Symptomüberwachung (Monitoring). Auch aus Nutzer:innensicht wurden KI-basierte Patient:innen-Apps untersucht. Eine Studie der University of California sammelte 40 populäre Gesundheits-Apps mit KI-Bezug und analysierte Beschreibungen und Nutzerbewertungen (Su et al. 2021). Dabei kristallisierten sich vier häufige KI-Funktionalitäten heraus: Empfehlungssysteme, Chatbot-gestützte Dialoge, Mustererkennung (z. B. Bilderkennung) und prädiktive Analysen. Diese Funktionen kamen in verschiedenen Gesundheitsdomänen zum Einsatz (von Fitness und Ernährung bis mentaler Gesundheit). Wichtig ist: Nutzer:innen verbinden mit jeder KI-Funktion spezifische Erwartungen. So wünschen sie sich bei Empfehlungssystemen personalisiertes Feedback, bei ‚Conversational Agents‘ (sogenannte Chatbots) eine menschliche Interaktion und bei Erkennungs-/Vorhersagealgorithmen hohe Genauigkeit. Diese Untersuchung unterstreicht, dass für Akzeptanz und effektive Nutzung KI-gestützter Apps nicht nur die technische Leistungsfähigkeit zählt, sondern auch

Transparenz und Usability aus Sicht der Patient:innen (Su et al. 2021). Entwickler:innen sollten daher auf erklärbare KI und Nutzer:innenorientierung achten, um Vertrauen zu schaffen und Fehleinschätzungen zu vermeiden (Jung et al. 2025).

3.1.1 Digitale Gesundheitsanwendungen in Deutschland

In der Praxis werden KI-basierte Gesundheits-Apps zunehmend in die Versorgung integriert. In Deutschland ermöglicht z. B. das seit 2019 gültige Digitale-Versorgung-Gesetz (DVG),[2] dass bestimmte geprüfte Gesundheits-Apps, bekannt als Digitale Gesundheitsanwendungen (DiGA), von Ärzt:innen verordnet und von der Krankenkasse erstattet werden können. Nach Zulassung durch das Bundesinstitut für Arzneimittel und Medizinprodukte (BfArM) – mit Prüfung von Sicherheit, Funktion, Qualität sowie Datenschutz – werden solche Apps zunächst für ein Jahr auf Probe finanziert. In dieser Zeit müssen Hersteller:innen einen positiven Versorgungseffekt nachweisen, d. h. zeigen, dass die App die Patient:innenversorgung messbar verbessert. Gelingt dies, bleibt die App im erstattungsfähigen Verzeichnis, andernfalls wird die Erstattung entzogen. Diese regulatorische Strategie schafft Anreize für App-Anbietende, wissenschaftliche Evidenz (etwa durch Studien) für den Nutzen ihrer KI-Anwendungen zu erbringen. Zugleich erhalten Ärzt:innen und Patient:innen Zugang zu digitalen Tools (oft inklusive KI), die formal geprüft und ins Therapiekonzept eingebunden sind. International betrachtet ist dieses ‚App auf Rezept‘-Modell bislang ein Vorreiter.

Eine deutschlandweite Befragung von Wangler und Jansky (2024) liefert hierzu Daten zur konkreten Nutzung und Akzeptanz digitaler Gesundheitsanwendungen im Primärversorgungskontext. Demnach stehen 68 % der befragten Hausärzt:innen den Apps positiv gegenüber (69 % bewerten sie als zuverlässig und 63 % als sicher). Zwar haben bislang nur 14 % der Ärzt:innen mHealth-Apps verordnet, doch 85 % jener, die Erfahrung damit haben, halten sie für (sehr) nützlich, insbesondere zur Steigerung der Therapieadhärenz (94 %), Mobilität (93 %) und Patient:innenbildung (93 %). Hauptbarrieren sind mangelnde Information (52 %), fehlende Fortbildung (53 %) sowie suboptimale Benutzer:innenfreundlichkeit der Anwendungen (59 %). Nur 24 % fühlen sich kompetent, Patient:innen zu den digitalen Anwendungen zu beraten. Diese Ergebnisse verdeutlichen sowohl das hohe Potenzial als auch bestehende Hemmnisse bei der Integration von Patient:innen-Apps in die hausärztliche Versorgung. Während KI-gestützte Funktionen die kontinuierliche Datenerfassung und Risikovorhersage verbessern können, sind strukturierte Schulungsangebote, standardisierte Qualitätskriterien und zugängliche Informationsressourcen essenziell, damit Patient:innen-Apps zu einer wirkungsvollen digitalen Nahtstelle zwischen Patient:innen und Versorgungssystem werden (Periáñez et al. 2024).

Im Fall von Herrn Müller könnte dies konkret bedeuten: Seine Gesundheitsdaten, von Vitalparametern über Symptome bis hin zu PRO-Eingaben, werden über eine Pa-

---

[2] https://www.bundesgesundheitsministerium.de/digitale-versorgung-gesetz.html (30.03.2025).

tient:innen-App kontinuierlich erfasst und in eine cloudbasierte Analyseplattform übermittelt. Dort verarbeiten KI Modelle die einlaufenden Daten in Echtzeit, erkennen ungewöhnliche Muster (z. B. plötzlich erhöhte Herzfrequenz oder neu auftretende Sprachstörungen) und generieren automatisierte Alarme, die unmittelbar an das behandelnde Team weitergeleitet werden. So fungiert zukünftig die App als bidirektionale Nahtstelle, sodass Pflegefachpersonen und Ärzt:innen nicht nur Warnmeldungen erhalten, sondern über dieselbe Anwendung Rückmeldungen, Therapieanpassungen oder Schulungsinhalte direkt an Herrn Müller senden können. Auf diese Weise könnte die digitale Anwendung eine zentrale Versorgungslücke zwischen ambulantem Monitoring und stationärer Intervention schließen und sicherstellen, dass kritische Veränderungen nicht unbemerkt bleiben. Aber ist diese Vision schon realisierbar oder noch entfernte Realität?

Der nächste Abschnitt widmet sich deshalb eingehenderen Beispielen, um Funktionen von Patient:innen-Apps im digitalen Nahtstellenmanagement näher zu beleuchten. Es wird gezeigt, wie sie als Schnittstelle zwischen Patient:innen, Hausärzt:innen, Fachärzt:innen und weiteren Versorgungsakteur:innen wirken, welche technischen Komponenten und Datenstandards sie nutzen und welche aktuellen Projekte bereits konkret zur Verbesserung der Koordination, Kommunikation und Kontinuität entlang der Patient Journey beitragen.

4 Anwendungsfelder von Datenanalyse und KI in Gesundheitsanwendungen am Beispiel der Onkologie

4.1 Auf dem Weg in die gesamtheitliche Gesundheitsversorgung

Ganzheitliche, transsektorale Gesundheitsversorgung bezeichnet ein Versorgungsmodell, das sämtliche Akteur:innen und Settings im Gesundheitssystem von der hausärztlichen Primärversorgung über Fachärzt:innen und Krankenhäuser bis hin zu Rehabilitation, ambulanter Pflege und palliativen Angeboten nahtlos entlang der gesamten Patient Journey miteinander vernetzt (Bauer et al. 2015). Im Kern geht es darum, Lücken zwischen stationären und ambulanten Phasen zu verkleinern, Informationsverluste zu vermeiden und Entscheidungen im Versorgungspfad stets am individuellen Bedarf der Patient:innen auszurichten.

Ein vollständiges Bild der Gesundheit von Patient:innen entsteht erst durch die Zusammenführung dreier Datenquellen:

1. Klinische Daten: Informationen aus Krankenhaussystemen, Laborbefunden, bildgebender Diagnostik und Pflegedokumentationen bilden die Basis für Therapieentscheidungen. Diese Daten sind hoch strukturiert, oft standardisiert und werden zumeist episodisch im Rahmen stationärer Aufenthalte erhoben.

2. Ambulante Versorgungsdaten: Daten aus Hausarzt- und Facharztpraxen (Diagnosen, Medikationspläne, Arztbriefe) füllen Lücken zwischen Klinikaufenthalten. Sie spiegeln den Verlauf chronischer Erkrankungen, Überweisungen und Therapieanpassungen wider, bleiben jedoch oft in separaten IT-Silos.
3. ‚Patient-Generated Health Data' (PGHD): Kontinuierlich erhobene Messwerte (Vitalparameter via Wearables), symptombezogene PROs und Alltagserfahrungen liefern ein Bild des Gesundheitszustands im häuslichen Umfeld und ermöglichen eine präventive Früherkennung von Verschlechterungen (Omoloja und Vundavalli 2021).

Ohne eine nahtlose Integration dieser Sektoren entstehen Informationsbrüche, die zu Verzögerungen in Diagnose und Therapie führen können. Tab. 3 macht deutlich, wie durch die Vernetzung dieser drei Datenströme Informationsbrüche verkleinert und die Kontinuität der Patient:innenversorgung verbessert werden kann. Hier setzt das Projekt *MiHUBx* (https://mihubx.de/) als ‚Fortschrittshub' an. Durch eine webbasierte Plattform, die offene Schnittstellen, NLP-gestützte Extraktion aus unstrukturierten Arztbriefen und ein einheitliches Datenmodell kombinieren soll, schafft *MiHUBx* eine zentrale Austauschinstanz (Hoffmann et al. 2024b). So können zukünftig relevante Befunde aus dem Krankenhaus besser in die Praxissoftware von Haus- und Facharzt:innen fließen, während Daten von Patient:innen für alle Beteiligten verfügbar werden.

Durch diese transsektorale Vernetzung entsteht ein kontinuierlicher Versorgungspfad, in dem Informationen nicht verlorengehen, sondern als Basis für KI-gestützte Risikoprognosen, personalisierte Therapieanpassungen und interprofessionelle Entscheidungsfindung dienen (Hoffmann et al. 2024a). *MiHUBx* demonstriert damit exemplarisch, wie digitale Nahtstellen im Gesundheitswesen geschlossen werden können.

4.2 Personalisierte Therapie und Verlaufskontrolle

Die Erfassung von PROs, als ein wichtiger Unterpunkt der PGHDs, also patient:innenseitig berichteten Symptomen, Befindlichkeiten und Therapieerfahrungen, gewinnt v. a. in der Onkologie stark an Bedeutung (Bäcker et al. 2025). Elektronische PRO-Erhebungen via App oder Web (sogenannte ePROs) ermöglichen es Patient:innen, Symptome und Lebensqualitätsdaten in Echtzeit an ihre Behandelnden zu übermitteln (Salmani et al. 2024). Studien der letzten Jahre belegen deutliche Versorgungsgewinne durch

Tab. 3 Aufstellung der drei Säulen medizinischer Daten. Zusammenfassung der drei zentralen Datenquellen, die für eine ganzheitliche, transsektorale Gesundheitsversorgung unerlässlich sind

Datenquelle	Herausforderung	Versorgungsnutzen
Klinik	Fragmentierte EHR Systeme	Schnelle Informationsweitergabe bei Übergabe
Ambulant	Heterogene Praxissoftware	Reduzierte Duplikate, lückenlose Verlaufsdaten
Patient:in	Unstrukturierte PGHD	Früherkennung, proaktive Interventionen

dieses Vorgehen. So empfehlen die Leitlinien der European Society for Medical Oncology (ESMO) mittlerweile explizit, PRO-Symptommonitoring während onkologischer Therapien routinehaft einzusetzen (Perry et al. 2024). Grundlage dieser Empfehlung sind randomisierte Studien, die zeigten, dass regelmäßige ePRO-Abfragen und darauf basierende Interventionen zu verbesserter Symptomkontrolle, höherer Patient:innenzufriedenheit, besserer Adhärenz und weniger Notfallhospitalisierungen führten. Bemerkenswert ist, dass in einer US-Studie durch engmaschiges elektronisches Symptomtracking bei Patient:innen unter Chemotherapie sogar ein Überlebensvorteil von im Median fünf Monaten erzielt wurde (gegenüber konventioneller Nachsorge) – ein Effekt, der in der Onkologie große Beachtung fand (Basch et al. 2017). Eine systematische Übersichtsarbeit mit Meta-Analyse untermauerte diese Befunde jüngst: Es wurden signifikante Verbesserungen der gesundheitsbezogenen Lebensqualität nach sechs Monaten in den Studienarmen mit ePRO-Intervention gezeigt, insbesondere wenn die Apps personalisiertes Feedback oder automatisierte Benachrichtigungen an die Ärzt:innen bei Alarmsymptomen enthielten (Perry et al. 2024). Die Evidenz zeigt, dass PROs in der Onkologie klinisch relevant sind. Durch die direkte Rückkopplung patient:innenseitiger Informationen können Probleme früher erkannt und behandelt werden, was sich auf harte Endpunkte (z. B. Überleben) auswirkt. PRO-Tools haben sich bereits in zahlreichen onkologischen Nachsorgekonzepten als wertvolles Instrument erwiesen, dennoch besteht weiterhin Bedarf, ihre Integration zu intensivieren und standardisiert in den Versorgungsalltag einzubetten, um einen flächendeckenden Nutzen für alle Patient:innen sicherzustellen.

Trotz dieser Vorteile gibt es in der Praxis noch Umsetzungslücken. Eine systematische Analyse von verfügbaren Onkologie-Apps mit Symptomtagebuchfunktion ergab, dass zwar über 1000 Apps gesundheitsbezogen waren, aber nur 41 Apps die strengen Einschlusskriterien erfüllten (PRO/Symptom-Tracking für Krebspatient:innen) (Lu et al. 2020). Von diesen wurden lediglich 11 Apps speziell für die Onkologie entwickelt; der Großteil waren generische Symptom- oder Schmerz-Tracker. Außerdem zeigte sich, dass nur eine einzige dieser Apps tatsächlich in einer klinischen Studie auf Usability bei Krebspatient:innen getestet worden war.

Ein weiteres aktuelles Pilotprojekt aus der Onkologie untermauert die hohe Praktikabilität und Akzeptanz von ePRO-Apps in der klinischen Routine (Macanovic et al. 2023). Über einen Zeitraum von acht Wochen füllten 13 ambulant behandelte Krebspatient:innen wöchentlich symptombezogene Fragebögen in der App aus. Bemerkenswert ist hierbei die Compliance von 91 %. Bei 40 % der Teilnehmenden generierten die eingegebenen Symptome Alarmmeldungen, die zu zeitnahen telefonischen Interventionen durch das Behandlungsteam führten. Sowohl die Patient:innen (87 %) als auch das Klinikpersonal (100 %) gaben an, die Anwendung häufig nutzen zu wollen und bewerteten die App zu über 75 % als mindestens erwartungskonform. Für 25 % der Patient:innen und 40 % des Fachpersonals lag die App sogar über den Erwartungen.

Für das Gesundheitssystem in Deutschland bedeutet dies, dass Initiativen wie z. B. die onkologischen Netzwerke oder Universitätskliniken vermehrt Pilotprojekte mit ePRO-Tools durchführen sollten. Insgesamt zeigen PROs in der Onkologie bereits jetzt einen greifbaren Nutzen. Jedoch besteht die Herausforderung darin, diesen Nutzen flächendeckend durch geeignete digitale Lösungen und organisatorische Konzepte verfügbar zu machen.

Patient:innen-Apps können somit in der Versorgung mehrere wichtige Funktionen übernehmen:

1. Erfassung von Gesundheitsdaten: Herr Müller dokumentiert in seiner App unter anderem Symptome wie Blut im Urin oder häufigen Harndrang, was den Hausarzt zu einer Überweisung zum Urologen veranlassen könnte.
2. Kommunikation und Koordination: Über die App können Informationen zwischen Hausarzt, Facharzt:innen und Krankenhäusern fließen. Ein Aspekt, der auch durch das Projekt *MiHUBx* unterstützt wird, indem eine digitale Vernetzung aller Partner:innen im Bereich der personalisierten Onkologie realisiert wird.
3. Erinnerungs- und Warnsysteme: Automatisierte Erinnerungen an Medikamenteneinnahmen oder Untersuchungstermine können Herrn Müller trotz einer ablehnenden Haltung gegenüber regelmäßigen Check-ups dabei helfen, kontinuierlich betreut zu werden.

4.3 Entscheidungshilfen für medizinisches Personal

Digitale Entscheidungsunterstützungssysteme (sogenannte Clinical Decision Support Systems [CDSS]) bündeln und analysieren große Datenmengen aus klinischen, ambulanten und patient:innengenerierten Quellen, um Ärzt:innen evidenzbasierte Handlungsempfehlungen bereitzustellen (Sutton et al. 2020). Dies reduziert kognitive Belastung, minimiert Verzögerungen bei kritischen Entscheidungen und erhöht die Behandlungsqualität, insbesondere in komplexen Feldern wie der Onkologie und der Schlaganfallversorgung.

4.3.1 Diagnostikunterstützung

Im Fall von Herrn Müller würden KI-Algorithmen zunächst alle verfügbaren Patient:innendaten, wie z. B. Laborbefunde, Vitalparameter, Bildgebungsergebnisse und patient:innenseitig erhobene Symptome via App automatisiert auf Muster prüfen, die auf ein erhöhtes Risiko für ein Urothelkarzinom oder einen Schlaganfall hinweisen. Erkennt das System auffällige Konstellationen (z. B. persistierender Hämaturie-Trend einschließlich erhöhter Tumormarker), generiert es einen Alarm inklusive einer priorisierten Liste differenzialdiagnostischer Schritte.

Ein zentraler Baustein kann auch die Einbindung in ein molekulares Tumorboard (MTB) sein. Hier können genetische Sequenzierungsdaten des invasiven Urothelkarzinoms (z. B. mutierte FGFR3- oder TP53-Genvarianten) automatisch mit Leitlinien und aktuellen Studien abgeglichen werden. Im Projekt *PM4Onco*[3] werden ePRO-Daten zusätzlich integriert, um Nebenwirkungsprofile frühzeitig zu erkennen und potenziell therapieentscheidende Symptome (z. B. Schmerzen, Fatigue) quantitativ zu erfassen. So entstehen individualisierte Diagnoseberichte, die das interprofessionelle Tumorboard bei Therapieempfehlungen unterstützen. Diesbezüglich fordert daher eine aktuelle Perspektivstudie die strukturierte und sektorübergreifende Einbindung von PROs, insbesondere in MTBs (Gräßel et al. 2025). Diese medizinisch-interdisziplinären Gremien entscheiden zunehmend über komplexe, personalisierte Therapien, häufig auch Off-Label. Hier können PROs als systematische Ergänzung zu molekularen Daten dienen und patientenzentrierte Entscheidungen fördern. Ein Beispiel: Herr Müller, in seinem komplexen fortschreitenden Krankheitsverlauf, wird im MTB vorgestellt. Neben seiner molekularen Tumoranalyse werden seine digital erfassten PRO-Daten eingebracht, darunter Fatigue, Appetitlosigkeit und Schlafstörungen unter Vortherapie. Gemeinsam mit diesen Informationen entscheidet das MTB sich für eine molekulare Zweitlinientherapie mit begleitendem Supportivkonzept. Durch die PRO-Integration kann die Therapiewahl nicht nur zielgerichtet, sondern auch alltagsnah abgestimmt werden.

4.3.2 Therapieoptimierung

CDSS-Tools vergleichen historische und aktuelle Verlaufsdaten, um den Therapieerfolg kontinuierlich zu messen und Anpassungen vorzuschlagen. In *SPIZ*[4] etwa fließen Daten zu Symptomen, Vitalparametern und Lebensqualität nach CAR-T-Zelltherapie in ein zentrales Dashboard zur Patient:innen-Nachsorge ein. Care-Manager:innen bewerten Abweichungen vom erwarteten Erholungsverlauf und empfehlen gezielte Interventionen (z. B. Intensivierung der Supportivtherapie).

Dank dieser vernetzten Datenlandschaft könnten die Ärzt:innen von Herrn Müller:

- Therapieentscheidungen evidenzbasiert individualisieren (z. B. Wechsel zu FGFR-Inhibitoren bei molekularem Nachweis)
- Komplikationen proaktiv verhindern (z. B. frühzeitiges Management des Post-Stroke-Delirs)
- Interdisziplinäre Abstimmungen beschleunigen (z. B. automatischer Versand von Zusammenfassungen an Reha-Teams)

In Summe transformieren CDSS-Lösungen die Rolle medizinischer Fachkräfte von reaktiven Diagnostiker:innen hin zu proaktiven Care-Manager:innen. Dies ist ein entscheidender Schritt, um sektorenübergreifende Versorgungsbrüche zu schließen und die Behandlungsqualität entlang der gesamten Patient Journey nachhaltig zu steigern (De Luca et al. 2022).

---

[3] https://pm4onco.de/ (30.03.2025).

[4] https://www.uniklinikum-dresden.de/de/das-klinikum/kliniken-polikliniken-institute/mk1/fachabteilungen/haematologie/ambulanzen/nachsorgeprojekt-spiz (30.03.2025).

5 Herausforderungen und Lösungsansätze

5.1 Herausforderungen an die Nahtstellen

Die erfolgreiche Integration von Patient:innen-Apps in den Versorgungsalltag hängt von der Überwindung mehrerer technischer, organisatorischer und rechtlicher Hürden ab (Widmer 2024; Sinha 2024). Im Folgenden werden die zentralen Anforderungen sowie praxisnahe Lösungsansätze skizziert.

5.1.1 Interoperabilität und einheitliche Datenstandards

Verschiedene Akteur:innen-IT-Systeme, von Praxisverwaltungssystemen über Krankenhausinformationssysteme bis hin zu spezialisierten Facharzt- und Pflegeanwendungen, müssen nahtlos miteinander kommunizieren, um Informationssilos zu vermeiden, die zu Verzögerungen, Doppeluntersuchungen und Behandlungsfehlern führen können. Die elektronische Patientenakte (ePA) kann hierbei zukünftig als zentrale Datenplattform dienen. Sie bündelt strukturierte Daten (Laborwerte, Diagnosen, Medikationspläne) ebenso wie unstrukturierte Dokumente (Arztbriefe, Pflegeberichte) und stellt sie allen berechtigten Versorgungsakteuren in Echtzeit zur Verfügung.

Damit die ePA wirklich zum ‚Single Source of Truth' wird, bedarf es einer modularen Middleware, einer Übersetzungsebene, die heterogene Datenformate harmonisiert und über standardisierte Schnittstellen (SMART on FHIR, IHE XDS) in die ePA einspeist. Das Ergebnis wäre ein einheitliches, stets aktuelles Patient:innenprofil, das unabhängig vom Ursprungssystem von Hausärzt:innen, Fachärzt:innen, Klinikteams und Pflegediensten genutzt werden kann. Durch diese transsektorale Vernetzung werden Informationsbrüche verhindert, redundante Untersuchungen reduziert und die Grundlage für evidenzbasierte Entscheidungen sowie eine nahtlose interprofessionelle Versorgung gelegt.

5.1.2 Plattformübergreifende Lösungen

Bestehende IT-Landschaften in Kliniken und Praxen können nicht immer sofort ersetzt werden, weshalb ergänzende Lösungen verwendet werden könnten. Flexible, API-basierte Plattformen ermöglichen die Integration neuer Anwendungen ohne tiefgreifende Systemanpassungen. So lassen sich Patient:innen-Apps als ‚Overlay' auf vorhandene Systeme aufsetzen, um den Pflege- und Behandlungsworkflow zu ergänzen, statt ihn zu unterbrechen.

5.1.3 Datenschutz und -sicherheit

Gesundheitsdaten zählen zu den sensibelsten personenbezogenen Informationen und erfordern höchste Sicherheitsstandards (Seh et al. 2020). Daher ist Folgendes zu berücksichtigen:

- Verschlüsselung: Daten müssen sowohl während der Übertragung (TLS/HTTPS) als auch im Ruhezustand (AES-256) verschlüsselt sein.
- Rechtskonformität: Nationale (DSGVO, BfArM-Zulassungsrichtlinien) und internationale Vorgaben müssen lückenlos eingehalten werden. Frameworks wie SMART on FHIR unterstützen diese Vorgaben bereits in ihrer Architektur.

5.1.4 Interprofessionelle Abstimmung

Eine lückenlose Versorgung entlang der Patient Journey erfordert klare Rollen, definierte Kommunikationswege und gemeinsame Entscheidungsgrundlagen. Das *SPIZ-Projekt* demonstriert dies exemplarisch, indem es Case-Manager:innen als zentrale Koordinator:innen einsetzt, die Telekonsile und standardisierte Übergabeprotokolle moderieren. Regelmäßige multiprofessionelle Fallkonferenzen, unterstützt durch aggregierte App-Daten, fördern ein gemeinsames Verständnis der Krankheitsentwicklung und sichern konsistente Behandlungsentscheidungen über Sektorengrenzen hinweg.

5.2 Ethische Fragestellungen und Akzeptanz

Die Einführung von KI-gestützten Patient:innen-Apps wirft weitreichende ethische Fragen auf, die über Datenschutz hinausgehen. Zentral für den Erfolg digitaler Lösungen ist das Vertrauen aller Beteiligten, speziell von Patient:innen, Ärzt:innen, Pflegefachpersonen und weitere Gesundheitsprofessionen. Dieses Vertrauen beruht auf drei Säulen: Transparenz, Kompetenzförderung und kontinuierlicher Evaluation.

5.2.1 Transparenz und Schulung

KI-Algorithmen werden nur dann akzeptiert, wenn ihre Funktionsweise und Entscheidungsgrundlagen nachvollziehbar kommuniziert werden (Tsamados et al. 2022). Dazu ist Folgendes erforderlich:

- Erklärbare KI (Explainable AI): Entscheidungsvorschläge müssen verständlich aufbereitet sein, beispielsweise durch grafische Darstellungen, die zeigen, welche Patient:innen-Parameter (z. B. PRO-Scores, Vitalwerte) zu einer Alarmmeldung geführt haben.
- Schulungsprogramme: Medizinisches und pflegerisches Personal benötigt strukturierte Fortbildungen, um technische Grundlagen zu verstehen, typische Fehlerquellen zu erkennen und KI-Ergebnisse kritisch zu hinterfragen. Parallel sollten Patient:innen niedrigschwellige Informationsmaterialien erhalten, die Zweck und Grenzen der Anwendungen erläutern.
- Informed/Broad Consent: Vor der Nutzung müssen Patient:innen transparent über Datenerhebung, -verarbeitung und -weitergabe aufgeklärt werden. Consent Management Module in der App sollten jederzeitige Einsicht und Widerrufsmöglichkeiten ermöglichen.

5.2.2 Algorithmische Fairness und Datenethik

KI-Modelle können bestehende Versorgungsungleichheiten verstärken, wenn sie auf verzerrten Trainingsdaten basieren (Cross et al. 2024). Hauptsächlich gilt hier zu beachten:

- Bias Audits: Regelmäßige Überprüfungen müssen sicherstellen, dass Algorithmen nicht systematisch bestimmte Patient:innengruppen (z. B. ältere, migrantische oder multimorbide Menschen) benachteiligen.
- Datenhoheit: Patient:innen behalten die Kontrolle über ihre Daten – Pseudonymisierung bzw. Anonymisierung für die Forschung, datenschutzkonforme Speicherung und strenge Zugriffsrechte sind Pflicht.

5.2.3 Vertrauensbildung durch kontinuierliche Evaluation

Pilotprojekte allein genügen nicht, digitale Systeme müssen im Echtbetrieb fortlaufend bewertet und angepasst werden (Gilbert et al. 2023). Dazu gehören:

- Feedback-Schleifen: Nutzer:innen-Feedback (Patient:innen und Fachpersonen) sollten systematisch erhoben und in regelmäßigen Updates umgesetzt werden.
- Qualitätskennzahlen (KPIs): Messgrößen wie Nutzungsrate, Alarmgenauigkeit, Versorgungsqualität und Patient:innenzufriedenheit liefern Evidenz für Wirksamkeit und Sicherheit.
- Governance-Strukturen: Interprofessionelle Lenkungsgremien (inkl. Ethik-Beirat) überwachen Implementierung, Auswertung und Weiterentwicklung der Apps und stellen Compliance mit rechtlichen Vorgaben (DSGVO, Medizinproduktegesetz) sicher.

Nur durch diese ganzheitliche, ethisch fundierte Strategie lassen sich KI-gestützte mHealth-Anwendungen nicht nur technisch, sondern auch sozialverträglich und nachhaltig in den Versorgungsalltag integrieren.

6 Interprofessionelle Perspektiven und Implementierungsstrategien

6.1 Zusammenarbeit zwischen Berufsgruppen

Die Digitalisierung verändert die Dynamik der Zusammenarbeit im Gesundheitswesen. Interprofessionelle Teams, bestehend etwa aus Ärzt:innen, Pflegefachpersonen, Therapeut:innen, Wissenschaftler:innen und weiteren Gesundheitsberufen, müssen sich auf neue Methoden und Informationsflüsse einstellen (Wolfien et al. 2023). Studien zeigen, dass dies teils unausgesprochene Rollenverschiebungen mit sich bringt. Eine qualitative

Interviewstudie aus Finnland untersuchte, wie die zunehmende Nutzung von E-Health-Technologien die Rollen von Ärzt:innen und Pflegepersonen beeinflusst (Lottonen et al. 2024). Die Befragten berichteten, dass Kolleg:innen mit höherer Digitalkompetenz oft eine inoffizielle ‚Spezialist:innenrolle' einnehmen und zusätzliche Aufgaben übernehmen, z. B. beim Umgang mit der elektronischen Patientenakte oder Telemedizin-Anwendungen. Dies führte einerseits dazu, dass digitalkundige Mitarbeiter:innen wichtiger für das Team wurden, andererseits entstanden aber auch Ungleichgewichte. Nicht alle fühlten sich auf dem gleichen Stand, was zu Frustration und Arbeitsverdichtung bei Einzelnen führte. Gleichzeitig wurde jedoch positiv hervorgehoben, dass digitale Tools (wie gemeinsame E-Akten) die Koordination zwischen Berufsgruppen erleichtern, weil Informationen allen Beteiligten zeitgleich vorliegen. Die Studie von Lottonen et al. (2024) macht deutlich, dass die Einführung digitaler Systeme nicht nur eine technische, sondern auch eine organisatorische Herausforderung ist (Lottonen et al. 2024). Um negative Effekte (Ungleichverteilung, Überlastung) zu vermeiden, empfehlen die Autor:innen für alle Berufsgruppen Fortbildungen zur Steigerung der digitalen Kompetenz anzubieten und neue Aufgaben fair zu verteilen. Krankenhäuser und Praxen sollten also in Change Management investieren, damit das gesamte Team von der Digitalisierung profitiert (Mauro et al. 2024).

Ein weiterer Aspekt des digitalen Versorgungsprozesses ist die Einbindung der Patient:innen als aktive Partner:innen. Das Konzept der *partizipativen Gesundheitsversorgung* hebt hervor, dass Patient:innen, Angehörige und Fachkräfte auf Augenhöhe kooperieren, unterstützt durch digitale Technologien. Ein Scoping-Review von Wannheden et al. (2022) identifizierte verschiedene *‚Participatory Health Technologies'*, die Kooperation in der chronischen Versorgung fördern sollen (Wannheden et al. 2022). Dabei betonen die Autor:innen, wie wichtig es ist, gegenseitige Erwartungen zwischen Patient:innen und Ärzt:innen im Vorfeld zu klären und die Auswirkungen neuer Tools auf Arbeitsprozesse sorgfältig abzuwägen. Beispielsweise müssen Fragen geklärt werden wie: Wer reagiert auf von den Patient:innen eingegebenen Daten? Wie ändern sich Verantwortlichkeiten, wenn Patient:innen selbst Messwerte erheben? Werden evtl. Pflegende oder Case Manager:innen als Vermittler:innen benötigt? Die Übersichtsarbeit zeigt eine Lücke, denn obwohl zahlreiche Pilotprojekte versuchen, Patient:innen stärker einzubinden (etwa via Selbstmanagement-Apps, gemeinsamem Fallmanagement etc.), fehlen oft klare Konzepte, wie diese neue Form der Zusammenarbeit praktisch gestaltet wird. Erfolgsfaktor ist hier v. a. die Kommunikation im Team. Alle Beteiligten, inkl. der Patient:innen, müssen ihren Beitrag, aber auch ihre Grenzen kennen. Für ältere chronisch Kranke könnte dies bedeuten, dass z. B. regelmäßige Telemedizin-Konferenzen mit Hausärzt:innen, Facharzt:innen, Pflege und Patient:innen etabliert werden, moderiert durch digitale Plattformen.

Die digitale Transformation schafft auch neue Berufsrollen, um Nahtstellen in der Versorgung zu managen. Ein Beispiel ist der *Digital Navigator* (Wisniewski et al. 2020). Dieses Konzept sieht ein spezialisiertes Teammitglied vor, welches Patient:innen und anderen Fachkräften bei der Integration von Gesundheits-Apps und digitalen Tools hilft. Solche ‚Navigator:innen' haben typischerweise einen Hintergrund im Gesundheitswesen und zusätzlich digitale Expertise. Ihre Aufgaben umfassen z. B. das Bewerten von Gesundheits-Apps nach Evidenz und Datenschutz, die individuelle Anpassung von Apps an Patient:innenbedürfnisse, technische Hilfestellung sowie Schulungen. Ziel ist, die Digital-Health-Kompetenz des gesamten Versorgungsnetzwerks zu heben und eine Brücke zwischen IT und klinischer Praxis zu schaffen. Für das deutsche Gesundheitssystem wäre dies ein innovativer Ansatz, etwa im Rahmen von Modellprojekten oder durch Erweiterung bestehender Rollen (z. B. geschulte Medizinische Fachangestellte in Praxen, die digitale Anwendungen betreuen). Insgesamt zeigt sich, dass digitale Versorgung Teamwork auf neuer Ebene erfordert, Rollen müssen flexibel angepasst und teilweise neu gedacht werden, damit jede Profession und die Patient:innen bestmöglich eingebunden sind.

Die erfolgreiche Integration von Datenanalyse und KI in Patient:innen-Apps setzt ein interdisziplinäres Team voraus (Lämmermann et al. 2024):

- Mediziner:innen und Pflegefachpersonen: Sorgen für die medizinische Betreuung und Pflege entlang der gesamten Patient Journey, wie sie im Fall von Herrn Müller exemplarisch dargestellt wird.
- Informatiker:innen und Datenanalyst:innen: Entwickeln und implementieren die technischen Lösungen.
- Ethiker:innen und Rechtsexpert:innen: Gewährleisten die Einhaltung ethischer und datenschutzrechtlicher Standards.
- UX-Designer:innen: Gestalten benutzerfreundliche Applikationen, die den Alltag der Patient:innen erleichtern.

6.2 Implementierungsbedingungen und Good-Practice-Beispiele

Für eine nachhaltige Integration digitaler Patienten-Apps in den Versorgungsalltag müssen vier zentrale Erfolgsfaktoren systematisch adressiert werden (Tab. 4).

Nur durch die enge Verzahnung von Schulung, Pilotierung, Feedback und Governance entsteht eine lernende Organisation, in der digitale Lösungen nicht nur technisch implementiert, sondern gelebter Bestandteil eines patient:innenzentrierten, interprofessionellen Versorgungsmodells werden.

Tab. 4 Erfolgsfaktoren für einen verbesserten Versorgungsalltag

Bereich	Maßnahmen
1. Schulung und Fortbildung	• Mehrstufiges Schulungskonzept zur Vermittlung von digitalen Kompetenzen für Patient:innen und Fachkräfte
	• E-Learning-Module zu Datenschutz, KI-Grundlagen und App-Bedienung
	• Hands-on-Workshops mit Fallbeispielen aus der eigenen Praxis
	• Patient:innen-Trainings durch Peer-Educators und Patient:innenorganisationen
	• ‚Digital Champions' in jeder Abteilung als lokale Multiplikator:innen
2. Pilotprojekte und Evaluierung	• Nutzung bewährter Good-Practice-Projekte als Blaupause für iterative Rollouts
	• Pilotphase: Testen der App-Funktionalitäten in kleinen Nutzer:innenkohorten
	• Evaluation: Kombination quantitativer Kennzahlen (Nutzungsrate, Alarmhäufigkeit, klinische Endpunkte) und qualitativer Nutzer:innenbefragungen
	• Skalierung: Stufenweiser Ausbau in weiteren Abteilungen und Praxen, begleitet von regelmäßigen Review-Meetings
3. Feedbackmechanismen	• Etablierung eines dynamischen Feedbackprozesses zur kontinuierlichen Weiterentwicklung
	• In-App-Surveys für Patient:innen zur Erfassung von Zufriedenheit und Verständlichkeit
	• Interprofessionelle Retrospektiven im Team zur Identifikation von Workflow-Hürden
	• Dashboards mit Echtzeitanalysen, die die Entwicklung von KPIs (z. B. Reduktion von Wiedereinweisungen) transparent machen
4. Governance und Change Management	• Ein formales Lenkungsgremium (inkl. IT-Leitung, Datenschutz, Ethik, klinischer Führung und Patient:innenvertretung) definiert Rollen, Verantwortlichkeiten und Erfolgskriterien
	• Klarer Kommunikationsplan, der Änderungen frühzeitig ankündigt und Erfolge sichtbar macht

7 Fazit und Ausblick

Die Integration von Datenanalyse und KI in Patient:innen-Apps bietet ein enormes Potenzial, das digitale Nahtstellenmanagement im Gesundheitswesen nachhaltig zu verbessern. Anhand der Patient Journey von Herrn Müller wird deutlich, wie solche Systeme nicht nur technische Schnittstellen überbrücken, sondern auch den persönlichen Bezug und die kontinuierliche Betreuung stärken. Aktuelle Projekte wie *PM4Onco, MiHubx* und *SPIZ* demonstrieren, wie digitale Anwendungen bereits konkret in der personalisierten

Onkologie und sektorenübergreifenden Versorgung umgesetzt werden – von der Erfassung von Patient Reported Outcomes über die digitale Workflow-Integration bis hin zur strukturierten Nachsorge und Fallmanagement. Die Evidenz zeigt, dass digitale Lösungen enorme Chancen bieten, die Brüche im Versorgungspfad, insbesondere bei chronisch kranken oder älteren Menschen, zu überbrücken. Erfolgsfaktoren sind dabei eine gute Evidenzlage (Wirksamkeit), interprofessionelle Zusammenarbeit, patient:innengerechtes Design und supportive Rahmenbedingungen (Erstattung, Schulung). Mit einem solchen ganzheitlichen Ansatz kann digitales Nahtstellenmanagement zu messbaren Verbesserungen in der Gesundheitsversorgung führen und nicht nur bei Herrn Müller wie in unserem Beispiel.

In Bezug auf die Ausgangsfrage „Führen KI und Apps zu einer patientenzentrierten Versorgung?" lässt sich abschließend sagen: Die bisherigen Ergebnisse und Projekte legen nahe, dass digitale Lösungen das Potenzial besitzen, die Versorgung patient:innenzentrierter zu gestalten. Allerdings bleibt die Herausforderung, die positiven Pilotprojekte flächendeckend zu implementieren und nachhaltig im Versorgungsalltag zu verankern.

References

Bäcker S, Sedlmayr B, Goldammer M, Schuler K, Zerlik M, Strantz C, Unberath P, Gräßel L, Sedlmayr M, Wolfien M (2025) User-centered design approach to visualize PROMs for molecular tumor boards. NPJ Precis Oncol 9:273

Basch E, Deal AM, Dueck AC, Scher HI, Kris MG, Hudis C, Schrag D (2017) Overall survival results of a trial assessing patient-reported outcomes for symptom monitoring during routine cancer treatment. JAMA 318(2):197–198

Bauer A, Vordermark D, Seufferlein T, Schmoll H-J, Dralle H, Mau W, Unverzagt S, Boese S, Fach E-M, Landenberger M (2015) Trans-sectoral care in patients with colorectal cancer: protocol of the randomized controlled multi-center trial Supportive Cancer Care Networkers (SCAN). BMC Cancer 15:997

Bundesärztekammer (2025) Stellungnahme „Künstliche Intelligenz in der Medizin". Deutsches Ärzteblatt 122(4):A-238/B-0

Cross JL, Choma MA, Onofrey JA (2024) Bias in medical AI: implications for clinical decision-making. PLOS Digit Health 3:e0000651

De Luca E, Cosentino C, Cedretto S, Maviglia AL, Bucci J, Dotto J, Artioli G, Bonacaro A (2022) Multidisciplinary team perceptions of the case/care managers' role implementation: a qualitative study. Acta Bio-Medica Atenei Parm 93(3):e2022259

Deniz-Garcia A, Fabelo H, Rodriguez-Almeida AJ, Zamora-Zamorano G, Castro-Fernandez M, Alberiche Ruano MDP, Solvoll T, Granja C, Schopf TR, Callico GM, Soguero-Ruiz C, Wägner AM (2023) Quality, usability, and effectiveness of mHealth apps and the role of artificial intelligence: current scenario and challenges. J Med Internet Res 25:e44030

Gilbert S, Pimenta A, Stratton-Powell A, Welzel C, Melvin T (2023) Continuous improvement of digital health applications linked to real-world performance monitoring: safe moving targets? Mayo Clin Proc Digit Health 1(3):276–287

Gräßel L, Wolfien M, Strantz C, Prochaska E, Debertshäuser T, Rogge AA, Bäcker S, Prasser F, Unberath P, Wehrle J, Jäger S, Illert AL, Lührig U (2025) The Promise of PROs in Molecular Tumor Boards. OSF-Preprint. https://osf.io/preprints/osf/8z47g_v1. Zugegriffen: 25. Aug 2025

Hoffmann K, Gebler R, Grummt S, Peng Y, Reinecke I, Wolfien M, Sedlmayr M (2024a) A concept for integrating AI-based support systems into clinical practice. Stud Health Technol Inform 316:643–644

Hoffmann K, Nesterow I, Peng Y, Henke E, Barnett D, Klengel C, Gruhl M, Bartos M, Nüßler F, Gebler R, Grummt S, Seim A, Bathelt F, Reinecke I, Wolfien M, Weidner J, Sedlmayr M (2024b) Streamlining intersectoral provision of real-world health data: a service platform for improved clinical research and patient care. Front Med 11:1377209

Jung I-C, Schuler K, Zerlik M, Grummt S, Sedlmayr M, Sedlmayr B (2025) Overview of basic design recommendations for user-centered explanation interfaces for AI-based clinical decision support systems: a scoping review. Digit Health 11:20552076241308296

Lämmermann L, Hofmann P, Urbach N (2024) Managing artificial intelligence applications in healthcare: promoting information processing among stakeholders. Int J Inf Manag 75:102728

Lottonen T, Kaihlanen A-M, Nadav J, Hilama P, Heponiemi T (2024) Nurses' and physicians' perceptions of the impact of eHealth and information systems on the roles of health care professionals: a qualitative descriptive study. Health Informatics J 30:14604582241234260

Lu DJ, Girgis M, David JM, Chung EM, Atkins KM, Kamrava M (2020) Evaluation of mobile health applications to track patient-reported outcomes for oncology patients: a systematic review. Adv Radiat Oncol 6(1):100576

Macanovic B, O'Reilly D, Harvey H, Hadi D, Cloherty M, O'Dea P, Power DG, Collins DC, Connolly RM, Bambury RM, O'Reilly S (2023) A pilot project investigating the use of ONCOpatient® – An electronic patient-reported outcomes app for oncology patients. Digit Health 9:20552076231185428

Mauro M, Noto G, Prenestini A, Sarto F (2024) Digital transformation in healthcare: assessing the role of digital technologies for managerial support processes. Technol Forecast Soc Change 209:123781

Omoloja A, Vundavalli S (2021) Patient generated health data: benefits and challenges. Curr Probl Pediatr Adolesc Health Care 51:101103

Periáñez Á, Fernández Del Río A, Nazarov I, Jané E, Hassan M, Rastogi A, Tang D (2024) The digital transformation in health: how AI can improve the performance of health systems. Health Syst Reform 10:2387138

Perry MB, Taylor S, Khatoon B, Vercell A, Faivre-Finn C, Velikova G, Marsden A, Heal C, Yorke J (2024) Examining the effectiveness of electronic patient-reported outcomes in people with cancer: systematic review and meta-analysis. J Med Internet Res 26:e49089

Salmani H, Nasiri S, Ahmadi M (2024) The advantages, disadvantages, threats, and opportunities of electronic patient-reported outcome systems in cancer: a systematic review. Digit Health 10:20552076241257144

Seh AH, Zarour M, Alenezi M, arkar AK, Agrawal A, Kumar R, Khan RA (2020) healthcare data breaches: insights and implications. Healthcare 8(2):133

Sinha R (2024) The role and impact of new technologies on healthcare systems. Discov Health Syst 3:96

Su Z, Figueiredo MC, Jo J, Zheng K, Chen Y (2021) Analyzing description, user understanding and expectations of AI in mobile health applications. AMIA Annu Symp Proc 2020:1170–1179

Sutton RT, Pincock D, Baumgart DC, Sadowski DC, Fedorak RN, Kroeker KI (2020) An overview of clinical decision support systems: benefits, risks, and strategies for success. NPJ Digit Med 3:17

Tsamados A, Aggarwal N, Cowls J, Morley J, Roberts H, Taddeo M, Floridi L (2022) The ethics of algorithms: key problems and solutions. AI Soc 37:215–230

Umesh C, Mahendra M, Bej S, Wolkenhauer O, Wolfien M (2025) Challenges and applications in generative AI for clinical tabular data in physiology. Pflugers Arch 477(4):531–542

Wangler J, Jansky M (2024) How can primary care benefit from digital health applications? – a quantitative, explorative survey on attitudes and experiences of general practitioners in Germany. BMC Digit Health 2:14

Wannheden C, Åberg-Wennerholm M, Dahlberg M, Revenäs Å, Tolf S, Eftimovska E, Brommels M (2022) Digital health technologies enabling partnerships in chronic care management: scoping review. J Med Internet Res 24(8):e38980

Widmer A (2024) Digitale Gesundheits-Apps. Inn Med 65(12):1261–1265

Wisniewski H, Gorrindo T, Rauseo-Ricupero N, Hilty D, Torous J (2020) The role of digital navigators in promoting clinical care and technology integration into practice. Digit Biomark 4(Suppl. 1):119–135

Wolfien M, Ahmadi N, Fitzer K, Grummt S, Heine K-L, Jung I-C, Krefting D, Kühn A, Peng Y, Reinecke I, Scheel J, Schmidt T, Schmücker P, Schüttler C, Waltemath D, Zoch M, Sedlmayr M (2023) Ten topics to get started in medical informatics research. J Med Internet Res 25:e45948

Patient:innenpfade als Brücken im Versorgungsnetz

Hannes Schlieter und Peggy Richter

1 Einleitung

Ein bedeutender Wendepunkt in der Medizingeschichte war der Übergang von einer auf Annahmen und Erfahrungswissen gestützten Heilkunde hin zu einer systematisch empirisch fundierten, evidenzbasierten Medizin (Sackett et al. 1996). Mit der fortschreitenden Spezialisierung in der Medizin ist in den vergangenen Jahrzehnten eine neue Komplexität der Patient:innenversorgung entstanden – und mit ihr die Herausforderung, Versorgung innerhalb eines Netzwerks bedarfsgerecht, koordiniert und sektorenübergreifend zu gestalten. Diese Herausforderung bildet den Kern dessen, was unter dem Begriff der integrierten Versorgung verstanden wird – einem Konzept, das in Praxis und Wissenschaft zunehmend als Leitbild für eine patient:innenzentrierte und koordinierte Gesundheitsversorgung gilt (Kodner und Spreeuwenberg 2002; Amelung et al. 2015).

Das Konzept der integrierten Versorgung steht im engen Zusammenhang mit einem grundlegenden Wandel im Gesundheitswesen: Dem Übergang von einer institutionenzentrierten und paternalistisch geprägten Versorgung hin zu einer patient:innenorientierten Perspektive. In dieser neuen Sichtweise bewegen sich Patient:innen in einem vernetzten, interdisziplinären Versorgungsnetzwerk – und werden zunehmend zu aktiven Mitgestaltenden, sprich Co-Manager:innen, der eigenen Versorgung (Härter et al. 2015).

H. Schlieter (✉) · P. Richter
Forschungsgruppe Digital Health, Fakultät Wirtschaftswissenschaften,
Technische Universität Dresden, Dresden, Deutschland
E-Mail: hannes.schlieter@tu-dresden.de

P. Richter
E-Mail: peggy.richter@tu-dresden.de

© Der/die Autor(en), exklusiv lizenziert an Springer-Verlag GmbH, DE, ein Teil von Springer Nature 2026
K. Nordmann et al. (Hrsg.), *Digitales Nahtstellenmanagement in der Gesundheitsversorgung,* https://doi.org/10.1007/978-3-662-72579-5_19

Umso erstaunlicher ist es, dass integrierte Versorgung – trotz breiter wissenschaftlicher Evidenz und politischer Bekenntnisse – in Deutschland noch immer nicht flächendeckend etabliert ist. Ihre Umsetzung bleibt häufig auf bestimmte Krankheitskomplexe beschränkt und findet primär im Rahmen von Modellprojekten oder regionalen Initiativen statt (Genett et al. 2025). Mit dem Ziel, die Versorgung besser zu koordinieren, entstehen zahlreiche Übergänge zwischen verschiedenen Professionen und Disziplinen – sogenannte Versorgungsschnittstellen –, an denen ein erhöhter Abstimmungsbedarf entsteht. Damit dieser erfolgreich bewältigt werden kann, bedarf es eines gemeinsamen Verständnisses über die Koordination, Verantwortlichkeiten und Überleitungsentscheidungen – kurz: tragfähiger Organisationsmodelle.

Patient:innenpfade können die Grundlage für ein solches Organisationsmodell legen. Patient:innenpfade gehen auf das Konzept des Klinischen Pfades zurück. Alternative Bezeichnungen sind auch Versorgungspfade oder Klinische Behandlungspfade. Patient:innenpfade betonen jedoch stärker die Involvierung der Patient:innen und die Durchgängigkeit der Versorgung über die verschiedenen Behandlungsepisoden in einem Versorgungsnetzwerk hinweg. Während Klinische Pfade in der Regel innerhalb einer Institution (z. B. Krankenhaus) Anwendung finden, ist ein Patient:innenpfad ein Werkzeug, das die evidenzbasierte Planung und das Management des Versorgungsprozesses für eine definierte Patient:innenpopulation mit meist komplexen, langfristigen oder chronischen Erkrankungen unterstützt (Richter und Schlieter 2024). In einem Patient:innenpfad werden die einzelnen Phasen, Meilensteine sowie Aktivitäten und Entscheidungen in der Versorgung einer definierten Patient:innenpopulation abgebildet. Ein Patient:innenpfad unterstützt die Information und Entscheidungsfindung eines Teams multidisziplinärer Leistungserbringender in einem integrierten Versorgungsnetzwerk – gemeinsam mit den Patient:innen (Richter et al. 2021).

Der Einsatz von Patient:innenpfaden verspricht vielfältige Vorteile, insbesondere in Hinblick auf Behandlungsqualität und Patient:innensicherheit, da sie sowohl für das Behandlungsteam als auch für die Patient:innen den Behandlungsverlauf transparent und nachvollziehbar gestalten. Im Sinne einer integrierten Versorgung verknüpfen Patient:innenpfade gezielt die Schnittstellen zwischen verschiedenen Berufsgruppen und Fachdisziplinen. Sie gewährleisten eine sektorenübergreifende Abstimmung – insbesondere bei Übergängen zwischen ambulanter und stationärer Versorgung. Auch aus ökonomischer Sicht leisten Patient:innenpfade einen wertvollen Beitrag: Sie fördern den gezielten und abgestimmten Einsatz von Ressourcen und ermöglichen durch strukturierte Dokumentation von Abläufen, Zuständigkeiten und Entscheidungspunkten eine fundierte Grundlage für Prozessoptimierung und Qualitätsmanagement. Redundanzen können so verringert und Verbesserungsprozesse systematisch angestoßen werden.

2 Herausforderungen für den effektiven Pfadeinsatz im Netzwerk

In Hinblick auf Qualität, Sicherheit, Koordination und Effizienz sind mit dem Einsatz von Patient:innenpfaden zahlreiche positive Eigenschaften verbunden. Doch ihre Entwicklung und nachhaltige Verankerung in einem Versorgungsnetzwerk gehen mit einer Reihe praktischer, methodischer und sozialer Herausforderungen entlang des gesamten Lebenszyklus eines Patient:innenpfades (Abb. 1) einher – insbesondere, wenn ein echtes ‚Versorgen im Miteinander' und nicht nur ein organisatorisches Nebeneinander erreicht werden soll.

Eine erste Herausforderung liegt in der strategischen Planung zur Einführung von Patient:innenpfaden in einem integrierten Versorgungsnetzwerk. Häufig werden Pfade als Einzelmaßnahme oder von einzelnen Netzwerkpartner:innen entwickelt, ohne in eine netzwerkübergreifende Governance-, IT- und Organisationsstruktur eingebettet zu sein. Dadurch bleiben wichtige Voraussetzungen – wie klare Verantwortlichkeiten, digitale Integration oder die kontinuierliche Pflege – unberücksichtigt. Damit Patient:innenpfade langfristig Wirkung entfalten können, braucht es jedoch strategische Entscheidungen auf Netzwerkebene.

Eine weitere Herausforderung liegt in der Sicherstellung der methodischen Qualität bei der Entwicklung von Patient:innenpfaden. Es gilt, die Inhalte evidenzbasiert, strukturiert und interdisziplinär zu erarbeiten, um eine wissenschaftlich verlässliche Grundlage

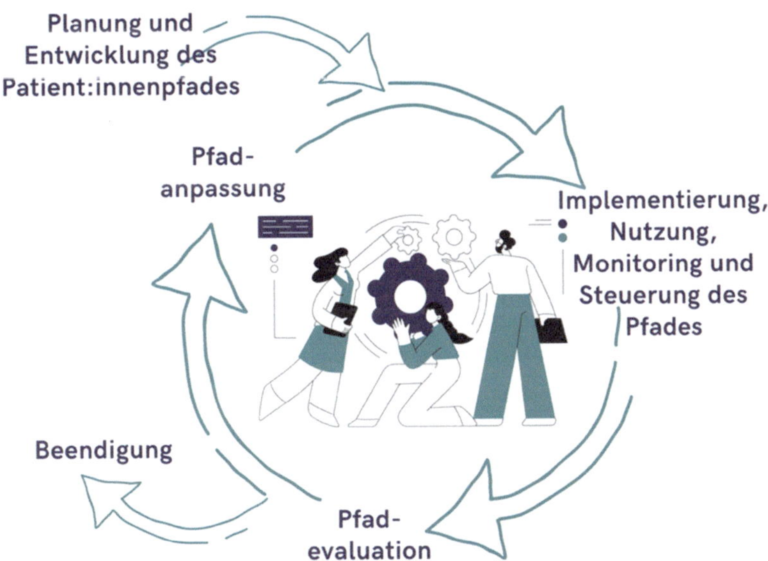

Abb. 1 ‚Phasen des Lebenszyklus' eines Patient:innenpfades

zu schaffen. Gleichzeitig stellt sich die Frage nach der richtigen Balance zwischen Detailtiefe und Praktikabilität: Pfade sollten einerseits nicht so abstrakt bleiben, dass sie keinen praktischen Nutzen entfalten, aber auch nicht in einer Überkomplexität enden, die ihre Verständlichkeit und Anwendbarkeit im Alltag erschwert.

Darüber hinaus ist entscheidend, wie Patient:innenpfade im Versorgungsalltag tatsächlich nutzbar gemacht werden können. Dies betrifft sowohl die technische und organisatorische Einbindung in bestehende Systeme als auch den menschlichen Faktor: Wie gelingt es, die beteiligten Personen – ob Ärzt:innen, Pflegefachpersonen oder Verwaltungsmitarbeitende – nicht nur zu informieren, sondern wirklich mitzunehmen? Die Akzeptanz von Patient:innenpfaden steht und fällt mit ihrer wahrgenommenen Relevanz und Verständlichkeit sowie der Möglichkeit, sich selbst und die eigene Rolle im Pfad wiederzufinden. Wie diesen drei Herausforderungen auf dem Weg zum effektiven Pfadeinsatz begegnet werden kann, wird in den folgenden Abschnitten diskutiert.

3 Notwendige Weichenstellungen für den Pfadeinsatz

Bevor mit der konkreten Entwicklung einzelner Patient:innenpfade begonnen wird, bedarf es einer vorgelagerten strategischen Phase, in der im Versorgungsnetzwerk grundlegende Entscheidungen über die Einführung, Nutzung und Weiterentwicklung von Patient:innenpfaden getroffen werden. Diese strategische Planungsphase bildet das Fundament für einen langfristigen und koordinierten Einsatz von Patient:innenpfaden – mit dem Ziel, ein tragfähiges Pfadsystem als Zusammenspiel von Menschen, Prozessen, Strukturen und Technologien aufzubauen.

Im Zentrum dieser strategischen Planung steht die Verständigung auf die übergeordneten Ziele, die mit der Einführung von Patient:innenpfaden verfolgt werden sollen. Dabei kann es um die Verbesserung der Versorgungsqualität oder -koordination, die Förderung der Patient:innenzentrierung, die Standardisierung von Abläufen, eine höhere Ressourceneffizienz oder um eine Kombination mehrerer dieser Aspekte gehen. Die gemeinsame Zieldefinition hilft, einen Orientierungsrahmen für die anschließenden Entwicklungsschritte zu schaffen und Zielkonflikte frühzeitig zu vermeiden. Darüber hinaus braucht es eine klare organisatorische Verankerung der Pfadaufgaben im Netzwerk: Die Einführung von Patient:innenpfaden sollte nicht als Einzelmaßnahme betrachtet, sondern als systematische Weiterentwicklung des Netzwerks verstanden werden. Hierzu gehört die Festlegung von Zuständigkeiten, etwa durch die Einrichtung einer zentralen Koordinationsfunktion oder eines Lenkungsgremiums, das die Gesamtaufgaben entlang des Pfadlebenszyklus steuert, Qualität sichert und Entscheidungen vorbereitet. Gleichzeitig müssen Regelungen für die spätere Pflege, Aktualisierung und Evaluation der Pfade getroffen werden, um deren langfristige Wirksamkeit und Aktualität zu gewährleisten.

Ein weiterer Bestandteil der strategischen Planung betrifft die technischen und organisatorischen Voraussetzungen. Damit Patient:innenpfade im Versorgungsalltag wirksam werden können, müssen sie in bestehende Organisations- und Kommunikationsstrukturen integriert werden. Dazu gehören Fragen zur Zugänglichkeit des Pfads für die beteiligten Akteur:innen, zur Dokumentation im klinischen Alltag sowie zur Erhebung und Nutzung von Daten – etwa im Rahmen der Qualitätssicherung oder Versorgungsforschung. Auch Überlegungen zur schrittweisen Digitalisierung und zur Anbindung an elektronische Patientenakten oder interoperable Netzwerksysteme sollten frühzeitig in die strategische Planung einfließen.

Neben solchen strukturellen und technischen Aspekten ist auch die soziale Dimension zu berücksichtigen. Patient:innenpfade verändern die Art und Weise, wie Versorgung organisiert, koordiniert und kommuniziert wird. Deshalb ist es entscheidend, bei den beteiligten Berufsgruppen Vertrauen in das Konzept aufzubauen, Bedenken ernst zu nehmen und transparent über Ziele, Nutzen und Gestaltungsmöglichkeiten zu informieren.

Sind die strategischen Rahmenbedingungen im Netzwerk geklärt, stellt sich die Frage, wie aus der konzeptionellen Idee eines Patient:innenpfades ein erfolgreich anwendbares Instrument der Versorgungskoordination und -steuerung wird.

4   In fünf Schritten zum Patient:innenpfad

Die Entwicklung eines Patient:innenpfades beginnt mit der bewussten Entscheidung, die Versorgung einer definierte Patient:innengruppe im Versorgungsnetzwerk systematisch zu begleiten, zu steuern und zu verbessern. Dabei ist es unerlässlich, von Beginn an ein gemeinsames Verständnis darüber zu entwickeln, was einen qualitativ hochwertigen Patient:innenpfad ausmacht und welche Anforderungen dieser im Versorgungsnetzwerk erfüllen soll. In Tab. 1 sind grundlegende Qualitätsanforderungen an Patient:innenpfade zusammengefasst. Sie können das gemeinsame Zielbild schärfen und die langfristige Akzeptanz, Anwendbarkeit und Überprüfbarkeit eines Pfades sicherstellen.

Diese Kriterien helfen, von Beginn an die richtige Richtung einzuschlagen, denn sie dienen als Fundament für die inhaltliche Pfadgestaltung. Auf dieser konzeptionellen Grundlage vollzieht sich die eigentliche Pfadentwicklung in fünf Schritten (Abb. 2), die jeweils spezifische Aufgaben, Abstimmungsprozesse und methodische Herausforderungen mit sich bringen (Richter und Schlieter 2024).

Zu Beginn steht die *Projektinitiierung und -planung*, um das Pfadprojekt anzustoßen und vorzubereiten. Dazu werden Versorgungsbedarf und -potenziale für die avisierte Patient:innengruppe analysiert, Projektumfang und -ziele definiert sowie das Vorgehen geplant. Entscheidend ist außerdem die sorgfältige Zusammenstellung eines interprofessionellen sowie inter- und transdisziplinären Projektteams. Dieses sollte neben medizinischen und pflegerischen Fachexpert:innen auch Vertreter:innen des Qualitäts- und Netzwerkmanagements, Patient:innen oder geschulte Vertretungen, Pfad-Designer:innen, Methodenexpert:innen sowie ein Projektmanagement umfassen. Während die Domänenexpert:innen das inhaltliche Wissen zum Versorgungsprozess einbringen, übersetzen Pfad-Designer:innen dieses in ein strukturiertes Prozessmodell. Methodenexpert:innen begleiten die Pfadentwicklung fachlich-konzeptionell, der bzw. die Projektmanager:in

Tab. 1 Qualitätsanforderungen an Patient:innenpfade in einem Versorgungsnetzwerk

Kriterium	Qualitätsanforderungen
Struktur des Patient:innenpfades	Der Pfad umfasst alle Phasen der Patient:innenversorgung im Netzwerk. Er bezieht alle relevanten Fachdisziplinen ein und strukturiert den gesamten Versorgungsverlauf, z. B. von Angeboten der Prävention und Gesundheitsförderung über Diagnose, Therapie, Rehabilitation und Nachsorge bis hin zur palliativen Versorgung oder Langzeitbetreuung. Es werden Versorgungsschnittstellen, multiprofessionelle Zusammenarbeit verschiedener Fachrichtungen sowie beteiligte Einrichtungen sichtbar.
Fachliche Detaillierung	Der Pfad basiert auf den Empfehlungen medizinischer oder pflegerischer, möglichst evidenzbasierter Leitlinien und adressiert spezifische Risiken oder Besonderheiten (z. B. Umwelt- oder Lebensstilfaktoren, genetische Faktoren).
Patient:inneneinbindung	Der Pfad berücksichtigt die Patient:innenperspektive sowohl in den Phasen des Pfadlebenszyklus als auch in der inhaltlichen Pfadbeschreibung, z. B. durch die Einbindung von Patient Reported Outcomes (PROs), Patient:innenvertretungen, verständliche Patient:inneninformationen, informierte Entscheidungsfindung (Shared Decision-Making) oder Individualisierung.
Ressourcenanforderungen	Im Patient:innenpfad werden Mindestanforderungen an Personal, Ausstattung, Kompetenzen und Qualifikation, Sicherheit und Patient:inneneinbindung benannt.
Forschung	Studienpotenziale werden systematisch berücksichtigt, etwa durch Screening und Einwilligungsprozesse für Studien und Forschungsprojekte (klinisch, organisatorisch, translational).
Pfadmanagement und Transparenz	Es existiert ein definierter Prozess zur regelmäßigen Aktualisierung des Patient:innenpfades, inklusive Benennung von Verantwortlichen und Zeitpunkten. Der Pfad ist niedrigschwellig für alle an der Versorgung beteiligten Akteur:innen verfügbar, darüber hinaus auch in patient:innengerechter Form.
Datenintegration	Es sind definierte Erhebungs- und Dokumentationspunkte für Qualitätsindikatoren, Registerdaten und ggf. Studien eingebettet.

stellt Planung, Koordination und Fortschrittskontrolle sicher. Die Projektbeteiligten sollten zudem bereits zu diesem Zeitpunkt über das Vorgehen zur Pfadentwicklung informiert und hinsichtlich potenzieller Zielkonflikte, typischer Stolpersteine oder Vorbehalte sensibilisiert werden (Evans-Lacko et al. 2010).

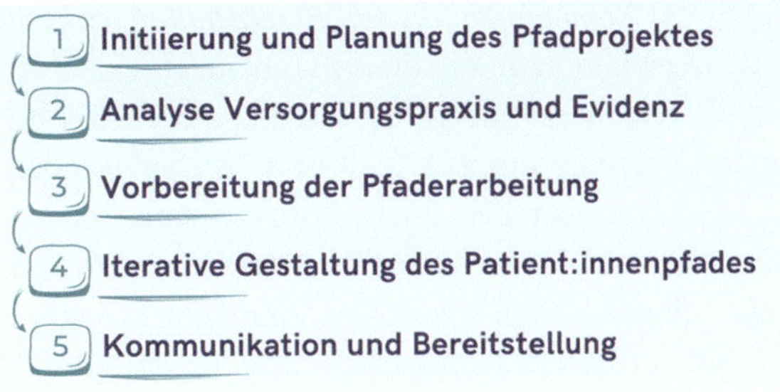

Abb. 2 Fünf Schritte zur Planung und Entwicklung eines Patient:innenpfades

Anschließend erfolgt eine strukturierte *Bestandsaufnahme* der aktuellen Versorgungspraxis (möglichst aus Versorgenden- und Patient:innensicht) und der verfügbaren Evidenz. Dabei werden bestehende Versorgungsabläufe analysiert, Engpässe, Schnittstellen und Versorgungsbrüche identifiziert und mit Leitlinienempfehlungen abgeglichen (Vanhaecht et al. 2012). Gleichzeitig sollte geprüft werden, welche Elemente aus existierenden Pfaden (z. B. Referenzpfade oder Good-Practice-Pfade anderer Netzwerke) übernommen oder angepasst werden können. Ziel ist ein realistisches Bild der Ausgangslage und eine kritische Reflexion der eigenen, bestehenden Prozesse.

Darauf folgt die *Vorbereitung der Pfaderarbeitung*. Aufbauend auf der Bedarfsanalyse und der Bestandsaufnahme gilt es nun, die relevanten Eckdaten des Pfades festzulegen. Dazu zählen die Definition von Ein- und Ausschlusskriterien sowie des Geltungsbereichs des Pfades im Versorgungskontinuum. Start- und Endpunkte werden bestimmt und der Pfad in sinnvolle Versorgungsphasen unterteilt. Zudem wird entschieden, in welcher Form der Pfad beschrieben und dargestellt werden soll – unter Abwägung verschiedener Darstellungsformate (z. B. BPMN-Prozessmodell oder Flowchart) und unter Auswahl geeigneter Werkzeuge (Bogale et al. 2024). Diese Entscheidungen schaffen eine verbindliche Grundlage für die anschließende Pfaderstellung und stellen sicher, dass alle Beteiligten mit einem gemeinsamen Verständnis in den Gestaltungsprozess starten.

Die eigentliche *Erarbeitung und inhaltliche Gestaltung* des Patient:innenpfades erfolgt anschließend in einem iterativen und kollaborativen Prozess. In moderierten Workshops wird der Versorgungsprozess entlang der Patient Journey durch das Versorgungsnetzwerk modelliert. Dabei geht es nicht nur um die Abbildung des medizinischen Ablaufs, sondern auch um den Einbezug sozialer, pflegerischer und alltagsrelevanter Aspekte für die Patient:innenpopulation. Entscheidungs- und Belastungspunkte werden sichtbar gemacht, Hilfsangebote verortet, und es wird festgelegt, wie und wann Patient:innen aktiv eingebunden werden sollten. Wichtig ist, dass der Pfad nicht als starres Schema, sondern als flexibles Steuerungsinstrument verstanden wird, das sowohl Orientierung bietet als auch begründete Abweichungen zulässt. Der so entstandene Entwurf wird anschließend einer internen sowie externen Prüfung unterzogen. Nach erfolgreicher Testung ‚im Kleinen‘ erfolgt die formale Konsentierung und Freigabe.

Mit der *Kommunikation und Bereitstellung* des entwickelten Patient:innenpfades wird seine Überführung in die Praxis vorbereitet. Dazu wird eine geeignete Kommunikations- und Verbreitungsstrategie entwickelt, die auch Überlegungen zur Digitalisierung und Implementierung umfasst. Ziel ist es, sicherzustellen, dass alle relevanten Akteur:innen im Netzwerk über den Pfad informiert sind, ihn verstehen und problemlos darauf zugreifen können. Eine Version für Patient:innen – verständlich aufbereitet und mit klaren Ansprechpartner:innen versehen – trägt zur Transparenz und Förderung der Partizipation bei. Mit der Bereitstellung ist der Pfad bereit für die Anwendung. Nun gilt es, ihn in der Praxis wirksam werden zu lassen.

5 Einführung von Patient:innenpfaden in die Versorgungspraxis

Fälschlicherweise wird die Einführung von Patient:innenpfaden oftmals mit der digitalen Implementierung in die Dokumentationsprozesse gleichgesetzt. Diese Fehleinschätzung übersieht den wesentlichen Fakt, dass die Einführung von Patient:innenpfaden zunächst vor allem die beteiligten Akteur:innen (Ärzt:innen, Pflege etc.) betrifft und sich erst als zweites die Frage stellt, wie auch die bestehenden Anwendungssysteme die Arbeit entlang des Pfades unterstützen können. Die Digitalisierung der Patient:innenpfade ist daher nicht Selbstzweck, sondern Mittel zur Unterstützung der Nutzenden im Versorgungsalltag – sei es durch strukturierte Informationsbereitstellung, Entscheidungsunterstützung, Patient:inneninformation und -schulung oder die Umsetzung teil-automatisierter Abläufe.

Zentrale Zielstellung bei der Einbettung von Patient:innenpfaden in den Versorgungsalltag ist es, die einzelnen Organisationen innerhalb eines Versorgungsnetzwerkes in die Lage zu versetzen, Patient:innenpfade in der täglichen Praxis entwickeln zu können, zu nutzen und dies wiederum digital zu unterstützen. Die Umsetzung von Patient:innenpfaden in Versorgungsnetzwerk bedarf daher eine unmittelbare Anpassung der Aufgabensysteme, d. h. der Prozesse im Versorgungsnetzwerk.

5.1 Zentrale Arbeitsbereiche der Pfadeinführung

Die Umsetzung von Patient:innenpfaden in der Praxis erfordert die strukturierte Bearbeitung mehrerer aufeinander bezogener Arbeitsbereiche. Ein erster Baustein ist die Schaffung von Strukturen, welche die Erstellung sowie kontinuierliche Entwicklung und Pflege von Patient:innenpfaden verantwortet. Die geschaffenen Pfade fungieren als eine standardisierte Grundlage für die Versorgung einer definierten Patient:innengruppe und sind in diesem Sinne Pfadvorlagen für die Ableitung konkreter Behandlungspläne für individuelle Patient:innen.

Ein nächster Baustein umfasst die Frage, wie die bereitstehenden Patient:innenpfade in fallbezogene Behandlungspläne überführt werden können. Sie sollten dabei an individuelle Patient:innenbedürfnisse angepasst sein sowie Kontextfaktoren und spezifische Versorgungsbedingungen berücksichtigen. Auf Basis dieser individuellen Behandlungspläne kann dann die tatsächliche Ausführung im Versorgungsalltag erfolgen. Dabei sollten eine flexible Handhabung und situative Anpassung erlaubt sein, um auf Veränderungen im Krankheitsverlauf oder in der Versorgungssituation reagieren zu können. Als letzter Baustein sollte eine systematische Auswertung der Pfaddurchläufe bedacht werden, welche die Durchführung sowohl im Hinblick auf Ergebnisqualität als auch auf Prozess- und Dokumentationsqualität bewertet. Nur wenn alle vier Bereiche – Vorlagepflege, Individualisierung, Durchführung und Evaluation – ineinandergreifen, kann ein Patient:innenpfad langfristig wirksam und lernfähig im Versorgungssystem verankert werden.

Entsprechend dieser vier Bausteine lassen sich auch die zentralen Komponenten einer digitalen Umsetzung ableiten (Abb. 3). Erstens bedarf es einer digitalen Pfadverwaltungsumgebung, in der Pfadvorlagen systematisch erstellt, versioniert und gepflegt werden können. Zweitens braucht es eine Funktion zur Ableitung individueller Behandlungspläne auf Basis existierender Pfadvorlagen – technisch als Instanziierung bezeichnet. Drittens braucht es eine Umsetzungsumgebung, welche die Ausführung und Dokumentation der individuellen Pläne im Versorgungsalltag ermöglicht – einschließlich der Möglichkeit, Pläne flexibel anzupassen und Abweichungen nachvollziehbar zu erfassen. Viertens schließlich ist eine Auswertungskomponente erforderlich, die es erlaubt, Pfaddaten systematisch zu analysieren, um Rückschlüsse auf Prozessqualität, Ergebnisqualität und Optimierungspotenziale zu ziehen. Diese Funktionen braucht es unbenommen, ob es sich um die Versorgung innerhalb eines Klinikums oder entlang einer institutionenübergreifenden, integrierten Versorgungskette handelt.

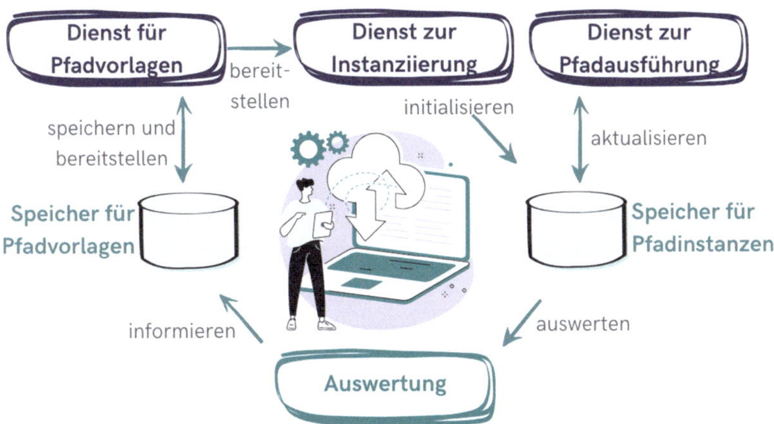

Abb. 3 Referenzarchitektur digitaler Pfadsysteme

5.2 Digitalisierung und Implementierung von Patient:innenpfaden

Wie in Abb. 3 zusammengefasst, braucht es für die digitale Umsetzung von Patient:innenpfaden eine enge Verknüpfung der Pfadvorlagen mit der laufenden Dokumentation von Behandlungen, wie sie typischerweise in Klinikinformationssystemen und Praxisverwaltungssystemen erfolgen. Ganz besonders fordert es eine prozessorientierte Dokumentation und eine entsprechende Unterstützung dieser durch Instanziierung von Behandlungsplänen und deren begleitende Fortschreibung („Pfadausführung"). Rein technologisch setzt dies eine syntaktisch und semantisch wohldefinierte und strukturierte Verwaltung der Pfadvorlagen sowie der einzelnen Pfadinstanzen voraus. Das heißt, die technische Speicherung und Bereitstellung von Pfaden muss nach einem definierten Regelsystem erfolgen (Syntax) und die abgelegten Inhalte müssen zusätzlich einheitlich interpretierbar beschrieben werden (Semantik). Ersteres wird durch die Nutzung standardisierter Beschreibungssprachen wie FHIR gewährleistet, Letzteres durch die Verknüpfung mit etablierten medizinischen Terminologien und Codesystemen wie SNOMED CT oder ICD (vertiefende Ausführung in Richter und Schlieter 2024).

Aus Sicht integrierter Versorgung sind an den Übergängen zwischen den beteiligten Institutionen – den sogenannten Nahtstellen – verbindliche Vereinbarungen zur Zusammenarbeit erforderlich. Neben dem technischen ‚Miteinander-sprechen-können', fachlich auch als interoperieren bezeichnet, spielt insbesondere das ‚Miteinander-austauschen-wollen' auf organisatorischer Ebene eine entscheidende Rolle für die Implementierung und Digitalisierung von Patient:innenpfaden. Dies ist im Konzept der Interoperabilität verankert, welches die Fähigkeit unterschiedlicher Systeme, Organisationen und Akteur:innen beschreibt, Informationen effizient, sicher und eindeutig miteinander auszutauschen, zu interpretieren und zu nutzen (European Commission et al. 2013; Benson und Grieve 2016). Diese Notwendigkeit wird auch in verschiedenen Interoperabilitätsframeworks – etwa dem European Interoperability Framework (EIF) – explizit betont. Denn Interoperabilität beschränkt sich nicht auf die Fähigkeit technischer Systeme, Daten auszutauschen und syntaktisch korrekt zu verarbeiten. Vielmehr bedarf es einer weitergehenden Verständigung darüber, wie dieser Austausch im konkreten Versorgungsgeschehen zu erfolgen hat.

Des Weiteren beinhalten Versorgungsprozesse ein hohes Maß manueller, menschlicher Leistungen, die es ebenso abzustimmen gilt. Ein Patient:innenpfad ist daher nicht nur die Grundlage, Behandlungsprozesse technisch zu dokumentieren und Systeme miteinander zu verbinden, sondern bildet auch die Grundlage für die menschliche Verständigung und Qualitätssicherung in Behandlungsprozessen. So erfasst ein Patient:innenpfad beispielsweise kritische Zeitfenster, die nicht überschritten werden sollten, verpflichtende Diagnostik und Entscheidungspunkte inklusive Therapieoptionen, Maßnahmen zur Patient:innenaufklärung und zur gemeinsamen Entscheidungsfindung. Darüber hinaus liefert er die Grundlage, die bestehende Praxis kontinuierlich zu hinterfragen und weiterzuentwickeln.

Aus diesen Anforderungen lassen sich je nach Umsetzungsreife unterschiedliche Entwicklungsstufen der Pfadumsetzung ableiten. Tab. 2 veranschaulicht anhand zweier Beispiele mögliche Ausprägungen der Pfadumsetzung. Der Vergleich erfolgt entlang zentraler Dimensionen: Der Anpassung bestehender Organisationsstrukturen, der Einbettung von Pfadentwicklung und -bereitstellung sowie der Pfadnutzung im Versorgungsalltag.

Tab. 2 Exemplarischer Vergleich verschiedener Umsetzungsreifen von Patient:innenpfaden für die Themen ‚Organisatorische und strukturelle Voraussetzungen', ‚Pfadentwicklung und -bereitstellung' sowie ‚Pfadanwendung und -umsetzung'

	Beispiel für eine geringe Umsetzungsreife	Beispiel für eine hohe Umsetzungsreife
Organisatorische und strukturelle Voraussetzungen		
Verantwortung und Governance	Es ist keine Rolle für das Management der Patient:innenpfade definiert. Die Überarbeitung erfolgt sporadisch.	Verantwortliche Rollen für das Management der Patient:innenpfade sind zugewiesen und im Netzwerk bekannt.
Zuständigkeiten und Multiprofessionalität	Die Nutzenden sind sich ihrer Aufgaben/Funktionen, wie sie im Patient:innenpfad beschrieben sind, bewusst. Andere Gesundheitsberufe sind jedoch nicht über Regelungen informiert.	Die inter- und multidisziplinäre Zusammenarbeit der verschiedenen Fachdisziplinen im Netzwerk ist auf Basis der vorhandenen Patient:innenpfade geregelt und bekannt.
Pfadumfang	Es sind nur bestimmte Behandlungsepisoden durch den Pfad abgedeckt.	Alle Phasen der Versorgung sind durch den Patient:innenpfad beschrieben.
Pfadentwicklung und -bereitstellung		
Nutzung bestehender Pfadvorlagen	Eine Vorlage eines Patient:innenpfades (z. B. eines anderen Netzwerkes oder einer medizinischen Fachgesellschaft) ist vorhanden und wird ohne weitere Anpassungen verwendet.	Die Vorlage des Patient:innenpfades wird an die lokalen Besonderheiten des eigenen Netzwerks angepasst. Anpassungen sind klar nachvollziehbar, z. B. durch Verweise auf Verordnungen, Leitlinien und Richtlinien sowie andere lokale Gegebenheiten.
Digitale Ablagestruktur und Bereitstellung	Es existiert kein digitales Repository für die Pfadvorlagen des Versorgungsnetzwerkes. Patient:innenpfade werden als PDF-Datei für Netzwerkmitglieder bereitgestellt.	Die Pfadvorlagen sind in einem digitalen Repository für das gesamte Versorgungsnetzwerk verfügbar und bekannt. Die Pfadvorlagen können digital abgerufen und verarbeitet werden.

(Fortsetzung)

Tab. 2 (Fortsetzung)

	Beispiel für eine geringe Umsetzungsreife	Beispiel für eine hohe Umsetzungsreife
Verankerung in die Qualifikation	Es existiert Erklärungsmaterial zum Patient:innenpfad, welches aber nicht in Schulungs- oder Weiterbildungskonzepte eingebunden ist.	Es finden regelmäßige Pfadkonferenzen statt, in denen die Netzwerkmitglieder sich über Patient:innenpfade austauschen und weitergebildet werden.
Pfadanwendung und -umsetzung		
Pfadnutzung und Verbesserungskultur	Für die Umsetzung der Versorgungsprozesse wird der Patient:innenpfad auf eine unstrukturierte, nicht kontrollierte Weise vorgegeben.	Die Nutzenden kennen und führen ihre Funktionen/Aufgaben wie im Patient:innenpfad beschrieben aus und suchen kontinuierlich nach Anzeichen dafür, ob der Pfadprozess verbessert werden sollte.
IT-Integration und Prozessunterstützung	Patient:innenpfade sind weder in die IT-Systeme der Akteur:innen des Versorgungsnetzwerks integriert noch Gegenstand der Versorgungsdokumentation.	Patient:innenpfade sind vollständig in die IT-Systeme integriert. Sie unterstützen die strukturierte Dokumentation entlang des Versorgungsprozesses inklusive der Erfassung von Prozessabweichungen.
Pfaddokumentation	Die Patient:innenpfade werden lediglich als Abbildung in einer PDF-Datei mitgeführt.	Pfadschritte können in strukturierter Weise erfasst und in der Gesundheitsakte von Patient:innen hinterlegt werden.

Ganz besonders zeigt es die Spannbreite der Nutzung von Patient:innenpfaden in der Praxis auf.

6 Fazit und Ausblick

Die Umsetzung digitaler Patient:innenpfade stellt einen zentralen Hebel dar, um integrierte Versorgung in Versorgungsnetzwerken systematisch, qualitätsgesichert und patient:innenzentriert zu gestalten. Dabei sind Patient:innenpfade weit mehr als digitale Abbildungen medizinischer Prozesse. Sie sind strukturgebende Werkzeuge, die medizinische Evidenz, interprofessionelle Zusammenarbeit und digitale Unterstützung in Einklang bringen. Ihre erfolgreiche Einführung erfordert jedoch weitreichende strategische Entscheidungen, klare organisatorische Zuständigkeiten, geeignete technische Infrastrukturen und ein gemeinsames Verständnis für die Transformation von Versorgung. Nur wenn Pfade als lernfähige Steuerungsinstrumente verstanden werden, die kontinuierlich weiterentwickelt, individuell angepasst und systematisch ausgewertet werden, entfalten sie ihr volles Potenzial für eine koordinierte, hochwertige und nachhaltige Patient:innenversorgung.

References

Amelung V, Wolf S, Ozegowski S, Eble S, Hildebrandt H, Knieps F, Lägel R, Schlenker R-U, Sjuts R (2015) Totgesagte leben länger. Empfehlungen zur Integrierten Versorgung aus Sicht der gesetzlichen Krankenkassen. Bundesgesundheitsblatt – Gesundheitsforschung – Gesundheitsschutz 58(4–5):352–359

Benson T, Grieve G (2016) Why interoperability is hard. In: Benson T, Grieve G (Hrsg) Principles of health interoperability – FHIR, HL7 and SNOMED CT. Springer, Cham, S 21–40

Bogale B, Vesinurm M, Lillrank P, Celius EG, Halvorsrud R (2024) Visual modeling languages in patient pathways: scoping review. Int J Med Res 13:e55865

European Commission, Directorate-General for the Information Society and Media, Deloitte & Touche (2013) eHealth European interoperability framework vision on eHealth EIF. European Commission Publications Office, Luxembourg

Evans-Lacko S, Jarrett M, McCrone P, Thornicroft G (2010) Facilitators and barriers to implementing clinical care pathways. BMC Health Serv Res 10:182

Genett T, Richter P, Schädlich M, Schlieker A, Schlieter H (2025) Gesundheitsnetze in strukturschwachen Regionen – Multifallstudie zum Umgang mit Versorgungslücken. Monitor Versorgungsforschung 18(2):40–46

Härter M, Buchholz A, Nicolai J, Reuter K, Komarahadi F, Kriston L, Kallinowski B, Eich W, Bieber C (2015) Shared decision making and the use of decision aids. Dtsch Arztebl Int 112(40):672–679

Kodner DL, Spreeuwenberg C (2002) Integrated care: meaning, logic, applications, and implications – a discussion paper. Int J Integr Care 2:e12

Richter P, Hickmann E, Schlieter H (2021) Validating the concept of patient pathways: a european survey on their characteristics, definition and state of practice. PACIS 2021 Proceedings

Richter P, Schlieter H (2024) Patientenpfade in der integrierten Versorgung: Praxishandbuch für die erfolgreiche Entwicklung und digitale Implementierung. Springer, Wiesbaden

Sackett DL, Rosenberg WMC, Gray JA, Haynes RB, Richardson WS (1996) Evidence based medicine: what it is and what it isn't. BMJ 312(7023):71–72

Vanhaecht K, Gerven EV, Deneckere S, Lodewijckx C, Janssen I, van Zelm R, Boto P, Mendes R, Panella M, Biringer E, Sermeus W (2012) The 7-phase method to design, implement and evaluate care pathways. Int J Pers Cent Med 2:341–351

Digital-unterstützte Qualitätssicherung in Gesundheitseinrichtungen als Teil des Nahtstellenmanagements

Ann-Sophie Minner, Oliver Steidle und Thomas Petzold

1   Einleitung

An Einrichtungen der Gesundheitsversorgung werden höchste Anforderungen zur Sicherstellung einer hohen Versorgungsqualität gestellt. Um diesen Anforderungen strukturiert begegnen zu können, ist die Etablierung eines Qualitätsmanagements notwendig. Methoden und Tätigkeiten des Qualitätsmanagements bündeln dabei die kontinuierlichen Verbesserungsmaßnahmen einer Organisation, um festgelegte Qualitätsziele zu erreichen. Diese Qualitätsziele gewährleisten eine hohe Struktur-, Prozess- und Ergebnisqualität, um Fehler und daraus resultierende Schäden zu vermeiden, die Patient:innensicherheit und die Zufriedenheit der Beteiligten zu erhöhen (Hensen 2019). Qualitätsmanagement kann als proaktiver und langfristiger Ansatz verstanden werden, die Versorgungsqualität zu bewerten und kontinuierlich weiterzuentwickeln. Ein Bestandteil des Qualitätsmanagements ist die Qualitätssicherung. Qualitätssicherung ist ein reaktiver Ansatz, der evaluierende Bestandteile umfasst und an definierten Zielen bzw. Standards orientiert ist. Die Kombination aus den Tätigkeiten des Qualitätsmanagements und den

A.-S. Minner · T. Petzold (✉)
Unternehmensentwicklung und IT-Koordination, Medizinischer Dienst Sachsen,
Dresden, Deutschland
E-Mail: thomas.petzold@md-sachsen.de

A.-S. Minner
E-Mail: ann-sophie.minner@md-sachsen.de

O. Steidle
Stabsstelle Qualitätsmanagement und klinisches Risikomanagement, Universitätsklinikum
Essen, Essen, Deutschland
E-Mail: oliver.steidle@uk-essen.de

K. Nordmann et al. (Hrsg.), *Digitales Nahtstellenmanagement in der
Gesundheitsversorgung,* https://doi.org/10.1007/978-3-662-72579-5_20

Maßnahmen der Qualitätssicherung unterstützt dabei die Mitarbeitenden einer Gesundheitseinrichtung, Prozesse nutzbringend auszugestalten und deren Wirksamkeit zu überprüfen (Petzold et al. 2024). Einrichtungen der Gesundheitsversorgung sind verpflichtet, die Qualität ihrer Leistungen zu sichern und weiterzuentwickeln. Regulatorisch sind das Vorhalten eines internen Qualitätsmanagements und die Beteiligung an einrichtungsübergreifenden externen Qualitätssicherungsmaßnahmen vorgeschrieben (§ 135a SGB V). Konkrete verpflichtende Anforderungen hierzu werden durch den Gemeinsamen Bundesausschuss in der Qualitätsmanagement-Richtlinie definiert. Darüber hinaus ist in einigen spezialisierten Bereichen des Gesundheitswesens, wie in Rehabilitationseinrichtungen, eine externe Zertifizierung des Qualitätsmanagements zwingend erforderlich, um die Einhaltung definierter Qualitätsstandards nachzuweisen (§ 37 SGB IX). Zudem existieren noch weitere übergreifende Qualitätssicherungsmaßnahmen, die freiwillig initiiert sowie kontinuierlich umgesetzt werden und dadurch die hohe Motivation von Gesundheitseinrichtungen zur Qualitätsverbesserung aufzeigen (Geraedts et al. 2024).

2   Formen der Qualitätssicherung

Qualitätssichernde Maßnahmen sind notwendig, um das Handeln von Gesundheitseinrichtungen zu operationalisieren und eine hohe Versorgungsqualität zu gewährleisten. Diese Maßnahmen können verschiedene Dimensionen adressieren, welche die Grundlage für eine kontinuierliche Verbesserung und Sicherstellung der Qualität bedeuten. Die Planung und Steuerung von Qualitätssicherungsmaßnahmen basiert auf dem PDCA-Zyklus *(Plan-Do-Check-Act)* im Sinne eines dynamischen Qualitätsverständnisses. Durch kontinuierliche Messungen und Analysen können systematisch Daten zur Abbildung der Qualität gesammelt und genutzt werden, um Verbesserungspotenziale zu identifizieren und einen kontinuierlichen Verbesserungsprozess (KVP) zu implementieren. Dieser ermöglicht eine schrittweise, ständige Qualitätssteigerung unter Einbezug aller Mitarbeitenden (Kuntsche und Börchers 2017).

In der Praxis werden zahlreiche Methoden umgesetzt, welche die Struktur-, Prozessund Ergebnisqualität in Einrichtungen der Gesundheitsversorgung sichern. Dabei muss zwischen expliziten und impliziten Verfahren und Maßnahmen unterschieden werden. Explizite Verfahren sind ursprünglich und ausschließlich für den Zweck der Qualitätssicherung konzipiert und implementiert. Zu explizit benannten Maßnahmen zählen u. a. die Durchführung interner und externer Audits, in welchen die Einhaltung interner und externer Standards überprüft und Optimierungsmöglichkeiten gemeinsam identifiziert werden können. Durch externe Zertifizierungsverfahren können die Einhaltung internationaler Normen und gesetzlicher Vorgaben geprüft sowie interne Regularien einem externen Blick unterzogen werden. Auch die Entwicklung und Umsetzung von Leitlinien oder Standard Operating Procedures (SOP) gewährleisten eine einheitliche und sichere Patient:innenversorgung. Die Messung von Qualitätsindikatoren und -parametern sowie die Durchführung von Evaluationen und Befragungen ermöglichen es, auf Basis der erhobenen Daten gezielt Qualitätsverbesserungsmaßnahmen abzuleiten und umzusetzen. Gesetzlich verpflichtende Anforderungen an die datengestützte sektorenübergreifende Qualitätssicherung in Gesundheitseinrichtungen werden durch die Richtlinie des Gemeinsamen Bundesausschusses (DeQS-RL) definiert.

Darüber hinaus existiert auch eine Vielzahl an impliziten Vorgehensweisen zur Sicherung von Qualität. Implizite Verfahren und Maßnahmen wurden nicht zum Zweck der Qualitätssicherung entwickelt, beinhalten jedoch Bestandteile, die einen qualitätssichernden Charakter umfassen. Hierzu zählen u. a. die Schaffung von strukturellen Voraussetzungen zur Erreichung einer hohen Prozess- und Ergebnisqualität. Durch Instrumente wie Risikomanagement, Beschwerdemanagement oder Fehlermeldesysteme können Probleme systematisch erkannt und behoben werden, um zukünftige Vorfälle zu vermeiden und die Qualitätsanforderungen zu erreichen (Kahla-Witzsch 2024). Auch mit der Sicherung und Weiterentwicklung der Fachkompetenz, der Bereitstellung geeigneter Hard- und Software oder einem effizienten Wissensmanagement werden Mitarbeitenden in Gesundheitseinrichtungen notwendige Voraussetzungen bereitgestellt, um Prozesse in hoher Qualität durchzuführen. Die Maßnahmen zur Förderung der Motivation und Haltung von Mitarbeitenden im Sinne einer qualitätsbewussten Unternehmenskultur dient der Qualitätssicherung (Hoffmann et al. 2021). Zusätzlich sind auch Maßnahmen bedeutsam, die Mitarbeitende aktiv in die Entwicklung von Technologien oder Interventionen einbeziehen (Kernebeck und Fischer 2024). Entscheidend für alle qualitätssichernden Maßnahmen ist eine entsprechende Qualitätskultur in der Einrichtung, welche eine Veränderungsbereitschaft der Mitarbeitenden fördert und fordert (Hoffmann et al. 2021). Im Rahmen der digitalen Transformation stellt auch Anforderungsmanagement *(Requirement Engineering)* einen zentralen Baustein impliziter Qualitätssicherung dar. Mit der Erhebung von Soft- oder Hardwareanforderungen werden Erwartungen und Funktionalitäten ermittelt, die im Zuge der Bereitstellung umzusetzen sind. Diese Möglichkeit erlaubt es, implizit Qualitätssicherung während des gesamten Entwicklungsprozesses zu betreiben (Fricker et al. 2015; Nally et al. 2022).

3 Digitale Transformation in der Qualitätssicherung

Durch Maßnahmen der digitalen Transformation eröffnen sich neue Potenziale, um ressourcenschonend Einrichtungen der Gesundheitsversorgung bei der Durchführung von Maßnahmen des Qualitätsmanagements und der Qualitätssicherung zu unterstützen. Digitale Technologien können durch die Optimierung von Prozessen einen entscheidenden Beitrag zur Sicherung und Verbesserung der Versorgungsqualität leisten (Brönneke und Debatin 2022; Petzold und Steidle 2023; Steidle et al. 2024). Wie die digitale Transformation unterteilt – *digitization, digitalization* und *digital transformation* (Verhoef et al. 2021) – sollten auch Maßnahmen des Qualitätsmanagements differenziert betrachtet werden. Die tatsächliche Transformation, das Erschließen neuer bzw. das disruptive Verändern bestehender Inhalte, kann ausschließlich im Zusammenspiel zwischen Mitarbeitenden und Management stattfinden.

Die einzelnen Qualitätssicherungsmaßnahmen finden technologiebasiert und unterstützend durch Mitarbeitende statt und können so den Definitionen *digitization* und *digitalisation* zugeordnet werden. Somit ist es besonders relevant, den Einsatz effektiver Technologien zu fördern, um die Überwachung, Analyse und Verbesserung von Prozessen, Produkten und Dienstleistungen sicherzustellen. Digitale Anwendungen können Mitarbeitende von Gesundheitseinrichtungen hierbei unterstützen, die sektorenübergreifende Vernetzung von Systemen und Akteuren fördern, nahtlose Kommunikation und Datenaustauschverfahren gewährleisten und mit einer ganzheitlichen Qualitätssicherung die Versorgungsqualität verbessern.

4 Patient Journey

Die Patient Journey von Herrn Müller beginnt nicht erst mit der hausärztlichen Versorgung und der Diagnose einer arteriellen Hypertension. Qualitätsmanagement vereint mit Public Health den gleichen, präventiven Ansatz (Donabedian 2003). Der Beginn des Rauchens, seine berufliche Tätigkeit mit dem Risiko potenzieller Begleiterkrankungen sowie das Fernbleiben von Früherkennungsuntersuchungen sollten die Startpunkte darstellen, um die Versorgungsqualität und somit auch die Patient:innensicherheit bewerten zu können. Die Progredienz seiner Erkrankung beginnt zu einem früheren Zeitpunkt.

4.1 Versorgungsprozessübergreifende Möglichkeiten digitaler Qualitätssicherung

Innerhalb der Patient Journey werden alle Versorgungssektoren durchschritten. Auf diesem Weg werden unterschiedliche Anforderungen der Qualitätssicherung berührt, die Herrn Müller häufig gleiche Informationen und gleiches Verhalten abverlangen. Für Leistungserbringende selbst ist es jedes Mal ein neues Einholen von Informationen. Die Möglichkeiten der Bereitstellung und des Austausches von Behandlungsinformationen über die Sektorengrenzen hinweg sind nur in besonderen Konstellationen aktuell möglich und stehen gesamtsystemisch aus (Schubert et al. 2016). Auch wenn die Nutzung von Gesundheits- und Pflegedaten ein zentrales Element der deutschen Digitalisierungsstrategie darstellt, wurde erst in 2025 die Nutzung der elektronischen Patientenakte (ePA) implementiert. Andere europäische Staaten haben einen breiteren Erfahrungsschatz in der systemweiten Informationsbereitstellung von Versorgungsdaten. In Dänemark und Italien befindet sich seit 2005 eine elektronische Patientenakte flächendeckend im Einsatz (Bonomi 2016). Gleiches gilt auch für das eRezept. Wesentlich für organisations- oder sektorenübergreifende Informationsbereitstellung ist die Interoperabilität von Systemen und Daten. Mithilfe einer hohen Interoperabilität kann eine Überversorgung durch mehrfache Diagnostik reduziert und die Behandlungseffizienz erhöht werden (Lehne et al. 2019). Zur Erhöhung der Bemühungen für eine flächendeckende Interoperabilität wurde der Interoperabilitäts-Navigator (INA) geschaffen. Wie auch Herr Müller selbst, würden Qualitätssicherungsmaßnahmen von organisationsübergreifenden, interoperablen Informationen profitieren. Die Patient Journey könnte longitudinal begleitet werden und allen Leistungserbringenden anamnestische Informationen sowie Aussagen über den Zustand von Herrn Müllers Versorgungsprozess liefern. Letztere Information ist auch für Herrn Müller und seine Angehörigen von großem Interesse und würde einer transparenten Ausgestaltung des Versorgungssystems dienen.

4.2 Qualitätssicherung im niedergelassenen Bereich

Die ambulante Versorgung hat im Gesundheitssystem eine zentrale Bedeutung, da sie häufig, wie auch bei Herrn Müller, der erste Zugang zur medizinischen Versorgung ist. Hierbei ist es entscheidend, dass dieser Kontakt eine patient:innenorientierte und qualitative hochwertige Versorgung sowie Weiterversorgung ermöglicht. Durch konkrete Maßnahmen zur Sicherung der Qualität können niedergelassene Einrichtungen eine hohe Versorgungsqualität gewährleisten. Gemäß § 135a SGB V sind auch niedergelassene Einrichtungen verpflichtet, ein internes Qualitätsmanagement vorzuhalten und die Qualität ihrer erbrachten Leistungen zu sichern und weiterzuentwickeln. Eine Verpflichtung zu einer Zertifizierung des Qualitätsmanagementsystems liegt jedoch nicht vor. Niedergelassene Leistungserbringende haben die Möglichkeit, freiwillig eine Zertifizierung anzustreben. Speziell auf Vertragsärzt:innen ausgerichtet ist bspw. das Verfahren ‚QEP – Qualität und Entwicklung in Praxen' der Kassenärztlichen Vereinigungen (Kassenärztliche Bundesvereinigung 2025a, b).

Die Qualität der erbrachten Leistungen in der vertragsärztlichen Versorgung wird durch die Kassenärztlichen Vereinigungen stichprobenartig geprüft. Grundlage für diese Prüfungen ist die Qualitätsprüfungs-Richtlinie der vertragsärztlichen Versorgung des Gemeinsamen Bundesausschusses (G-BA) gemäß § 135b SGB V. Qualitätssicherungs-Kommissionen bewerten anhand ärztlicher Dokumentationen spezifische Leistungsbereiche. Bei Mängeln können Maßnahmen von Empfehlungen bis hin zum Widerruf der Genehmigung erfolgen. Die Ergebnisse werden jährlich an die Kassenärztliche Bundesvereinigung übermittelt und veröffentlicht (Gemeinsamer Bundesausschuss 2025). Die digitale Ausgestaltung des Qualitätsmanagements kann für niedergelassene Einrichtungen hilfreich sein, um die erforderte Qualität der Leistungen zu erbringen, zu sichern, in geeigneter Weise zu dokumentieren und strukturiert zur Verfügung zu stellen. Hierdurch können Aufwände reduziert und die Versorgungsqualität verbessert werden.

Zusätzlich sind Disease-Management-Programme (DMP) gemäß § 137 f. SGB V ein weiterer zentraler Bestandteil der Qualitätssicherung im niedergelassenen Bereich. Diese sind strukturierte, für Patient:innen freiwillige Behandlungsprogramme zu ausgewählten chronischen Erkrankungen. Niedergelassene Ärz:tinnen informieren über ein

DMP, dessen Inhalte und Vorteile der Behandlung. Mit einer standardisierten, leitlinien-gerechten Versorgung chronisch Kranker wird eine gezielte Qualitätskontrolle und -ver-besserung ermöglicht. Durch die konsequente Umsetzung von DMP-Messungen kann die Morbidität und Mortalität chronisch Kranker gesenkt und die Versorgungsqualität langfristig verbessert werden (Kassenärztliche Bundesvereinigung 2024).

Für Herrn Müller mit diagnostiziertem Diabetes mellitus Typ 2 existiert ein ent-sprechendes DMP, an welchem eine freiwillige Teilnahme möglich ist. Die Teilnahme für Herrn Müller an dem DMP ermöglicht eine strukturierte, standardisierte und daten-gestützte Versorgung, welche u. a. das Ziel verfolgt, das erhöhte Risiko für makroangio-pathische Morbidität und Mortalität zu reduzieren. Makroangiopathie ist eine der häu-figsten Ursachen für ischämische Schlaganfälle, welchen Herr Müller im späteren Ver-lauf der Patient Journey erleidet.

Im Rahmen des DMP für Diabetes mellitus Typ 2 sind regelmäßige ärztliche Unter-suchungen durchzuführen, wie die mindestens halbjährliche Messung und Dokumenta-tion des HbA1c-Werts und des Blutdrucks. Ergänzt werden diese Untersuchungen u. a. durch weitere basistherapeutische Ansätze, wie eine Raucher:innenberatung mit dem Ziel der Nikotinentwöhnung. Ein umfassender Behandlungsansatz kann bei Patient:in-nen wie Herrn Müller, der schon seit vielen Jahren raucht, zusätzlich einen strukturierten Ansatz zur Rauchentwöhnung und zur Minimierung des Risikos für Folgeerkrankungen, wie dem ischämischen Schlaganfall, bieten. Die Ergebnisse eines DMP werden stan-dardisiert und strukturiert elektronisch dokumentiert und ausgewertet. Der Erfolg eines DMP wird dabei anhand des Erfüllungsgrads vertraglich definierter Qualitätsziele ge-messen. Durch die Krankenkassen wird jährlich ein entsprechender Qualitätsbericht er-stellt und veröffentlicht (Kassenärztliche Bundesvereinigung 2024). Die Speicherung der erhobenen Daten von Herrn Müller im Rahmen des DMP-Programmes in der ePA könnte hierbei ermöglichen, diese Informationen digital und gebündelt an einer Stelle sektorenübergreifend abzubilden. Insbesondere sollten die erhobenen Daten nicht nur zweck- und sektorengebunden genutzt werden, sondern auch eine hochqualitative, effizi-ente Weiterversorgung gewährleisten (Gereadts und de Cruppé 2022). Die hausärztliche Versorgung stellt zumeist den ersten Zugang in die medizinische Versorgung dar. Durch den Zugriff nachfolgender Leistungserbringender, wie in Herrn Müllers Fall die fach-ärztlich urologische Praxis, können bisher dokumentierte medizinische Informationen für eine patient:innenorientierte Planung und Durchführung genutzt werden (Witzsch et al. 2023).

Neben der Erhebung, Dokumentation und Bewertung der Daten aus den DMP-Pro-grammen werden auch Routinedaten genutzt, um anhand von Qualitätsindikatoren die Versorgungsqualität objektiv zu messen, zu analysieren, zu bewerten und kontinuier-lich zu verbessern. Qualitätsindikatoren lassen sich in Struktur-, Prozess- und Ergeb-nisindikatoren unterteilen, wobei u. a. die Rahmenbedingungen der Versorgung, die Umsetzung der Leitlinien und die tatsächlichen Behandlungsergebnisse betrachtet wer-den. Sie helfen dabei nicht nur, Versorgungsdefizite zu identifizieren, sondern ermög-lichen auch Vergleiche zwischen Praxen und fördern evidenzbasierte Behandlungsstrategien. Indem sowohl die Daten, welche für die Qualitätsindikatoren genutzt werden, direkt digital erhoben werden als auch die bewerteten Daten digital zur Verfügung gestellt werden, können Aufwände im Behandlungsalltag in den Praxen reduziert werden. Die Nutzung von Routinedaten aus dem normalen Abrechnungsbetrieb ermöglicht die kontinuierliche Bewertung und Weiterentwicklung der Versorgungsqualität ohne zusätzliche Aufwände in der Datenerhebung. DMP-Daten können ebenfalls genutzt werden, aber bieten nur einen eingeschränkten Blick auf die gesamte Patient:innenpopulation, da sie sich ausschließlich auf eingeschriebene Versicherte beziehen. Qualitätsindikatorensysteme wie *AQUIK* (Kassenärztliche Bundesvereinigung 2025b) und *QISA* (AOK 2025) können in der ambulanten Versorgung für ein spezifisches Indikatorenset genutzt werden, um eine gesamtsystemische Qualitätsbewertung zu ermöglichen. Durch diese Qualitätssicherungsmaßnahmen kann eine strukturierte, patient:innenzentrierte Versorgung gefördert und die Versorgungsqualität kontinuierlich verbessert werden. Insbesondere durch die Digitalisierung können die Indikatoren und Messungen zielgerichteter erhoben und aufbereitet werden, sodass die Patient:innenversorgung nachhaltig optimiert wird. In Herrn Müllers Fall kann so bereits im ersten Schritt der medizinischen Betreuung eine optimale, leitliniengestützte Versorgung ermöglicht, relevante Gesundheitsdaten erhoben und diese an nachfolgende Akteure des Gesundheitswesens im Rahmen der Patient Journey übermittelt werden. Die Teilnahme an dem entsprechenden DMP in Kombination mit der digitalen Aufbereitung der Daten und der Nutzung dieser für Qualitätsindikatoren kann hierbei eine qualitative hochwertige Erstversorgung unterstützen und die Patient:innensicherheit erhöhen. Hierdurch kann die Effizienz und Qualität im ambulanten Sektor gesteigert werden.

4.3 Qualitätssicherung im Übergang zur und der stationären Krankenversorgung

Mit akuter Aufnahme von Herrn Müller in den stationären Behandlungssektor durchschreitet er eine kritische Situation. Kritisch für ihn als Person, da aufgrund des eingetretenen Ereignisses und des Verdachts auf Schlaganfall eine schnelle und angemessene Versorgung erfolgen muss. Auch unter dem Blickwinkel der Qualitätssicherung resultieren kritische Momente. Im Zuge des ungeplanten Übergangs zwischen ambulanter Versorgung, Rettungsdienst und stationärer Behandlung sind eine Vielzahl von Daten zu erheben, strukturiert zu erfassen und für die Ableitung von Therapieoptionen heranzuziehen. Die Datenerhebung erfolgt rein subjektiv aus Perspektive der Leistungserbringenden und dient gleichermaßen dazu, die Qualität der einzelnen Leistungserbringenden beim Übergang der Versorgungsbereiche zu bewerten.

Der Rettungsdienst erhebt eine Reihe von Vitalparametern, die dessen Mitarbeitende benötigen. Für die Qualitätssicherung ist es in Deutschland entscheidend, wo Herr Müller lebt. Die Inhalte der Landesrettungsdienstgesetze variieren hinsichtlich deren Vorgaben zu Qualitätsmanagement und -sicherung. Lebt Herr Müller bspw. in Baden-

Württemberg, existieren für den Rettungsdienst Qualitätsindikatoren, die Prozessqualität (z. B. Zeitabläufe) und Ergebnisqualität evaluieren. Bundesweite Vorgaben zur Qualität des Rettungsdienstes befinden sich in frühen konzeptionellen Stadien. Dabei stellt im Fall von Herrn Müller der in Baden-Württemberg genutzte Qualitätsindikator über die Zeitabläufe im Rettungsdienst eine zentrale Rolle dar. Die Leitlinie Schlaganfall der deutschen Gesellschaft für Allgemeinmedizin und Familienmedizin empfiehlt eine umgehende Zuweisung in eine Stroke Unit. Die Daten des Rettungsdienstes werden selbst an das Krankenhaus weitergegeben. Dieser Vorgang erfolgt in der Regel mündlich (per Telefon) und schriftlich auf Papier. Für die digitale Weitergabe existieren bundesweit eine Reihe von Pilotprojekten, welche die Datenweitergabe aus dem System des Rettungsdienstes direkt in das Krankenhausinformationssystem oder über eine App durchführen (Luiz 2020; Strobel et al. 2024). Die valide Datenweitergabe ist für die stationäre Behandlung von Herrn Müller elementar.

4.4   Qualitätssicherung im Krankenhaus

Die Qualitätssicherung der stationären Krankenversorgung ist ein gesetzlich verankertes Element des Gesundheitssystems in Deutschland. Die sogenannte externe Qualitätssicherung (eQS) gemäß § 137 SGB V beinhaltet die datengestützte Erfassung und Auswertung von Qualitätsindikatoren. Die aktuell ca. 400 Qualitätsindikatoren werden in 16 Qualitätssicherungsverfahren genutzt und durch das Institut für Qualität und Transparenz im Gesundheitswesen (IQTIG) konzipiert, (weiter-)entwickelt, ausgewertet und den Krankenhäusern zu Verfügung gestellt. Identifizierte, statistische Auffälligkeiten sollen durch Krankenhäuser und die jeweiligen Landesärztekammern auf deren klinische Relevanz bewertet und Maßnahmen zur kontinuierlichen Verbesserung der Versorgungsqualität abgeleitet werden (Schulz et al. 2022). Krankenhäuser nutzen dieses Verfahren sehr intensiv, um die erzielten Ergebnisse kritisch zu hinterfragen (Petzold et al. 2013). Für Herrn Müller und den diagnostizierten Schlaganfall existiert jedoch kein Verfahren. Neben der gesetzlichen Qualitätssicherung stehen im stationären Bereich eine Reihe freiwilliger Verfahren zur Verfügung. Diese folgen alle der intrinsischen Motivation des klinisch tätigen Personals, die entsprechende Struktur-, Prozess- und Ergebnisqualität der behandelten Patient:innen quantifizieren zu können, sich zu vergleichen und daran schrittweise weiterzuentwickeln. Für den Schlaganfall und insbesondere die zertifizierten Schlaganfallzentren existiert durch die Deutsche Gesellschaft für Neurologie ein eigenes Qualitätssicherungsverfahren, welches differenziert Daten zum stationären Aufenthalt des Erkrankungsbildes erhebt und mithilfe von Qualitätsindikatoren darstellt. Grundlage dieser Verfahren stellt die Zertifizierung der klinischen Bereiche zum Schlaganfallzentrum dar (Ermak et al. 2025). Zertifizierungen sind selbst Qualitätssicherungsverfahren, da mithilfe definierter und konsentierter Merkmale eine interne und durch externe Fachexpert:innen stattfindende Auditierung erfolgt.

Neben diesen fachspezifischen Qualitätssicherungsverfahren bestehen noch weitere, krankenhausweite Verfahren (de Cruppé et al. 2011), wie die Initiative Qualitätsmedizin (IQM) (Winklmair 2021), die mithilfe von Abrechnungsdaten die Versorgungsqualität transparent abbildet. Fokus von IQM ist es, keine zusätzlichen Aufwände für Qualitätssicherung zu generieren und ausschließlich bereits erhobene Daten mit hoher Validität für die Messung der Prozess- und Ergebnisqualität heranzuziehen (Scriba 2011).

4.5   Internes Qualitätsmanagement

Den G-BA-Vorgaben folgend, ist in jedem Krankenhaus verpflichtend ein internes Qualitätsmanagementsystem vorzuhalten. Ein wesentlicher Bestandteil ist die Messung, Überprüfung und Ableitung von Maßnahmen zur kontinuierlichen Verbesserung der internen Versorgungsprozesse in Bezug auf die behandelten Patient:innen. Herr Müller ist aufgrund seiner Erkrankung und Behandlungssituation bspw. in seiner Mobilität eingeschränkt. Mithilfe der Expert:innenstandards des Deutschen Netzwerks Qualitätsentwicklung in der Pflege (DNQP) wird auf patient:innenspezifischen Versorgungsbedarfe hingewiesen (Schmidt 2024). Mithilfe sogenannter Assessments werden Prädiktoren für Versorgungsbedarfe strukturiert erhoben. Die eingeschränkte Mobilität von Herrn Müller erfordert die Bewertung seines Dekubitusrisikos. Die Braden Skala ist ein vielfach validiertes Assessment, welches sich einfach und strukturiert erheben lässt und das Dekubitusrisiko eines Patienten aufzeigt (Petzold et al. 2014). Anhand des Ergebnisses können strukturiert Maßnahmen eingeleitet werden, sodass bei geringer Mobilität bzw. andauernden Liegens der jeweiligen Patient:innen das Risiko eines (starken) Dekubitus reduziert wird. Auch mit dem Durchführen geeigneter Maßnahmen kann ein Dekubitus durch eine konstante Liegeposition auftreten und lediglich dessen Schwere reduziert werden (Eberlein-Gonska et al. 2013).

Die vorgestellten Verfahren und Maßnahmen zur Qualitätssicherung betrachten ausschließlich die intramurale Krankenbehandlung. Qualitätssicherungsdaten der Krankenhausbehandlung werden ausschließlich für diesen Zweck erhoben (Primärdaten) bzw. es wird auf Daten der Krankenhausbehandlung zurückgegriffen (Sekundärdaten); sie überblicken damit nur diesen Versorgungssektor. Da die stationäre Krankenhausbehandlung ausschließlich beim Auftreten einer starken gesundheitlichen Einschränkung eines Menschen angetreten wird, sind zur Linderung entsprechend starke Interventionsmaßnahmen einzuleiten. Diese Interventionen (konservativ oder chirurgisch) können in vielen Fällen ihr volles Potenzial erst zeitlich nach der Entlassung der Patient:innen aus dem Krankenhaus entfalten. Aus diesem Grund ist die Qualitätsbetrachtung auch über den Entlasszeitpunkt hinaus zielführend. Auf Basis von Abrechnungsdaten existiert das QSR-Verfahren (Günster et al. 2013), welches zwischen Krankenhäusern und dem Wissenschaftlichen Institut der AOK (WIdO) durchgeführt wird. Die Krankenhäuser erhalten Qualitätsergebnisse für ausgewählte Erkrankungsbilder, die über den stationären Verlauf hinausreichen. Die dafür eingesetzten Qualitätsindikatoren erlauben eine longitudinale Qualitätsbetrachtung und ermöglichen den Krankenhäusern die Identifikation weiterer statistischer Auffälligkeiten, die hinsichtlich deren klinischer Relevanz zu prüfen sind (Lüring et al. 2013). Zusätzlich zum QSR-Verfahren gibt es medizinische Register, die meist freiwillig in Verantwortung medizinischer Fachgesellschaften oder Regionen umgesetzt werden. Mithilfe dieser Register werden ebenfalls longitudinale Analysen der Patient:innenbehandlung durchgeführt und so die Patient Journey begleitet (Graf von Kielmansegg und Schrader 2022). Da bei Herrn Müller ein Schlaganfall diagnostiziert wurde, werden Daten in einem Schlaganfallregister erhoben. In Deutschland existieren mehrere Schlaganfallregister, deren Nutzung meist freiwillig erfolgt. Die Vielzahl der Register haben sich zur Arbeitsgemeinschaft deutschsprachiger Schlaganfallregister (ADSR) zusammengeschlossen, um die Datenerfassung zu standardisieren sowie epidemiologische und qualitätsrelevante Analysen zur Verbesserung der Versorgungsqualität durchzuführen (Ebbeler et al. 2023).

Trotz dieser vielen Verfahren und Maßnahmen zur Qualitätssicherung ist die Versorgungsqualität des deutschen Gesundheitssystems im europäischen und globalen Vergleich auf einem gleichen Niveau (Busse et al. 2020). Daher werden weitere Fragen zur stationären oder sektorenübergreifenden Versorgungsqualität methodisch durch Versorgungs- und Implementierungsforschung begleitet. Häufig werden (neue) Versorgungsmodelle evaluiert sowie neue Behandlungsmöglichkeiten oder digitale Technologien im Versorgungskontext analysiert.

4.6   Digitale Potenziale für die Qualitätssicherung

Die Patient Journey von Herrn Müller adressiert ein wesentliches Thema der Qualitätssicherung. Die Daten werden in der Regel ausschließlich für den jeweiligen Versorgungszweck oder -sektor erhoben und genutzt. Durch den Zugriff auf Daten anderer Leistungserbringender wäre es möglich, prognostisch das Risiko für das Eintreten bestimmter Ereignisse zu ermitteln. Dies passiert bereits heute bei der Einstufung des Dekubitusrisikos innerhalb des Krankenhauses. Im Rahmen einer digitalen Qualitätssicherung stehen dem medizinischen Krankenhauspersonal die Daten aus der ambulanten Versorgung und aus dem Rettungsdienst bereits zum Eintreffen von Herrn Müller in der Notaufnahme zu Verfügung. Das Fachpersonal kann sich auf den Behandlungsbedarf von Herrn Müller einstellen und bereits vorab Maßnahmen einleiten. Effizienz, Qualität und Patient:innensicherheit der Versorgung würden gesteigert werden.

Vor Entlassung von Herrn Müller aus dem Krankenhaus stellt der Sozialdienst des Krankenhauses die Grundlage der weiterführenden Versorgung dar (Wingenfeld 2020). Die Tätigkeitsinhalte des Sozialdienstes / Case Managements werden teilweise durch den G-BA vorgegeben, um die Entlassungsqualität durch strukturelle Merkmale zu sichern. Zusätzlich beschreibt die Deutsche Gesellschaft für Soziale Arbeit (DGSA) Qualitätsanforderungen an die zu leistenden Prozesse, um klinisch tätiges Personal sowie Angehörige bei der Krankenhausentlassung zu unterstützen. Da aus Sicht des

Fachpersonals eine Pflegebedürftigkeit vorliegt und nach Rücksprache mit seiner Ehefrau dieser Bedarf nicht gedeckt werden kann, beantragt der Sozialdienst den Pflegegrad bei der Krankenkasse von Herrn Müller. Dazu müssen Daten für die Antragsstellung zusammengetragen und übermittelt werden. Dem Gedanken der digitalen Qualitätssicherung folgend, wären die relevanten Daten zentral verfügbar und der Antrag umfasst nur den Bedarf und die Einsicht der Daten durch die folgenden Akteure.

4.7 Qualitätssicherung in der Reha

Auch Rehabilitationseinrichtungen sind gesetzlich verpflichtet, sich an Qualitätssicherungsmaßnahmen zu beteiligen. Um einen Anspruch auf Zulassung zu erhalten, müssen sich medizinische Rehabilitationseinrichtungen gemäß § 15 Absatz 3 SGB VI verpflichten, an dem externen Qualitätssicherungsverfahren der Deutschen Rentenversicherung Bund oder einem von der Deutschen Rentenversicherung Bund anerkannten Verfahren teilzunehmen. Zu berücksichtigen sind hierbei die Empfehlungen der Rehabilitationsträger zur Sicherung und Weiterentwicklung der Qualität der Leistungen, welche gemäß § 37 SGB IX vereinbart werden. Außerdem sind Rehabilitationseinrichtungen mit einem Versorgungsvertrag nach § 111 SGB V verpflichtet, sich an einem einrichtungsübergreifenden externen QS-Verfahren zu beteiligen und ein einrichtungsinternes Qualitätsmanagement zu führen (§ 135a SGB V). Gegenwärtig ist für Rehabilitationseinrichtungen entweder die Teilnahme am Qualitätssicherungsverfahren der gesetzlichen Krankenversicherung (QS-Reha®) oder am Programm der Deutschen Rentenversicherung (QS-DRV) möglich. Am QS-Reha®-Verfahren haben sich Einrichtungen zu beteiligen, die überwiegend von den gesetzlichen Krankenkassen belegt werden. Werden Einrichtungen federführend von anderen Rehabilitationsträgern als den gesetzlichen Krankenkassen belegt, gilt das Verfahren der Deutschen Rentenversicherung (QS-DRV). Beide Verfahren beinhalten eine externe Qualitätsprüfung, deren Ergebnisse Einrichtungsvergleiche ermöglichen, welche u. a. eine wichtige Rolle bei der Einrichtungszuweisung von Versicherten spielen (GKV-Spitzenverband 2023).

Digitale Technologien können die Qualitätssicherung in Rehabilitationseinrichtungen effizient unterstützen und als zentraler Bestandteil dienen, um Anforderungen von Patient:innen, Kostenträgern und den gesetzlichen Vorgaben gerecht zu werden. Auch im Fall von Herrn Müller können digitale Qualitätssicherungsmaßnahmen die Versorgung in der Rehabilitationsklinik optimieren. Mit der Entlassung von Herrn Müller aus dem Krankenhaus unmittelbar in die Rehabilitationseinrichtung ist es für eine qualitativ hochwertige Versorgung essenziell, dass alle relevanten Informationen und Daten, welche in der Klinik erhoben wurden, auch in der Rehabilitationseinrichtung zur Verfügung stehen. Die digitale Bereitstellung von Herrn Müllers Behandlungsdaten über die ePA kann hierbei sicherstellen, dass relevante Informationen, wie Diagnosen und Befunde, Arztbriefe oder die Medikationsliste nahtlos an die Rehaklinik übermittelt werden. Auf Verlangen von Herrn Müller ist zudem die Speicherung weiterer Informationen, wie Daten zu Reha-Maßnahmen und Heilbehandlungen möglich. Hierdurch wird der Verlust von Informationen im Behandlungszeitraum verhindert und die Patient:innensicherheit erhöht. Aufbauend auf diesen digital zur Verfügung gestellten Informationen kann ein bedarfsgerechter, individueller Therapieplan für Herrn Müller erstellt werden. Indem der Therapieplan digital zur Verfügung gestellt wird, können alle an der Versorgung von Herrn Müller beteiligten Professionen, wie Logopäd:innen, Physiotherapeut:innen und Ergotherapeut:innen Therapieinhalte in Echtzeit einsehen sowie den Therapieplan aktuell halten (gematik GmbH 2025).

Ein internes, digital agierendes Risikomanagementsystem ist für Rehabilitationskliniken im Rahmen der Qualitätssicherung empfehlenswert, um mögliche Gefahren jederzeit im Blick zu haben und rechtzeitig Gegenmaßnahmen ergreifen zu können. Im Rahmen des krankenhausinternen, patient:innenindividuellen Risikomanagements wurde das Sturzrisiko bei Herrn Müller aufgrund seiner Bewegungsstörungen und des hohen Dekubitusrisikos erkannt. Optimal wäre hierbei die Übermittlung der patient:innenindividuellen Risiken über die ePA, um alle relevanten Informationen vollständig an einem Ort zu bündeln und die weitere Patient:innenversorgung zu verbessern. Diese Information sollte zudem in das einrichtungsinterne, digitale Risikomanagementsystem einfließen und patient:innenindividuell mit dem Therapieplan verknüpft werden. So können Mitarbeitende der Rehaklinik bspw. über das mögliche Sturzrisiko bei Herrn Müller gewarnt werden, risikobewusst agieren und vorsorgliche Maßnahmen zur Sturzprophylaxe nach Identifikation möglicher Risikoursachen durchführen (Jacobi et al. 2017). Optimiert werden könnte die Risikoanalyse, indem KI-gestützte Analysen, aufbauend auf Daten aus der ePA und dem digitalen Therapieplan, mögliche Risikoursachen ableiten und Maßnahmen zur Risikovermeidung empfehlen. Stürzt Herr Müller dennoch trotz ergriffener Maßnahmen und erleidet einen Schaden, ist die unmittelbare Aufnahme des Sachverhalts im digitalen Risikomanagementsystem der Rehabilitationseinrichtung entscheidend. Analysen zur Schadensursache ermöglichen hierbei, durch ein gezieltes Ergreifen von Maßnahmen vergleichbare Sturzereignisse zukünftig zu vermeiden (Jacobi et al. 2017). Hierbei können digitale Technologien zum Einsatz kommen, welche einem Sturz vorbeugen oder Schäden bei einem Sturz vermindernd können. Möglich ist u. a. die Einrichtung eines Bodensensors im Zimmer, welcher Trittintensität, Weite und Dauer misst und somit das Sturzrisiko bewertet sowie einen Sturz erkennt, automatisch einen Alarm auslöst und damit umgehend das Personal alarmiert. Hierdurch wird eine frühzeitige Hilfeleistung ermöglicht und der Schaden vermindert. Auch mobile Sensoren, welche Bewegungsdaten erfassen und aktuelle Gleichgewichtsstörungen anzeigen, dienen der rechtzeitigen Information des Personals und der Ergreifung von Maßnahmen zur Sturzprophylaxe. Wird der Alarm bei einem Sturz ausgelöst oder verzeichnen mobile Sensoren Gleichgewichtsstörungen, sollte eine direkte Übertragung in das Risikomanagementsystem möglich sein und die Ergebnisse unmittelbar in den Therapieplan einfließen.

Bisher wird der Digitalisierungsgrad in Rehabilitationseinrichtungen als niedrig eingestuft, obwohl durch die Digitalisierung Qualitäts- und Effizienzgewinne zu erwarten sind (Scharf et al. 2023). Durch die Implementierung und Verknüpfung verschiedener digitaler Systeme wie ePA, digitalem Risikomanagement und digitalem Therapieplan können Patient:innen wie Herr Müller gezielt, effizient und sicher behandelt werden. Die digitale Erhebung und Verknüpfung entsprechender Daten unterstützt alle Professionen der Rehabilitationseinrichtung Aufwände zu minimieren, eine hohe Behandlungsqualität sicherzustellen und u. a. kritische Ereignisse wie Stürze zu vermeiden.

4.8 Qualitätssicherung in der Pflege

Pflegeeinrichtungen stehen in der Verantwortung, eine hohe Pflegequalität sicherzustellen und den vielfältigen Anforderungen für eine fachgerechte Versorgung gerecht zu werden. Gesetzliche Regularien, welche insbesondere im SGB XI hinterlegt sind, setzen verbindliche Standards, um eine bedarfsgerechte und sichere Versorgung zu gewährleisten. Pflegeeinrichtungen sind verpflichtet, eine kontinuierliche Qualitätsverbesserung durch strukturierte Dokumentation, qualifiziertes Personal und die Einhaltung von Expertenstandards sicherzustellen (§ 113 SGB XI). Die Überprüfung der Einhaltung dieser Anforderungen erfolgt im Auftrag der Landesverbände der Pflegekassen durch den Medizinischen Dienst im Rahmen einer im Regelfall jährlich stattfindenden Qualitätsprüfung (§ 114 SGB XI). Der Prüfdienst des Verbandes der privaten Krankenversicherung übernimmt zudem im Umfang von 10 % anfallende Prüfaufträge. In stationären Pflegeeinrichtungen werden darüber hinaus halbjährlich Versorgungsergebnisse mittels zehn Qualitätsindikatoren erhoben. Die Ergebnisse der erhobenen Daten sowie die Ergebnisse aus den Qualitätsprüfungen werden durch die Pflegekassen transparent zur Verfügung gestellt. Dies ermöglicht es, die Qualität der Pflegeeinrichtungen zu vergleichen (BMG 2024).

Digitale Technologien können in der Pflege bei der Sicherstellung dieser Qualitätsanforderungen unterstützen. Die Einbindung digitaler Lösungen in die pflegerische Versorgung bietet dabei erhebliche Potenziale, die Pflegequalität zu verbessern, Arbeitsabläufe zu optimieren, die Arbeitsbedingungen von Pflegefachkräften zu verbessern, Transparenz zu fördern und zur Zufriedenheit der Pflegebedürftigen beizutragen (Wolf-Ostermann und Rothgang 2024).

4.8.1 Digital-unterstützte Dokumentation und Analyse von Daten

Insbesondere in Herrn Müllers Fall wird deutlich, dass eine digitale Pflegedokumentation zielführend ist, um eine optimale pflegerische Versorgung zu ermöglichen. Digitale Dokumentationssysteme unterstützen Pflegeeinrichtungen grundsätzlich, alle relevanten Informationen vollständig und zentral abzubilden und zu archivieren, wodurch sich die Pflegeplanung effizienter gestalten lässt (Wirth et al. 2022). Auch die Vorbereitung für Qualitätsprüfungen kann so erleichtert werden, da alle relevanten Daten strukturiert zur Verfügung stehen.

Durch Anwendungen der Künstlichen Intelligenz (KI) können fortlaufende Analysen auf Grundlage der erhobenen Daten aus dem Versorgungsalltag durchgeführt werden, die das Erkennen oder Monitoring des Gesundheitsstatus ermöglichen oder Vorhersagen zur Versorgungssituation treffen können. So kann KI in der Pflege u. a. für die Früherkennung und Warnung bei möglichen Risiken und der Verbesserung der Pflegequalität genutzt werden. Für konkrete Datenanalysen ist es notwendig, dass qualitativ hochwertige Daten gesammelt und nutzbar gemacht werden. Automatisierte Plausibilitätsprüfungen, wie z. B. Warnungen bei Fehleingaben, können die Datenqualität verbessern, anschließende Analysen optimieren und somit bedürfnisorientierte Maßnahmen ableiten. Konkrete Anforderungen an die Nutzbarmachung von Daten in der Pflege liegen jedoch bisher nicht vor (Wolf-Ostermann und Rothgang 2024). Aufgrund von Herrn Müllers Bewegungseinschränkung ist die Erhebung von Mobilitätsdaten, z. B. durch digitale Pflegeanwendungen, empfehlenswert, die Schlüsse auf mögliche Bewegungseinschränkungen ziehen lassen. Die erhobenen Daten können im Rahmen KI-gestützter Analysen das frühzeitige Erkennen von Mobilitätsverlusten ermöglichen und dabei helfen, rechtzeitig Maßnahmen zur Sicherung der Mobilität und zur Vermeidung von Stürzen zu ergreifen (Strutz et al. 2022).

Auch im Medikationsprozess können digitale Technologien Pflegefachpersonen gezielt unterstützen, einen hohen Grad an Pflegequalität sicherzustellen. Ein digitaler Medikationsplan, der auf den in der ePA gespeicherten Informationen basiert, ermöglicht Pflegefachpersonen jederzeit den Zugriff auf die aktuelle Medikation. Auch bei akuten, ärztlich verordneten Medikationsanpassungen werden diese sofort den Pflegefachpersonen zur Verfügung gestellt, sodass die richtigen Medikamente in der korrekten Dosierung sicher verabreicht werden können. Wichtig ist hierbei, die Schnittstelle zwischen digitalem Pflegedokumentationssystem und ePA zu schaffen. Intelligente Dosiersysteme können auch eine Unterstützung bieten, um automatisiert aus den Daten der digitalen Pflegedokumentation die richtige Dosis auszugeben und Pflegefachpersonen bei Bedarf an die Medikamentenvergabe zu erinnern. Hierdurch können das Risiko von Medikationsfehlern verringert und Pflegefachpersonen entlastet werden. Die lückenlose Dokumentation der Medikamentengabe kann anschließend verifiziert werden, indem Fehleingaben auf Grundlage des hinterlegten Medikationsplans angezeigt werden und eine Eingabe verhindern. Auch hierdurch lässt sich die Verbesserung der Datenqualität erhöhen, um anschließende Analysen zur Versorgungssituation zu ermöglichen.

4.8.2 Organisatorische Interoperabilität zwischen Nahtstellen der Versorgung

Da Herr Müller zunächst in einer teilstationären Einrichtung versorgt wird, anschließend ambulant betreut wird und zum Schluss in einer stationären Einrichtung unterkommt, ist es für eine optimale pflegerische Versorgung notwendig, die dokumentierten Informationen lückenlos an Folgeeinrichtungen zu übermitteln. Hierdurch kann der gesamte Pflegeverlauf überblickt, können Doppeluntersuchungen vermieden und bereits erhobene Daten für die weitere Pflegeplanung und -analyse genutzt werden. Bisher findet in pflegerischen Einrichtungen der digitale Datenaustausch jedoch nur selten statt (Wolf-Ostermann und Rothgang 2024).

In der stationären Einrichtung, in welcher Herr Müller aufgrund seines verschlechterten Gesundheitszustands und der körperlichen Einschränkungen seiner Ehefrau anschließend versorgt wird, sind ebenfalls digitale Lösungen zur Sicherung und Verbesserung der Versorgungsqualität möglich. Da stationäre Pflegeeinrichtungen verpflichtet sind, halbjährlich zehn Qualitätsindikatoren zu erheben, kann eine digitale Erhebung dieser und eine Darstellung in einem digitalen Dashboard dazu beitragen, die Versorgungssituation von Herrn Müller kontinuierlich im Blick zu behalten. Ebenfalls wird so für die Einrichtung direkt die Erhebung, Auswertung und Weiterleitung der Indikatoren optimiert. Dabei kann nicht nur die Pflegequalität verbessert, sondern auch der Aufwand in Pflegeeinrichtungen reduziert und die Zusammenarbeit insbesondere durch Echtzeit-Aktualisierungen erleichtert werden. Dies ermöglicht eine schnelle, effiziente Abbildung aller Daten und kann durch Echtzeit-Dashboards die Zusammenarbeit im Team erleichtern.

Auch wenn davon auszugehen ist, dass digitale Lösungen ein hohes Potenzial zur Verbesserung der Pflegequalität haben, liegen konkrete Evaluationen zum Nutzen dieser im pflegerischen Versorgungsalltag bisher kaum vor (Huter et al. 2020; Krick et al. 2019). Um dieses Potenzial auszuschöpfen, ist eine systematische Digitalisierungsstrategie in den Pflegeeinrichtungen notwendig (Huter et al. 2020). Dies ermöglicht die Integration der digitalen Technologien in den Pflegealltag und fördert die Sicherung und kontinuierliche Verbesserung der Pflegequalität.

4.9 Nahtstellen zwischen den Versorgungssektoren

Die Fallkonstellation von Herrn Müller verdeutlicht eindrücklich die Notwendigkeit, über die einzelnen Versorgungsbereiche hinweg gemeinsame Ziele und Standards in der Gesundheitsversorgung zu definieren. Obwohl jeder Sektor – von der ambulanten Versorgung über die Akutbehandlung im Krankenhaus bis hin zur Rehabilitation und Langzeitpflege – über eigene Qualitätssicherungsmaßnahmen verfügt, fehlt es oft an einer übergreifenden Perspektive. Um eine optimale Behandlungsqualität und Patient:innensicherheit zu gewährleisten, ist es unerlässlich, dass alle beteiligten Akteure gemeinsame, patient:innenzentrierte Behandlungsziele verfolgen, welche die gesamte Versorgungskette berücksichtigen. Zur Vermeidung von Brüchen in der Versorgung und zur Gewährleistung einer nahtlosen Behandlung müssen standardisierte Prozesse für den Übergang zwischen den verschiedenen Versorgungsbereichen etabliert werden. Dies betrifft insbesondere die Kommunikation und den Informationsaustausch zwischen den Leistungserbringenden, worauf die Qualitätssicherung aufbaut. Qualitätsindikatoren, die nicht nur einzelne Versorgungsbereiche, sondern den gesamten Behandlungsverlauf abbilden, sind zu entwickeln und systemweit zum Einsatz zu bringen. Diese könnten bspw. die

Kontinuität der Versorgung, die Vermeidung von Wiedereinweisungen oder die Patient:innenzufriedenheit über den gesamten Behandlungsprozess hinweg messen.

Um gemeinsame Ziele und Standards zu etablieren, ist eine verstärkte interdisziplinäre und interprofessionelle Zusammenarbeit unabdingbar. Dies kann durch gemeinsame Fortbildungen, Fallkonferenzen und den Aufbau von Netzwerkstrukturen gefördert werden. Zudem sollte die Entwicklung und Umsetzung integrierter Versorgungskonzepte, die alle relevanten Versorgungsbereiche umfassen, vorangetrieben werden. Diese Konzepte sollten auf gemeinsamen Qualitätsstandards basieren und eine koordinierte, patient:innenzentrierte Versorgung sicherstellen.

Durch die Definition und Implementierung gemeinsamer Ziele und Standards über die einzelnen Versorgungsbereiche hinweg kann eine kohärente, qualitativ hochwertige und effiziente Gesundheitsversorgung für Patient:innen wie Herrn Müller gewährleistet werden. Dies erfordert jedoch ein Umdenken aller Beteiligten und die Bereitschaft, über die Grenzen des eigenen Versorgungsbereichs hinauszublicken und gemeinsam an einer optimalen Patient:innenversorgung zu arbeiten. Nur so kann sichergestellt werden, dass Patient:innen wie Herr Müller eine ganzheitliche, aufeinander abgestimmte Versorgung erhalten, die ihre individuellen Bedürfnisse in allen Phasen ihrer Erkrankung berücksichtigt.

5   Fazit und Ausblick

Digitale Qualitätssicherung ermöglicht eine transparente, sichere und effiziente medizinische Versorgung für Patient:innen. Indem Qualitätsdaten über den gesamten Versorgungsprozess hinweg digital erhoben, bewertet und veröffentlicht werden, ist es Patient:innen wie Herrn Müller möglich, Einblicke über den gesamten Behandlungsverlauf zu erlangen. Herr Müller kann durch die transparente Verfügbarkeit aufbereiteter Qualitätsdaten selbst aktiv werden und gesundheitsförderlich handeln. Daten der Qualitätssicherung könnten die Salutogenese unterstützen, wenn sie umgehend zu Verfügung stünden. Zusätzlich könnte Herr Müller eine bewusstere Wahl der Versorgung treffen, die nach seiner Perspektive und gemäß seinen Anforderungen zweckmäßig scheint. Diese bewusste Entscheidung für die bestmögliche Versorgung kann durch behandelnde Ärzt:innen unterstützt werden, um eine patient:innenorientierte Behandlung sicherzustellen. Damit kann eine chancengleiche Versorgung ermöglicht werden, die den Grundsätzen von Health Equity entspricht. Patient:innen benötigen jederzeit Zugriff auf ihre eigenen Gesundheitsdaten und Qualitätsinformationen, um ihre Eigenverantwortung zu stärken, medizinische Entscheidungsprozesse aktiv mitzugestalten und somit für ihre eigene Gesundheit verantwortlich zu handeln. Herr Müller, der alle Versorgungssektoren durchschreitet, könnte so Einsicht in seinen umfangreichen Behandlungsverlauf erhalten, Informationen über die Qualität der vielen Leistungserbringenden abrufen und eigenverantwortlich die Entscheidung zur adäquaten Weiterversorgung treffen.

Damit fundierte, eigenständige Entscheidungen getroffen werden können, ist die bloße Veröffentlichung der Qualitätsdaten nicht ausreichend. Notwendig sind die Aufbereitung und Bereitstellung der Daten in einer laienverständlichen Form. KI-Tools können zukünftig unterstützen, entsprechende Informationen in einfacher Sprache und in einer für Patient:innen nutzbaren Form aufzubereiten. Dadurch können das Vertrauen in die Versorgung sowie die Eigenverantwortung der Patient:innen gestärkt und Unsicherheiten reduziert werden.

Digitale Qualitätssicherung trägt erheblich zur Transparenz im Gesundheitswesen bei. Verlässliche und zugängige Informationen, sichere Behandlungen und die Ermöglichung fundierter Entscheidungsfindungen stärken das Vertrauen in das Gesundheitssystem und bilden die Grundlage für eine moderne, patient:innenorientierte Versorgung.

References

AOK (2025) QISA – Qualitätsindikatorensystem für die ambulante Versorgung. https://www.aok. de/gp/qisa. Zugegriffen: 26.Aug.2025

Bonomi S (2016) The electronic health record: a comparison of some European Countries. In: Ricciardi F, Harfouche A (Hrsg) Information and communication technologies in organizations and society. Lecture Notes in Information Systems and Organisation. Springer, Cham

Brönneke JB, Debatin JF (2022) Digitalisierung im Gesundheitswesen und ihre Effekte auf die Qualität der Gesundheitsversorgung. Bundesgesundheitsblatt – Gesundheitsforschung – Gesundheitsschutz 65(4):342–347

Bundesministerium für Gesundheit (2024) Qualitätssysteme in der Pflege. https://www.bundesgesundheitsministerium.de/themen/pflege/online-ratgeber-pflege/qualitaet-transparenz-hilfe-bei-problemen.html. Zugegriffen: 26.Aug.2025

Busse R, Eckhardt H, Geraedts M (2020) Vergütung und Qualität: Ziele, Anreizwirkungen, internationale Erfahrungen und Vorschläge für Deutschland. In: Klauber J, Geraedts M, Friedrich J, Wasem J, Beivers A (Hrsg) Krankenhaus-Report 2020. Springer, Berlin/Heidelberg, S 205–230

de Cruppé W, Blumenstock G, Fischer I, Selbmann H, Geraedts M (2011) Evaluation von Benchmarking-Verbünden in Deutschland: Hintergrund und Methode. Z Evid Fortbild Qual Gesundhwes 105(5):331–334

Donabedian A (2003) An introduction to quality assurance in health care. Oxford University Press, Oxford

Ebbeler D, Schneider M, Busse O, Berger K, Dröge P, Günster C, Kaps M, Misselwitz B, Timmesfeld N, Geraedts M (2023) Spezialisierung der Schlaganfallversorgung in Deutschland: Strukturveränderungen im Zeitraum von 2006–2017. Gesundheitswesen 85(4):242–249

Eberlein-Gonska M, Petzold T, Helaß G, Albrecht D, Schmitt J (2013) The incidence and determinants of decubitus ulcers in hospital care: an analysis of routine quality management data at a university hospital. Dtsch Arztebl Int 110(33–34):550–556

Ermak N, Rott N, Dormann H (2025) Zertifizierungsstandards der Fachgesellschaften als Wegweiser zum geeigneten Krankenhaus. Notfall Rettungsmed 28(4):239–245

Fricker S, Grau R, Zwingli A (2015) Requirements engineering: best practice. In: Fricker S, Thümmler C, Gavras A (Hrsg) Requirements engineering for digital health. Springer, Cham

gematik GmbH (2025) ePA für alle – Reha. https://www.gematik.de/anwendungen/epa-fuer-alle/reha. Zugegriffen: 26.Aug.2025

Gemeinsamer Bundesausschuss (2025) Qualitätsprüfung und -beurteilung im ambulanten Bereich. https://www.g-ba.de/themen/qualitaetssicherung/datenerhebung-zur-qualitaetssicherung/datenerhebung-qualitaetspruefung-ambulant/. Zugegriffen: 26.Aug.2025

Geraedts M, de Cruppé W (2022) Effekte der gesetzlichen Qualitätssicherung in der akutstationären Versorgung. Bundesgesundheitsblatt – Gesundheitsforschung – Gesundheitsschutz 65(3):285–292

Geraedts M, Heidecke C, Härter M (2024) Qualitätssicherung und -management sowie Zertifizierung in der Versorgungsforschung. In: Pfaff H, Neugebauer EA, Ernstmann N, Härter M, Hoffmann F (Hrsg) Versorgungsforschung. Springer, Wiesbaden, S 407–420

GKV-Spitzenverband (2023) Zusammenarbeit der Rehabilitationsträger bei der Qualitätssicherung. https://www.qs-reha.de/hintergrundinformation/zusammenarbeit_der_rehabilitationstraeger/zusammenarbeit_reha_traeger.jsp. Zugegriffen: 26.Aug.2025

Graf von Kielmansegg S, Schrader L (2022) Gesetzliche Datenverarbeitungsermächtigungen für Medizinische Register zur Qualitätssicherung. MedR 40:552–557

Günster C, Jeschke E, Malzahn J, Schillinger G (2013) Qualitätssicherung mit Routinedaten (QSR). In: Kray R, Koch C, Sawicki P (Hrsg) Qualität in der Medizin dynamisch denken. Springer Gabler, Wiesbaden, S 111–129

Hensen P (2019) Qualitätsmanagement im Gesundheitswesen – Grundlagen für Studium und Praxis. Springer Gabler, Wiesbaden

Hoffmann M, Schwarz C, Sendlhofer G (2021) Patienten und Angehörige richtig informieren – Wie sie Gesundheitsinformationen professionell erstellen. Springer Gabler, Wiesbaden

Huter K, Krick T, Domhoff D, Seibert K, Wolf-Ostermann K, Rothgang H (2020) Effectiveness of digital technologies to support nursing care: results of a scoping review. J Multidiscip Healthc 13:1905–1926

Jacobi L, Petzold T, Hanel A, Albrecht M, Eberlein-Gonska M, Schmitt J (2017) Epidemiologie und Vorhersage des Sturzrisikos von Patienten in der akutstationären Versorgung: Analyse von Routinedaten eines Universitätsklinikums. Z Evid Fortbild Qual Gesundhwes 120:9–15

Kahla-Witzsch H (2024) Risikomanagement. OP-Management up2date 4:45–59

Kassenärztliche Bundesvereinigung (2024) Disease-Management-Programme. https://www.kbv.de/html/dmp.php. Zugegriffen: 26.Aug.2025

Kassenärztliche Bundesvereinigung (2025a) QEP – Qualität und Entwicklung in Praxen. https://www.kbv.de/html/qep.php. Zugegriffen: 26.Aug.2025

Kassenärztliche Bundesvereinigung (2025b) QM – Methoden und Instrumente. https://www.kbv.de/html/1856.php. Zugegriffen: 26.Aug.2025

Kernebeck S, Fischer F (2024) Theoretische, methodische und organisatorische Fragestellungen. In: Kernebeck S, Fischer F (Hrsg) Partizipative Technikentwicklung im Sozial- und Gesundheitswesen. Hogrefe, Bern, S 25–36

Krick T, Huter K, Domhoff D, Schmidt A, Rothgang H, Wolf-Ostermann K (2019) Digital technology and nursing care: a scoping review on acceptance, effectiveness and efficiency studies of informal and formal care technologies. BMC Health Serv Res 19:400

Kuntsche P, Börchers K (2017) Qualitäts- und Risikomanagement im Gesundheitswesen – Basis- und integrierte Systeme, Managementsystemübersichten und praktische Umsetzung. Springer Gabler, Berlin/Heidelberg

Lehne M, Sass J, Essenwanger A, Schepers J, Thun S (2019) Why digital medicine depends on interoperability. NPJ Digit Med 2:79

Luiz T (2020) Digitalisierung im Rettungsdienst. In: Dormann F, Klauber J, Kuhlen R (Hrsg) Qualitätsmonitor 2020. Medizinisch Wissenschaftliche Verlagsgesellschaft, Berlin, S 119–139

Lüring C, Freund A, Kirschner S, Günther K-P, Malzahn J, Günster C, Tingart M, Heller K-D, Niethard F-U (2013) Re-Evaluation des Krankenhausnavigators der AOK für das „QSR-Verfahren" unter besonderer Berücksichtigung des Themenschwerpunkts Knieendoprothetik. Z Orthop Unfall 151(4):401–406

Nally R, Waters G (2022) Project management: enabling communication and healthcare IT implementations. In: Hübner U, Mustata Wilson G, Morawski TS, Ball MJ (Hrsg) Nursing informatics. Health Informatics. Springer, Cham, S 559–568

Petzold T, Minner A, Elchlep F (2024) Die Vielseitigkeit des Qualitätsmanagements im Gesundheitswesen. QUALITAS 3:4–9

Petzold T, Steidle O (2023) Digitale Transformation deutscher Gesundheitseinrichtungen – Aktueller Stand und bestehende Herausforderungen aus Sicht des Qualitätsmanagements. Bundesgesundheitsblatt – Gesundheitsforschung – Gesundheitsschutz 66(9):972–981

Petzold T, Eberlein-Gonska M, Schmitt J (2014) Which factors predict incident pressure ulcers in hospitalized patients? A prospective cohort study. Br J Dermatol 170(6):1285–1290

Petzold T, Steinwitz A, Schmitt J, Eberlein-Gonska M (2013) Evaluation der externen Qualitätssicherung gemäß § 137 SGB V am Universitätsklinikum Carl Gustav Carus Dresden. Z Evid Fortbild Qual Gesundhwes 107(8):541–547

Scharf A, Haug S, Ritthaler M, Raptis G (2023) Chancen und Herausforderungen der Digitalisierung bei der Rehabilitation – Ergebnisse einer Befragung von Rehabilitationseinrichtungen. Rehabilitation 62(5):299–307

Schmidt S (2024) Expertenstandards in der Pflege – eine Gebrauchsanleitung. Springer, Berlin/Heidelberg

Schubert I, Siegel A, Köster I, Ihle P (2016) Evaluation der populationsbezogenen, integrierten Versorgung gesundes Kinzigtal' (IVGK). Ergebnisse zur Versorgungsqualität auf der Basis von Routinedaten. Z Evid Fortbild Qual Gesundhwes 117:27–37

Schulz S, de Cruppé W, Macher-Heidrich S, Geraedts M (2022) Identifizierung von Qualitätsproblemen durch Qualitätsindikatoren der externen Qualitätssicherung – Mixed-Methods-Analyse zum Stellungnahmeverfahren des strukturierten Dialogs. Gesundheitsökonomie & Qualitätsmanagement 27(4):183–190

Scriba P (2011) Benchmarking und Peer Review unter Verwendung von Routinedaten am Beispiel der IQM Initiative Qualitätsmedizin e.V. Z Evid Fortbild Qual Gesundhwes 105(5):396–400

Steidle O, Rego K, Petzold T (2024) Digitale Gesundheitsversorgung. Anforderungen an eine erfolgreiche Transformation. Gesundheitswesen 86(8/9):549–552

Strobel J, McIntyre I, Griffiths D (2024) Advanced Paramedic Practitioner – eine Lösung für die Herausforderungen im deutschen Rettungsdienst?. Notfall Rettungsmed. https://doi.org/10.1007/s10049-023-01280-4

Strutz N, Brodowski H, Kiselev J, Heimann-Steinert H, Müller-Werdan U (2022) App-based evaluation of older people's fall risk using the mHealth app Lindera mobility analysis: exploratory study. JMIR Aging 5(3):e36872

Verhoef P, Broekhuizen T, Bart Y, Bhattacharya A, Qi Dong J, Fabian N, Haenlein M (2021) Digital transformation: a multidisciplinary reflection and research agenda. J Bus Res 122:889–901

Wingenfeld K (2020) Pflegerisches Entlassungsmanagement im Krankenhaus: Konzepte, Methoden und Organisationsformen patientenorientierter Hilfen. Kohlhammer, Stuttgart

Winklmair C (2021). Der Qualitätsansatz der Initiative Qualitätsmedizin e. V. (IQM). In: Kranz J, Anheuser P, Steffens JA (Hrsg) Komplikationen in der Urologie – Risiken erkennen und vermeiden. Springer, Berlin/Heidelberg, S 17–25

Wirth LM, Garthaus M, Jalaß I, Rösler U, Schlicht L, Melzer M, Hülsken-Giesler M (2022) Kurz- und mittelfristiger Technologieeinsatz in der Pflege. Welche digitalen Technologien in ambulanten und (akut-)stationären Einrichtungen heute und morgen eine Rolle spielen werden. Bundesanstalt für Arbeitsschutz und Arbeitsmedizin, Dortmund

Witzsch UKF, Borkowetz A, Enzmann T, Rodler S, Leyh-Bannurah S-R, Loch T, Borgmann H, Steidle O (2023) Digitalisierung in der Urologie – Herausforderung und Chance. Urologie 62(9):913–928

Wolf-Ostermann K, Rothgang H (2024) Digitale Technologien in der Pflege – Was können sie leisten?. Bundesgesundheitsblatt – Gesundheitsforschung – Gesundheitsschutz 67(3):324–331

User Experience zur Gestaltung von Nahtstellen am Beispiel des Entlassmanagements

Julian Sauter und Anna-Lena Hahn

1 Einleitung

Wie in vielen der vorangegangenen Kapitel aufgezeigt, sind IT-Lösungen ein Schlüsselelement der heutigen gesundheitlichen und pflegerischen Versorgung. Die wichtigen und richtigen Informationen müssen dem Fachpersonal im Gesundheitswesen sowie den Patient:innen zum richtigen Zeitpunkt rollenspezifisch bereitgestellt werden, um eine ideale und nahtlose Versorgung sicherzustellen. Es werden einfache und kompatible Systeme benötigt. Doch offen bleibt die Frage, wie der Weg zu solchen Systemen aussieht. In diesem Kapitel möchten wir daher die Design-Disziplin *User Experience* (UX) vorstellen, deren Mitwirken und Relevanz im Gesundheitswesen aufzeigen und anhand des Beispiels Entlassmanagement mit Methoden vertraut machen.

Die UX spielt eine entscheidende Rolle in der Entwicklung und Nutzung von neuen Technologien – so auch bei digitalen Produkten im Gesundheitswesen. In einer Branche, in der Präzision, Sicherheit und Benutzer:innenfreundlichkeit von größter Bedeutung sind, kann eine gut durchdachte UX den Unterschied zwischen einem erfolgreichen und einem ineffektiven Produkt ausmachen (Bitkina et al. 2020). Das Fraunhofer IESE machte bereits 2023 auf Auswirkungen von User Experience auf die Technikbereitschaft im Gesundheitswesen aufmerksam und wies darauf hin, dass in nahezu allen Phasen eine Mensch-Computer Interaktion stattfindet (Gorlt et al. 2023).

J. Sauter (✉)
Kempten, Deutschland
E-Mail: mail@juliansauter.de

A.-L. Hahn
Stuttgart, Deutschland
E-Mail: annalena.katharina.hahn@gmail.com

Als besonders herausfordernd werden u. a. die Lesbarkeit der relevanten Informationen, die schnelle und intuitive Bedienbarkeit, die unmissverständliche Diagnoseergebnisse, die fehlerfreie Eingabe u. v. m. angeführt.

2 Human-Centered Design

2.1 Einführung in Human-Centered-Design

Der Ansatz des Human-Centered Design stellt den Nutzen und die tatsächliche Nutzung eines Systems in den Mittelpunkt der Systemgestaltung und -entwicklung. Ziel ist es, Produkte und Systeme zu entwickeln, die benutzer:innenfreundlich und auf die Bedürfnisse der Anwender abgestimmt sind (DIN EN ISO 9241–210). Norman (2013) beschreibt diesen Ansatz als einen Prozess, der sicherstellt, dass die Entwürfe den Bedürfnissen und Fähigkeiten der Menschen entsprechen, für die sie gedacht sind.

In der Praxis werden Begriffe wie User-Centered Design und User Experience Design häufig synonym mit Human-Centered Design verwendet (DIN EN ISO 9241–210). Norman (2013) plädiert jedoch für den Begriff ‚Human' statt ‚User', da dies Designer:innen hilft, sich stärker mit den tatsächlichen Bedürfnissen und Emotionen der Menschen auseinanderzusetzen (Interaction Design Foundation 2023).

Damit ein Designprozess wirklich menschenzentriert abläuft, stützt sich Human-Centered Design auf vier zentrale Grundsätze:

1. Die richtigen Probleme verstehen und lösen: Ein zentrales Prinzip des Human-Centered Design besteht darin, die tatsächlichen Ursachen eines Problems zu identifizieren und nicht lediglich dessen Symptome zu behandeln. Nur wenn das zugrunde liegende Problem richtig verstanden wird, kann eine nachhaltige Lösung entwickelt werden (DIN EN ISO 9241–210; Interaction Design Foundation 2023; Norman 2023).
2. Menschenzentriert handeln: Im Mittelpunkt des Gestaltungsprozesses stehen die Menschen und der spezifische Kontext, in dem sie ein Produkt oder System nutzen. Nur durch ein tiefes Verständnis dieser Kontexte lassen sich Lösungen entwickeln, die wirklich hilfreich und bedeutungsvoll sind (DIN EN ISO 9241–210; Norman 2023).
3. Ganzheitlich denken – Alles ist ein System: Probleme existieren selten isoliert. Deshalb ist es notwendig, alle beteiligten Elemente und deren Beziehungen zu betrachten. Ein Problem kann nur vollständig erfasst und gelöst werden, wenn man das gesamte System und seine Wechselwirkungen versteht (Interaction Design Foundation 2023; Norman 2023).
4. Kleine und einfache Interventionen: Human-Centered Design folgt einem iterativen Ansatz. Durch schrittweise, überschaubare Veränderungen werden kontinuierliche Verbesserungen erzielt. Dieser Prozess basiert auf fortlaufender Evaluation und enger

Zusammenarbeit mit den Menschen, für die das Produkt bestimmt ist (Interaction Design Foundation 2023; Norman 2023).

2.2   Der Human-Centered Design Prozess

Die Prinzipien des Human-Centered Design (HCD) wurden in einen klar strukturierten Prozess überführt, der in der Norm *DIN EN ISO 9241–210* definiert ist. Dieser Prozess dient als Leitfaden für die nutzerzentrierte Gestaltung und unterteilt die Lösungsentwicklung in vier aufeinander aufbauende Phasen (Abb. 1):

1. Verstehen des Nutzungskontextes
2. Definition der Nutzungsanforderungen
3. Entwurf von Konzepten und Lösungen
4. Evaluation

2.2.1 Verstehen des Nutzungskontextes

Das Ziel dieser Phase ist es, die Merkmale der Nutzer:innen, deren Aufgaben sowie die organisatorische, technische und physische Umgebung zu analysieren. Diese Aspekte definieren gemeinsam den Nutzungskontext eines Systems. Zu Beginn eines Projekts sollten deshalb möglichst umfassende Informationen gesammelt und analysiert werden,

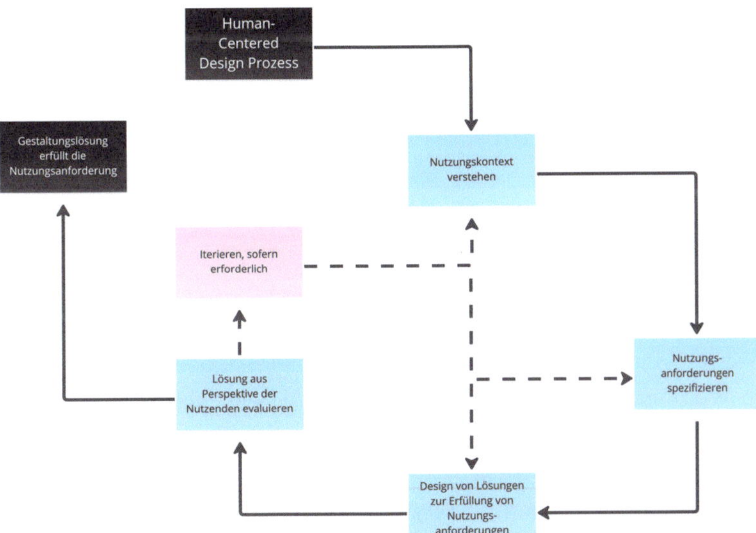

Abb. 1 Human-Centered Design Prozess (eigene Darstellung in Anlehnung an DIN EN ISO9241–210)

um ein fundiertes Verständnis für die tatsächlichen Bedingungen und Herausforderungen zu gewinnen.

Ein solches Verständnis ist notwendig, um sinnvolle und nachhaltige Anforderungen für das zukünftige System formulieren zu können. Zudem lassen sich durch eine gründliche Nutzungskontextanalyse Bedürfnisse, Probleme oder Einschränkungen identifizieren, die andernfalls übersehen würden – jedoch entscheidend für die spätere Akzeptanz des Systems sein können.

Zur Dokumentation dieser Erkenntnisse dienen Methoden wie Beobachtungen, Interviews, Personas oder Szenarien (DIN EN ISO 9241–210).

2.2.2 Definition der Nutzungsanforderungen

Auf Basis des analysierten Nutzungskontextes werden im nächsten Schritt die konkreten Bedürfnisse der Nutzenden sowie anderer relevanter Stakeholder ermittelt. Dabei geht es nicht darum, vorwegzunehmen *wie* eine Lösung aussehen soll, sondern *was* erreicht werden muss.

Die Anforderungen umfassen den geplanten Nutzungskontext, individuelle Nutzer:innenbedürfnisse, gesetzliche oder normative Rahmenbedingungen sowie organisationsspezifische Vorgaben. Da es häufig Zielkonflikte gibt, müssen Priorisierungen getroffen und Kompromisse dokumentiert werden, um die Nachvollziehbarkeit zu gewährleisten.

Eine hohe Qualität der Anforderungen ist essenziell. Sie sollten so formuliert sein, dass sie später von den relevanten Interessensgruppen überprüft und bei Bedarf angepasst werden können (DIN EN ISO 9241–210).

2.2.3 Entwurf von Konzepten und Lösungen

Das Nutzendenerlebnis (User Experience) wird maßgeblich durch Designentscheidungen geprägt. Deshalb legt die Norm besonderen Wert auf iterative und feedbackbasierte Entwurfsprozesse. Laut DIN EN ISO 9241–210 sollten dabei folgende Aspekte berücksichtigt werden:

- Ganzheitliche Betrachtung der Nutzungserfahrung
- Entwicklung von Prototypen und Nutzungsszenarien
- Anpassung der Entwürfe auf Basis von Userfeedback
- Klare Kommunikation der Designlösungen an die Entwickler:innen

Auf diese Weise entstehen Lösungen, die alle Aufgaben, Interaktionen mit dem System sowie relevante Schnittstellen in den Gestaltungsprozess integrieren (DIN EN ISO 9241–210).

2.2.4 Evaluation

Die Evaluation mit realen Nutzer:innen ist ein zentraler Bestandteil des Human-Centered Design Prozesses. Sie sollte nicht erst am Ende, sondern idealerweise bereits in frühen Phasen des Projekts stattfinden.

Ziel ist es einerseits, das Verständnis für Bedürfnisse der Nutzer:innen weiter zu vertiefen, andererseits die tatsächliche Nutzungskomplexität sichtbar und nachvollziehbar zu machen. Designprinzipien und Usability-Heuristiken können als Orientierung dienen, ersetzen jedoch keinesfalls die empirische Prüfung mit echten Nutzer:innen.

Die Evaluation dient dazu, sowohl Rückmeldungen zu bestehenden Entwürfen zu sammeln als auch neue Erkenntnisse für die Weiterentwicklung zu gewinnen. Wichtig ist dabei, ausreichend Ressourcen und Zeit für die Durchführung und Auswertung einzuplanen. Die Ergebnisse sollten systematisch analysiert und allen relevanten Stakeholdern zugänglich gemacht werden, um in die weiteren Entwicklungsphasen einfließen zu können (DIN EN ISO 9241–210).

3   Exemplarisches Vorgehen am Beispiel des Entlassmanagements

Wie bereits eingehend beleuchtet, wird im Rahmen der UX von einem nutzer:innenzentrierten Ansatz gesprochen. Das bedeutet, dass die potenziellen Anforderungen an eine zu entwickelnde IT-Lösung ausgehend von den Bedürfnissen und Problemen der Endnutzer:innen erfolgen sollen (Wang et al. 2020). Wie die Patient Journey von Herrn Müller bereits zeigte, werden IT-Lösungen von diversen und verschiedenen Anwender:innen, und somit einer sehr heterogenen Anwender:innengruppe, genutzt. Diese Heterogenität muss im Design-/UX-Prozess stets berücksichtigt werden, um den unterschiedlichen Anforderungen gerecht zu werden. Beispielsweise müssen Accessibility-Anforderungen und digitale Affinität berücksichtigt werden, um eine sichere Informationsbereitstellung zu gewährleisten. Somit stellt sich als zentralste Frage eines jeden UX-Prozesses die Frage: „Wer sind meine Nutzer:innen?"

Digitale Produkte im Gesundheitswesen müssen dabei nicht nur funktional und zuverlässig sein, sondern auch intuitiv und einfach zu bedienen, um die bestmögliche Versorgung und Sicherheit der Patient:innen zu gewährleisten. Eine positive UX trägt dazu bei, dass medizinisches Fachpersonal effizient arbeiten kann, Fehler minimiert werden und die Akzeptanz und Zufriedenheit der Nutzer:innen steigt. Um dies sicherstellen zu können sind Methoden der UX und deren Integration in den Entwicklungsprozess nötig. Diese helfen den Herausforderungen und Bedürfnisse der jeweiligen Nutzer:innen im eigenen Arbeitskontext herauszuarbeiten, um die Entwicklung leistungsorientiert voranzutreiben.

3.1   Nutzungskontext verstehen: User Research

Zu Beginn eines nutzer:innenzentrierten Vorgehens steht das Verständnis des Nutzungskontexts eines Systems im Mittelpunkt. Bereits in der frühen Projektphase sollten daher möglichst umfassende Informationen gesammelt und ausgewertet werden, um ein fundiertes Bild der realen Bedingungen, Herausforderungen und Bedürfnisse zu erhalten. Dieser Prozess wird unter dem Begriff ,User Research' zusammengefasst.

User Research ist ein zentraler Bestandteil nutzer:innenzentrierter Entwicklung: Er ermöglicht den direkten Kontakt mit den Nutzenden. Ziel ist es, deren Alltag, Motivationen, Anforderungen und Probleme zu verstehen, um daraus Impulse für die Systementwicklung zu gewinnen und Lösungen zu gestalten, die eine optimale Nutzungserfahrung bieten.

User Research unterstützt sowohl die Weiterentwicklung bestehender Systeme als auch die Entwicklung innovativer Lösungen. Die Bedürfnisse, Ziele, Aufgaben und Herausforderungen der Nutzer:innen werden dabei empirisch – qualitativ und/oder quantitativ – im konkreten Nutzungskontext erfasst und analysiert (Ackermann et al. 2019).

Die Relevanz der Kennung der Nutzer:innen wurde bereits eingehend erläutert. In diesem Unterkapitel soll der konkrete Einbezug der Nutzer:innen in die Methoden erläutert werden. Die größte Herausforderung die sich in der Praxis zeigt, ist der Zugang zu den Nutzer:innen. Beispielsweise können sogenannte ,Fokusgruppen' definiert werden. Dabei handelt es sich um eine oder mehrere kleine Gruppen von Nutzenden, die Zusammenkommen um ihre Meinungen, Erfahrungen und Einstellungen zu einem bestimmten Produkt, einem Konzept oder Prozesses zu diskutieren. Die Auswahl der Nutzenden sollte dabei in Summe die tatsächliche Gewichtung der realen Nutzer:innenzahl widerspiegeln.

Bezogen auf das zuvor beschriebene Beispiel des Entlassmanagements ist es besonders wichtig, Vertreter:innen der verschiedenen beteiligten Akteur:innen einzubeziehen. Dazu zählen u. a. Mitarbeitende des Sozialdienstes, Ärzt:innen des Krankenhauses, Vertreter:innen der Krankenkassen, Rehabilitationskliniken sowie – wenn möglich – auch Patient:innen. Ihre Perspektiven sind entscheidend für eine fundierte Bewertung und die Entwicklung praxistauglicher Lösungen.

Fokusgruppen können zur Erarbeitung diverser Themen, wie zum Beispiel der User Journey, genutzt werden. Üblicherweise bieten sich geführte Workshop remote oder onsite an. Ein:e Moderator:in führt hierbei die Diskussion und stellt gezielte Fragen, um tiefgehende Einblicke in die Bedürfnisse, Erwartungen und Herausforderungen der Nutzer:innen zu gewinnen (Ackermann et al. 2019).

User Journey Maps und Prozessanalysen sind hervorragende UX-Methoden, um ein holistisches Verständnis zu schaffen sowie Interaktionen und Touchpoints zu identifizieren, die für die Nutzenden besonders wichtig sind. Sie zeigen auch mögliche Schmerzpunkte und Hindernisse auf, die Nutzende frustrieren könnten.

User Journeys Visualisieren die Schritte, die Nutzende durchlaufen, um ein Ziel zu erreichen. Sie helfen somit dabei, die Interaktionen und Touchpoints zu identifizieren, die für die Nutzer:innen besonders wichtig sind (Dark Horse Innovation 2017). Diese können im Versorgungskontext des Gesundheitswesens für die unterschiedlichen Anwender:innengruppen genutzt werden, um auch Gemeinsamkeiten und Unterschiede im Ablauf und benötigter Informationentiefe aufzuzeigen.

Bei der Erstellung einer User Journey wird der aktuelle Prozess erfasst und nicht der Wunschprozess, weil es wichtig ist, die tatsächlichen Erfahrungen und Interaktionen der Nutzer:innen zu verstehen. Dies hilft, bestehende Probleme, Schmerzpunkte und Ineffizienzen zu identifizieren, die Nutzer:innen derzeit erleben. Durch das Erfassen des aktuellen Prozesses können gezielte Verbesserungen und Optimierungen entwickelt werden, die auf realen Daten und Nutzer:innenverhalten basieren, anstatt auf hypothetischen oder idealisierten Szenarien.

Exemplarisch ist in Abb. 2 ein Ausschnitt der User Journey**am Beispiel von Herrn Müller dargestellt. Dabei wird stellvertretend die Journey einer Sozialdienstmitarbeiterin im Entlassmanagement aufgezeigt.** Bereits dieser Ausschnitt verdeutlicht die Vielzahl an Schnittstellen im Informationsaustausch sowie die Diversität der bestehenden Systemlandschaft. Für die Gestaltung der zukünftigen Soll-Journey ist es entscheidend zu verstehen, welche Informationen in den einzelnen Prozessschritten benötigt werden und welche Herausforderungen aktuell bestehen. Dieses visuelle Werkzeug wird in der Regel gemeinsam mit den Nutzer:innen in Workshops oder Interviews erarbeitet.

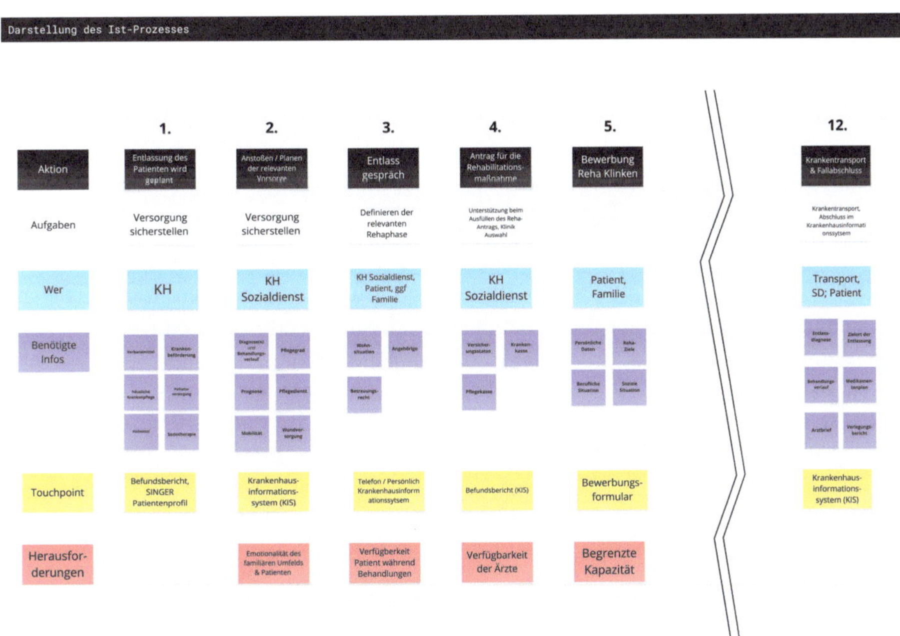

Abb. 2 Ausschnitt der exemplarischen User Journey zum Entlassmanagement

Die Entlassung von Patient:innen aus dem Krankenhaus in eine Rehaklinik ist ein Prozess mit vielen Beteiligten und noch mehr Abhängigkeiten. Im Idealfall läuft alles reibungslos: Die Behandlung im Krankenhaus ist abgeschlossen, eine geeignete Rehaklinik wird gefunden, die Kostenübernahme ist geklärt, der Patient:innentransport ist organisiert – und der Übergang gelingt ohne Brüche. Doch wie diese Journey zeigt, ist dies zumeist nicht der Fall.

Sobald die Entlassung von Patient:innen in eine Rehaklinik ansteht, beginnt eine Kette von Abstimmungsprozessen. Der Sozialdienst des Krankenhauses versucht, eine Rehaeinrichtung mit freien Kapazitäten zu finden – oft vergeblich, da viele Kliniken ausgelastet sind. Mehrfache Anfragen bleiben unbeantwortet oder werden verzögert beantwortet. Parallel drängt das Krankenhauspersonal auf eine schnelle Entlassung, weil das Bett für die nächsten Patient:innen benötigt wird.

Gleichzeitig muss die Kostenübernahme durch die Krankenkasse beantragt werden. Doch diese Entscheidung liegt oft noch nicht vor, wenn bereits erste Vorgespräche mit Rehakliniken geführt werden müssen. Eine verbindliche Aufnahmezusage kann jedoch erst dann erfolgen, wenn alle finanziellen und organisatorischen Fragen geklärt sind.

Hinzu kommt: Die Kommunikation erfolgt meist telefonisch oder per Fax. Informationen müssen mehrfach übermittelt, Zuständigkeiten nachverfolgt und Rückmeldungen aktiv eingefordert werden.

Anhand dieses Beispiels sollen die im Folgenden vorgestellten Methoden erläutert werden.

Prozessanalysen und Flow Charts Hingegen bieten eine detaillierte Untersuchung der Abläufe und Prozesse, die Nutzer:innen durchlaufen. Sie helfen dabei, ineffiziente oder problematische Bereiche zu identifizieren und bieten Einblicke in die Informationsübergabe und Zusammenhänge über die einzelne Nutzer:innengruppe hinaus.

Durch die Kombination von User Journey Maps und Prozessanalysen kann ein umfassendes Bild der Nutzer:innenerfahrung und -probleme visualisiert werden. Dies ermöglicht die Entwicklung prozessnaher und somit effektiver Lösungen. Ein holistisches Verständnis kann die Qualität der Gesundheitsversorgung verbessern und ein IT-System kann dazu beitragen, den Anforderungen einer zunehmend digitalen und vernetzten Welt gerecht zu werden.

Auch semi-strukturierte Interviews finden in der Praxis häufig Anwendung. Sie zählen zu den qualitativen Methoden im User Research. In der Regel wird ein Leitfaden mit offenen Fragen erstellt, der auf zuvor formulierten Hypothesen basiert. Dieser dient als Orientierung für das Gespräch, lässt jedoch Raum für Flexibilität – im Gegensatz zu streng strukturierten Interviews mit starren Fragefolgen.

Semi-strukturierte Interviews ermöglichen es dem Interviewer, gezielt auf Antworten der Gesprächspartner:innen einzugehen, Rückfragen zu stellen und neue, während des Gesprächs entstehende Themen vertiefend zu erkunden. Dabei werden sowohl verbale als auch nonverbale Signale berücksichtigt und interpretiert.

Diese Methode eignet sich besonders, um sowohl gezielte Informationen zu erheben als auch unerwartete, tiefere Einblicke in Perspektiven, Bedürfnisse und Herausforderungen der Nutzer:innen zu gewinnen. Entscheidend ist dabei, dass der Moderator bzw. die Moderatorin sozialpsychologische Einflussfaktoren erkennt und reflektiert, um das Gespräch möglichst neutral und ergebnisoffen zu führen (Portigal 2013).

In der vorangegangenen Entlass-Journey könnten beispielsweise die folgenden Hypothesen aufgestellt werden und durch semi-strukturierte Interviews validiert werden:

- H1: An den Schnittstellen zwischen den beteiligten Akteuren im Entlassprozess kommt es regelmäßig zu Informationsverlusten, welche die Qualität und Kontinuität der Patient:innenversorgung beeinträchtigen.
- H2: Die fehlende rechtzeitige Kostenübernahme durch die Krankenkassen erschwert eine frühzeitige und verbindliche Rehaplanung.
- H3: Die Koordination zwischen Krankenhaus, Rehakliniken und Krankenkassen ist durch fehlende Synchronisation erschwert.

Dabei könnte der Interviewleitfaden wie folgt aufgebaut sein:

Einführung: Die Einführung dient dazu, den Teilnehmenden den Ablauf zu erklären, sie in die Thematik einzuführen aber auch um eine Einverständniserklärung einzuholen.
Warm-Up: Ein Warm-Up soll einen einfachen Einstieg in das Gespräch darstellen und einen Redefluss erzeugen. Auch können hier Rekrutierungsmaßnahmen erneut geprüft werden, z. B. *„Können Sie kurz beschreiben, welche Rolle Sie im Entlassmanagement einnehmen und wie lange Sie bereits in diesem Bereich tätig sind?" „Wie sieht bei Ihnen typischerweise der Ablauf aus, wenn eine Reha für Patient:innen organisiert werden soll?"*
Hauptteil: Im Hauptteil kann hypothesenbasiert exploriert werden, damit konkrete Probleme und Erfahrungen besprochen werden. Es sollte dabei mit dem Problem gestartet werden, um dann hin zu Lösungsideen zu kommen.
z. B. „Wie erleben Sie die Suche nach einer passenden Rehaklinik in der Praxis?"
„Was passiert, wenn Sie auf Ihre Anfragen keine Rückmeldung erhalten?"
„Welche Rolle spielt dabei die Auslastung der Rehakliniken?"
„Wie gut funktioniert die Zusammenarbeit zwischen Krankenhaus, Rehakliniken und Krankenkassen aus Ihrer Sicht?"
„Welche Kommunikationswege (z. B. Telefon, Fax, E-Mail) werden genutzt – und welche funktionieren gut oder weniger gut?"
Abschluss: Der Abschluss des Gespräches soll das Gespräch rund beenden. Hier sollte die wichtigsten Aussagen nochmal zusammengefasst werden, Raum für weitere Anmerkungen geboten und auch ein Erwartungsmanagement geschaffen werden, z. B. „Gibt es etwas, das wir bisher noch nicht angesprochen haben, Ihnen aber wichtig ist?"

Die bisher beschriebenen Methoden dienen lediglich als Beispiel und Orientierungshilfe. Letztlich liegt es in der Verantwortung der User Researcher, die für das jeweilige Projekt am besten geeignete Methode auszuwählen. Dabei spielen die spezifischen Anforderungen, Ziele und Rahmenbedingungen des Projektes eine entscheidende Rolle.

Flexibilität und kritisches Denken sind essenziell, um eine fundierte und effektive Entscheidung zu treffen.

3.2 Definition der Nutzer:innenanforderungen

Durch die im User Research angewandten Methoden werden im nächsten Schritt die konkreten Bedürfnisse der Nutzer:innen sowie relevanter Stakeholder identifiziert. Dabei steht weniger im Fokus, wie eine Lösung aussehen soll, sondern vielmehr, welche Ziele erreicht werden müssen.

Wie in Kap. 3 erläutert, ist eine nachvollziehbare Dokumentation von großer Bedeutung, um potenzielle Zielkonflikte transparent angemessen zu adressieren. Dabei sollten User Researcher möglichst objektiv bleiben (Ackermann et al. 2019).

Für unser Beispiel könnte ein gewonnenes Insight wie in Abb. 3 dargestellt aussehen.

3.3 Entwurf Konzept und Lösung: Prototyping

Nachdem durch User Research der Nutzungskontext umfassend analysiert und die entsprechenden Anforderungen systematisch abgeleitet wurden, bildet diese fundierte Basis den Ausgangspunkt für die Entwicklung erster Lösungsansätze. Zur Validierung und Weiterentwicklung dieser Konzepte wird die Methodik des Prototypings herangezogen, um bereits in frühen Projektphasen nutzer:innenzentrierte Rückmeldungen zu ermöglichen und iterative Optimierungen vorzunehmen (DIN EN ISO9241–210).

Ein Prototyp ist eine vorläufige Darstellung eines Designs, die es Nutzenden ermöglicht, mit diesem zu interagieren. Prototypen sind ein zentrales Werkzeug zur Diskussion

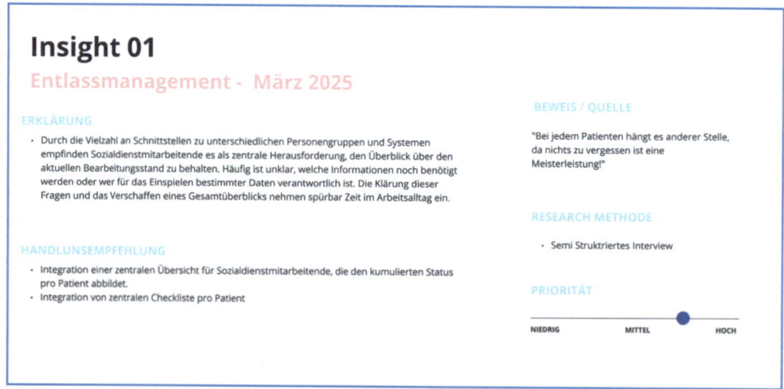

Abb. 3 Exemplarische Darstellung eines abgeleiteten Insights

und Evaluation von Gestaltungsideen. Sie unterstützen Designer:innen dabei, unterschiedliche Designvariationen mit Nutzenden zu testen (Preece et al. 2015).

Der Begriff ‚Prototyp' wird häufig mit futuristischen Automobilen, 3D-Modellen von Gebäuden oder Beta-Versionen von Software assoziiert. Tatsächlich können Prototypen jedoch nahezu jede Form annehmen – von einfachen Papierskizzen über digitale Interfaces bis hin zu grob zusammengebauten Objekten aus Holz. Zur Klassifizierung von Prototypen werden in der Literatur drei zentrale Kriterien herangezogen: Die Auflösung, die Detailgenauigkeit sowie das verwendete Material (Preece et al. 2015; Butz und Krüger 2014).

Die Detailgenauigkeit stellt dabei das Hauptunterscheidungskriterium dar. Sie differenziert zwischen Low-Fidelity- und High-Fidelity-Prototypen. Während Low-Fidelity-Prototypen nur eine grobe Annäherung an das spätere Produkt darstellen, ahmen High-Fidelity-Prototypen sowohl die Optik als auch die Funktionalität des Endprodukts präzise nach.

Low-Fidelity-Prototypen eignen sich besonders gut für die frühe Entwicklungsphase. Sie sind schnell, kostengünstig und mit geringem Aufwand herzustellen und ebenso leicht anzupassen. Dadurch ermöglichen sie es, alternative Designansätze zu explorieren. Typischerweise bestehen sie aus Materialien wie Papier oder Karton und bilden digitale Interfaces lediglich symbolisch ab. Funktionalitäten können häufig nur simuliert, aber nicht tatsächlich ausgeführt werden. Aufgrund dieser Eigenschaften kommen sie v. a. in der Konzeptions- und Ideenfindungsphase zum Einsatz, jedoch nicht in der späteren Umsetzung des finalen Produkts (Preece et al. 2015).

Sobald grundlegende Konzepte, Strukturen und Abläufe mit Low-Fidelity-Prototypen entwickelt und validiert wurden, folgt in der Regel die Erstellung eines High-Fidelity-Prototyps. Dieser imitiert das finale Produkt nahezu detailgetreu (Saffer 2009). Eingaben führen hier – wie im fertigen Produkt – zu realen Reaktionen, wodurch sich technische Fragestellungen klären, umfassende Usability-Tests durchführen und das Gesamtkonzept validieren lassen (Saffer 2010; Preece et al. 2015).

Die gewonnenen Erkenntnisse aus den teilstrukturierten Interviews ermöglichen es, konkrete Bedürfnisse, Informationslücken und Koordinationsprobleme herauszuarbeiten. Auf Basis der gewonnenen Erkenntnisse aus den semi-strukturierten Interviews zum Entlassmanagement kann zunächst ein Low-Fidelity-Prototyp entwickelt werden (Abb. 4), der die grundlegenden Informationsstrukturen und Abläufe in reduzierter visueller Form veranschaulicht. Dieser reduzierte Prototyp dient als Kommunikationsinstrument in frühen Evaluationsphasen und ermöglicht es, wertvolle Rückmeldungen hinsichtlich Funktionalität, Nutzer:innenführung und Informationsarchitektur einzuholen, ohne dabei gestalterische Details in den Vordergrund zu rücken.

Aufbauend aus den Erkenntnissen des ersten Usertests mit dem Low-Fidelity-Prototypen wird ein High-Fidelity-Prototyp entwickelt (Abb. 5), der die zuvor getesteten Inhalte detailliert, interaktiv und funktional umsetzt. Neben der verbesserten Darstellung von Informationen wird besonderes Augenmerk auf Statusvisualisierung, Prozessnach-

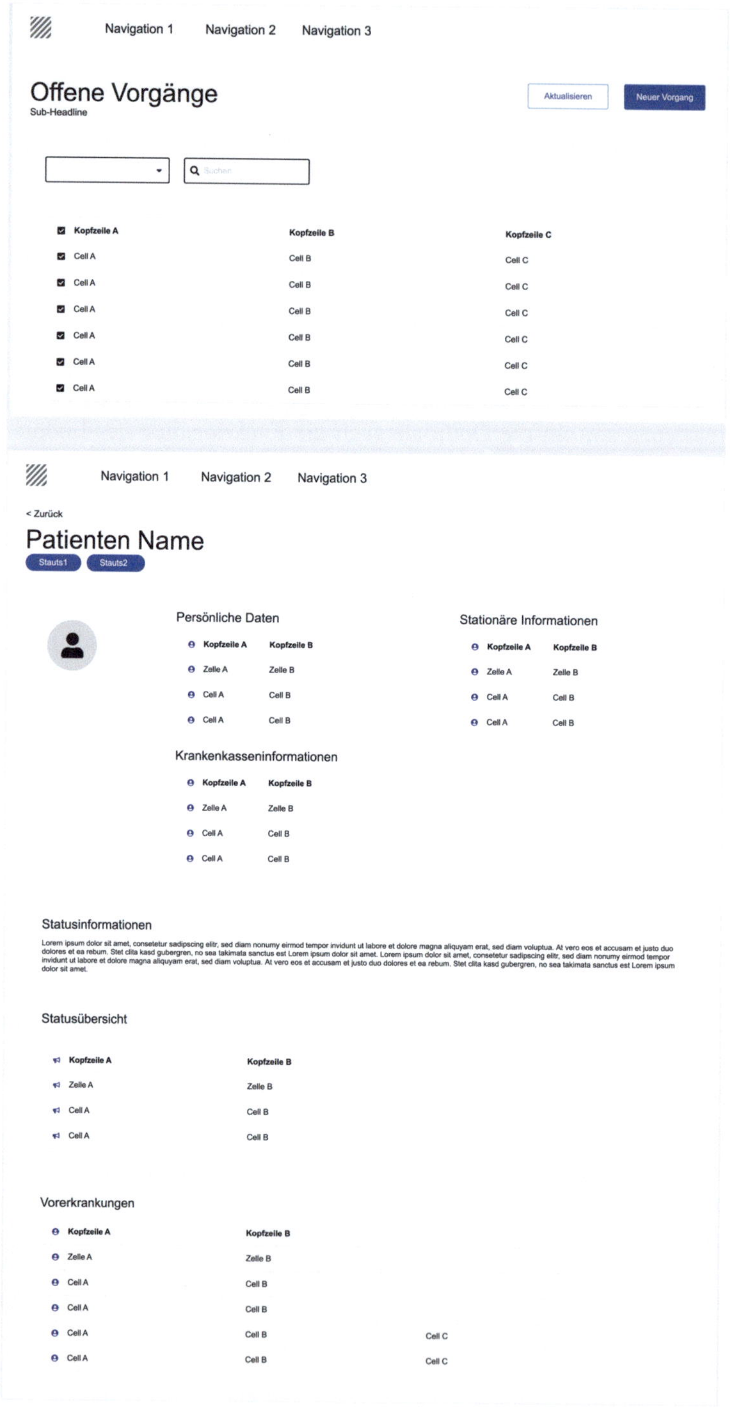

Navigation 1   Navigation 2   Navigation 3

Offene Vorgänge
Sub-Headline

Aktualisieren   Neuer Vorgang

Q Suchen

☑ **Kopfzeile A**   **Kopfzeile B**   **Kopfzeile C**
☑ Cell A   Cell B   Cell C
☑ Cell A   Cell B   Cell C
☑ Cell A   Cell B   Cell C
☑ Cell A   Cell B   Cell C
☑ Cell A   Cell B   Cell C
☑ Cell A   Cell B   Cell C

Navigation 1   Navigation 2   Navigation 3

< Zurück

Patienten Name
Stauts1   Stauts2

Persönliche Daten

	Kopfzeile A	Kopfzeile B
	Zelle A	Zelle B
	Cell A	Cell B
	Cell A	Cell B

Stationäre Informationen

	Kopfzeile A	Kopfzeile B
	Zelle A	Zelle B
	Cell A	Cell B
	Cell A	Cell B

Krankenkasseninformationen

	Kopfzeile A	Kopfzeile B
	Zelle A	Zelle B
	Cell A	Cell B
	Cell A	Cell B

Statusinformationen

Lorem ipsum dolor sit amet, consetetur sadipscing elitr, sed diam nonumy eirmod tempor invidunt ut labore et dolore magna aliquyam erat, sed diam voluptua. At vero eos et accusam et justo duo dolores et ea rebum. Stet clita kasd gubergren, no sea takimata sanctus est Lorem ipsum dolor sit amet. Lorem ipsum dolor sit amet, consetetur sadipscing elitr, sed diam nonumy eirmod tempor invidunt ut labore et dolore magna aliquyam erat, sed diam voluptua. At vero eos et accusam et justo duo dolores et ea rebum. Stet clita kasd gubergren, no sea takimata sanctus est Lorem ipsum dolor sit amet.

Statusübersicht

	Kopfzeile A	Kopfzeile B
	Zelle A	Zelle B
	Cell A	Cell B
	Cell A	Cell B

Vorerkrankungen

	Kopfzeile A	Kopfzeile B	
	Zelle A	Zelle B	
	Cell A	Cell B	
	Cell A	Cell B	
	Cell A	Cell B	Cell C
	Cell A	Cell B	Cell C

Abb. 4 Low-Fidelity-Prototyp

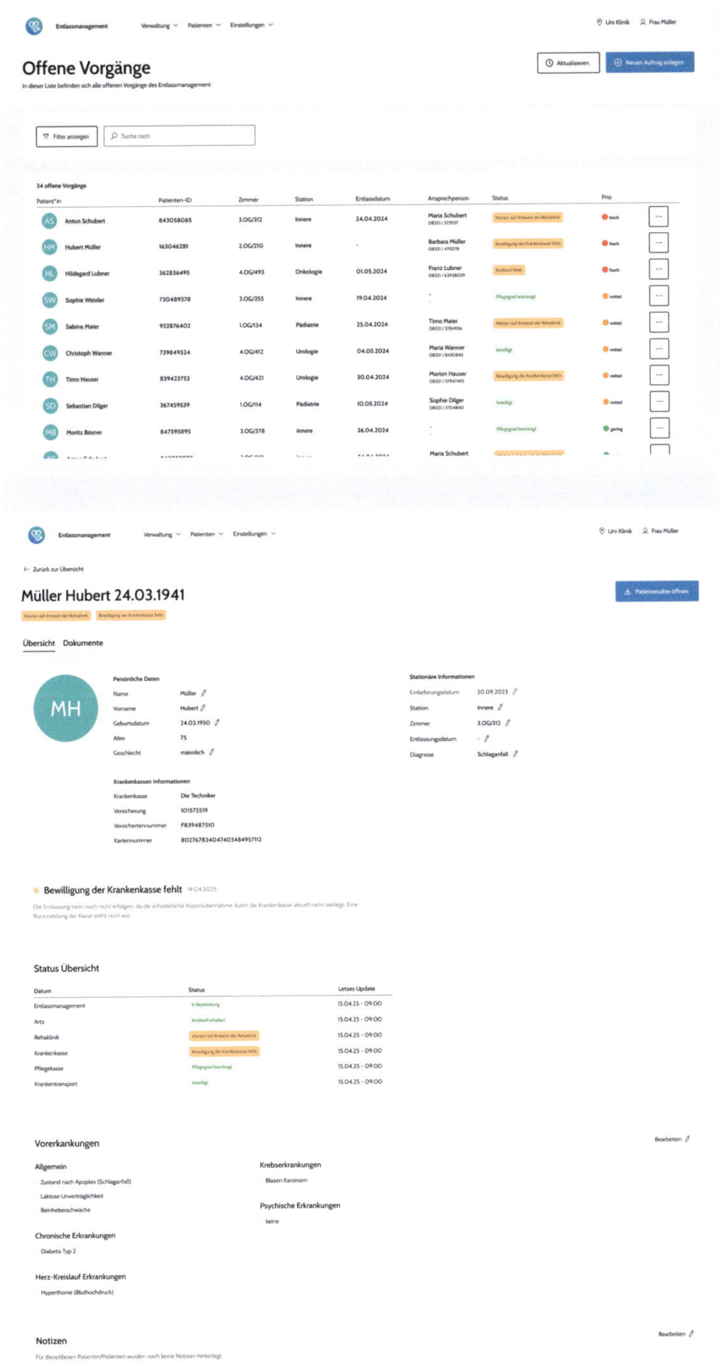

Abb. 5 High-Fidelity-Prototyp des Fallbeispiels

verfolgung und die intuitive Bedienung gelegt. Somit können mit diesem High-Fidelity-Prototypen reale Nutzungsszenarien im Klinikalltag simuliert und getestet werden.

Die exemplarisch dargestellten Prototypen illustrieren anschaulich den iterativen Entwicklungsprozess, beginnend bei ersten konzeptionellen Überlegungen bis hin zu einem praxisnahen Anwendungsszenario. Sie zeigen, wie durch schrittweise Verfeinerung auf Grundlage von Userfeedback und Hypothesenvalidierung eine Lösung entstehen kann, welche die Anforderungen der Nutzenden so gut wie möglich erfüllt.

3.4   Evaluation: User Testing

Die Evaluation mit realen Nutzer:innen ist ein zentraler Bestandteil des Human-Centered Design Prozesses. Sie sollte – wie im Prototypen beschrieben – nicht erst am Ende, sondern idealerweise bereits in frühen Phasen des Projekts stattfinden. Häufig werden Methoden zum Testen unter dem Begriff ‚User Testing' gebündelt, es werden jedoch nicht die Nutzer:innen selbst bewertet, sondern untersucht, wie sie mit dem potenziellen Produkt interagieren, um deren Benutzer:innenfreundlichkeit und Funktionalität zu optimieren. User Testings können dabei Risiken verringern und Schwachstellen aufdecken, bevor ein fertiges Produkt veröffentlicht wird. Es können dabei Probleme im Design aufgedeckt werden, Verhalten und Präferenzen der Nutzer:innen im Kontext kennengelernt werden, aber auch die eingehend formulierten Hypothesen validiert werden (Ackermann et al. 2019).

In unserem Beispiel könnte die Hypothese H1 nach Einführung des Systems erneut überprüft werden, indem hinterfragt wird, ob weiterhin Informationsverluste auftreten. Falls ja, sollte der Lösungsvorschlag weiter überarbeitet und optimiert werden, um die Ursache die Informationsverluste gezielt zu beheben. Falls nein, kann der Fokus auf die nächste Anforderung gelegt werden. Dabei bleibt das übergeordnete Ziel, Entscheidungen stets faktenbasiert und fundiert zu treffen, um die Qualität zu steigern.

Ähnlich zu der Methodenauswahl in der initialen Anforderungsaufnahme, liegt es in der Verantwortung der User Researcher, die für das jeweilige Projekt am besten geeignete Methode auszuwählen. Auch hier gibt es eine Vielzahl an quantitativen und qualitativen Methoden, die verhaltens- und einstellungsbasiertes Vorgehen betrachten. Beobachtungen, Eyetracking, Usability Testing und Vergleichs-Testings sind dabei einige gängige Beispiele.

4   Fazit und Ausblick

Dass dieses Kapitel den Abschluss des Buches bildet, ist fast schon symbolisch. Denn auch in vielen Projekten wird UX-Design häufig erst am Ende betrachtet, wenn Entscheidungen längst gefallen sind und es nur noch um den Feinschliff des User Interfaces geht. Nach der Lektüre dieses Kapitels sollte jedoch klar sein: User Experience Design ist kein abschließender Feinschliff, sondern ein durchgängiger, iterativer Gestaltungsprozess.

Und gerade im Gesundheitswesen bedeutet UX-Design weit mehr als ansprechendes Design. Es steht für Orientierung, Effizienz, Sicherheit und Vertrauen. Denn nur wenn digitale Systeme echte Unterstützung bieten und sich nahtlos in bestehende Abläufe integrieren, können sie einen nachhaltigen Beitrag zur Verbesserung der Versorgungsqualität leisten.

Wie anhand des hier dargestellten Beispiels im Entlassmanagement deutlich wurde, ermöglicht der Human-Centered Design-Ansatz ein tiefes Verständnis für die tatsächlichen Bedürfnisse, Herausforderungen und Arbeitskontexte der Nutzenden. Durch User Research-Methoden, wie semi-strukturierte Interviews und User Journeys, lassen sich relevante Problemfelder frühzeitig identifizieren. Die iterative Weiterentwicklung von Low- zu High-Fidelity-Prototypen zeigt, wie sich diese Erkenntnisse in konkrete, evaluierbare Lösungen übersetzen lassen. Dabei wird nicht nur die technische Funktionalität berücksichtigt, sondern vor allem auch die Usability und Nutzer:innenerfahrung.

References

Ackermann L, Domhardt M, Engeln A, Kühn E, Kwee-Meier S, Michel J, Ogonowski C, Pärsch N, Schmitt H, Seifert J, Swindells S, Weber M (2019) User research – Nutzerzentrierung im Entwicklungsprozess sicherstellen. German UPA e. V., Magdeburg

Bitkina OVl, Kim HK, Park J (2020) Usability and user experience of medical devices: an overview of the current state, analysis methodologies, and future challenges. International Journal of Industrial Ergonomics 76:102932

Butz A, Krüger A (2017) Mensch-Maschine-Interaktion. Walter de Gruyter GmbH, Berlin

Dark Horse Innovation (2017) Digital innovation playbook: Das unverzichtbare Arbeitsbuch für Gründer*innen, Macher*innen und Manager*innen: Taktiken, Strategien, Spielzüge. Murmann, Hamburg

DIN EN ISO 9241–210 (2019) Ergonomics of human-system interaction-human-centred design for interactive systems

Gorlt J, Ochs M, Elsenbast C, Ludborz S (2023) Mensch-Computer-Interaktion im Gesundheitswesen: Auswirkungen von User Experience auf Technikbereitschaft. https://www.iese.fraunhofer.de/blog/mensch-computer-interaktion-im-gesundheitswesen/. Zugegriffen: 25. Aug 2025

Interaction Design Foundation (2021) What is human-centered design (HCD)? In: Interaction design foundation. https://www.interaction-design.org/literature/topics/human-centered-design. Zugegriffen: 25. Aug 2025

Norman DA (2013) The design of everyday things. MIT Press, Cambridge

Norman DA (2023) Design for a better world: meaningful, sustainable, humanity centered. MIT Press, Cambridge

Portigal S (2013) Interviewing users: how to uncover compelling insights. Rosenfeld Media, New York

Preece J, Rogers Y, Sharp H (2015) Interaction design: Beyond human-computer interaction. Wiley, Chichester

Saffer D (2009) Designing gestural interfaces. O'Reilly, Cambridge
Saffer D (2010) Designing for interaction: Creating innovative applications and devices. New Riders, Berkeley
Wang R, Zhang X, Yang D (2020) Research on user experience design consistency of internet products based on user experience. J Phys: Conf Ser 1549(3):032059

Fazit

Digitale Unterstützungsmöglichkeiten für mehr Nahtstellen- als Schnittstellenmanagement

Florian Fischer, Kim Nordmann und Stefanie Sauter

1 Einleitung

Schnittstellenprobleme im Gesundheitswesen sind seit Jahrzehnten Gegenstand wissenschaftlicher Analyse und gesundheitspolitischer Reformbemühungen. Sie zeigen sich in vielfältiger Gestalt: Bei der Entlassung aus dem Krankenhaus, die nicht rechtzeitig oder nicht umfassend mit der Primärversorgung abgestimmt wird; in Übergaben innerhalb und zwischen verschiedenen Einrichtungen oder Professionen, die unvollständig bleiben; in der Koordination präventiver oder rehabilitativer Maßnahmen, die an mangelnden Informationen scheitern; und vielem anderen mehr. Auch die innerhalb der Kapitel dieses Buches dargestellten Herausforderungen zeigen, dass Schnittstellen keine Ausnahme darstellen, sondern systemische Konstanten sind. Sie entstehen an den Rändern sektoraler Zuständigkeiten und professioneller Arbeitsteilung – also genau dort, wo unterschiedliche Wissensbestände, Logiken und Kommunikationsformen aufeinandertreffen.

Trotz der Unterschiede zwischen Sektoren und Professionen im Gesundheitswesen wird deutlich, dass die Herausforderungen in den verschiedenen Kontexten bemerkenswert ähnlich sind. Kommunikationsprobleme, unklare Verantwortungsübergaben, mediale Brüche und eine unzureichende Einbindung der Patient:innen treten durchgängig

F. Fischer (✉) · K. Nordmann · S. Sauter
Bayerisches Zentrum Pflege Digital , Hochschule für angewandte Wissenschaften Kempten,
Kempten, Deutschland
E-Mail: florian.fischer@hs-kempten.de

K. Nordmann
E-Mail: kim.nordmann@hs-kempten.de

S. Sauter
E-Mail: stefanie.sauter@hs-kempten.de

K. Nordmann et al. (Hrsg.), *Digitales Nahtstellenmanagement in der
Gesundheitsversorgung,* https://doi.org/10.1007/978-3-662-72579-5_22

auf. Somit handelt es sich weniger um singuläre Defizite einzelner Organisationen, Berufsgruppen oder individueller Personen, sondern um einen Ausdruck struktureller Fragmentierung. Die Vergleichbarkeit dieser Muster über Sektoren und Professionen hinweg macht deutlich, dass es sich um generische Probleme handelt, die nicht durch punktuelle Maßnahmen, sondern nur durch systemische Strategien zu lösen sind. Daraus lässt sich wiederum schließen, dass potenzielle Lösungen übertragbar sind und ganzheitlich gedacht werden müssen: Standardisierte und niedrigschwellige Formen der Kommunikation, welche sicher und interoperabel digital unterstützt erfolgt, sowie Patient:inneneinbindung und -zentrierung und eine verbindliche Governance bilden zentrale Bausteine, die unabhängig vom jeweiligen Versorgungssetting erforderlich sind, um die Versorgungskontinuität zu fördern (Haggerty et al. 2003).

2 Eine kurze theoretische Verortung

Organisationssoziologisch betrachtet handelt es sich um klassische Koordinationsprobleme. Hoch spezialisierte Organisationen benötigen Standardisierungen, um Zusammenarbeit zu ermöglichen. Fehlen solche Standards, dominieren lokale und organisationsspezifische Routinen, die an Übergängen nicht anschlussfähig sind (Glouberman und Mintzberg 2001). Verstärkt wird diese Entwicklung durch die zunehmende Spezialisierung und Akademisierung der Gesundheitsfachberufe – in denen Interprofessionalität aber zugleich als Desiderat ausgerufen wird (Wissenschaftsrat 2023).

Trotz der stärker werdenden Differenzierung zwischen den Gesundheitsfachberufen zeigt sich eine Ähnlichkeit der Probleme. Dies lässt sich aus einer systemtheoretischen Perspektive erklären: In der Theorie funktionaler Differenzierung (Luhmann 1997) wird deutlich, dass jedes gesellschaftliche Teilsystem (auch als ‚Funktionssysteme' bezeichnet) – hier die medizinischen, pflegerischen, therapeutischen und sozialen Einrichtungen und Professionen – eigene Kommunikationscodes und Rationalitäten entwickelt. Diese Eigenlogiken stoßen an den Schnittstellen aufeinander und erzeugen Reibungen. Kommunikationsabbrüche und Verantwortungsunklarheiten sind insofern weniger individuelles Versagen, sondern Ausdruck struktureller Unübersetzbarkeit zwischen Teilsystemen. Der Argumentationslinie von Talcott Parsons (1937) folgend, müssten sich die Funktionen innerhalb der Teilsysteme an dem normativen Strukturrahmen der Gesellschaft orientieren (‚*Functions follow norms'*). Dadurch soll ein Auseinanderdriften systemischer Eigenrationalitäten verhindert und eine integrative, gesamtgesellschaftliche Passung ermöglicht werden. So weit so gut: Doch in einem ökonomisch geprägten Gesundheitssystem bestehen heterogene Interessenlagen, welche auch durch externe Regulierungen geprägt werden, sodass gesellschaftliche Normen – wie etwa eine kontinuierliche und qualitativ hochwertige Versorgung – gegebenenfalls zu kurz kommen.

Luhmann (1977) wiederum nimmt die Perspektive ein, dass sich die autonomen Funktionssysteme ihre Strukturen je nach Bedarf und äußerer Anforderung selbst geben

(Autopoiesis) lassen. Inwiefern dabei auf übergeordnete Normen und Werte oder Kosten-Nutzen-Kalküle Bezug genommen wird, sei dahingestellt. Eine zunehmende funktionale Differenzierung ist somit ein zweischneidiges Schwert: Vorteile und Kosten einer zunehmenden Differenzierung sind gegeneinander abzuwägen. So wies Niklas Luhmann (1967, S. 124) darauf hin, dass funktionale Differenzierung „das System einerseits störempfindlich, andererseits leistungsfähig" mache.

Überlegungen von Schimank (2005) machen deutlich, dass die Ursachen einer solchen funktionalen Differenzierung nicht primär auf Effizienz- und Effektivitätsgewinne oder Anpassungsprozesse (‚Evolution') zurückzuführen sind, sondern diese ein Ergebnis von Interessen- und Einflusskonstellationen gesellschaftlicher Akteur:innen darstellen (Schimank 2005). Insofern sind Schnittstellenprobleme Ausdruck des Spannungsfeldes zwischen Spezialisierung von Teilsystemen und Integration in ein Gesamtsystem.

3   Von der Theorie in die Praxis

Die Problemlagen aller beteiligten Akteur:innen an den Schnittstellen des Gesundheitssystems sollen aber nicht missmutig stimmen. Denn: Gemeinsame Probleme verlangen nach gemeinsamen Lösungen. Ziel muss dabei sein, eine hohe Versorgungskontinuität zu schaffen. Ein solches Gesundheitssystem ist nicht nur effizienter, sondern auch menschenzentrierter. Da die Schnittstellenprobleme zwischen den heterogenen Akteur:innen vergleichbar sind, ist ein systematisches Zusammenwirken der versorgenden Institutionen und Professionen sowie der Politik erforderlich, um Fragmentierung durch Integration und Kontinuität zu ersetzen, und eine Transformation des Versorgungsalltags – welcher durch zahlreiche Schnittstellen und Schnittstellenprobleme gekennzeichnet ist – zu bewirken.

Schnittstellenprobleme sind immer auch Infrastrukturprobleme. Daher darf sich die Diskussion über (digitale) Unterstützung im Gesundheitswesen zur Überwindung von Schnittstellen nicht allein auf einzelne Anwendungen, Plattformen oder isolierte Projekte konzentrieren. Vielmehr ist die Frage nach der zugrunde liegenden Infrastruktur zentral. Unter Infrastruktur ist nicht nur die technische Basis – Netze, Server, Datenformate, Schnittstellen – zu verstehen, sondern auch die organisatorische und gesellschaftliche Rahmung, die den Gebrauch dieser Technik ermöglicht. Ohne eine leistungsfähige, verlässliche und interoperable Infrastruktur werden digitale Lösungen fragmentarisch bleiben und die alten Schnittstellenprobleme lediglich in veränderter Gestalt reproduzieren (Tilson et al. 2010).

Die technische Infrastruktur umfasst insbesondere einheitliche Standards für Datenübertragung, Sicherheit und Zugriffsrechte. Sie ist die Voraussetzung für Interoperabilität, die ihrerseits die Grundlage für Versorgungskontinuität bildet (Mandel et al. 2016). Die sektor- oder sogar einrichtungsspezifische Entwicklung und Nutzung technischer Infrastruktur führt nicht nur zu Inkompatibilitäten, sondern parallelen Systemen mit redundanten Datenhaltungen, die weder effizient noch sicher sind.

Doch Infrastruktur ist nicht nur technischer Natur. Sie umfasst ebenso institutionelle Regelwerke, Verantwortungsstrukturen und Governance-Mechanismen. Die Digitalisierung kann nur dann von allen Akteur:innen genutzt und somit wirksam werden, wenn klare Vorgaben existieren, wer welche Daten zu welchem Zeitpunkt eintragen, weiterleiten oder aktualisieren muss. Fehlen solche Vorgaben, entsteht ein ‚digitales Niemandsland', in dem Verantwortung diffus bleibt und kritische Informationen verloren gehen. Governance-Strukturen müssen sicherstellen, dass Standards nicht optional bleiben, sondern verpflichtend eingehalten werden (Carnicero und Serra 2020). Dazu gehören auch Schulungs- und Supportsysteme, die es den Akteur:innen aus den Gesundheitsfachberufen ermöglichen, digitale Instrumente in ihren Arbeitsalltag zu integrieren. Eine aufeinander abgestimmte Prozessarchitektur im Sinne eines strukturierten Change-Managements ist erforderlich, damit digitale Anwendungen nicht nur parallele Zusatzarbeit erzeugen, sondern tatsächlich Entlastung bieten. Fehlende Prozessintegration führt häufig dazu, dass Systeme zwar technisch verfügbar sind, aber im Alltag gemieden oder nur unvollständig genutzt werden (Greenhalgh et al. 2017).

Schließlich ist die gesellschaftliche und politische Infrastruktur zu berücksichtigen. Datenschutzgesetze sind einerseits unverzichtbar für Vertrauen, andererseits aber so fragmentiert, dass sie Interoperabilität behindern. Ebenso hemmen unzureichende, auf einzelne Institutionen beschränkte, Finanzierungsmodelle für digitale Infrastruktur den Aufbau nachhaltiger Systeme. Digitalisierung wird dann lediglich zu einem Projekt einzelner Institutionen, nicht aber zu einem integrierten Bestandteil des Gesamtsystems.

Erst wenn nationale oder supranationale Strategien eine gemeinsame Infrastruktur sichern, können lokale Anwendungen ihre volle Wirkung entfalten (Marelli et al. 2023). Infrastruktur ist somit das unsichtbare aber zugleich unverzichtbare Rückgrat für Versorgungskontinuität. Sie ist nicht nur ein technischer Unterbau, sondern Ausdruck gesellschaftlicher Daseinsvorsorge und Voraussetzung von Austausch und Integration (van Laak 2018). Im gesundheitspolitischen Diskurs wird die Digitalisierung daher häufig als zentrales Instrument verstanden, um die Fragmentierung der Versorgung zu überwinden und Schnittstellenprobleme zu entschärfen. In der Tat eröffnet die Nutzung digitaler Systeme erhebliche Chancen: Informationen können zeitnah, standardisiert und ortsunabhängig verfügbar gemacht werden; Verantwortlichkeiten lassen sich präziser abbilden; und Patient:innen können stärker in die Kommunikation einbezogen werden. Gleichzeitig zeigt sich jedoch, dass Digitalisierung nicht per se zu einer Auflösung bestehender Brüche führt, sondern im ungünstigsten Fall neue Brüche erzeugen kann. Wenn Systeme inkompatibel bleiben, Datenformate nicht harmonisiert werden oder Akteur:innen digitale Anwendungen bewusst umgehen, entsteht eine ‚digitale Fragmentierung', welche die klassischen Kommunikationsprobleme lediglich in neuer Form reproduziert oder sogar verstärkt.

4   Fazit und Ausblick

Damit die Transformation des Gesundheitssystems gelingen kann, ist ein Übergang von einer Projekt- in eine Systemlogik notwendig: Schnittstellenprobleme im Gesundheitswesen sind universell, weil sie Ausdruck generischer Koordinationsdefizite sind. Ihre Muster ähneln sich über Sektoren und Professionen hinweg. Ebenso universell sind die Lösungsprinzipien: Die digital-unterstützte Förderung von Kommunikation, Koordination, Kooperation und Kollaboration als Basis zur Sicherstellung der Versorgungskontinuität (Nordmann et al. 2025).

Die aufmerksamen Leser:innen dieses Buches werden festgestellt haben, dass wir im Kontext der Herausforderungen von ‚Schnittstellen' gesprochen haben und im Kontext von digital-unterstützten Lösungsvorschlägen von ‚Nahtstellen'. Dieses Narrativ wurde bewusst gewählt, denn dadurch wird aus einer Vielzahl von Schnittstellen ein Netz von Nahtstellen, welches die Versorgung kohärent und patient:innenorientiert verbindet. Schnittstellen sind nämlich keine ‚Ränder' von Verantwortungen, sondern deren Naht. Brüche entstehen, wenn sich vier Ebenen nicht deckungsgleich überlagern: 1) Prozesslogiken *(Wer tut was wann?)*, 2) Informationslogiken *(Welche Daten benötigen wir wofür?)*, 3) Anreizlogiken *(Wer wird wofür bezahlt?)* und 4) Rechtslogiken *(Wer darf was unter welchen Voraussetzungen?)*. Jede nicht aufgelöste Inkongruenz produziert Brüche und Konflikte. Digitalisierung kann an dieser Stelle Nahtstellen miteinander verbinden.

Der Erfolg wird sich aber nicht nur an den technologischen Lösungen selbst zeigen, sondern vielmehr an der Gestaltung der Bedingungen, die eine (digital-unterstützte) Zusammenarbeit der Gesundheitsprofessionen ermöglicht. Die Transformation von Schnittstellen zu Nahtstellen ist, wie in diesem Buch aufgezeigt, nicht nur eine technische, sondern v. a. auch eine strukturelle und gesellschaftliche Aufgabe. Reformen sind dementsprechend auch nicht nur additiv, sondern integriert zu denken. Eine solche Perspektive ist von hoher Bedeutung, denn Schnitt- bzw. Nahtstellen sind keine ‚Nebenbühnen' der Versorgung, sondern zentrale Orte und Momente der Versorgung, an denen Versorgungsqualität geschaffen wird. Das Versorgungssystem in Deutschland steht somit vor einem Wendepunkt, an welchem Fragmentierung reduziert und Kontinuität belohnt werden muss. Der Erfolg digitaler Unterstützung und damit einhergehender Reformen und Transformationen wird sich in den kommenden Jahren zeigen. Dann gilt es zu beurteilen, ob weiterhin ein Flickenteppich vorliegt oder ein durchgängiges und stabiles Gewebe geschaffen wurde.

References

Carnicero J, Serra P (2020) Governance for digital health: The art of health systems transformation. Inter-American Development Bank, Washington, D. C.

Glouberman S, Mintzberg H (2001) Managing the care of health and the cure of disease – Part I: Differentiation. Health Care Manage Rev 26(1):56–69

Greenhalgh T, Wherton J, Papoutsi C, Lynch J, Hughes G, A'Court C, Hinder S, Fahy N, Procter R, Shaw S (2017) Beyond adoption: a new framework for theorizing and evaluating non-adoption, abandonment, and challenges to the scale-up, spread, and sustainability of health and care technologies. J Med Internet Res 19(11):e367

Haggerty JL, Reid RJ, Freeman GK, Starfield BH, Adair CE, McKendry R (2003) Continuity of care: a multidisciplinary review. BMJ 327(7425):1219–1221

Luhmann N (1967) Soziologie als Theorie sozialer Systeme. In: Soziologische Aufklärung, Bd. 1: Aufsätze zur Theorie sozialer Systeme. Westdeutscher Verlag, Opladen, S 113–136

Luhmann N (1977) Differentiation of society. Canadian Journal of Sociology 2(1):29–53

Luhmann N (1997) Die Gesellschaft der Gesellschaft. Suhrkamp, Frankfurt a. M

Mandel JC, Kreda DA, Mandl KD, Kohane IS, Ramoni RB (2016) SMART on FHIR: a standards-based, interoperable apps platform for electronic health records. J Am Med Inform Assoc 23(5):899–908

Marelli L, Stevens M, Sharon T, van Hoyweghen I, Boeckhout M, Colussi I, Degelsegger-Márquez A, El-Sayed S, Hoeyer K, van Kessel R, Krekora D, Matei M, Roda S, Prainsack B, Schlünder I, Shabani M, Southerington T (2023) The European health data space: too big to succeed?. Health Policy 135:104861

Nordmann K, Redlich M-C, Schaller M, Sauter S, Fischer F (2025) Toward a conceptual framework for digitally supported communication, coordination, cooperation, and collaboration in interprofessional health care: scoping review. J Med Internet Res 27:e69276

Parsons T (1937) The structure of social action. McGraw-Hill, New York

Schimank U (2005) Differenzierung und Integration der modernen Gesellschaft – Beiträge zur Akteurzentrierten Differenzierungstheorie 1. VS Verlag, Wiesbaden

Tilson D, Lyytinen K, Sørensen C (2010) Digital infrastructures: the missing IS research agenda. Inf Syst Res 21(4):748–759

van Laak D (2015) Infrastruktur. In: Voigt R (Hrsg) Handbuch Staat. Springer VS, Wiesbaden, S 1019–1027

Wissenschaftsrat (2023) Perspektiven für die Weiterentwicklung der Gesundheitsfachberufe – Wissenschaftliche Potenziale für die Gesundheitsversorgung erkennen und nutzen. Wissenschaftsrat, Köln

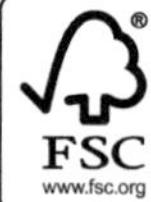

MIX
Papier aus verantwortungsvollen Quellen
Paper from responsible sources
FSC® C105338

If you have any concerns about our products,
you can contact us on
ProductSafety@springernature.com

In case Publisher is established outside the EU,
the EU authorized representative is:
Springer Nature Customer Service Center GmbH
Europaplatz 3, 69115 Heidelberg, Germany

Printed by Libri Plureos GmbH
in Hamburg, Germany